Manual of Standardized Diagnosis
and Treatment of Solid Tumors

实体肿瘤
规范诊疗手册

梁廷波　主编

ZHEJIANG UNIVERSITY PRESS
浙江大学出版社
·杭州·

图书在版编目 (CIP) 数据

实体肿瘤规范诊疗手册 / 梁廷波主编. — 杭州：
浙江大学出版社，2022.10
　ISBN 978-7-308-23084-1

　Ⅰ.①实… Ⅱ.①梁… Ⅲ.①肿瘤—诊疗—手册
Ⅳ.①R73-62

　中国版本图书馆 CIP 数据核字(2022)第 174915 号

实体肿瘤规范诊疗手册

梁廷波　主 编

责任编辑	伍秀芳(wxfwt@zju.edu.cn)	
责任编辑	林汉枫	
封面设计	周　灵	
出版发行	浙江大学出版社	
	(杭州市天目山路 148 号　　邮政编码 310007)	
	(网址：http://www.zjupress.com)	
排　　版	杭州荻雪文化创意有限公司	
印　　刷	杭州宏雅印刷有限公司	
开　　本	889mm×1194mm　1/16	
印　　张	24.25	
字　　数	666 千	
版 印 次	2022 年 10 月第 1 版　2022 年 10 月第 1 次印刷	
书　　号	ISBN 978-7-308-23084-1	
定　　价	168.00 元	

《实体肿瘤规范诊疗手册》

编 委 会

主　编：梁廷波

副主编：魏国庆　严森祥　徐　农　卢晓阳

编　委（按姓氏笔画排序）：

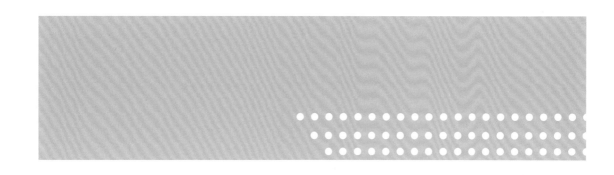

主编简介

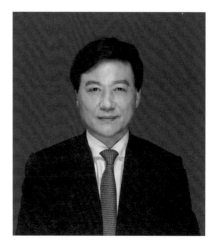

　　梁廷波，教授、主任医师、博士生导师，浙江大学医学院附属第一医院党委书记，国家自然科学杰出青年基金获得者，教育部长江学者特聘教授，卫生部有突出贡献中青年专家，国家百千万人才工程有突出贡献中青年专家，浙江省特级专家，全国优秀党务工作者，浙江省担当作为好干部，浙江省优秀共产党员，享受国务院政府特殊津贴。主要研究方向为肝胆胰外科疑难复杂疾病和肝脏移植，学术兼职有中国研究型医院学会副会长兼加速康复外科主任委员、浙江省医学会器官移植专业委员会主任委员、浙江省医师协会胰腺病专业委员会主任委员等。主持国家科技部"863"项目、国家自然科学基金重点项目、国家重点研发计划等科研项目 30 余项，以通讯作者（含共同）在 *Gut*，*Hepatology*，*PNAS*，*Molecular Cell*，*Nature Metabolism*，*Nature Communications* 等 SCI 杂志发表论文 200 余篇，以主要完成人获国家科技进步奖二等奖 1 项，以第一完成人获得教育部科技进步奖一等奖、浙江省自然科学奖一等奖（2 次）、浙江省科技进步奖一等奖 4 项省部级奖励。

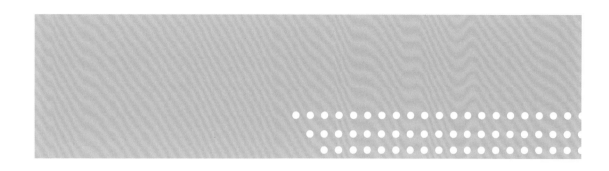

前　言

　　肿瘤疾病，特别是恶性肿瘤治疗难度较大，严重危害人民群众身体健康。为持续提升肿瘤诊疗质量，规范肿瘤诊疗行为，2021年9月26日，国家卫生健康委办公厅、国家中医药局办公室、中央军委后勤保障部卫生局联合印发《肿瘤诊疗质量提升行动计划》，要求各地卫生健康行政部门和有关医疗机构进一步加大肿瘤诊疗管理工作力度，将"肿瘤诊疗质量提升行动"作为2021年至2024年重点工作。行动计划明确指出，针对适宜肿瘤病种制订完善筛查指南，明确安全、有效、经济的筛查方法。要广泛开展培训和科普宣传，提高肿瘤早期识别能力和机会性筛查水平，促进早诊早治，推动肿瘤诊疗质量和诊疗规范化水平进一步提升。同年10月9日，《"十四五"国家临床专科能力建设规划》也提出要进一步优化医疗服务模式，积极吸纳先进的诊疗理念，针对肿瘤、心脑血管疾病等重大疾病建立专病联合诊治的有效模式，研究推广多学科诊疗（multi-disciplinary team，MDT）、快速康复、中西医结合等新诊疗模式，全力推动专科医疗服务能力的高质量发展，保障人民群众的健康权益。

　　浙江大学医学院附属第一医院（简称浙大一院）建立于1947年，是浙江大学创建的首家附属医院，也是首批"辅导类"国家医学中心创建单位、国家传染病医学中心、综合类别国家区域医疗中心牵头单位、全国公立医院高质量发展试点单位、建立健全现代医院管理制度试点医院，承担了国家疑难病诊治能力提升工程建设（重症方向）。浙大一院是国内较早开展MDT工作的医疗机构，医院着力构建由学科主导、基于病种的、从门诊到住院一体化服务的MDT全病程管理体系。其中开展的肿瘤MDT作为新兴的肿瘤诊疗模式，由来自外科、内科、放疗科、放射科、病理科以及药学等学科专家组成一个比较固定的诊疗团队，能为患者制订个体化综合诊治方案，以实现最优诊治效果。

　　作为肿瘤MDT试点医院，浙大一院基于长期的肿瘤多学科诊疗经验，特编制本书，旨在积极推行"肿瘤单病种多学科"综合治疗模式，为临床医务人员在肿瘤诊疗方面提供可参考的具体依据，以期提升他们的肿瘤多学科规范化诊疗水平，通过肿瘤诊疗全周期、全过程的医疗服务，使肿瘤的诊断与治疗更规范、更标准、更科学。本书共分为 11 章和 1 个附录，将常见系统器官实体肿瘤分类，对其流行病学、诊断、治疗、治疗中的不良反应及相应处理、随访等方面进行了详尽阐述。本书的编者由浙大一院各学科的专家组成，他们有着丰富的肿瘤诊治经验，是各自学科的专业权威。本书强调实用性和可读性，以精炼的文字展现不同学科观点的碰撞，并穿插了国内外最新诊治指南及进展，力图与同行分享浙大一院实体肿瘤诊疗相关经验，希望能够给广大临床医师的肿瘤规范化诊疗提供借鉴，推动肿瘤诊疗质量的提高。本书可作为各级医院专科医生、医学生以及医务人员的临床参考书。

　　本书在编写过程中，得到了各专家的指导与帮助，在此一并感谢。由于编者能力与时间有限，书中内容难免存在疏漏及不妥之处，恳请同行和读者批评指正。

2022 年 10 月 8 日于杭州

目　录

颅脑肿瘤

1.1 脑胶质瘤

脑胶质瘤（brain glioma）是起源于神经上皮的肿瘤，WHO 将其分为四级，其预后与脑胶质瘤的分级、类型、部位、患者的年龄、Karnofsky（KPS）评分及治疗措施有关。

1.1.1 流行病学

世界范围内，脑胶质瘤发病率居恶性肿瘤的第 20 位，年新发病例数 308102 例；脑胶质瘤死亡率居恶性肿瘤的第 13 位，年死亡病例数 251329 例。在我国，脑胶质瘤发病率居恶性肿瘤的第 16 位，年新发病例数 79575 例；脑胶质瘤死亡率居恶性肿瘤的第 9 位，年死亡病例数 65204 例（数据来源：GLOBOCAN2020，https://gco.iarc.fr/today/）。

1.1.2 诊 断

1.1.2.1 症状、体征

临床症状、体征包括三大类：颅内压增高、神经功能及认知功能障碍和癫痫发作。其中，颅内压增高包括头痛、呕吐、视神经乳头水肿；神经功能及认知障碍包括肢体活动障碍、麻木、失语、意识障碍、精神症状等；癫痫发作包括局灶性发作和全面性发作。

1.1.2.2 检验

检验项目无特异性，包括血常规、血型、肝肾脂糖电解质、凝血功能等。

1.1.2.3 检查

（1）CT

CT（计算机断层扫描成像）显示脑胶质瘤病变组织与正常脑组织的密度差值、特征性密度变化（如钙化、出血、囊性变等），以及脑水肿、占位效应等，对肿瘤定性有帮助。CT 增强和 CT 血管造影术（CTA）可评估血脑屏障被破坏程度及肿瘤血供。另外，头颅 CT 灌注可以评估肿瘤的活性。

（2）　增强MRI

MRI（磁共振成像）具有比CT更高的软组织分辨率及敏感性，能显示脑胶质瘤出血、坏死囊变、水肿组织等不同信号强度差异及占位效应，并且可以显示病变的侵袭范围。低级别脑胶质瘤常规MRI呈长T_1、长T_2信号影，大多数病变信号均匀、边界清、周边轻度水肿影，局部轻度占位征象，如邻近脑室可致其轻度受压，中线移位不明显，脑池基本正常，病变区域内少见出血、坏死及囊变等表现；增强扫描显示病变极少数出现轻度异常强化影。高级别脑胶质瘤MRI信号混杂，呈不均匀T_1、T_2信号影，周边明显指状水肿影，占位征象明显，如邻近脑室则脑池受压变形，中线结构移位；增强扫描显示肿瘤实质呈明显花环状及结节样异常强化，囊变坏死区无明显强化。

（3）多模态MRI

多模态MRI不仅能反映脑胶质瘤的形态学特征，还可以体现肿瘤组织的功能及代谢状况。弥散加权成像（diffusion weighted imaging，DWI）高信号区域提示细胞密度大，表观弥散系数（apparent diffusion coefficient，ADC）值低；虽然随着肿瘤病理级别的升高，细胞排列紧密程度增加，最小ADC值下降，但是不同级别肿瘤之间ADC值会有较大程度重叠，且同一肿瘤内部分化不均，ADC值差异较大。灌注成像（perfusion weighted imaging，PWI）高灌注区域提示血容量增多，多为高级别病变区；磁共振波谱分析检查（MRS）中，胆碱（choline，Cho）和Cho/N-乙酰天冬氨酸（N-acetyl-aspartate，NAA）比值升高，与肿瘤级别呈正相关；以比值大于2.5为标准，诊断敏感性和特异性分别为90%～96%和70%～86%。扩散张量成像（diffusion tensor imaging，DTI）、血氧水平依赖（blood oxygenation level dependent，BOLD）等功能MRI序列，可明确肿瘤与重要功能皮层及皮层下结构的关系，为手术切除过程中实施脑功能保护提供证据支持。

（4）PET（正电子发射计算机断层显像）

推荐^{18}F-胆碱-PET-CT用于脑白质异位与低级别脑胶质瘤的鉴别以及脑胶质瘤术后复发评估；PET-MR更优越，强烈推荐；低级别脑胶质瘤一般代谢活性低于正常脑灰质，高级别脑胶质瘤代谢活性可接近或高于正常脑灰质；^{18}F-FDG和^{18}F-胆碱双探针联合显像效果更佳。

1.1.2.4　胶质瘤病理诊断

（1）胶质瘤组织学分类与分子表型

1）星形细胞肿瘤

① 弥漫性星形细胞瘤，IDH突变型；

② 弥漫性星形细胞瘤，IDH野生型；

③ 弥漫性星形细胞瘤，NOS（一氧化氮合酶）（缺乏IDH基因突变信息的一类肿瘤）；

④ 间变性星形细胞瘤，IDH突变型；

⑤ 间变性星形细胞瘤，IDH野生型；

⑥ 间变性星形细胞瘤，NOS。

2）胶质母细胞瘤

① 胶质母细胞瘤，IDH野生型；

② 胶质母细胞瘤，IDH突变型；

③ 胶质母细胞瘤，NOS。

3）弥漫性中线胶质瘤，伴*H3 K27M*改变

4）弥漫性大脑半球胶质瘤，*H3 G34*突变型

5）少突胶质细胞瘤

① 少突胶质细胞瘤，*IDH*突变和 *1p/19q* 联合缺失型；

② 少突胶质细胞瘤，NOS；

③ 间变性少突胶质细胞瘤，*IDH*突变和 *1p/19q* 联合缺失型；

④ 间变性少突胶质细胞瘤，NOS。

6）其他星形细胞肿瘤

① 毛细胞型星形细胞瘤；

② 具有毛样特征的高级别星形细胞瘤；

③ 室管膜下巨细胞型星形细胞瘤；

④ 多形性黄色星形细胞瘤和间变性多形性黄色星形细胞瘤；

⑤ 星形母细胞瘤，伴 *MN1* 改变；

⑥ 脊索样胶质瘤；

⑦ 血管中心型胶质瘤。

7）室管膜肿瘤

① 室管膜下瘤；

② 黏液乳头型室管膜瘤；

③ 室管膜瘤：

• 幕上室管膜瘤，*ZFTA* 融合阳性或 *YAP1* 融合阳性；

• 后颅窝室管膜瘤，*PFA*组或 *PFB*组；

• 脊髓室管膜瘤，*MYCN*扩增。

（2）肿瘤WHO分级

按照 WHO（世界卫生组织）分级标准，弥漫型星形细胞瘤可分为Ⅱ～Ⅳ级，形态学标准如下：Ⅱ级表现为细胞密度中等，核分裂像少见或缺如（<2 个/10 HPF；HPF 指高倍镜视野），*Ki-67/MIB-1* 增殖指数多为<5%；Ⅲ级表现为细胞密度增高，核异型性明显，核分裂像增多（≥2 个/10 HPF），*Ki-67/MIB-1* 增殖指数多为 5%～10%，但不出现坏死及血管内皮增生；Ⅳ级表现为细胞密度增高，核异型明显，核分裂活性活跃，血管内皮增生（增生的内皮>3 层）和（或）坏死明显，*Ki-67/MIB-1* 增殖指数多为>10%。值得注意的是，*Ki-67/MIB-1* 增殖指数只作为肿瘤分级的参考，目前尚无准确的阈值可以用来明确区分肿瘤级别。

根据 2021 版 WHO 肿瘤分类，星形细胞瘤的分级加入分子诊断标准如下：

1）*IDH* 野生型星形细胞瘤，如具有血管内皮增生或者坏死或者 *CDKN2A/B* 纯合子缺失，其分级为 WHO Ⅳ级。

2）*IDH* 突变型星形细胞瘤，如具有 *EGFR* 基因扩增或 7 号染色体完全获得、10 号染色体完全丢失或 *TERT* 启动子突变，其分级为 WHO Ⅳ级。

（3）病理报告主要内容

脑胶质瘤病理报告应当标准化、规范化，内容应包括：① 患者基本临床信息；② 肿瘤部位；③ 肿瘤样本肉眼所见；④ 肿瘤样本 HE 切片镜下所见；⑤ 免疫组织化学与分子病理学检测结果；⑥ 肿瘤诊断，包括组织学类型和分级、分子病理学诊断和分级；⑦ 特殊情况备注等。

1.1.3　治　疗

1.1.3.1　手术治疗

治疗原则是保障最大范围的安全切除，其基本目的包括：解除占位征象，缓解颅内高压，解除或缓解相关症状，获得病理组织和分子病理以明确诊断，降低肿瘤负荷，为后续综合治疗提供条件。

1.1.3.2　放射治疗

放射治疗通常是在明确肿瘤病理后，采用 6～10 MV 直线加速器，常规分次，择机进行。立体定向放疗（stereotactic radiotherapy, SRT）不适用于脑胶质瘤的初治。对于复发的局限性病灶，可以考虑使用立体定向放疗或低分割放疗。

1.1.3.3　药物治疗

（1）基本原则

1）术后应早期足量化疗。在保证安全的基础上，采用最大耐受剂量的化疗以及合理的化疗疗程，同时应注意药物毒性和患者免疫力。

2）根据组织病理和分子病理结果，选择合适的化疗方案。

（2）低级别脑胶质瘤

根据目前的循证医学证据，有高危因素的低级别脑胶质瘤应积极考虑化疗在内的辅助治疗。伴有 $1p/19q$ 联合缺失的患者优先考虑化疗。高风险低级别脑胶质瘤的推荐化疗方案包括：盐酸丙卡巴肼（临床又叫甲基苄肼）/洛莫司汀/长春新碱方案（PCV 方案）、替莫唑胺（TMZ）单药化疗、TMZ 同步放化疗。

（3）高级别脑胶质瘤

1）经典化疗方案

① Stupp方案：在放疗期间口服TMZ 75 mg/（m^2·d），连服42天；间隔4周，进入辅助化疗阶段，口服TMZ 150～200 mg/（m^2·d），连用5天，每28天为1个周期，共用6个周期。

② PCV方案：盐酸丙卡巴肼（procarbazine, PCB）60 mg/（m^{22}·d）d8—d21，洛莫司汀（lomustine, CCNU）110 mg/（m^2·d）d1，长春新碱（vincristine, VCR）1.4 mg/（m^2·d）d8, d29，8周为1个周期。

其他应用于脑胶质瘤治疗的药物还有贝伐珠单抗、卡莫司汀、伊立替康、依托泊苷、顺铂、卡铂、环磷酰胺等。

2）间变性脑胶质瘤的化疗

对于间变性脑胶质瘤，推荐进行放疗加辅助 TMZ 化疗、放疗同步加辅助 TMZ 化疗、放疗联合 PCV 方案化疗。对于具有 $1p/19q$ 联合缺失的间变性少突胶质细胞瘤，推荐进行放疗和 PCV 方案化疗、放疗加同步或者辅助 TMZ 化疗。对于 KPS 评分<60 的间变性脑胶质瘤，推荐进行放疗（短程放疗和常规分次放疗）；MGMT（O6-甲基鸟嘌呤-DNA 甲基转移酶）启动子区甲基化者，建议接受 TMZ 治疗，也可以采

用姑息治疗。

3）胶质母细胞瘤（glioblastoma multiforme, GBM）的化疗（年龄≤70岁）

对于 KPS 评分≥60 的患者，若存在 MGMT 启动子区甲基化，推荐进行常规放疗加同步和辅助 TMZ 化疗、常规放疗加同步和辅助 TMZ 化疗加电场治疗。对于 MGMT 启动子区非甲基化和甲基化情况不明确者，推荐进行放疗同步并辅助 TMZ 化疗、常规放疗加同步和辅助 TMZ 化疗加电场治疗、单纯标准放疗。

对于 KPS 评分<60 的患者，推荐在短程放疗的基础上，加或者不加同步和辅助 TMZ 化疗；存在 MGMT 启动子区甲基化的患者，也可单独采用辅助 TMZ 化疗或姑息治疗。

4）间变性室管膜瘤的化疗

室管膜瘤的化疗一般是在肿瘤复发手术后出现再次进展或转移时，或在全脑、全脊髓播散的情况下，可采用铂类药物、依托泊苷、洛莫司汀、卡莫司汀以及 TMZ 等药物进行化疗，或接受可行的药物临床试验。

（4）复发脑胶质瘤

目前尚无针对标准治疗后复发脑胶质瘤的标准化疗方案。如为高级别复发脑胶质瘤，强烈建议接受适当可行的临床试验。如果无合适的临床试验，可采用以下方案：

1）低级别脑胶质瘤复发后可选方案：①放疗加辅助 PCV 治疗；②放疗加 TMZ 辅助治疗；③同步放疗、化疗加 TMZ 辅助治疗；④对于以往没有使用过 TMZ 的患者还可以使用 TMZ；⑤洛莫司汀或卡莫司汀单药治疗；⑥PCV 联合方案治疗；⑦以卡铂或者顺铂为基础的化疗方案。

2）间变性脑胶质瘤复发后可选方案：①TMZ；②洛莫司汀或卡莫司汀单药治疗；③PCV 联合方案治疗；④贝伐单抗；⑤贝伐单抗加化疗（伊利替康、卡莫司汀/洛莫司汀、TMZ、卡铂）；⑥伊利替康；⑦环磷酰胺；⑧以卡铂或顺铂为基础的化疗方案；⑨依托泊苷。

3）GBM 复发后可选方案：①贝伐单抗；②贝伐单抗加化疗（伊利替康、卡莫司汀/洛莫司汀、TMZ、卡铂）；③TMZ；④洛莫司汀或卡莫司汀单药治疗；⑤PCV 联合方案治疗；⑥环磷酰胺；⑦以卡铂或顺铂为基础的化疗方案。

1.1.3.4　电场治疗

肿瘤治疗电场（tumor treating fields, TTF）是一种通过抑制肿瘤细胞有丝分裂以发挥抗肿瘤作用的治疗方法。用于脑胶质瘤的电场治疗系统是一种便携式设备，通过贴敷于头皮的转换片产生中频低场强交变电场。目前研究显示电场治疗安全且有效，推荐用于新发 GBM 和复发高级别脑胶质瘤的治疗。

1.1.3.5　老年胶质瘤治疗

临床上，老年胶质瘤患者常指年龄>70 岁者。GBM 是老年胶质瘤最常见的病理类型，并且具有独特的分子遗传学特征，主要包括 *ATRX*、*BRAF*、*IDH* 和 *TP53* 突变率明显下降，*PTEN* 基因突变率明显增加。老年胶质瘤患者的治疗方案主要包括手术切除、放疗以及辅助 TMZ 化疗。对于 KPS 评分≥60 的老年胶质瘤患者推荐使用电场治疗。

1.1.3.6　弥漫性中线胶质瘤治疗

弥漫性中线胶质瘤是指发生于三脑室、丘脑、脑干等中线结构的高级别脑胶质瘤，预后极差。WHO

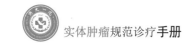

中枢神经系统肿瘤分类标准将弥漫性中线胶质瘤归为Ⅳ级。该类肿瘤包含多种病理类型，在细胞形态学和基因遗传学上具有多态性和异质性，其中 *H3 K27M* 基因突变是小儿弥漫内生性桥脑胶质瘤最常见的基因改变。影像学考虑弥漫性中线胶质瘤时一般采用多点活检明确病理，术后首选放疗（虽然效果有限）。目前无成熟的化疗方案，但有一部分临床药物试验。

1.1.3.7 康复治疗

脑胶质瘤患者术后大多存在不同程度的功能及社会心理方面的障碍，日常活动和社会参与度受到限制，生活质量降低。适当的康复治疗能使大多数患者获得明显的功能恢复。

1.1.3.8 治疗路线

脑胶质瘤治疗路线见图 1-1-1～图 1-1-7。

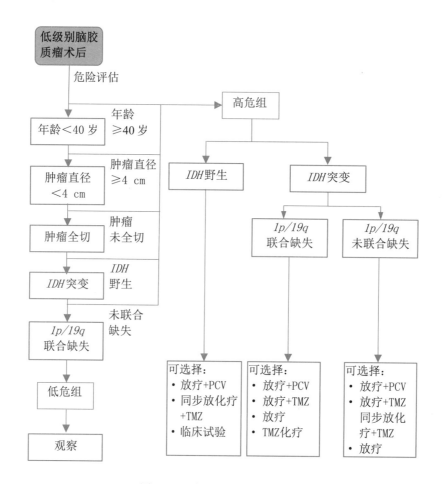

图 1-1-1 低级别胶质瘤治疗

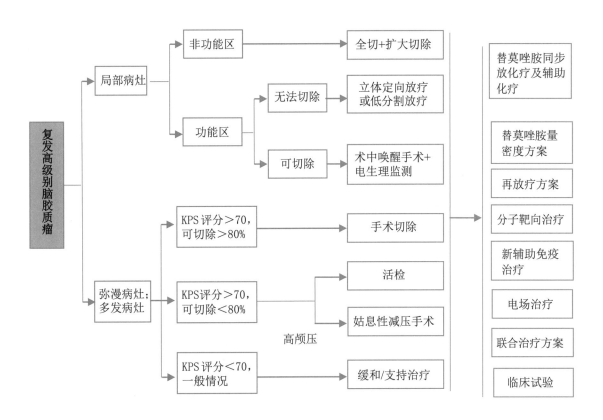

图 1-1-2　复发高级别脑胶质瘤治疗

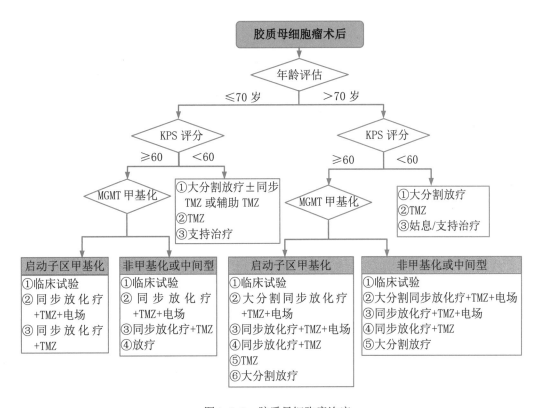

图 1-1-3　胶质母细胞瘤治疗

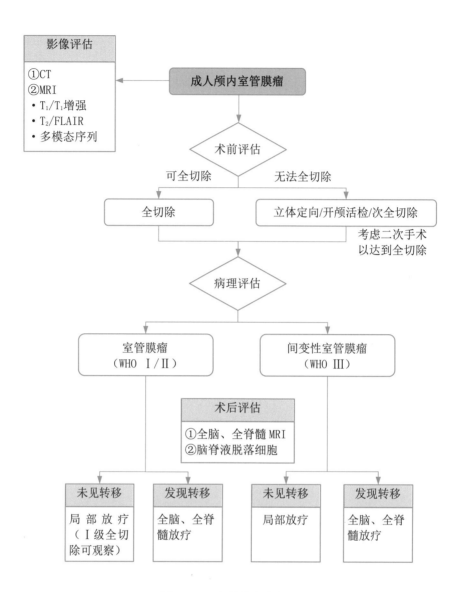

图 1-1-4 室管膜瘤治疗

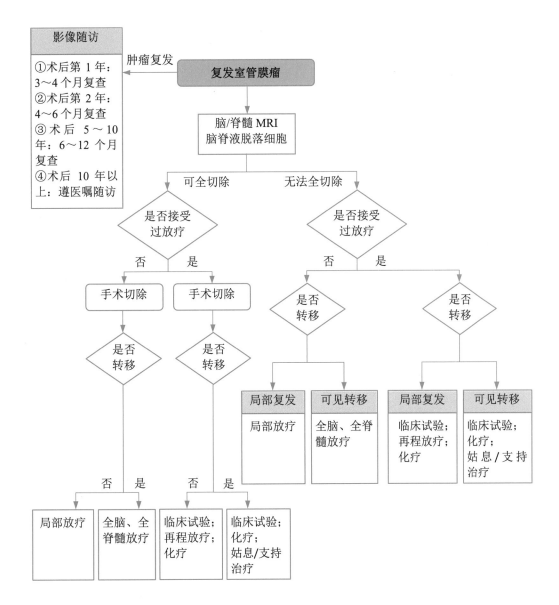

图 1-1-5　复发室管膜瘤治疗

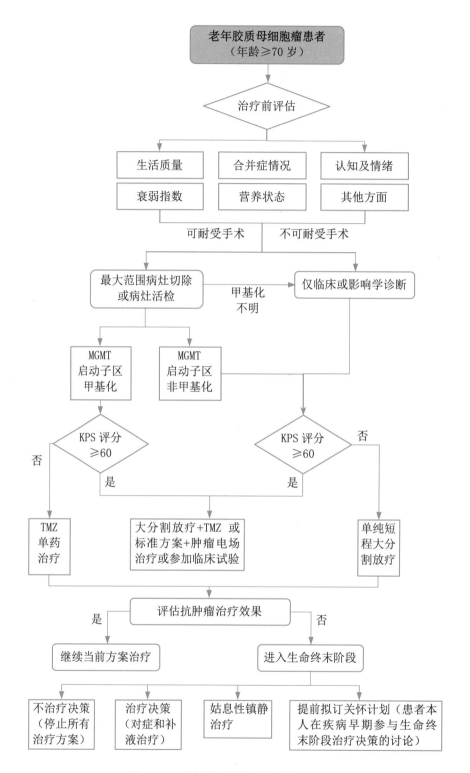

图 1-1-6　老年胶质母细胞瘤治疗

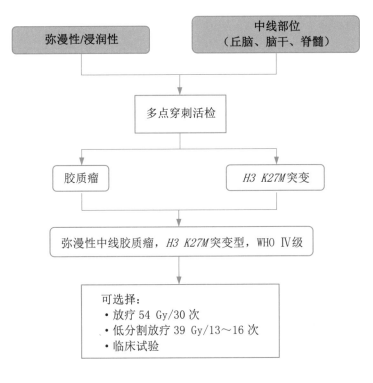

图 1-1-7　弥漫性中线胶质瘤治疗

1.1.3.9　多学科诊疗模式（MDT）

脑胶质瘤是需要多学科综合治疗的疾病，MDT 应贯穿脑胶质瘤规范化诊疗的全过程。脑胶质瘤 MDT 的目标是整合神经肿瘤相关多学科优势，提供一站式医疗服务，实现最佳序贯治疗。核心临床学科包括神经外科、放射科、神经病理科和分子病理科、放疗科、肿瘤内科。其他可选的还包括感染科、血液科、内分泌科、神经内科、神经心理科、神经康复科等。对初次诊治患者，MDT 实施路径包括讨论诊断及鉴别诊断、拟诊脑胶质瘤后决策是否手术及手术方式。对术后患者，获取组织标本，经过组织病理诊断和分子检测，最终获得准确的整合病理报告，明确诊断脑胶质瘤，则讨论下一步治疗方案；如病理存疑，则讨论下一步措施（如转入其他相关科室治疗或观察）。在治疗及随访过程中，如有需要，可再次提请 MDT 讨论，调整治疗方案；对可疑复发患者，需要讨论病变性质（如治疗反应、肿瘤进展）及下一步医疗措施。复发脑胶质瘤常规治疗无效且需要纳入新型药物临床试验的病例，建议进行 MDT 讨论。

1.1.4　随　访

高级别脑胶质瘤：术后 3 年内，每 3 个月复查增强 MRI；3 年后，每 6 个月复查增强 MRI。

低级别脑胶质瘤：术后 5 年内，每 6 个月复查增强 MRI；5 年后，每年复查增强 MRI。

参考文献

国家卫生健康委员会. 脑胶质瘤诊疗指南（2022 版）[J]. 中华神经外科杂志, 2022, 38（8）:757-777.

国家卫生健康委员会. 中国脑胶质瘤临床管理指南 2020[M]. 北京:人民卫生出版社, 2020.

国家卫生健康委员会医政医管局. 脑胶质瘤诊疗规范（2018 年版）[J]. 中华神经外科杂志, 2019（3）:217-239.

Central Nervous System Cancers. NCCN Clinical Practice Guidelines in Oncology（NCCN Guidelines）, Version 1.2021.

Jiang T, Nam D H, Ram Z, et al. Clinical practice guidelines for the management of adult diffuse gliomas[J]. Cancer Letters, 2021, 499:60-72.

Louis D N, Arie P, Pieter W, et al. The 2021 WHO classification of tumors of the central nervous system: A summary[J]. Neuro-Onco, 2021, 23（8）:1231-1251.

1.2　脑转移瘤

脑转移瘤（brain metastases）包括脑实质转移瘤和柔脑膜癌病。脑实质转移瘤最常见的发生部位为大脑半球，其次为小脑和脑干，而柔脑膜癌病则指肿瘤细胞在软脑膜和蛛网膜下腔内的扩散。脑转移瘤是原发肿瘤进展至晚期的表现，预后通常较差。

1.2.1　流行病学

脑转移瘤是成人最常见的颅内肿瘤。在非中枢神经系统恶性肿瘤患者中，10%～30%的成人及6%～10%的儿童会出现脑转移瘤。柔脑膜癌病较脑实质转移瘤少见，约占脑转移瘤患者的10%，但预后更差。近年来，随着原发癌症发病率的上升、诊疗技术不断发展及患者生存时间延长，脑转移瘤的发生和诊断率也逐年升高。最易发生脑转移瘤的前四位肿瘤是肺癌（50%）、乳腺癌（15%）、肾癌（10%）和黑色素瘤（9%）。

1.2.2　诊　断

1.2.2.1　症状、体征

脑实质转移瘤和柔脑膜癌病临床表现既有共性，又各有特点。

脑实质转移瘤临床表现主要包括共性的颅内压增高、特异性的局灶性症状和体征。① 颅内压增高的症状和体征主要表现为头痛、呕吐和视神经乳头水肿。② 局灶性症状和体征出现在大脑半球功能区附近的转移瘤，早期可出现局部刺激症状，晚期则出现神经功能破坏性症状，且不同部位的肿瘤可产生不同的定位症状和体征，包括精神症状、癫痫发作、感觉障碍、运动障碍、失语症、视野损害等。

③ 小脑转移瘤的临床表现主要包括眼球震颤、步态不稳、行走困难等。④ 肿瘤阻塞第四脑室的早期即出现脑积水和颅内压增高。⑤ 脑干转移瘤大多出现交叉性瘫痪。

　　柔脑膜癌病的临床表现常因肿瘤细胞侵犯部位不同而复杂多样，缺乏特异性，有时很难与脑实质转移瘤引起的症状和治疗原发肿瘤出现的毒副反应相鉴别。主要临床表现有：① 脑实质受累和脑膜刺激表现，如头痛、呕吐、颈项强直、脑膜刺激征、精神状态改变、意识模糊、认知障碍、癫痫发作和肢体活动障碍等。② 颅神经受累表现，常见的受累脑神经有视神经、动眼神经、滑车神经、外展神经、面神经、听神经等，表现为视力下降、复视、面部麻木、味觉和听觉异常、吞咽和发音困难等。③ 颅内压增高表现（头痛、呕吐、视神经乳头水肿）和脑积水压迫脑组织引起的进行性脑功能障碍表现（智力障碍、步行障碍、尿失禁）等。④ 如同时伴有脊膜播散，则还可出现脊髓和脊神经根刺激表现，这些也有助于柔脑膜癌病的诊断，如神经根性疼痛、节段性感觉缺损等。

1.2.2.2　检验

（1）脑脊液脱落细胞检查

发现肿瘤细胞对脑膜转移瘤有确诊价值。

（2）血清及脑脊液肿瘤标志物检查

包括 CA125、CA199、CEA 等。

（3）脑脊液生化（蛋白质、糖、氯化物）检查

脑转移瘤常有蛋白质水平升高、糖水平降低；恶病质患者可有蛋白质水平降低。

（4）分子病理检测

脑脊液标本经细胞病理学诊断后，如发现肿瘤细胞，可以应用脑脊液标本中肿瘤细胞和（或）无细胞脑脊液上清作为基因检测的标本，有助于确定靶向药物的使用。

1.2.2.3　检查

（1）CT

增强 CT 有助于显示肿瘤部位、数目、瘤体密度（有无囊变、坏死、钙化和周围水肿）、增强后变化（有无强化、均匀/不均匀/环形强化），但受伪影影响，对幕下转移瘤的显示作用稍差。

（2）MRI

相比于 CT，MRI 具有更高的软组织分辨率及敏感性，能够更好地分辨后颅窝及多发小转移瘤。T_2 及 T_2-FLAIR 能够更好地识别转移瘤周围血管源性水肿。增强 T_2-FLAIR 对软脑膜转移瘤的显示具有优势。

（3）DWI

DWI 对脑肿瘤囊变、脑转移瘤和脑脓肿有鉴别意义。脑转移瘤因坏死彻底，液体成分黏滞性低，弥散运动快而呈低信号，ADC 值高。同时脑转移瘤因不含神经元成分，无 NAA、Cr 峰出现；瘤周水肿区为血管源性水肿，无肿瘤细胞浸润，无 Cho 峰。脑灌注成像可用于鉴别脑胶质瘤，因为脑转移瘤水肿区无肿瘤细胞浸润而呈现低灌注。

（4）PET

寻找脑转移瘤原发病灶及全身评估，推荐使用全身 ^{18}F-FDG PET-CT；推荐 ^{18}F-胆碱（choline）-PET-CT 用于评价放疗靶区定位及治疗后肿瘤活性残留评估，而 PET-MR 更优越，强烈推荐。^{18}F-FDG 和 ^{18}F-胆碱

双探针联合显像效果更佳。

1.2.2.4　病理诊断

（1）常规分类

1）脑实质转移瘤

常见转移位置为大脑半球，其次为小脑和脑干。

2）柔脑膜癌病

① 根据脑脊液细胞学检查结果，可以分为Ⅰ类（脑脊液见癌细胞）及Ⅱ类（脑脊液未见癌细胞）柔脑膜癌病。

② 根据影像学检查结果，可以分为 A 类（柔脑膜线状转移瘤）、B 类（柔脑膜结节状转移瘤）、C 类（柔脑膜线状及结节状转移瘤）及 D 类（影像学未见异常）。

（2）特殊分类

按照原发肿瘤不同，可分为肺癌脑转移、乳腺癌脑转移、恶性黑色素瘤脑转移等。

（3）分子分型（基于治疗指导的分子标志）

常与原发肿瘤相似。

1.2.2.5　分期

脑转移瘤意味着原发肿瘤晚期。

1.2.3　治　疗

1.2.3.1　治疗原则

脑转移瘤的治疗通常是在全身治疗的基础上进行针对脑转移瘤的治疗，包括外科手术、全脑放疗（whole brain radiotherapy, WBRT）、立体定向放疗 （stereotactic radiotherapy, SRT）和内科治疗在内的多学科综合治疗，其中 SRT 包括单次立体定向放射外科放疗（stereotactic radiosurgery, SRS）及立体定向分割放疗（stereotactic fractionated radiotherapy, SFRT）。原则是治疗转移病灶、改善患者症状及生活质量，最大限度地延长患者的生存时间。

脑膜转移的治疗除全身治疗及局部放射治疗外，还将鞘内化疗作为主要治疗手段。

1.2.3.2　分期治疗

（1）脑实质转移

1）针对脑转移瘤的首程治疗

① 对于转移瘤数量<3 个，肿瘤直径>3 cm，有明显囊变、坏死或者造成水肿及占位效应明显的肿瘤，应该首选手术。

② 手术适合全身症状控制良好、KPS 评分在 60 以上的患者。

③ 对于放疗效果较差的转移瘤（例如黑色素瘤、肾癌、结肠癌），只要全身症状能够控制，都应该首先考虑手术。

④ 对于肿瘤直径<3 cm 的孤立转移，SRS 为首选治疗方式。

⑤ 对于肿瘤直径≥3 cm、照射体积在 12 cm³ 以上的转移瘤，SFRT 为首选治疗方式。

⑥ 对于肿瘤部位（例如脑干、基底节、皮层功能区）难以切除或者患者一般情况差而不能耐受手术者，应考虑 SRS 及 SFRT。

⑦ 当手术、SRS 及 SFRT 均可行时，应该综合评估肿瘤大小、位置、患者的一般状况及个人意愿、医治难度后进行治疗。

⑧ 在 SRS 及手术能够完全切除转移瘤的情况下，一般不推荐辅助性 WBRT（其对延长生存期没有明显作用，且有较大的放射性损伤风险），但需要每 3～4 个月进行 1 次 MRI 复查。

⑨ 在脑转移瘤手术切除后，若没有采用 WBRT，则需要采用 SRS 或者 SFRT 来减少局部肿瘤的复发。

⑩ 对于多发脑转移患者，是否单独或联合使用 SRS、SFRT、WBRT，更多地取决于临床判断、患者意愿等，脑转移的绝对数量不是决定性因素。

⑪ WBRT可用于早期即有多发转移的患者，但是需要密切关注患者认知功能的改变；对于预期生存时间短的晚期患者（低KPS评分和/或全身疾病进展），WBRT配合支持治疗是较好的选择。

2）针对复发转移瘤的治疗

① 对于具有良好预后因素（年龄小、体能状态良好、全身疾病控制良好）和肿瘤位置可及的特定患者，或需要对肿瘤复发和放射性坏死（尤其是 SRS 后）进行鉴别诊断时，可以选择手术。

② 采用 WBRT 后肿瘤复发，可以采用 SRS，从而控制局部肿瘤进展并延长患者生存期。

③ 采用 SRS 后脑转移瘤复发，可继续采用 SRS 或者 WBRT。

3）脑转移瘤内科治疗

脑转移瘤的内科治疗，首先是针对原发疾病的治疗。

①对于化疗敏感的脑转移瘤（如小细胞肺癌或乳腺癌），尤其是在肿瘤体积小且无症状时，可将化疗作为首程治疗。

②目前没有专门针对脑转移瘤的靶向药物，因此靶向药物一般作为全身治疗手段。

• 具有 *EGFR* 突变或 *ALK* 重排的 NSCLC（non-small-cell lung cancer，非小细胞肺癌 NSCLC）脑转移患者，可以采用 TKI 类靶向药（如针对 *EGFR* 的吉非替尼、奥西替尼等）以及 *ALK* 抑制剂（如克唑替尼、色瑞替尼等）。

• 对 HER2 阳性乳腺癌的脑转移患者，可采用针对 HER2 的靶向药（如曲妥珠单抗等）。

• 对黑色素瘤脑转移患者，可采用 *BRAF* 抑制剂（如维莫非尼、曲美替尼等）。

• 对肾细胞癌脑转移患者，可采用多靶点 TKI 药物（如舒尼替尼）。

③ 虽然 SRS 或者手术是首程治疗的主要手段，但是对于无症状、小体积的脑转移瘤患者而言，也可先采用靶向药物治疗。

④ 应尽可能鼓励脑转移瘤患者参与临床试验。

（2）柔脑膜癌病

1）全身系统治疗

柔脑膜癌病的全身治疗多根据原发癌症的分子生物学特点进行。

① 原发癌症为非小细胞肺癌：培美曲塞联合铂类或者替莫唑胺联合其他化疗药物，对脑转移患者的颅内病灶有明显的控制作用。此外，靶向治疗和免疫治疗也越来越多地应用于脑转移瘤全身治疗，

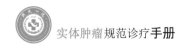

如 *EGFR* 突变位点阳性可采用奥希替尼、埃罗替尼、阿法替尼、吉非替尼等，*ALK* 重组阳性可采用克唑替尼阿来替尼等。

② 原发癌症为小细胞肺癌：含铂的依托泊苷或伊立替康两药方案是对原发癌为小细胞肺癌患者的标准一线全身化疗方案，对颅内转移病灶也有一定的疗效。

③ 原发癌为乳腺癌：常用化疗药物包括卡培他滨、环磷酰胺、5-氟尿嘧啶（5-FU）、甲氨蝶呤（MTX）、长春新碱、顺铂、依托泊苷、长春瑞滨和吉西他滨。HER2 阳性肿瘤患者可采用曲妥珠单抗或拉帕替尼联合化疗。

④ 原发癌为黑色素瘤：可使用 PD-1 抑制剂、替莫唑胺、达卡巴嗪等进行全身治疗。伊匹木单抗也证实对黑色素瘤脑转移瘤有效。对存在 *BRAF* 突变者，可使用 *BRAF* 抑制剂，如维莫非尼、达拉菲尼等。

2）鞘内化疗（见表 1-2-1）

对柔脑膜癌病采用鞘内化疗，不但克服了化疗药物难以通过血脑屏障的难题，还在很大程度上减少了化疗药物的全身毒性。鞘内化疗主要推荐用于 Ⅰ 型及 ⅡA 型脑膜转移瘤患者，在除 ⅡA 以外的其他 Ⅱ 型脑膜转移瘤治疗中作为可选治疗方案。鞘内化疗可以通过反复的腰椎穿刺进行，但是存在因反复穿刺引起出血或者感染的风险。因此，若条件允许，应尽可能通过Ommaya囊来进行鞘内化疗给药。

表 1-2-1　鞘内治疗常用治疗药物

药物	脑脊液内半衰期	推荐使用方法
甲氨蝶呤	4.5～8.0 h	10～15 mg BIW（共4周）→10～15 mg QW（共4周）→10～15 mg QM
阿糖胞苷	<1 h	10 mg BIW（共4周）→10 mg QW（共4周）→10 mg QM
阿糖胞苷脂质体	14～21 d	50 mg Q2W（共8周）→50 mg QM
噻替派	3～4 h	10 mg BIW（共4周）→10 mg QW（共4周）→10 mg QM

注：多数鞘内化疗进行至影像学证实脑转移瘤有进展为止，或者进行一年。

3）放疗

局灶放疗可用于结节性柔脑膜癌病，特别是影像显示明确的部位。在特殊情况下，即使没有相应的 MRI 证据，也可以根据局部颅神经受累症状采用局部放疗。WBRT 可用于治疗广泛的结节性、有症状的线性或结节+线状柔脑膜癌病，从而改善患者症状，但是目前还无相关证据证实 WBRT 能够延长柔脑膜癌病患者生存期。全脑+脊髓放疗由于存在骨髓毒性、肠炎和黏膜炎的风险，很少用于实体肿瘤所致柔脑膜癌病的成年患者。在放疗的同时应避免进行全身或鞘内化疗，否则易造成严重的骨髓抑制。

1.2.3.3　MDT

脑转移瘤是一种需要多学科综合治疗的疾病，MDT 应贯穿脑转移瘤规范化诊疗的全过程。MDT 的目标是整合神经肿瘤相关多学科优势，以患者为中心，提供一站式医疗服务，实现最佳序贯治疗。核心临床学科包括神经外科、伽马刀治疗科、放射科、病理科、肿瘤内科、放疗科、原发肿瘤专科。

1.2.3.4　治疗路线图

（1）脑实质转移瘤（见图 1-2-1）

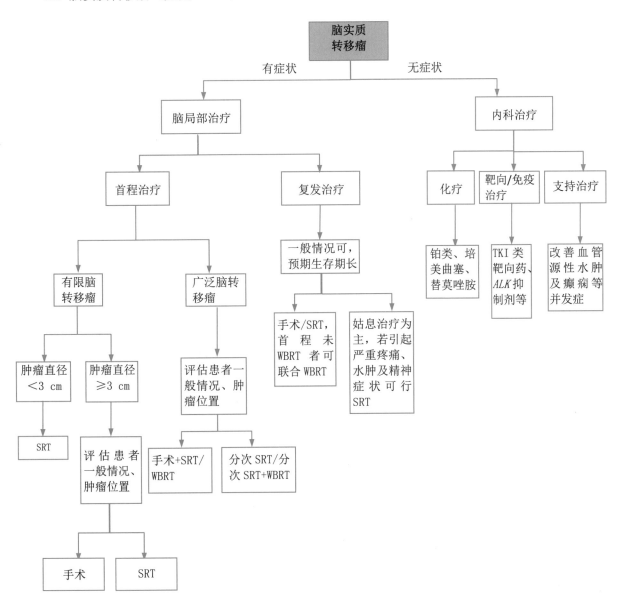

图 1-2-1　脑实质转移瘤治疗路线图

（2）柔脑膜癌病（见图1-2-2）

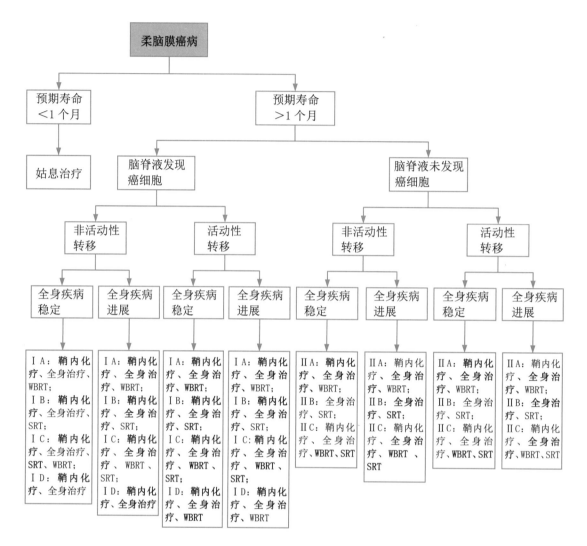

图 1-2-2 柔脑膜癌病治疗路线图

注：加黑字体部分为推荐治疗，常规字体部分为可选择治疗。

1.2.4 随 访

1.2.4.1 复查项目

颅脑 MRI；血清肿瘤指标；脑脊液肿瘤指标及细胞学检查。

1.2.4.2 复查频率

术后/放化疗后 1 个月复查 1 次，然后 1～2 年内每 2～3 个月复查 1 次，之后每 4～6 个月复查 1 次。

参考文献

中国医师协会肿瘤医师分会, 中国医疗保健国际交流促进会肿瘤内科分会. 肺癌脑转移中国治疗指南 （2021 年版）[J]. 中华肿瘤杂志, 2021, 43（3）:269-281.

Achrol A S, Rennert R C, Anders C, et al. Brain metastases[J]. Nat Rev Dis Primers, 2019, 5:5.

Central Nervous System Cancers. NCCN Clinical Practice Guidelines in Oncology （NCCN Guidelines）, Version 1. 2021.

Daniel N C, Allison M M, Paul J C, et al. Incidence and prognosis of patients with brain metastases at diagnosis of systemic malignancy: A population-based study[J]. Neuro-Onco, 2017, 19:1511-1521.

Le Rhun E, Weller M, Brandsma D, et al. EANO-ESMO Clinical Practice Guidelines for diagnosis, treatment and follow-up of patients with leptomeningeal metastasis from solid tumours [J]. Annals of Oncology, 2017, 28:iv84-iv99.

Riccardo S, Ufuk A, Brigitta B, et al. Diagnosis and treatment of brain metastases from solid tumors: Guidelines from the European Association of Neuro-Oncology （EANO）[J]. Neuro-Onco, 2017, 19:162-174.

Suh J H, Kotecha R, Chao S T, et al. Current approaches to the management of brain metastases [J]. Nat Rev Clin Oncol, 2020, 17:279-299.

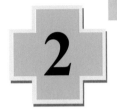

2 口腔颌面部肿瘤

2.1 口腔癌

口腔癌（oral cancer）是指发生在颊黏膜、上下牙龈、磨牙后区、口底、硬腭、舌前2/3、唇等部位的恶性肿瘤。90%以上的口腔癌病理类型为鳞状细胞癌。

2.1.1 流行病学

世界范围内，口腔癌发病率居恶性肿瘤的第16位，年新发病例数377713例；口腔癌死亡率居恶性肿瘤的第16位，年死亡病例数177757例。在我国，口腔癌发病率居恶性肿瘤的第13位，年新发病例数30117例；口腔癌死亡率居恶性肿瘤的第13位，年死亡病例数14785例（数据来源：GLOBOCAN2020，https://gco.iarc.fr/today/）。

2.1.2 诊断

2.1.2.1 症状、体征

口腔癌多发生于40～60岁成年人，男性多于女性，早期可表现为黏膜白斑，进展后可表现为乳头状或浸润型、溃疡型。口腔癌侵犯周围结构可导致语言、吞咽、咀嚼功能障碍。口腔癌容易发生区域淋巴结转移，较少见远处转移。

2.1.2.2 检验

包括血常规、肝功能、肾功能、凝血功能、粪便常规+隐血。

2.1.2.3 检查

（1）病理学活检：提供组织学诊断。

（2）CT/MRI：用于评估原发部位和颈部病灶。CT在评估骨皮质的侵犯中有优势，而MRI可以清晰显示软组织受累范围以及骨髓浸润程度。若患者无禁忌证，推荐使用造影增强。

（3）B超：可用于评估颈部淋巴结状态。

（4）FDG PET-CT：对于晚期及复发性口腔癌患者，可评估是否出现远处转移，也可用于评估颈部淋巴结的转移情况。

（5）口腔全景片：对于需要进行下颌骨部分切除/截断的病例，口腔全景片有助于设计截骨范围。此外，全景片也适合于放疗前的牙科评估。

（6）胸部CT：评估是否存在肺转移和纵隔淋巴结受累。

2.1.2.4　病理诊断

常规分类（参考 2017 版 WHO 头颈部肿瘤分类）：

（1）口腔与可移动舌部肿瘤。

（2）上皮性肿瘤和病变：鳞状细胞癌（8070/3）；口腔上皮异形增生［低级别（8077/0），高级别（8077/2）］；增生性疣状白斑。

（3）乳头状瘤：鳞状细胞乳头状瘤、尖锐湿疣、寻常疣、多灶性上皮异常增生。

（4）组织发生未定肿瘤：先天性颗粒细胞牙龈瘤、间叶性软骨黏液样肿瘤（9982/0）。

2.1.2.5　口腔癌 TNM 分期（根据 AJCC 第 8 版分期）

根据临床体格检查、CT/MRI 等影像学检查，对患者进行 TNM 分期，为后续的治疗决策提供依据。

（1）原发癌（T）临床分期

Tx：原发肿瘤无法评估；

Tis：原位癌；

T1：肿瘤最大径（即最大直径）≤2 cm，侵袭深度（DOI）≤5 mm；

T2：肿瘤最大径≤2 cm，5 mm＜DOI≤10 mm；或 2 cm＜肿瘤最大径≤4 cm，DOI≤10 mm；

T3：肿瘤最大径＞4 cm，且 DOI≤10 mm，或 2 cm＜肿瘤最大径≤4 cm，DOI＞10 mm；

T4a：中晚期及晚期局部病变，肿瘤最大径＞4 cm，DOI＞10 mm 或浸润相邻结构；

T4b：肿瘤浸润咀嚼肌间隙、翼突内侧板、颅底和（或）包绕颈内动脉。

（2）区域淋巴结（N）临床分期

Nx：区域淋巴结无法评估；

N0：无区域淋巴结转移；

N1：同侧单个淋巴结转移，最大径≤3 cm，ENE（−）；

N2a：同侧单个淋巴结转移，3 cm＜最大径≤6 cm，ENE（−）；

N2b：同侧多个淋巴结转移，最大径≤6 cm，ENE（−）；

N2c：双侧或对侧淋巴结转移，最大径≤6 cm，ENE（−）；

N3a：淋巴结转移灶最大径＞6 cm，ENE（−）；

N3b：任意淋巴结转移灶，临床明显 ENE（+）。

（3）远处转移（M）临床分期

M0：无明显远处转移；

M1：有远处转移。

（4）预后分期分组（见表 2-1-1）

表 2-1-1　口腔癌预后分期分组

分期	T分期	N分期	M分期
分期 0	Tis	N0	M0
Ⅰ期	T1	N0	M0
Ⅱ期	T2	N0	M0
Ⅲ期	T1～T2	N1	M0
	T3	N0～N1	M0
ⅣA	T1～T3	N2	M0
	T4a	N0～N2	M0
ⅣB	任何 T	N3	M0
	T4b	任何 N	M0
ⅣC	任何 T	任何 N	M1

2.1.3　治　疗

2.1.3.1　治疗原则

口腔癌的治疗方式包括外科手术、放射治疗、全身治疗（化疗、靶向治疗、免疫治疗等），需要根据疾病的部位、分期来指导治疗决策。

（1）手术治疗原则：原发灶的切除应保证足够切缘（1.0～1.5 cm）；对于颈部淋巴结的处理，早期患者可以选择临床随访观察，对淋巴结转移风险大的患者可以做预防性（Ⅰ～Ⅲ区）淋巴结清扫术（位于/接近中线者可行双侧清扫，有经验的团队可以采用前哨淋巴结活检来代替预防性颈清）；对晚期患者，根据原发灶位置和N分期进行淋巴结清扫术（N0 患者行Ⅰ～Ⅲ区选择性清扫，N1～N2 患者行Ⅰ～Ⅲ区选择性清扫或全颈清，N3 患者行全颈部清扫；位于/接近中线者及对侧转移者行双侧清扫）。

（2）术后辅助治疗原则：术后辅助放疗指征包括T3～T4 原发灶；>N1 病变者；肿瘤细胞分化差；切缘阳性或近切缘（<5 mm）；淋巴结包膜外侵、脉管癌栓、神经受累、颈部软组织受侵。后两者建议放疗同时给予全身治疗。放疗可采用适形调强放疗技术，切缘阳性或手术安全边界不够等肿瘤区（GTV）、瘤床和高危淋巴结引流区（CTV1）、低危淋巴结引流区（CTV2）受照剂量分别为66～70 Gy、60 Gy、50 Gy，6～7 周完成。同步全身治疗可采用卡铂/顺铂（carboplatin/cisplatin），3 周或单周方案，不能耐受顺铂者可以考虑多西他赛（docetaxel）+西妥昔单抗（cetuximab）。

（3）根治性放疗原则：单纯根治性放疗建议采用适形调强放疗技术，肿瘤区（GTV）、瘤床和高危淋巴结引流区（CTV1）、低危淋巴结引流区（CTV2）受照剂量分别为66～70 Gy、60 Gy、50 Gy，6～7周完成。

（4）根治性同步放化疗原则：无法手术的局部晚期口腔癌可以选择根治性同步放化疗，肿瘤区（GTV）、瘤床和高危淋巴结引流区（CTV1）、低危淋巴结引流区（CTV2）受照剂量分别为66～70 Gy、60 Gy、50 Gy，6～7 周完成。全身药物可选择 TPF 方案（多西他赛、顺铂、5-FU）。

2.1.3.2　治疗路线图

口腔癌治疗路线见图 2-1-1。

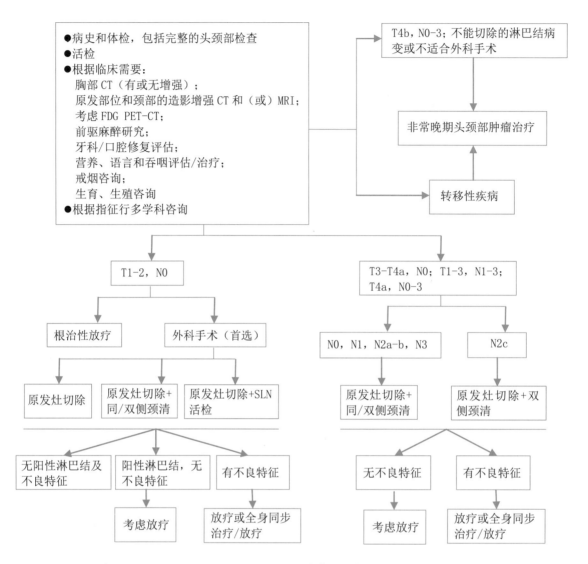

图 2-1-1　口腔癌治疗路线图

2.1.3.3　基于分期的治疗选择

（1）早期（Ⅰ、Ⅱ期）口腔癌：早期口腔癌首选手术治疗，预后一般较好，5 年生存率可达 70%。不适宜手术的患者可以选择放疗。

（2）局部晚期（Ⅳc 期以外的Ⅲ、Ⅳ期）口腔癌：局部晚期口腔癌首选以手术为主的综合治疗。对于无法切除的肿瘤可以选择同步全身治疗+放疗。

（3）远处转移的晚期（Ⅳc 期）口腔癌：以全身治疗为主，根据身体耐受情况选择联合或单药全身治疗/姑息支持治疗。对于有限转移的患者，可考虑采取手术/放疗或同步放化疗处理转移灶。无手术或放疗指征口腔癌的全身治疗方案如下：

1）一线治疗方案：PD-1 抑制剂/铂类（顺铂、卡铂）/5-Fu、PD-1 抑制剂（CPS≥20）（1 类推荐）。

2）二线治疗方案：如果既往未使用 PD-1 抑制剂，二线优先使用 PD-1 抑制剂。

3）其他推荐方案：

①联合方案：西妥昔单抗/帕博利珠单抗/铂类/5-Fu（1 类推荐），西妥昔单抗/顺铂，铂类（顺铂、卡铂）/多西他赛或者紫杉醇（paclitaxel），顺铂/5-Fu，铂类（顺铂、卡铂）/多西他赛/西妥昔单抗，铂类（顺铂、卡铂）/紫杉醇/西妥昔单抗，PD-1 抑制剂/铂类（顺铂、卡铂）/多西他赛（1 类推荐），PD-1 抑制剂/铂类（顺铂、卡铂）/紫杉醇（2A 类推荐）。

②单药方案：铂类（顺铂、卡铂），多西他赛，紫杉醇，5-Fu，西妥昔单抗，帕博利珠单抗，纳武利尤单抗，卡培他滨（capecitabine），阿法替尼（afatinib，仅在铂类治疗进展后的后线治疗中推荐）。

③PS 评分 3 分以上的患者，建议最佳支持治疗。PS 评分又称为体力状况分析评分，用来评价肿瘤患者日常生活能力，包括 6 个等级，分数越低，状况越好。PS 评分标准如下：0 分：正常活动；1 分：临床症状较轻，生活自在，能从事轻体力活动；2 分：能耐受肿瘤的症状，生活自理，白天卧床的时间不超过 50%；3 分：肿瘤症状较严重，部分生活自理，白天卧床时间超过 50%，但还能站立行走；4 分：病重卧床不起；5 分：死亡。PS 评分在临床一般用来指导化疗，要求 PS 评分不大于 2 分才考虑进行化疗。

（4）复发的口腔癌：对于可切除的局部/颈部复发灶，采取以治愈为目的的挽救性手术及辅助治疗。对于不可切除的复发灶，可行放疗或同步全身治疗+放疗；若患者先前已接受过放疗，需间隔1年以上，详细评估危机器官如脑干、视神经、视交叉、颈髓等首程受照剂量后，决定再程放疗的范围和剂量；无放疗指征者采取全身治疗或支持治疗[方案见2.1.3.3（3）远处转移的晚期（Ⅳc期）口腔癌]。

2.1.4 随 访

2.1.4.1 复查项目
体格检查（完整的头颈部检查），定期行影像学检查（局部情况和胸部情况）。

2.1.4.2 复查频率
第 1 年，每 1～3 个月复查；第 2 年，每 2～6 个月复查；第 3～5 年，每 4～8 个月复查；5 年以后，每 12 个月复查。

2.2 涎腺肿瘤

涎腺肿瘤（salivary gland tumor）：大多是上皮性肿瘤，少见间叶来源。在涎腺的不同解剖部位中，腮腺发生率最高，下颌下腺次之，然后是小涎腺及舌下腺。不同腺体良恶性肿瘤构成比不同，腮腺中良性肿瘤占大多数，而舌下腺中大多是恶性肿瘤。

2.2.1 流行病学

世界范围内，涎腺肿瘤发病率居恶性肿瘤的第 27 位，年新发病例数 58583 例；涎腺肿瘤死亡率居恶性肿瘤的第 28 位，年死亡病例数 22778 例。在我国，涎腺肿瘤发病率居恶性肿瘤的第 22 位，年新发病例数 8863 例；涎腺肿瘤死亡率居恶性肿瘤的第 27 位，年死亡病例数 2743 例（数据来源： GLO-BOCAN2020, https://gco.iarc.fr/today/）。

2.2.2 诊 断

2.2.2.1 症状、体征

不同部位涎腺肿瘤有其共同特点。良性肿瘤多为生长缓慢无痛肿块，而恶性肿瘤多有疼痛症状，生长较快，浸润生长，与周围组织有粘连，甚至浸润神经组织导致神经功能障碍。发生在腮腺的恶性肿瘤可能导致不同程度的面瘫，侵犯咬肌可导致张口受限。腮腺深叶肿瘤突向咽侧可表现为咽部、软腭肿胀。颌下腺及舌下腺恶性肿瘤侵犯舌神经时可出现舌痛及舌麻木，舌下神经受累可致舌运动受限。小唾液腺肿瘤以腭部最常见，恶性肿瘤若侵犯腭大神经乃至眶下神经时可引起腭部及眶下区麻木，肿瘤侵犯翼肌可导致张口困难。舌下腺恶性肿瘤可引起疼痛、异物感和吞咽困难。

2.2.2.2 检验

包括血常规、肝功能、肾功能、凝血功能、粪便常规+隐血。

2.2.2.3 检查

（1）B 超：可以作为腮腺、颌下腺及颈部的初步检查，可以提供肿物数量、大小及是否囊性等信息。

（2）CT/MRI：可以明确肿物的位置，MRI 对软组织的显影比 CT 更好。

（3）细针穿刺活检：可以用于区别炎症和肿瘤，同时可以提示肿瘤良、恶性等信息。

（4）胸部 CT：评估是否存在肺转移和纵隔淋巴结受累。

（5）FDG PET-CT：对于晚期及复发性患者，可评估是否出现远处转移，也可用于评估颈部淋巴结的转移情况。

2.2.2.4 涎腺的病理诊断

（1）唾液腺肿瘤常规分类（2017 版 WHO 头颈部肿瘤分类）

1）恶性肿瘤：黏液表皮样癌（8430/3），腺样囊性癌（8200/3），腺泡细胞癌（8550/3），多形性腺癌（8525/3），透明细胞癌（8310/3），基底细胞腺癌（8147/3），导管内癌（8500/2），腺癌，NOS（8140/3），涎腺导管癌（8500/3），肌上皮癌（8982/3），上皮-肌上皮癌（8562/3），癌在多形性腺瘤中（8941/3），分泌性癌（8502/3），皮脂腺癌（8410/3），癌肉瘤（8980/3），低分化癌[未分化癌（8010/3），大细胞神经内分泌癌（8010/3），小细胞神经内分泌癌（8010/3）]，淋巴上皮样癌（8082/3），鳞状细胞癌（8070/3），嗜酸细胞癌（8290/3）。

2）恶性潜能未定：涎腺母细胞瘤（8974/1）。

3）良性肿瘤：多形性腺瘤（8940/1），肌上皮瘤（8982/0），基底细胞腺瘤（8147/0），Warthin瘤（8561/0），嗜酸细胞瘤（8290/0），淋巴腺瘤（8563/0），囊腺瘤（8440/0），乳头状涎腺瘤（8406/0），导管乳头状瘤（8503/0），皮脂腺瘤（8410/0），管状腺瘤及其他导管腺瘤（8149/0）。

4）非肿瘤性上皮病变：硬化性多囊性腺病，结节性嗜酸细胞增生，淋巴上皮样涎腺炎，闰管增生。

5）软组织良性病变：血管瘤（9120/0），脂肪瘤/涎腺脂肪瘤（9850/0），结节性筋膜炎淋巴造血。

6）系统肿瘤：结外边缘带淋巴组织黏膜相关淋巴瘤（9699/3）。

（2）术后病理

对于接受手术治疗的涎腺肿瘤病例，术后规范完整的病理学报告可以为预后评估、辅助治疗的选择提供重要依据。

病理风险特征：T3-T4 原发肿瘤，中高级别恶性肿瘤、近/阳性切缘，淋巴结转移，神经、血管、淋巴管浸润，可辅助放疗或者同步全身治疗+放疗。

2.2.2.5　涎腺恶性肿瘤 TNM 分期（根据 AJCC 第 8 版分期）

在病理确诊后，根据临床体格检查、CT/MRI 等影像学检查，对患者进行 TNM 分期，为后续的治疗决策提供依据。

（1）原发癌（T）临床分期

Tx：原发肿瘤无法评估；

T0：无原发肿瘤证据；

Tis：原位癌；

T1：肿瘤最大径（即最大直径）≤2 cm，无实质外扩散；

T2：2 cm≤肿瘤最大径≤4 cm，无实质外扩散；

T3：肿瘤最大径＞4 cm，和（或）有实质外扩散；

T4a：中晚期及晚期局部病变，肿瘤浸润皮肤、下颌骨、耳道和（或）面神经；

T4b：肿瘤浸润翼突内侧板和（或）颅底或（和）包绕颈内动脉。

（2）区域淋巴结（N）临床分期

Nx：区域淋巴结无法评估；

N0：无区域淋巴结转移；

N1：同侧单个淋巴结转移，最大径≤3 cm，ENE（－）；

N2a：同侧单个淋巴结转移，3 cm＜最大径≤6 cm，ENE（－）；

N2b：同侧多个淋巴结转移，最大径≤6 cm，ENE（－）；

N2c：双侧或对侧淋巴结转移，最大径≤6 cm，ENE（－）；

N3a：淋巴结转移灶最大径＞6 cm，ENE（－）；

N3b：任意淋巴结转移灶，临床明显 ENE（＋）。

（3）远处转移（M）临床分期

M0：无明显远处转移；

M1：有远处转移。

（4）预后分期分组（见表 2-2-1）

2.2.3　治　疗

2.2.3.1　治疗原则

唾液腺良性肿瘤采取外科手术。唾液腺恶性肿瘤无论分期如何，尽可能行外科手术切除，再根据肿瘤病理类型、分化程度及是否有病理风险因素来决定是否采取辅助治疗。对无法切除的肿瘤，采取

表 2-2-1 涎腺肿瘤预后分期分组

分期	T 分期	N 分期	M分期
分期 0	Tis	N0	M0
Ⅰ 期	T1	N0	M0
Ⅱ 期	T2	N0	M0
Ⅲ 期	T0-T3	N1	M0
	T3	N0	M0
IVA	T0-T3	N2	M0
	T4a	N0-N2	M0
IVB	任何 T	N3	M0
	T4b	任何 N	M0
IVC	任何 T	任何 N	M1

根治性放疗或同步全身治疗+放疗。对远处转移者，采取全身治疗。

（1）手术治疗原则

完整切除肿瘤，肿瘤位于颌下腺、舌下腺的，连同腺体一同切除；而肿瘤位于腮腺的，尽量保留面神经；对发生淋巴结转移的病例，需行淋巴结清扫术；对 T3-T4 级或者高度恶性的腮腺、颌下腺、舌下腺恶性肿瘤，即使淋巴结阴性，也可以行预防性淋巴结清扫术。术后根据是否存在高危因素追加辅助治疗。

（2）术后辅助治疗

有以下高危因素患者建议术后放疗：低度恶性腮腺癌，术中出现囊性渗漏或神经周围侵犯；腺样囊性癌或中低分化肿瘤以及有不良预后因素；颈部淋巴结转移；切缘阳性或不全切除；复发后再次手术后。

辅助放疗具体方案：建议采用适形调强放疗技术，肿瘤区（GTV）、瘤床和高危淋巴结引流区（CTV1）、低危淋巴结引流区（CTV2）受照剂量分别为 66～70 Gy、60 Gy、50 Gy，6～7 周完成。中低分化肿瘤、切缘阳性或不全切除、淋巴结包膜外侵等不良预后因素可考虑加同步化疗，建议采用单药铂类（卡铂/顺铂），3 周或单周方案。

（3）根治性放疗/同步放化疗

涎腺肿瘤对放疗敏感性较差，放疗达到根治效果的可能性较小，手术是首选的根治性治疗手段；拒绝手术或有手术禁忌，或无法切除的肿瘤，采取根治性放疗或同步全身治疗+放疗。放疗建议采用适形调强放疗技术，肿瘤区（GTV）、瘤床和高危淋巴结引流区（CTV1）、低危淋巴结引流区（CTV2）受照剂量分别为 66～70 Gy、60 Gy、50 Gy，6～7 周完成。中低分化肿瘤、淋巴结包膜外侵等不良预后因素可加同步化疗，建议采用单药铂类（卡铂/顺铂），3 周或单周方案。

（4）复发或残留性疾病

可切除者采取挽救性手术及辅助治疗；不可手术者采取放疗或同步全身治疗+放疗；已接受过放疗者需间隔 1 年以上，详细评估危机器官如脑干、视神经、视交叉、颈髓等首程受照剂量后决定再程放疗的范围和剂量。

（5）（晚期疾病）远处转移病灶

可以采取全身治疗，以缓解晚期疾病。根据患者情况采取全身治疗、支持治疗等。有限的转移灶可手术切除，生长缓慢的病例可采取等待观察、最佳支持治疗等。

（6）全身治疗方案

针对晚期涎腺恶性肿瘤，因其化疗敏感性差，无优先推荐化疗方案，可优先推荐相关临床试验。PS 评分 0～2 分的患者，可选择系统性治疗。化疗方案包括：顺铂/长春瑞滨（vinorelbine）、顺铂/表柔比星（epirubicin）/环磷酰胺（cyclophosphamide）。部分患者可能可以受益于分子靶向药，用药前需行基因检测：雄激素受体阳性患者可选择亮丙瑞林（leuprorelin）、比卡鲁胺（bicalutamide）、比鲁卡胺（birucamide）或阿比特龙抗雄治疗；*NTRK* 基因融合可选择恩曲替尼（entrectinib）、拉罗替尼（larotinib）；HER2 阳性可选择曲妥珠单抗（trastuzumab）+多西他赛、TDM-1、曲妥珠单抗/帕妥珠单抗（pertuzumab）；腺样囊性癌可选择伦伐替尼（lenvatinib）；其他抗血管靶向药包括阿昔替尼（acitinib）、索拉非尼、阿帕替尼，亦可作为 2A 类推荐，TMB-H 患者可选择 PD-1。

2.2.3.2　治疗路线图

涎腺肿瘤治疗路线见图 2-2-1。

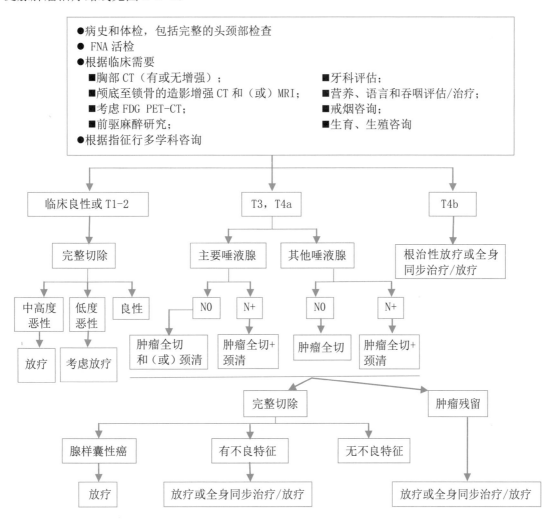

图 2-2-1　涎腺肿瘤治疗路线图

2.2.4 随 访

2.2.4.1 复查项目

体格检查（完整的头颈部检查），定期行影像学检查（局部情况和胸部情况）。

2.2.4.2 复查频率

第1年，每1～3个月复查；第2年，每2～6个月复查；第3—5年，每4～8个月复查；5年以后，每12个月复查。

参考文献

郭伟，孙沫逸，冉炜，等. 尼妥珠单克隆抗体注射液治疗口腔颌面-头颈部鳞癌专家共识[J]. 实用口腔医学杂志，2021，37（4）:445-450.

尚伟，郑家伟. 口腔及口咽癌新版 TNM 分期与 NCCN 诊治指南部分解读[J]. 中国口腔颌面外科杂志，2018，16（6）:533-546.

苏文，杨宏宇. 涎腺腺样囊性癌伴肺转移的治疗方案及预后[J]. 华西口腔医学杂志，2019，37（2）:214-219.

中国抗癌协会头颈肿瘤专业委员会，中国抗癌协会放射肿瘤专业委员会. 头颈部肿瘤综合治疗专家共识[J]. 中华耳鼻咽喉头颈外科杂志，2010，45（7）:535-541.

中华耳鼻咽喉头颈外科杂志编辑委员会头颈外科组，中华医学会耳鼻咽喉头颈外科学分会头颈外科组，中国医师协会耳鼻喉分会外科学组. 头颈部鳞状细胞癌颈淋巴结转移处理的专家共识[J]. 中华耳鼻咽喉头颈外科杂志，2016，51（1）:25-33.

中华口腔医学会口腔颌面外科专业委员会涎腺疾病学组，中国抗癌协会头颈肿瘤外科专业委员会涎腺肿瘤协作组. 涎腺肿瘤的诊断和治疗指南[J]. 中华口腔医学杂志，2010，45（3）:131-134.

中华医学会放射学分会头颈学组，中华医学会影像技术分会辐射防护学组. 头颈部 CT 检查和辐射剂量管理专家共识[J]. 中华放射学杂志，2020，54（9）:827-838.

NCCN Guidelines Version 2.2022. Head and Neck Cancers. NCCN Guidelines Index Table of Discussion.

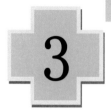

3 耳鼻咽喉肿瘤

3.1 原发灶不明的颈部淋巴结转移癌

原发灶不明的颈部淋巴结转移癌（metastatic cervical lymph carcinoma from an unkown primary，MCCUP）：原发灶不明的、转移至颈部淋巴结的恶性肿瘤，经过临床医师完善检查（包括查体、超声检查、放射科影像检查、内镜、可疑组织活检）后仍未能明确原发病灶。

3.1.1 流行病学

原发灶不明的颈部淋巴结转移癌于 1882 年由 von Volkmann 首次进行报道，约占头颈部恶性肿瘤的 2%～9%。丹麦学者 2000 年发表的一篇文献中统计了该国 MCCUP 的发病率：每十万人口中有 0.34 例患者，平均发病年龄为 60 岁，男性占多数（约 80%）。我国尚无相关统计数据。

3.1.2 诊 断

3.1.2.1 症状、体征

临床表现为持续数月的无痛性颈部肿块，多数为单侧，部分患者诉抗生素治疗无改善，如触诊发现中等大小、质地偏硬、无压痛，甚至粘连固定的淋巴结时，则高度怀疑为转移淋巴结。44%～52%患者查体时可触及单个颈部淋巴结（直径 2～15 cm），平均直径为 5 cm。

部分患者的伴随症状对原发灶的确认有指导意义：患者诉鼻塞、涕中带血、耳闷时，应考虑鉴别鼻咽癌；有咽痛、吞咽困难时，考虑咽部肿瘤；喉部肿瘤患者可出现声嘶。此外，耳部无异常的耳痛症状可由扁桃体、舌根病变导致。肿块的颈部位置也有助于鉴别诊断。

多数 MCCUP 患者的肿大淋巴结位于上颈部（Ⅰ、Ⅱ、Ⅲ区），71%出现于Ⅱ区。

（1）Ⅰ区的转移癌需考虑口腔（舌、口底、颊黏膜）、鼻窦、唾液腺、唇部黏膜、面颈部皮肤病变来源。

（2）Ⅱ、Ⅲ区的转移癌主要来源于咽喉部恶性肿瘤。

（3）下颈部（Ⅳ、Ⅴb区）出现转移癌，考虑甲状腺恶性肿瘤或锁骨以下部位恶性肿瘤（气管、食管、胃肠）来源的远处转移。

（4）颈后三角的转移性淋巴结需考虑鼻咽癌、头面部皮肤恶性肿瘤及淋巴瘤来源。临床医师查体时，首先需对鼻咽、口腔、口咽、下咽和喉进行视诊及部分触诊。

3.1.2.2　检验

针对原发灶的鉴别暂无推荐的检验项目，如需对患者进行开放手术活检，或考虑远处转移来源的病灶，可进行血常规、肝功能、肾功能、凝血功能、粪便常规+隐血项目的检验。

3.1.2.3　检查

（1）内镜

对颈部肿块患者首先行内镜检查明确原发灶，鼻镜、喉镜可检查鼻咽、口咽、喉及下咽部位的黏膜病变，结合窄带光成像（Narrow Band Image，NBI）的使用对恶性肿瘤进行鉴别。

（2）超声、CT、MRI、PET-CT、PET-MRI

应用超声、增强 CT、增强 MRI 对于转移性淋巴结的大小、形状的改变以及淋巴结中央坏死做出判断。此外，有助于对转移癌进行分期，同时对原发病灶进行确认。

PET-CT、PET-MRI 的应用提高了 MCCUP 患者原发灶的检出率，增强 CT 及 MRI 无法检出的小型病灶可因肿瘤高代谢性被 PET-CT、PET-MRI 定位。已有文献报道 PET-MRI 与 PET-CT 在原发灶未明的转移癌患者身上具有相同的诊断价值。考虑到恶性肿瘤患者需长期随访观察，低辐射剂量的 PET-MRI 在未来的临床诊疗中具有替代 PET-CT 的潜力。

（3）细针穿刺活检（fine-needle aspiration，FNA）

在各项临床检查完成后，没有发现原发灶的情况下可通过细针穿刺活检明确转移性淋巴结的病理类型。该项检查的创伤小，导致肿瘤转移的概率也较小。90%MCCUP 患者的转移淋巴结病理结果为鳞癌，无法确认原发灶时可对组织进行 EB 病毒及 HPV（人乳头瘤病毒）检测。

（4）粗针穿刺活检

细针穿刺活检的假阴性率较低，但仍不容忽视，尤其针对囊性变的淋巴结。如细针穿刺活检未发现淋巴结中的肿瘤组织，而影像学检查高度怀疑淋巴结为转移癌时，推荐超声引导下的粗针穿刺活检，可获取更多的组织，降低假阴性率。目前出现一种带吸力的穿刺针，避免抽回时肿瘤碎片残留于组织，从而降低了播散风险。

（5）开放手术活检

当高度怀疑肿大淋巴结为淋巴瘤，或穿刺活检仍无法明确淋巴结的病理类型时，开放手术活检可取得足量的组织进行病理学诊断。在全身麻醉的情况下，如诊断明确，可同期对患者进行颈部淋巴结清扫术治疗。

当转移性淋巴结病理诊断为鳞状细胞癌，通过查体及影像检查无法定位原发灶时，麻醉状态下使用纤维内镜对鼻咽、舌根、下咽、声门上喉部及梨状窝进行黏膜活检，阳性检出率达到 17%。如患者体征或影像学检查出现可疑病灶，阳性率为 40%～56%，两者同时具备则阳性率高达 65%。同侧扁桃体或双侧扁桃体切除术也具有诊断意义。文献报道原发灶隐匿的颈部淋巴结转移的鳞癌患者中，82%最终原发灶定位于扁桃体或舌根。

3.1.2.4　病理诊断

（1）MCCUP 的组织病理学分类

MCCUP 患者的主要病理学分类为鳞癌，腺癌次之，此外还存在未分化癌、恶性黑色素瘤、神经源性肿瘤等。

（2）分子分型

鳞癌可根据组织 HPV 病毒基因检测分为 HPV 病毒阳性型、非 HPV 致病型。

3.1.2.5　分期

原发灶不明的颈部淋巴结转移癌分期根据 AJCC 第 8 版分期见表 3-1-1。

原发灶不明的颈部淋巴结转移癌包括鳞癌及腺癌，除外 HPV 相关性（p16+）口咽癌、鼻咽癌、黑色素瘤、甲状腺肿瘤、肉瘤。淋巴结包膜外侵犯（extranodal extension, ENE）是淋巴结转移性肿瘤的进一步扩张，即局限在淋巴结内的肿瘤，穿透淋巴结包膜浸润周围皮肤或软组织，表现为与肌肉或邻近结构的紧密粘连或融合，或表现出神经浸润临床症状的区域。

表 3-1-1　原发灶不明的颈部淋巴结转移癌分期

HPV或者EBV阴性MCCUP TNM分期	
1）T 分期	
T——有原发灶	
T0：找不到原发灶	
N：区域淋巴结	
Nx	区域淋巴结不能评价
N0	无区域淋巴结转移
N1	同侧单个淋巴结转移，最大径≤3 cm，ECE（－）
N2	N2a：同侧单个淋巴结转移，3 cm<最大径≤6 cm，ECE（－）； N2b：同侧多个淋巴结，最大径≤6 cm，ECE（－）； N2c：双侧或对侧多个淋巴结转移，最大径≤6 cm，ECE（－）
N3	N3a：单个淋巴结转移，最大径>6 cm，ECE（－）； N3b：出现任何临床 ECE（＋）淋巴结
2）病理分期（进行开放手术活检）	
N——区域淋巴结	
Nx	区域淋巴结不能评价
N0	无区域淋巴结转移
N1	同侧单个淋巴结转移，最大径≤3 cm，ECE（－）
N2	N2a：同侧或对侧单个淋巴结转移，最大径≤3 cm，ECE（＋）； 　　　同侧或对侧个淋巴结转移，3 cm<最大径≤6 cm，ECE（－）； N2b：同侧多个淋巴结，最大径≤6 cm，ECE（－）； N2c：双侧或对侧多个淋巴结转移，最大径≤6 cm，ECE（－）
N3	N3a：单个淋巴结转移，最大径>6 cm，ENE（－）； N3b：同侧单个淋巴结转移，最大径>3 cm，ECE（＋）； 　　　同侧、对侧或双侧多个淋巴结转移，ECE（＋）

续表

M——远处转移			
M0	无远处转移		
M1	有远处转移		

3）临床分期

T0——原发灶隐匿			
III期	T0	N1	M0
IVA期	T0	N2	M0
IVB期	T0	N3	M0
IVC期	T0	任何N	M1

HPV/P16（+） MCCUP TNM分期			

1）T 分期

T：有原发灶			
T0：找不到原发灶			

2）N 分期

N1：同侧单个淋巴结转移，最大径≤6 cm			
N2：双侧或者对侧单个淋巴结转移，最大径≤6 cm			
N3：淋巴结转移，最大径＞6 cm			

3）M 分期

M——远处转移			
M0	无远处转移		
M1	有远处转移		

4）临床分期

T0——原发灶隐匿			
I 期	T0	N1	M0
II 期	T0	N2	M0
III 期	T0	N3	M0
IV 期	T0	任何N	M1

EBV（+） MCCUP临床分期			

1）N分期

N1：环状软骨下缘上方单侧颈部淋巴结转移和（或）单侧/双侧咽后淋巴结转移，最大径≤6 cm			
N2：环状软骨下缘上方双侧颈部淋巴结转移，最大径≤6 cm			
N3：颈部淋巴结转移，最大径＞6 cm，并（或）进展至环状软骨下缘以下区域			

2）M分期

M：远处转移			
M0	无远处转移		
M1	有远处转移		

3）临床分期

T0：原发灶隐匿			
II 期	T0	N1	M0
III 期	T0	N2	M0
IVA期	T0	N3	M0
IVB期	T0	任何N	M1

3.1.3 治 疗

3.1.3.1 治疗原则

根据病理类型和疾病的分期选择不同的治疗策略，需兼顾潜在的原发灶。

3.1.3.2 基于病理类型的治疗选择

（1）鳞癌

1）手术治疗

颈部淋巴结清扫术是治疗头颈部鳞癌淋巴结转移的重要方法。N1 患者可选择区域颈部淋巴结清扫，N2～N3 患者则需考虑全颈部淋巴结清扫。根据颈部淋巴结清扫术标本的病理学检查，对存在预后不良因素的患者，应追加术后放疗/同步放化疗。如证实肿瘤已发生远处转移，则不再考虑颈部手术治疗。

2）放化疗

对于肿瘤直径>3 cm、神经周围受侵或血管内瘤栓，或转移淋巴结累及 2 个以上分区，建议增加术后放疗；对于肿瘤数目>3 个、淋巴结包膜外侵犯者，建议增加术后同步放化疗。对侧颈淋巴结转移多呈隐匿状态，可根据原发肿瘤是否累及中线及术中、术后病理确定同侧淋巴结有无包膜外侵犯，最终确定对侧颈部手术及术后辅助治疗方案。

术后颈部放疗建议在手术后 6 周内进行，术后同步放化疗推荐同步顺铂单药方案。

3）监测与随访

在肿瘤初始治疗后，应对患者颈部状况进行系统性随访及临床评估。随访时间为第 1 年每 1～3 个月 1 次，第 2 年每 2～6 个月 1 次，第 3—5 年每 4～8 个月 1 次，以后每年 1 次。判断颈部复发主要依靠影像学评估，包括颈部超声检查、颈部增强 CT 和（或）MRI 检查，以及 PET/PET-CT、PET-MRI 检查。

对于初始治疗采取放疗/同步放化疗的患者，由于放射治疗可造成颈部组织炎症、瘢痕及纤维化的形成，影响临床对颈部病灶的判断及可能实施的挽救性手术，故在颈部放疗/同步放化疗后 4～8 周应及时进行影像学评估；对于颈清扫术后患者，建议在术后 6 个月内及时进行影像学评估；对存在长期吸烟史、复发可疑症状及体征的患者，增加影像学检查的频次。无论初始颈部治疗采取何种治疗措施（颈清扫术或放化疗），外科手术都是头颈鳞癌治疗后颈部复发患者获得治愈机会的最佳选择，接受挽救性颈清扫患者的生存率远高于其他治疗方法。对于术后淋巴结复发的患者，可以根据患者和肿瘤的综合情况选择性采取挽救手术。因此，对于手术可切除的复发性颈淋巴结转移癌，应积极实施挽救性颈清扫术。但对于颈动脉侵犯严重、合并远处转移、颈全清扫术后的复发病例，多失去外科手术挽救的机会，仅能实施姑息性放疗或放化疗。

（2）分化程度低的癌

如果标本提示 EB 病毒阳性，可以首选放疗，原发灶放疗应包括鼻咽颅底；如果组织病理呈高危 HPV 病毒阳性，可以首选放疗，原发灶放疗应包括口咽部。如果考虑甲状腺来源可能，手术同时行甲状腺全切除。

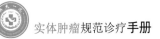

（3）腺癌

淋巴结转移癌在上颈部时，行颈部淋巴结清扫时应包括同侧腮腺切除；转移癌在下颈部时，需考虑远处转移，对消化道进行检查，以鉴别原发灶。

3.1.3.3　诊疗流程图

原发灶不明的颈部淋巴结转移癌诊疗流程见图 3-1-1。

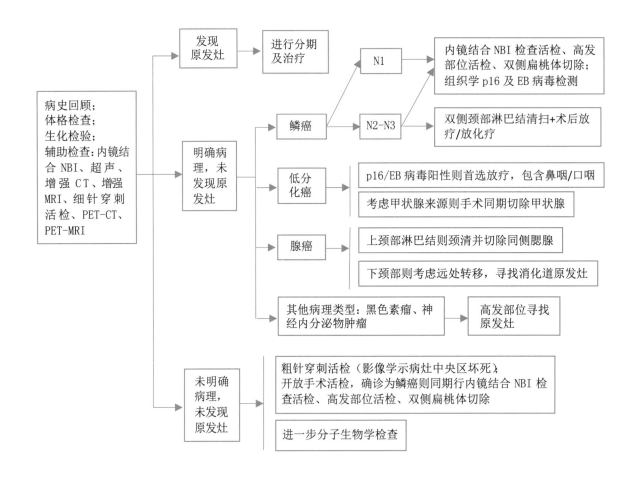

图 3-1-1　原发灶不明的颈部淋巴结转移癌诊疗流程图

参考文献

中华耳鼻咽喉头颈外科杂志编辑委员会头颈外科组，中华医学会耳鼻咽喉头颈外科学分会头颈外科学组，中国医师协会耳鼻喉分会头颈外科学组. 头颈部鳞状细胞癌颈淋巴结转移处理的专家共识[J]. 中华耳鼻咽喉头颈外科杂志，2016，51（1）:25-32.

Amin M B, Edge S, Greene F, et al. AJCC Cancer Staging Manual. 8th ed. [M]. New York: Springer, 2017.

Civantos F J, Vermorken J B, Shah J P, et al. Metastatic squamous cell carcinoma to the cervical lymph nodes from an unknown primary cancer: Management in the HPV era[J]. Front Oncol, 2020, 10:593164. DOI:10.3389/fonc.2020.593164.

de Almeida J R. Role of transoral robotic surgery in the work-up of the unknown primary[J]. Otolaryngol Clin North Am, 2020, 53 (6) :965-980.

Erkal H S, Mendenhall W M, Amdur R J, et al. Squamous cell carcinomas metastatic to cervical lymph nodes from an unknown head-and-neck mucosal site treated with radiation therapy alone or in combination with neck dissection[J]. Int J Radiat Oncol Biol Phys, 2001, 50 (1) :55-63

Galer C E, Kies M S. Evaluation and management of the unknown primary carcinoma of the head and neck[J]. J Natl Compr Canc Netw, 2008, 6 (10) :1068-1075.

Golusinski P, Di Maio P, Pehlivan B, et al. Evidence for the approach to the diagnostic evaluation of squamous cell carcinoma occult primary tumors of the head and neck[J]. Oral Oncol, 2019, 88:145-152.

Grau C, Johansen L V, Jakobsen J, et al. Cervical lymph node metastases from unknown primary tumours. Results from a national survey by the Danish Society for Head and Neck Oncology[J]. Radiother Oncol, 2000, 55 (2) :121-129.

Jesse R H, Neff L E. Metastatic carcinoma in cervical nodes with an unknown primary lesion[J]. Am J Surg, 1966, 112 (4) :547-553.

Jereczek-Fossa B A, Jassem J, Orecchia R. Cervical lymph node metastases of squamous cell carcinoma from an unknown primary[J]. Cancer Treat Rev, 2004, 30 (2) : 153-164.

Jones A S, Cook J A, Phillips D E, et al. Squamous carcinoma presenting as an enlarged cervical lymph node[J]. Cancer, 1993, 72 (5) :1756-1761.

Lee M Y, Fowler N, Adelstein D, et al. Detection and oncologic outcomes of head and neck squamous cell carcinoma of unknown primary origin[J]. Anticancer Res, 2020, 40 (8) :4207-4214.

Lu D, Jiang J, Liu X, et al. Machine learning models to predict primary sites of metastatic cervical carcinoma from unknown primary[J]. Front Genet, 2020, 11:614823.

Ota I, Kitahara T. Cancer of unknown primary in the head and neck: Diagnosis and treatment[J]. Auris Nasus Larynx, 2021, 48 (1) :23-31.

Piazza C, Incandela F, Giannini L. Unknown primary of the head and neck: A new entry in the TNM staging system with old dilemmas for everyday practice[J]. Curr Opin Otolaryngol Head Neck Surg, 2019, 27 (2) :73-79.

Rassy E, Nicolai P, Pavlidis N. Comprehensive management of HPV-related squamous cell carcinoma of the head and neck of unknown primary[J]. Head Neck, 2019, 41 (10) :3700-3711.

Remacha J, Castillo P, Vilaseca I. Metastatic cervical carcinoma of unknown primary[J]. Acta Otorrinolaringol Esp, 2021, 72 (5) :334-336.

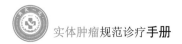

Rudmik L, Lau H Y, Matthews T W, et al. Clinical utility of PET/CT in the evaluation of head and neck squamous cell carcinoma with an unknown primary: A prospective clinical trial[J]. Head Neck, 2011, 33 (7) :935-940.

Ruhlmann V, Ruhlmann M, Bellendorf A, et al. Hybrid imaging for detection of carcinoma of unknown primary: A preliminary comparison trial of whole-body PET/MRI versus PET/CT[J]. European Journal of Radiology, 2016, 85 (11) :1941-1947.

Strojan P, Anicin A. Combined surgery and postoperative radiotherapy for cervical lymph node metastases from an unknown primary tumour[J]. Radiother Oncol, 1998, 49 (1) :33-40.

Szyszko T A, Cook G J R. PET/CT and PET/MRI in head and neck malignancy[J]. Clin Radiol, 2018, 73 (1) :60-69.

von Volkmann R. Das tiefe branchiogene Halscarzinom[J]. Zbl Chir, 1882, 9:49-51.

Wang R C, Goepfert H, Barber A E, et al. Unknown primary squamous cell carcinoma metastatic to the neck[J]. Arch Otolaryngol Head Neck Surg, 1990, 116 (12) :1388-1393.

Ying H F, Bao Y Y, Zhou S H, et al. Submucosal small-cell neuroendocrine carcinoma of the larynx detected using ^{18}F-fluorodeoxyglucose positron emission tomography/computed tomography: A case report and review of the literature[J]. Oncol Lett, 2014, 8 (3) :1065-1069.

Zhang X X, Zhao K, Zhou S H, et al. Metastatic squamous cell carcinoma of the gingiva appearing as a solitary branchial cyst carcinoma: Diagnostic role of PET/CT[J]. Int J Clin Exp Pathol, 2014, 7 (10) :7059-7063.

Zhao K, Luo X M, Zhou S H, et al. ^{18}F-fluorodeoxyglucose positron emission tomography/computed tomography as an effective diagnostic workup in cervical metastasis of carcinoma from an unknown primary tumor[J]. Cancer Biother Radiopharm, 2012, 27 (10) :685-693.

3.2　下咽癌

下咽癌（hypophyrngeal carcinoma）：原发性肿瘤中约 95%为鳞状细胞癌，多发生在梨状窝，其次为喉咽后壁，环状软骨后区（简称环后区）最少。吸烟饮酒、营养缺乏、EB 病毒和 HPV 感染、职业暴露等都可能成为促癌因素。其预后与病理分期、部位以及治疗措施有关。

3.2.1　流行病学

世界范围内，下咽癌发病率居恶性肿瘤的第 25 位，年新发病例数 84254 例，5 年患病例数 132717 例；下咽癌死亡率居恶性肿瘤的第 25 位，年死亡病例数 38599 例。在我国，下咽癌发病率居恶性肿瘤的第 27 位，年新发病例数 6251 例；下咽癌死亡率居恶性肿瘤的第 25 位，年死亡病例数 3380 例，5 年患病例数 10127 例（数据来源：　GLOBOCAN2020，https://gco.iarc.fr/today/）。

3.2.2　诊　断

3.2.2.1　症状、体征

通常长时间无症状，因此很可能在就诊时已是中晚期。常见初始症状如下。

（1）喉咽部异物感、咽喉反流。

（2）咯血。

（3）吞咽疼痛或进行性吞咽困难。下咽癌侵犯喉咽腔或侵犯食管入口时常出现进行性吞咽困难，合并颈段食管癌时更明显。

（4）声嘶、呼吸困难、喘鸣。肿瘤侵犯喉部，累及声带，或侵犯声门旁间隙，或侵犯喉返神经时，均可出现声嘶，且常伴有不同程度的呼吸困难。

（5）咳嗽或呛咳。因声带麻痹、喉咽组织水肿或肿瘤阻塞，在吞咽时唾液或食物可误入气管而引起呛咳，严重时可发生吸入性肺炎。肿瘤组织坏死或溃疡时常出现痰中带血。

（6）无痛性颈部肿块。约 1/3 的患者因颈部肿块作为首发症状就诊。肿块通常位于中颈或下颈部，多为单侧，少数为双侧。肿块质硬，无痛，且逐渐增大。

（7）下咽癌晚期时，患者常有贫血、消瘦、衰竭等恶病质的表现。肿瘤侵犯颈部大血管时可发生严重出血。

3.2.2.2　检验

包括血常规、肝功能、肾功能、凝血功能、术前四项、尿常规、粪便常规等。

3.2.2.3　检查

（1）直视检查

可曲式纤维光学内镜可初步评估肿瘤的范围。典型的镜下表现包括：梨状隐窝闭合或消失、黏膜溃疡、梨状隐窝唾液聚积、杓状软骨水肿，以及环杓关节和（或）真声带的固定。采用门诊纤维光学检查时，可能难以观察到侵犯咽后壁下咽肿瘤的完整范围。早期的梨状窝肿瘤可能非常微小，因此，行门诊纤维光学内镜检查时可配合改良的 Valsalva 动作（患者闭嘴鼓气），这样能扩张正常梨状窝黏膜，或许有助于检查。NBI 内镜下可进一步评估肿瘤性质。在手术室行直接喉镜检查，能准确评估浅表肿瘤的范围和扩散程度。

（2）影像学检查

深部肿瘤扩散（会厌前间隙、声门旁间隙、喉骨架和颈部直接侵犯）的程度不能通过内镜检查进行评估，需要另行影像学检查。

1）对比增强 CT：评估肿瘤的局部侵犯范围和病理性淋巴结受累情况。CT 能准确识别明显的软骨侵犯，一般在单项检查中最适合为下咽癌分期，但可能无法识别微小浸润。

2）MRI 能更好地显影软组织，与 CT 互补。MRI 可区分咽部肌肉与下咽内壁内衬黏膜和淋巴组织，且对早期软骨侵犯的检测有更高的敏感性。此外，在评估颈部扩散的颈动脉受累或有包膜外侵犯的淋巴结受累时，MRI 更为合适。

3）PET-CT：帮助评估原发灶，识别隐匿性淋巴结受累，检测出常规影像学检查漏诊的远处转移或同时性原发肿瘤。虽然推荐对Ⅲ/Ⅳ期下咽癌使用 PET-CT，但更早期的患者也常用该法完成分期。

4）PET-MRI：同样可以评估原发病灶、分期、判断预后。

（3）病理检查

确诊肿瘤。一旦发现喉咽的病变，应及时活检。

（4）食管胃十二指肠镜检查

下咽癌有较高的食管累及或食管癌第二原发。该检查有助于下咽癌患者同时性第二原发肿瘤的发现。

3.2.2.4　病理诊断

95%以上的下咽癌为鳞状细胞癌，其他比较少见的组织类型包括基底样鳞状细胞癌、梭形细胞癌和小涎腺癌。

下咽癌的组织病理学分类参照 2017 版 WHO 下咽、喉、气管及咽周间隙肿瘤分类（见表 3-2-1）。

表 3-2-1　下咽癌组织学类型

组织学类型	ICD-O 编码
恶性表面上皮性肿瘤（malignant surface epithelial tumours）	
经典型鳞状细胞癌（conventional squamous cell carcinoma）	8070/3
疣状鳞状细胞癌（verrucous squamous cell carcinoma）	8051/3
基底样鳞状细胞癌（basaloid squamous cell carcinoma）	8083/3
乳头状鳞状细胞癌（papillary squamous cell carcinoma）	8052/3
梭形细胞鳞状细胞癌（spindle cell squamous cell carcinoma）	8074/3
腺鳞癌（adenosquamous carcinoma）	8560/3
淋巴上皮癌（lymphoepithelial carcinoma）	8082/3
癌前病变（precursor lesions）	
低级别异型增生（dysplasia, low grade）	8077/0
高级别异型增生（dysplasia, high grade）	8077/2
鳞状细胞乳头状瘤（squamous cell papilloma）	8052/0
鳞状细胞乳头状瘤病（squamous cell papillomatosis）	8060/0
神经内分泌肿瘤（neuroendocrine tumours）	
高分化神经内分泌癌（well-differentiated neuroendocrine carcinoma）	8240/3
中分化神经内分泌癌（moderately differentiated neuroendocrine carcinoma）	8249/3
低分化神经内分泌癌（poorly differentiated neuroendocrine carcinoma）	
小细胞神经内分泌癌（small cell neuroendocrine carcinoma）	8041/3
大细胞神经内分泌癌（large cell neuroendocrine carcinoma）	8013/3
涎腺肿瘤（salivary gland tumors）	
腺样囊性癌（adenoid cystic carcinoma）	8200/3
多形性腺瘤（pleomorphic adenoma）	8940/0
嗜酸细胞乳头状囊腺瘤（oncocytic papillary cystadenoma）	8290/0
软组织肿瘤（soft tissue tumours）	
颗粒细胞肿瘤（granular cell tumour）	9580/0
脂肪肉瘤（liposarcoma）	8850/3

组织学类型	ICD-O 编码
炎性肌纤维母细胞瘤（inflammatory myofibroblastic tumour）	8825/1
软骨肿瘤（cartilage tumours）	
软骨瘤（chondroma）	9220/0
软骨肉瘤（chondrosarcoma）	9220/3
软骨肉瘤，1 级（chondrosarcoma, grade 1）	
软骨肉瘤，2/3 级（chondrosarcoma, grade 2/3）	
淋巴造血系统肿瘤（haematolymphoid tumours）	

3.2.2.5　分期

下咽癌 TNM 临床分期及病理分期见表 3-2-2～表 3-2-3。

表 3-2-2　下咽癌 TNM 临床分期（根据 AJCC/UICC 第 8 版分期）

原发肿瘤（T）	
T分类	**T标准**
TX	原发肿瘤无法评价
Tis	原位癌
T1	肿瘤局限在下咽的某一解剖亚区且(或)最大径≤2 cm
T2	肿瘤侵犯一个以上下咽解剖亚区或邻近解剖区，或2 cm<肿瘤最大径<4 cm，无半喉固定
T3	肿瘤最大径>4 cm或者半喉固定或侵犯食管
T4	中等晚期或者非常晚期局部疾病
T4a	中等晚期局部疾病：肿瘤侵犯甲状/环状软骨、舌骨、甲状腺或者中央区软组织*
T4b	非常晚期局部疾病：肿瘤侵犯椎前筋膜，包绕颈动脉或者侵犯纵隔结构

*：中央区软组织包括喉前带状肌和皮下脂肪。

区域淋巴结（N）	
临床N（cN）	
N分类	**N标准**
NX	区域淋巴结无法评估
N0	无区域淋巴结转移
N1	同侧单个淋巴结转移，最大径≤3 cm，ENE（-）
N2	同侧单个淋巴结转移，3 cm<最大径≤6 cm，ENE（-）；或同侧多个淋巴结转移，最大径≤6cm，ENE（-）；或双侧或对侧淋巴结转移，最大径≤6 cm，ENE（-）
N2a	同侧单个淋巴结转移，3 cm<最大径≤6 cm，ENE（-）
N2b	同侧多个淋巴结转移，最大径≤6 cm，ENE（-）
N2c	双侧或对侧淋巴结转移，最大径≤6 cm，ENE（-）
N3	单个淋巴结转移，最大径>6 cm，ENE（-）；或任何淋巴结转移，并且临床明显ENE（+）
N3a	单个淋巴结转移，最大径>6 cm，ENE（-）
N3b	任何淋巴结转移，并且临床明显ENE（+）

注：可以采用"U"或"L"的标识分别代表环状软骨下缘水平以上的转移（U）或以下的转移（L）。同样，临床和病理ENE需要记录ENE（-）或ENE（+）。

续表

远处转移（M）	
M分类	M标准
M0	无远处转移
M1	有远处转移

总体分期			
T	N	M	分期
Tis	N0	M0	0期
T1	N0	M0	I 期
T2	N0	M0	II 期
T3	N0	M0	III期
T1, T2, T3	N1	M0	III期
T4a	N0, N1	M0	IVA期
T1, T2, T3, T4a	N2	M0	IVA期
任何T	N3	M0	IVB期
T4b	任何N	M0	IVB期
任何T	任何N	M1	IVC期

表 3-2-3   下咽癌 TNM 病理分期（根据 AJCC/UICC 第 8 版分期）

原发肿瘤（T）	
T分类	T标准
TX	原发肿瘤无法评价
Tis	原位癌
T1	肿瘤局限在下咽的某一解剖亚区且（或）最大径≤2 cm
T2	肿瘤侵犯一个以上下咽解剖亚区或邻近解剖区，或2 cm＜肿瘤最大径＜4 cm，无半喉固定
T3	肿瘤最大径＞4 cm或者半喉固定或侵犯食管
T4	中等晚期或者非常晚期局部疾病
T4a	中等晚期局部疾病： 肿瘤侵犯甲状/环状软骨、舌骨、甲状腺或者中央区软组织*
T4b	非常晚期局部疾病： 肿瘤侵犯椎前筋膜，包绕颈动脉或者侵犯纵隔结构

*：中央区软组织包括喉前带状肌和皮下脂肪。

局部淋巴结（N）	
病理N（pN）	
N分类	N标准
NX	区域淋巴结无法评价
N0	无区域淋巴结转移
N1	同侧单个淋巴结转移，最大径≤3 cm，ENE（－）
N2	同侧单个淋巴结转移，最大径≤3cm，ENE（＋）；或3 cm＜最大径≤6 cm，ENE（－）；同侧多个淋巴结转移，最大径≤6 cm，ENE（－）；或双侧或对侧淋巴结转移，最大径≤6 cm，ENE（－）
N2a	同侧或对侧单个淋巴结转移，最大径≤3 cm，ENE（＋）；或3 cm＜最大径≤6 cm，ENE（－）
N2b	同侧多个淋巴结转移，最大径≤6 cm，ENE（－）
N2c	双侧或对侧淋巴结转移，最大径≤6 cm，ENE（－）

N3	单个淋巴结转移，最大径>6 cm，ENE（−）；或同侧单个淋巴结转移，最大径大于>3 cm，ENE（+）；或多发同侧、对侧或双侧淋巴结转移，并且其中任意一个ENE（+）；或对侧单个淋巴结转移，无论大小，ENE（+）
N3a	单个淋巴结转移，最大径>6 cm，ENE（−）
N3b	同侧单个淋巴结转移，最大径>3 cm，ENE（+）；或多发同侧、对侧或双侧淋巴结转移，并且其中任意一个ENE（+）；或对侧单个淋巴结转移，无论大小，ENE（+）

注：可以采用"U"或"L"的标识分别代表环状软骨下缘水平以上的转移（U）或以下的转移（L）。同样，临床和病理ENE需要记录ENE（−）或ENE（+）。

远处转移（M）

M分类	M标准
M0	无远处转移
M1	有远处转移

总体分期

T	N	M	分期
Tis	N0	M0	0期
T1	N0	M0	Ⅰ期
T2	N0	M0	Ⅱ期
T3	N0	M0	Ⅲ期
T1, T2, T3	N1	M0	Ⅲ期
T4a	N0, N1	M0	ⅣA期
T1, T2, T3, T4a	N2	M0	ⅣA期
任何T	N3	M0	ⅣB期
T4b	任何N	M0	ⅣB期
任何T	任何N	M1	ⅣC期

3.2.3　治　疗

3.2.3.1　治疗原则

早期下咽癌的治疗目标是实现局部区域肿瘤控制和长期生存，同时保留器官功能（呼吸、吞咽和说话）。可能的话，首选保守性外科手术或根治性放疗（见表 3-2-4）来保留喉功能，而非全喉切除术或全喉咽切除术，后者通常仅用于更晚期的病例。推荐采取由头颈外科医生、放射肿瘤科医生和肿瘤内科医生参与的 MDT。对于晚期（Ⅲ期或Ⅳ期）下咽癌患者，治疗前应由对头颈癌具有丰富治疗经验的多学科综合团队接诊，以便对患者及其家属进行手术方法和非手术方法方面的教育，以及由可能参与初始手术或非手术治疗的团队成员进行评估。

3.2.3.2　治疗路线图

下咽癌治疗路线见图 3-2-1（参考 NCCN 2021 下咽癌）。

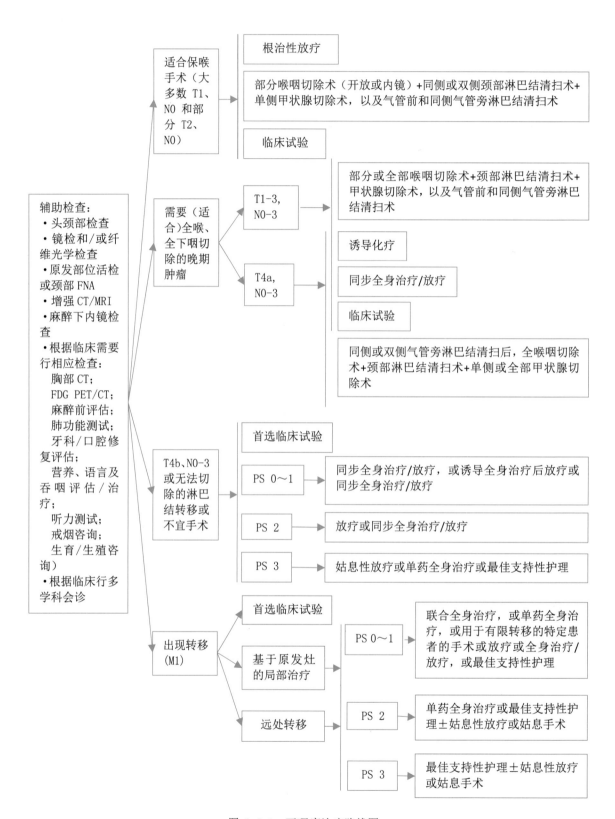

图 3-2-1　下咽癌治疗路线图

表 3-2-4　下咽癌放射治疗原则

根治性放疗：单纯放疗		
高风险：原发肿瘤和受累淋巴结（包括原发部位和高风险水平淋巴结可能的局部亚临床浸润）		
分割照射	66 Gy（2.2 Gy/次）至70 Gy（2.0 Gy/次），周一至周五/每日，6～7周完成	
	69.96 Gy（2.12 Gy/次），周一至周五/每日，6～7周完成	
	伴随提升加速放疗	72 Gy/6 周（1.8 Gy/次，大视野；在最后12个治疗日，第二次每日分次加强1.5 Gy）
		66～70 Gy（2.0 Gy/次；6次/周加速）
	超分割照射：81.6 Gy/7周（1.2 Gy/次，每日2次）	
低到中风险：疑似亚临床转移的部位		
44～50 Gy（2.0 Gy/次）至54～63 Gy（1.6～1.8 Gy/次）		
同步全身治疗/放疗		
高风险：通常为70 Gy（2.0 Gy/次）		
低到中风险：44～50 Gy（2.0 Gy/次）至54～63 Gy（1.6～1.8 Gy/次）		
术后放疗：放疗或同步全身治疗/放疗		
手术和术后放疗的最佳间隔≤6周		
高风险：不利特征，如阳性切缘		
60～66 Gy（2.0 Gy/次），周一至周五/每日，6.0～6.5周完成		
低到中等风险：疑似亚临床转移的部位		
44～50 Gy（2.0 Gy/次）至54～63 Gy（1.6～1.8 Gy/次）		
建议进行IMRT或3D适形放疗		

3.2.3.3　分期与治疗

参考中国临床肿瘤学会（CSCO）：头颈部肿瘤诊疗指南 2022（下咽癌）（见表 3-2-5～表 3-2-7）。

表 3-2-5　早期下咽癌的治疗

分期	分层	Ⅰ级专家推荐	Ⅱ级专家推荐	Ⅲ级专家推荐
T1-2N0	适宜手术患者	手术（2A类证据）；单纯放疗（2A类证据）		
	不适宜手术患者*	单纯放疗（2A类证据）		

*：患者身体条件不允许或由于各种原因拒绝手术。

表 3-2-6　局部晚期下咽癌的治疗

分期	分层1	分层2	Ⅰ级专家推荐	Ⅱ级专家推荐	Ⅲ级专家推荐
T1-2 N1-3/T3 任何N	适宜手术患者	适宜使用顺铂患者	手术±放疗/放化疗（2A类证据）；放疗+顺铂（1A类证据）；诱导化疗→单纯放疗（1A类证据）	放疗+西妥昔单抗（1B类证据）；诱导化疗→放疗+西妥昔单抗（2A类证据）	
		不适宜使用顺铂患者**	手术（2A类证据）	放疗+西妥昔单抗（1B类证据）；纯放疗（2A类证据）	
	不适宜手术患者*	适宜使用顺铂患者	放疗+顺铂（1A类证据）；诱导化疗→单纯放疗（1B类证据）	放疗+西妥昔单抗（1B类证据）	

续表

分期	分层1	分层2	Ⅰ级专家推荐	Ⅱ级专家推荐	Ⅲ级专家推荐
		不适宜使用顺铂患者	单纯放疗（2A类证据）	放疗+西妥昔单抗（1B类证据）	
T4 任何N	适宜手术患者		手术+放疗/放化疗（2A类证据）		
	不适宜手术患者	适宜使用顺铂患者	放疗+顺铂（1A类证据）；诱导化疗→单纯放疗（1B类证据）	放疗+西妥昔单抗（1B类证据）	
		不适宜使用顺铂患者	单纯放疗（2A类证据）	放疗+西妥昔单抗（1B类证据）	

*：患者身体条件不允许、由于各种原因拒绝手术或肿瘤负荷过大无法切除；**：患者年龄＞70岁、PS＞2、听力障碍、肾功能不全（肌酐清除率＜50 mL/min）或具有＞1级的神经病变。

表 3-2-7　复发/转移性下咽癌的治疗

分期	分层1	分层2	Ⅰ级专家推荐	Ⅱ级专家推荐	Ⅲ级专家推荐
局部和（或）颈部复发	适宜手术患者		手术（2A类证据）		
	不适宜手术患者*	既往未行放疗	放疗（2A类证据）		
		既往行放疗	参照远处转移	再程放疗（2A类证据）	
远处转移		一线治疗	顺铂/卡铂+5-FU+西妥昔单抗（1A类证据）；顺铂+多西他赛+西妥昔单抗（1A类证据）；帕博利珠单抗+顺铂/卡铂+5-FU（1A类证据）；帕博利珠单抗（CPS≥1）（1A类证据）；顺铂/卡铂+紫杉醇±西妥昔单抗（2A类证据）	顺铂/卡铂+5-FU（1A类证据）；顺铂+西妥昔单抗（2A类证据）；紫杉醇+西妥昔单抗（2A类证据）	
		二线或挽救治疗	纳武利尤单抗（1A类证据）	帕博利珠单抗（1A类证据）；甲氨蝶呤（2A类证据）；多西他赛（2A类证据）；紫杉醇（2A类证据）；西妥昔单抗（2A类证据）	阿法替尼（1A类证据）

*：患者身体条件不允许、由于各种原因拒绝手术或肿瘤负荷过大无法切除。

3.2.4　随　访

参考中国临床肿瘤学会（CSCO）：头颈部肿瘤诊疗指南 2022（下咽癌）（见表 3-2-8）。

表 3-2-8   下咽癌随访

时间	Ⅱ级专家推荐	Ⅱ级专家推荐	Ⅲ级专家推荐
第1—2年（每2～4个月）	体格检查； 直接或间接内镜检查； 原发灶或颈部影像学检查（特别是针对无法通过直视检查病灶部位的患者）； 甲状腺功能检查（每6～12个月，针对颈部接受放疗的患者）	PET-CT（针对临床怀疑肿瘤复发的患者）； 口腔科检查（针对口腔接受放疗的患者）； 疼痛、语言、听力、吞咽、营养和功能康复评估	胸部CT（每年1次，针对吸烟患者）； 食管胃十二指肠镜（EGD）（每年1次，针对下咽癌患者）
第3—5年（每3～6个月）	体格检查； 直接或间接内镜检查； 原发灶或颈部影像学检查（特别是针对无法通过直视检查病灶部位的患者）； 甲状腺功能检查（每6～12个月，针对颈部接受放疗的患者）	PET-CT（针对临床怀疑肿瘤复发的患者）； 口腔科检查（针对口腔接受放疗的患者）； 疼痛、语言、听力、吞咽、营养和功能康复评估	胸部CT（每年1次，针对吸烟患者）； 食管胃十二指肠镜（EGD）（每年1次，针对下咽癌患者）
5年以上（每12个月）	体格检查； 直接或间接内镜检查； 原发灶或颈部影像学检查（特别是针对无法通过直视检查病灶部位的患者）； 甲状腺功能检查（每6～12个月，针对颈部接受放疗的患者）	PET-CT（针对临床怀疑肿瘤复发的患者）； 口腔科检查（针对口腔接受放疗的患者）； 疼痛、语言、听力、吞咽、营养和功能康复评估	胸部CT（每年1次，针对吸烟患者）； 食管胃十二指肠镜（EGD）（每年1次，针对下咽癌患者）

参考文献

El-Naggar A K, Chan J K C, Grandis J R, et al. WHO Classification of Head and Neck Tumours, 4th edition[M]. IARC, Lyon, 2017.

Kave M, Sadegi K, Parooie F, et al. Diagnostic accuracy of combined PET/CT with MRI, ^{18}F-FDG PET/MRI, and ^{18}F-FDG PET/CT in patients with oropharyngeal and hypopharyngeal squamous cell carcinoma: A systematic review and meta-analysis[J]. Contrast Media Mol Imaging, 2021, 2021: 6653117.

Wacławek M, Miłoński J, Olszewski J. Comparative evaluation of the diagnostic value of biopsy and NBI endoscopy in patients with cancer of the hypopharynx and larynx[J]. Otolaryngol Pol, 2019, 73（5）:12-17.

Yeh C H, Chan S C, Lin C Y, et al. Comparison of ^{18}F- FDG PET/MRI, MRI, and ^{18}F-FDG PET/CT for the detection of synchronous cancers and distant metastases in patients with oropharyngeal and hypopharyngeal squamous cell carcinoma[J]. Eur J Nucl Med Mol Imaging, 2020, 47（1）:94-104.

Zhang L, Song T, Meng Z, et al. Correlation between apparent diffusion coefficients and metabolic parameters in hypopharyngeal squamous cell carcinoma: A prospective study with integrated PET/MRI[J]. Eur J Radiol, 2020, 129:109070.

3.3　口咽癌

口咽癌（oropharyngeal cancer）：为原发于舌根、扁桃体、软腭、口咽侧壁或后壁以及会厌谷的癌症。吸烟、饮酒和 HPV 感染是主要危险因素。HPV 相关的 p16 阳性口咽癌因其患病群体偏年轻而预后较好，其与 p16 阴性者为两类疾病。

3.3.1　流行病学

国外既往研究表明口咽癌中 HPV 阳性占 70%～80%，而我国小样本研究提示 HPV 感染（p16 阳性）占 57.6%。HPV 阳性口咽癌患者预后较好，死亡风险是阴性患者的 0.43。

世界范围内，口咽癌发病率居恶性肿瘤的第 24 位，年新发病例数 98412 例；口咽癌死亡率居恶性肿瘤的第 23 位，死亡病例数 48143 例。在我国，口咽癌发病率居恶性肿瘤的第 27 位，年新发病例数 5604 例；口咽癌死亡率居恶性肿瘤的第 25 位，死亡病例数 2905 例（数据来源：GLOBOCAN2020,https://gco.iarc.fr/today/）。

3.3.2　诊　断

3.3.2.1　症状、体征

口咽癌主要症状和体征包括吞咽困难、吞咽痛、耳痛、打鼾、出血或颈部肿块。其中 HPV 阳性患者常伴有颈部肿块而无其他临床症状（包括典型的吞咽痛和耳痛），同时颈部肿块通常为囊性，这唯一症状有可能被误诊为鳃裂囊肿。

3.3.2.2　检验

包括血常规、肝功能、肾功能、凝血功能等术前常规化验。

3.3.2.3　检查

（1）病理组织活检

包括原发灶活检及颈部肿块细针穿刺活检，并进行 p16 免疫组化用于测试 HPV 感染。阳性阈值为至少 70% 的细胞核和细胞质存在中至高强度的 p16 表达。该检测可能出现假阳性和假阴性结果。当临床指向和 p16 检测结果不一致时，可通过 HPV 原位杂交或 PCR 检测未明确 HPV 状态。

（2）常规咽喉部内镜检查

评估原发灶累及范围、声带活动、吞咽功能等。

（3）常规口咽部原发灶和颈部增强MR或增强CT

评估原发灶累及范围、颈部淋巴结转移和侵犯情况。

（4）胸部平扫或增强CT

评估有无肺脏、纵隔转移，了解肺部有无基础疾病。

（5）FDG PET-CT

评估全身有无转移情况；评估放化疗后的治疗效果；用于治疗后的随访。

（6）PET-MRI

（7）听力学检查

如存在耳痛、耳闷、耳鸣等耳部症状时。

（8）口腔专科检查

如存在口腔内器官受累情况时。

3.3.2.4　病理诊断

口咽肿瘤的组织病理学分类参照 2017 版 WHO 头颈部肿瘤分类（见表 3-3-1）

表 3-3-1　口咽肿瘤的组织病理学分类

组织学类型	ICD-O编码
鳞状细胞癌	
鳞状细胞癌，HPV阳性	8085/3
鳞状细胞癌，HPV阴性	8086/3
唾液腺型肿瘤	
多形性腺瘤	8940/0
腺样囊性癌	8200/3
多形性腺癌	8940/3
淋巴造血系统肿瘤	
霍奇金淋巴瘤，结节性淋巴细胞为主型	9659/3
经典型霍奇金淋巴瘤	
结节硬化性经典型霍奇金淋巴瘤	9663/3
混合细胞性经典型霍奇金淋巴瘤	9652/3
富于淋巴细胞性经典型霍奇金淋巴瘤	9651/3
淋巴细胞削减性经典型霍奇金淋巴瘤	9653/3
Burkitt淋巴瘤（伯基特淋巴瘤）	9687/3
滤泡性淋巴瘤	9690/3
套细胞淋巴瘤	9673/3
T淋巴母细胞白血病／淋巴瘤	9837/3
滤泡树突状细胞肉瘤	9758/3

3.3.2.5　分期

参照 AJCC 第 8 版 TNM 分期（见表 3-3-2）。

表 3-3-2　口咽癌分期

T——原发肿瘤（p16-口咽癌）	
Tx	原发肿瘤无法评估
Tis	原位癌
T1	肿瘤最大径≤2 cm
T2	2 cm＜肿瘤最大径≤4 cm
T3	肿瘤最大径＞4 cm，或者侵犯至会厌舌面

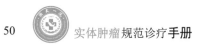
续表

T4	
T4a	中度进展期，肿瘤侵犯喉、舌肌、翼内肌、硬腭、下颌骨
T4b	高度进展期，肿瘤侵犯翼内肌、翼状板、侧鼻咽、颅底或包绕颈动脉

注：舌根或会厌谷原发肿瘤侵犯至会厌舌面黏膜并不意味着侵犯喉。

cN——临床区域淋巴结（p16-口咽癌）	
Nx	不能评估有无区域性淋巴结转移
N0	无区域性淋巴结转移
N1	同侧单个淋巴结转移，转移灶最大径≤3 cm，ENE（−）
N2	
N2a	同侧单个淋巴结转移，3 cm<最大径≤6 cm，ENE（−）
N2b	同侧多个淋巴结转移，最大径≤6 cm，ENE（−）
N2c	双侧或对侧淋巴结转移，最大径≤6 cm，ENE（−）
N3	
N3a	转移淋巴结中，最大径>6 cm，ENE（−）
N3b	转移淋巴结中，ENE（+）

pN——病理区域淋巴结（p16-口咽癌）	
Nx	不能评估有无区域性淋巴结转移
N0	无区域性淋巴结转移
N1	同侧单个淋巴结转移，转移灶最大径≤3 cm，ENE（−）
N2	
N2a	同侧或对侧单个淋巴结转移，最大径≤3 cm，ENE（+）；同侧单个淋巴结转移，3 cm<最大径≤6 cm，ENE（−）
N2b	同侧多个淋巴结转移，最大径≤6 cm，ENE（−）
N2c	双侧或对侧淋巴结转移，最大径≤6 cm，ENE（−）
N3	
N3a	转移淋巴结中，最大径>6 cm，ENE（−）
N3b	同侧单个淋巴结转移，最大径>3 cm，ENE（+）；同侧多个淋巴结，对侧或者双侧淋巴结转移，ENE（+）

M——远处转移（p16-口咽癌）	
M0	无远处转移
M1	有远处转移

预后分期组（p16-口咽癌）			
0 期	Tis	N0	M0
Ⅰ期	T1	N0	M0
Ⅱ期	T2	N0	M0
Ⅲ期	T3	N0	M0
	T1，T2，T3	N1	M0
ⅣA 期	T4a	N0，N1	M0
	T1，T2，T3，T4a	N2	M0
ⅣB 期	任何T	N3	M0
	T4b	任何N	M0
ⅣC 期	任何T	任何N	M1

续表

\multicolumn{2}{c}{T——原发肿瘤（p16+口咽癌）}	
Tx	原发肿瘤无法评估
T1	肿瘤最大径≤2 cm
T2	2 cm<肿瘤最大径≤4 cm
T3	肿瘤最大径>4 cm，或者侵犯至会厌舌面
T4	中度进展期，肿瘤侵犯喉、舌肌、翼内肌、硬腭、下颌骨，或更广

注：舌根或会厌谷原发肿瘤侵犯至会厌舌面黏膜并不意味着侵犯喉。

\multicolumn{2}{c}{cN——临床区域淋巴结（p16+口咽癌）}	
Nx	不能评估有无区域性淋巴结转移
N0	无区域性淋巴结转移
N1	同侧单个或多个淋巴结转移，转移灶最大径≤6 cm
N2	双侧或对侧淋巴结转移，最大径≤6 cm
N3	转移淋巴结中，最大径>6 cm

\multicolumn{2}{c}{pN——病理区域淋巴结（p16+口咽癌）}	
Nx	不能评估有无区域性淋巴结转移
pN0	无区域性淋巴结转移
pN1	≤4 个淋巴结转移
pN2	超过 4 个淋巴结转移

\multicolumn{2}{c}{M——远处转移（p16+口咽癌）}	
M0	无远处转移
M1	有远处转移

\multicolumn{4}{c}{临床预后分期组（p16+口咽癌）}			
Ⅰ期	T0, T1, T2	N0, N1	M0
Ⅱ期	T0, T1, T2	N2	M0
	T3	N0, N1, N2	M0
Ⅲ期	T0, T1, T2, T3	N3	M0
	T4	N0, N1, N2, N3	M0
Ⅳ期	任何T	任何N	M1

\multicolumn{4}{c}{病理预后分期组（p16+口咽癌）}			
Ⅰ期	T0, T1, T2	N0, N1	M0
Ⅱ期	T0, T1, T2	N2	M0
	T3, T4	N0, N1	M0
Ⅲ期	T3, T4	N2	M0
Ⅳ期	任何T	任何N	M1

3.3.3　治　疗

3.3.3.1　治疗原则

根据疾病的分期选择不同的治疗策略：早期以手术为主，晚期以全身治疗为主，进行多学科综合制订治疗计划。

3.3.3.2　治疗路线图

参考 NCCN 2021 版指南（见图 3-3-1）。

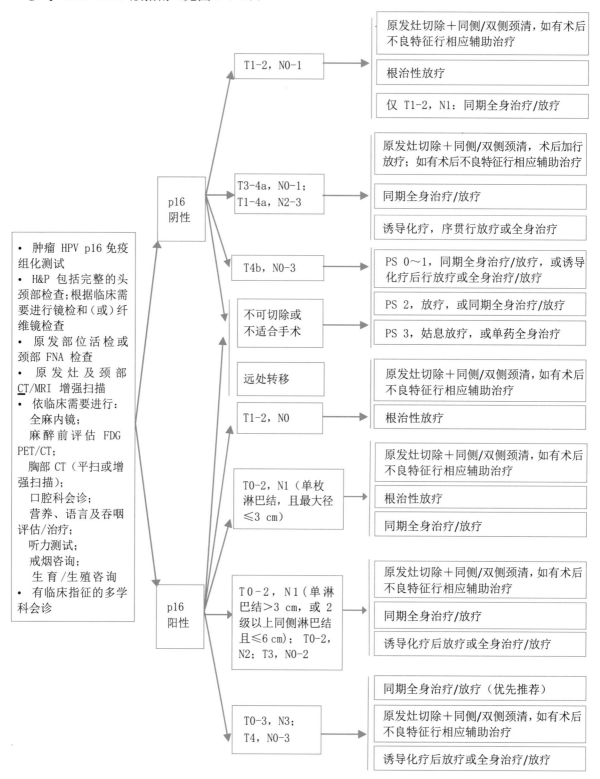

图 3-3-1　口咽癌治疗路线图

3.3.3.3　分期与治疗

参考 NCCN 2021 版指南 口咽癌（p16 阴性）（见表 3-3-3～表 3-3-4）。

表 3-3-3　p16 阴性口咽癌分期与治疗

临床分期	原发灶及颈部治疗			辅助治疗	随访
T1-2，N0-1	原发灶切除+同侧/双侧颈清[a]	无不良特征			随访
		存在不良特征[b]	ENE伴或不伴阳性切缘	全身治疗/放疗	
			阳性切缘	如可行，再次手术切除；或放疗；或全身治疗/放疗	
			其他不良特征	放疗；或全身治疗/放疗	
	根治性放疗				
	仅T1-2，N1：同期全身治疗/放疗（2B类）				
T3-4a，N0-1	原发灶切除+同侧/双侧颈清[a]	无不良特征		放疗	随访
		存在不良特征[b]	ENE和(或)阳性切缘	全身治疗/放疗	
			其他不良特征	放疗；或全身治疗/放疗	
	同期全身治疗/放疗				
	诱导化疗（3类），序贯行放疗或全身治疗/放疗				
T1-4a，N2-3	原发灶切除+同侧/双侧颈清[a, c]	无不良特征		放疗	随访
		存在不良特征[b]	ENE和(或)阳性切缘	全身治疗/放疗	
			其他不良特征	放疗；或全身治疗/放疗	
	同期全身治疗/放疗				
	诱导化疗（3类），序贯行放疗或全身治疗/放疗				
T4b，N0-3	PS 0～1级（ECOG分类，无症状0级；或有症状，但能完全步行，对生活无明显影响1级）			同期全身治疗/放疗；或诱导化疗，序贯行放疗或全身治疗/放疗	
	PS 2级（ECOG分类，有症状，每日需最多50%时间卧床）			放疗；或同期全身治疗/放疗	
	PS 3级（ECOG分类，有症状，每日需最少50%时间卧床）			姑息放疗；或单药全身治疗	

注：除标注外，所有均为 2A 类推荐。所有分期均推荐临床试验，但表中未列出。
a：原发灶位于舌根、咽后壁、软腭，以及侵犯舌根的扁桃体肿瘤，应考虑双侧颈淋巴清扫术（Ⅱ～Ⅳ区）。
b：包括淋巴结包膜外侵（extranodal extension，ENE）、阳性切缘、近切缘、pT3/pT4 原发灶、pN2/pN3 淋巴结转移、Ⅳ或Ⅴ区淋巴结转移、周围神经浸润、血管侵犯、淋巴管侵犯。
c：N2c 需双侧颈清（Ⅱ～Ⅳ区）。

表 3-3-4　p16 阳性口咽癌分期与治疗

临床分期	原发灶及颈部治疗			辅助治疗	随访
T1-2，N0	原发灶切除±同侧/双侧颈清[a]	无不良特征			随访
		存在不良特征[b]	ENE伴或不伴阳性切缘	全身治疗/放疗；或放疗（2B类）	
			阳性切缘	如可行，再次手术切除；或放疗；或全身治疗/放疗	
			其他不良特征	放疗；或全身治疗/放疗（2B类）	
	根治性放疗				
T0-2，N1（单枚淋巴结，且最大径≤3 cm）	原发灶切除±同侧/双侧颈清[a]	无不良特征			随访
		存在不良特征[b]	ENE伴或不伴阳性切缘	全身治疗/放疗；或放疗（2B类）	

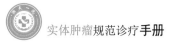

续表

临床分期	原发灶及颈部治疗			辅助治疗	随访
		阳性切缘		如可行，再次手术切除；或全身治疗/放疗；或放疗（2B类）	
		其他不良特征		放疗；或全身治疗/放疗（2B类）	
	根治性放疗				
	同期全身治疗/放疗（2B类）				
T0-2，N1（单淋巴结＞3 cm，或2级以上同侧淋巴结且≤6 cm）； T0-2，N2；T3，N0-2	原发灶切除+同侧/双侧颈清[a]	无不良特征			随访
		存在不良特征[b]	ENE和（或）阳性切缘	全身治疗/放疗	
			其他不良特征	放疗；或考虑全身治疗/放疗	
	同期全身治疗/放疗				
	诱导化疗（3类），序贯行放疗或全身治疗/放疗				
T0-3，N3；或T4，N0-3	同期全身治疗/放疗（**优先推荐**）				随访
	原发灶切除+同侧/双侧颈清[a]	无不良特征			
		存在不良特征[b]	ENE和（或）阳性切缘	全身治疗/放疗	
			其他不良特征	放疗；或考虑全身治疗/放疗	
	诱导化疗（3类），序贯行放疗或全身治疗/放疗				

注：除标注外，所有均为2A类推荐。所有分期均推荐临床试验，但表中未列出。

a：原发灶位于舌根、咽后壁、软腭，以及侵犯舌根的扁桃体肿瘤，应考虑双侧颈淋巴清扫术（Ⅱ～Ⅳ区）。

b：包括淋巴结包膜外侵、阳性切缘、近切缘、pT3/pT4原发灶、单枚转移淋巴结且＞3 cm或多枚转移淋巴结、Ⅳ或Ⅴ区淋巴结转移、周围神经浸润、血管侵犯、淋巴管侵犯。

3.3.4　随　访

参考中国临床肿瘤学会（CSCO）：头颈部肿瘤诊疗指南 2022（见表 3-3-5）。

表 3-3-5　口咽癌随访

时间	Ⅰ级专家推荐	Ⅱ级专家推荐	Ⅲ级专家推荐
第1—2年（每2～4个月）	体格检查； 直接或间接内镜检查； 原发灶或颈部影像学检查（特别是针对无法通过直视检查病灶部位的患者）； 甲状腺功能检查（每6～12个月，针对颈部接受放疗的患者）	PET-CT（针对临床怀疑肿瘤复发的患者）； 口腔科检查（针对口腔接受放疗的患者）； 疼痛、语言、听力、吞咽、营养和功能康复评估	胸部CT（每年1次，针对吸烟患者）
第3—5年（每3～6个月）	体格检查； 直接或间接内镜检查； 原发灶或颈部影像学检查（特别是针对无法通过直视检查病灶部位的患者）； 甲状腺功能检查（每6～12个月，针对颈部接受放疗的患者）	PET-CT（针对临床怀疑肿瘤复发的患者）； 口腔科检查（针对口腔接受放疗的患者）； 疼痛、语言、听力、吞咽、营养和功能康复评估	胸部CT（每年1次，针对吸烟患者）
5年以上（每12个月）	体格检查； 直接或间接内镜检查； 原发灶或颈部影像学检查（特别是针对无法通过直视检查病灶部位的患者）； 甲状腺功能检查（每6～12个月，针对颈部接受放疗的患者）	PET-CT（针对临床怀疑肿瘤复发的患者）； 口腔科检查（针对口腔接受放疗的患者）； 疼痛、语言、听力、吞咽、营养和功能康复评估	胸部CT（每年1次，针对吸烟患者）

参考文献

O'Sullivan B, Huang SH, Su J, et al. Development and validation of a staging system for HPV-related oropharyngeal cancer by the International Collaboration on Oropharyngeal Cancer Network for Staging （ICON-S）：A multicentre cohort study[J]. Lancet Oncol, 2016, 17 （4）:440-451. DOI:10.1016/S1470-2045 （15） 00560-4.

Whitmarsh A, Pring M, Thomas S J, et al. Survival advantage in patients with human papillomavirus-driven oropharyngeal cancer and variation by demographic characteristics and serologic response: Findings from Head and Neck 5000[J]. Cancer, 2021, 127 （14）:2442-2452. DOI:10.1002/cncr.33505.

Xu T, Shen C, Wei Y, et al. Human papillomavirus （HPV） in Chinese oropharyngeal squamous cell carcinoma （OPSCC）：A strong predilection for the tonsil[J]. Cancer Med, 2020, 9 （18）:6556-6564. DOI:10.1002/cam4.3339.

3.4　喉　癌

喉癌（laryngeal carcinoma）是常见的头颈部恶性肿瘤之一，占全部头颈部恶性肿瘤的 22%。男性、吸烟、饮酒、红肉饮食和 HPV 感染是喉癌发生的重要危险因素，胃食管反流和咽喉反流也可能为潜在的危险因素。

3.4.1　流行病学

对于所有早期喉癌患者，估计的 5 年生存率较高（Ⅰ期和Ⅱ期疾病分别为＞90%和＞80%）。根据病灶的具体部位，声门型喉癌的 5 年总生存率最高（80%～91%），但声门上型喉癌（55%～75%）和声门下型喉癌（50%～86%）较低。

世界范围内，喉癌发病率居恶性肿瘤的第 20 位，年新发病例数 184615 例；喉癌死亡率居恶性肿瘤的第 18 位，年死亡病例数 99840 例。在我国，喉癌发病率居恶性肿瘤的第 20 位，年新发病例数 29135 例；喉癌死亡率居恶性肿瘤的第 20 位，年死亡病例数 15814 例（数据来源：GLOBOCAN2020，https://gco.iarc.fr/today/）。

3.4.2　诊　断

3.4.2.1　症状、体征

喉癌的症状取决于病灶位置。

（1）声门型

持续性声音嘶哑是常见主诉，往往发生在病程的相对早期，因此与其他头颈癌相比，可更早发现。较晚期症状可能包括呼吸困难、吞咽困难、牵涉性耳痛、咽痛、慢性咳嗽、咯血和喘鸣。

（2）声门上型

患者常因晚期疾病而就诊，表现为气道梗阻征象（喘鸣或劳力性呼吸困难）、吞咽困难、疼痛和（或）可触及的淋巴结。

（3）声门下型

通常无症状（除非为局部晚期），患者往往在较晚期就诊。瘤体较小的早期声门下型肿瘤有时表现为声音嘶哑、呼吸困难或喘鸣。常见临床表现为直接喉外侵犯和软骨侵犯。

3.4.2.2　检验

包括血常规、肝功能、肾功能、凝血功能等术前常规检查。

3.4.2.3　检查

（1）常规咽喉部内镜检查

目的是检查鼻咽、口咽、下咽和喉部的所有黏膜。除了黏膜不规则外，其他还需要专门查找的异常包括声带活动受限、分泌物积聚、解剖不对称和出血，评估原发灶累及范围、声带活动、吞咽功能等。

（2）原发灶活检及颈部细针抽吸活检（FNA）

通常在麻醉下检查，以便更好地评估肿瘤范围、查找同时性第二原发瘤，并取活检送组织学诊断。当患者出现颈部肿块（颈部淋巴结转移）但没有明显的原发性黏膜/上呼吸消化道病变时，常使用细针抽吸活检对头颈癌进行初始组织学诊断。

（3）常规喉部原发灶和颈部增强MR和（或）薄层增强CT

评估局部浸润程度、区域淋巴结受累或第二原发瘤。

（4）胸部平扫或增强CT

评估有无肺脏、纵隔转移，了解肺部有无基础疾病。

（5）FDG PET-CT

识别隐匿性颈淋巴结转移，评估全身有无转移情况、同时性第二原发瘤，评估放化疗后的治疗效果，以及用于治疗后的随访。

（6）肺功能检查

保喉手术患者需术前评估。

（7）听力学检查

如存在耳痛、耳闷、耳鸣等耳部症状时。

（8）口腔专科检查

如存在口腔内器官受累情况时。

3.4.2.4　病理诊断

鳞癌占喉癌的90%～95%。少见的组织学类型包括疣状癌（鳞癌的变异型）、腺癌、腺样囊性癌和黏液表皮样癌。参照2017版WHO下咽、喉、气管及咽周间隙肿瘤分类（见表3-4-1）。

表 3-4-1 喉癌病理诊断

组织学类型	ICD-O 编码
恶性表面上皮性肿瘤（malignant surface epithelial tumours）	
经典型鳞状细胞癌（conventional squamous cell carcinoma）	8070/3
疣状鳞状细胞癌（verrucous squamous cell carcinoma）	8051/3
基底样鳞状细胞癌（basaloid squamous cell carcinoma）	8083/3
乳头状鳞状细胞癌（papillary squamous cell carcinoma）	8052/3
梭形细胞鳞状细胞癌（spindle cell squamous cell carcinoma）	8074/3
腺鳞癌（adenosquamous carcinoma）	8560/3
淋巴上皮癌（lymphoepithelial carcinoma）	8082/3
癌前病变（precursor lesions）	
低级别异型增生（dysplasia, low grade）	8077/0
高级别异型增生（dysplasia, high grade）	8077/2
鳞状细胞乳头状瘤（squamous cell papilloma）	8052/0
鳞状细胞乳头状瘤病（squamous cell papillomatosis）	8060/0
神经内分泌肿瘤（neuroendocrine tumours）	
高分化神经内分泌癌（well-differentiated neuroendocrine carcinoma）	8240/3
中分化神经内分泌癌（moderately differentiated neuroendocrine carcinoma）	8249/3
低分化神经内分泌癌（poorly differentiated neuroendocrine carcinoma）	
小细胞神经内分泌癌（small cell neuroendocrine carcinoma）	8041/3
大细胞神经内分泌癌（large cell neuroendocrine carcinoma）	8013/3
涎腺肿瘤（salivary gland tumors）	
腺样囊性癌（adenoid cystic carcinoma）	8200/3
多形性腺瘤（pleomorphic adenoma）	8940/0
嗜酸细胞乳头状囊腺瘤（oncocytic papillary cystadenoma）	8290/0
软组织肿瘤（soft tissue tumours）	
颗粒细胞瘤（granular cell tumour）	9580/0
脂肪肉瘤（liposarcoma）	8850/3
炎性肌纤维母细胞瘤（inflammatory myofibroblastic tumour）	8825/1
软骨肿瘤（cartilage tumours）	
软骨瘤（chondroma）	9220/0
软骨肉瘤（chondrosarcoma）	9220/3
软骨肉瘤，1 级（chondrosarcoma, grade 1）	
软骨肉瘤，2/3 级（chondrosarcoma, grade 2/3）	
淋巴造血系统肿瘤（haematolymphoid tumours）	

3.4.2.5 分期

根据 AJCC 第 8 版分期（见表 3-4-2）。

表 3-4-2 喉癌分期（不包括淋巴组织肿瘤、软组织肿瘤、骨和软骨肿瘤、唇和口腔黏膜黑色素瘤等非上皮性肿瘤）

T——原发肿瘤	
Tx	原发肿瘤无法评估
Tis	原位癌
声门上区	
T1	肿瘤局限于声门上1个亚区，声带活动正常
T2	肿瘤侵犯声门上1个以上相邻亚区，或声门，或声门上以外的区域（如舌底、会厌谷、梨状窝内侧壁黏膜），无喉固定
T3	肿瘤局限于喉部，伴有声带固定和（或）侵犯下列任一结构：环后区、会厌前间隙、甲状软骨内板
T4	中度或高度局部进展期
T4a	中度局部进展期：肿瘤侵透甲状软骨外板和（或）侵及喉外组织[如气管、颈部软组织（包括深部舌外肌、带状肌群、甲状腺或食管）]
T4b	高度局部进展期：肿瘤侵犯椎前间隙、包绕颈动脉或侵犯纵隔结构
声门区	
T1	肿瘤局限于声带（可以侵犯前或后联合），声带活动正常
T1a	肿瘤局限于一侧声带
T1b	肿瘤侵犯双侧声带
T2	肿瘤侵犯声门上和（或）声门下，和（或）声带活动受限
T3	肿瘤局限于喉内，伴声带固定，和（或）侵犯声门旁间隙，和（或）侵犯甲状软骨内板
T4	中度或高度局部进展期
T4a	中度局部进展期：肿瘤侵透甲状软骨外板和（或）侵犯喉外组织[如气管、环状软骨，颈部软组织（包括深部舌外肌、带状肌群、甲状腺或食管）]
T4b	高度局部进展期：肿瘤侵犯椎前间隙、包绕颈动脉，或侵犯纵隔结构
声门下区	
T1	肿瘤局限于声门下
T2	肿瘤侵及声带，声带活动正常或受限
T3	肿瘤局限于喉内，伴声带固定，和/或侵犯声门旁间隙，和/或侵犯甲状软骨内板
T4	中度或高度局部进展期
T4a	中度局部进展期：肿瘤侵犯环状软骨或甲状软骨，和/或侵犯喉外组织（如气管，颈部软组织，包括深部舌外肌、带状肌群、甲状腺或食管）
T4b	高度局部进展期：肿瘤侵犯椎前间隙、包绕颈动脉或侵犯纵隔结构
N——区域淋巴结	
cN——临床N	
NX	不能评估有无区域性淋巴结转移
N0	无区域性淋巴结转移
N1	同侧单个淋巴结转移，转移灶最大径≤3 cm，ENE（−）
N2	
N2a	同侧单个淋巴结转移，3 cm<最大径≤6 cm，ENE（−）
N2b	同侧多个淋巴结转移，最大径≤6 cm，ENE（−）
N2c	双侧或对侧淋巴结转移，最大径≤6 cm，ENE（−）

N3			
N3a	转移淋巴结中，最大径>6 cm，ENE（−）		
N3b	转移淋巴结中，ENE（+）		
pN——病理N			
Nx	不能评估有无区域性淋巴结转移		
N0	无区域性淋巴结转移		
N1	同侧单个淋巴结转移，转移灶最大径≤3 cm，ENE（−）		
N2			
N2a	同侧单个淋巴结转移，最大径≤3 cm，ENE（+）； 同侧单个淋巴结转移，3 cm<最大径≤6 cm，ENE（−）		
N2b	同侧多个淋巴结转移，最大径≤6 cm，ENE（−）		
N2c	双侧或对侧淋巴结转移，最大径≤6 cm，ENE（−）		
N3			
N3a	转移淋巴结中，最大径>6 cm，ENE（−）		
N3b	同侧单个淋巴结转移，最大径>3 cm，ENE（+）； 同侧、对侧或者双侧多个淋巴结转移，ENE（+）； 对侧任意直径单个淋巴结转移，ENE（+）		
M——远处转移			
M0	无远处转移		
M1	有远处转移		
G——组织学分级			
Gx	分级无法被评估		
G1	高分化		
G2	中等分化		
G3	低分化		
预后分期组			
0期	Tis	N0	M0
Ⅰ期	T1	N0	M0
Ⅱ期	T2	N0	M0
Ⅲ期	T3	N0	M0
	T1，T2，T3	N1	M0
ⅣA期	T4a	N0，N1	M0
	T1，T2，T3，T4a	N2	M0
ⅣB期	任何T	N3	M0
	T4b	任何N	M0
ⅣC期	任何T	任何N	M1

3.4.3　治疗

3.4.3.1　治疗原则

　　早期（Ⅰ期和Ⅱ期）喉癌患者以治愈为目标，对其治疗应尽可能改善局部区域控制、生存和喉功能（如吞咽能力、气道保护和嗓音质量）。所有晚期（Ⅲ期和Ⅳ期）喉癌患者治疗方法的选择取决于肿瘤的部位和范围、患者特异性因素（如年龄、体能状态、合并症、社会心理支持）、医生的专业技能以及有无康复服务。

3.4.3.2 治疗路线图

参考 NCCN 2021 版指南（见图3-4-1～图3-4-2）。

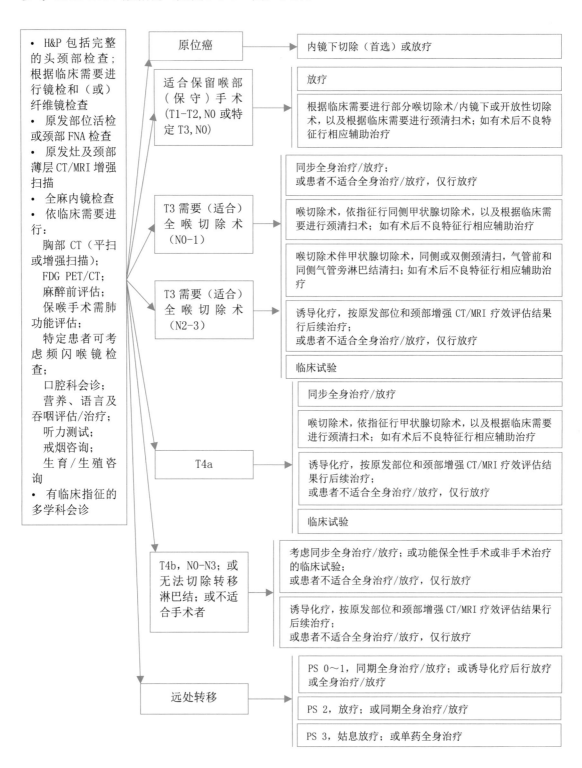

图 3-4-1 声门型喉癌治疗路线图

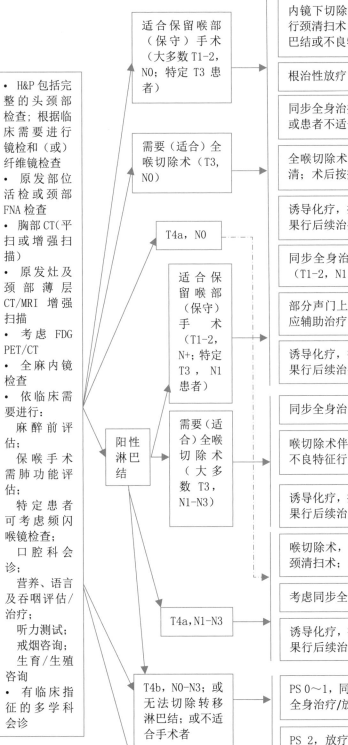

图 3-4-2 声门上型喉癌治疗路线图

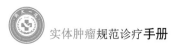

3.4.3.3　分期治疗

（1）参考 NCCN 2021 版指南（声门下型发病率低，指南中未列出）（见表 3-4-3～表 3-4-4）

表 3-4-3　声门型喉癌临床分期与治疗

临床分期	原发部位和颈部治疗			辅助治疗
原位癌	内镜下切除（首选）或放疗			
适合保留喉部（保守）手术（T1-T2，N0或特定T3，N0）	放疗			
	根据临床需要进行部分喉切除术/内镜下或开放性切除术，以及根据临床需要进行颈清扫术	无不良特征		观察
		存在不良特征[a]	淋巴结包膜外侵	全身治疗/放疗（1类）
			阳性切缘	如果可行再次切除或放疗
			其他风险特征	放疗
T3需要（适合）全喉切除术（N0-1）	同步全身治疗/放疗；或患者不适合全身治疗/放疗，仅行放疗			
	手术：N0：喉切除术伴同侧甲状腺切除术（根据指征），气管前和同侧气管旁淋巴结清扫术；N1：喉切除术伴同侧甲状腺切除术（根据指征），同侧颈清扫术或双侧颈清扫术，以及气管前和同侧气管旁淋巴结清扫术	无不良特征		
		存在不良特征[a]	淋巴结包膜外侵和/或阳性切缘	全身治疗/放疗（1类）
			其他风险特征	放疗或考虑全身治疗/放疗
	诱导化疗	原发部位和颈部的增强CT或MRI（见疗效评估）		
T3需要（适合）全喉切除术（N2-3）	同步全身治疗/放疗			
	手术：喉切除术伴甲状腺切除术，同侧或双侧颈清扫术，以及气管前和同侧气管旁淋巴结清扫术	无不良特征		
		存在不良特征[a]	淋巴结包膜外侵和/或阳性切缘	全身治疗/放疗（1类）
			其他风险特征	放疗或考虑全身治疗
	诱导化疗	原发部位和颈部的增强CT或MRI（见疗效评估）		
T4a，N0-3	手术 N0：全喉切除术伴甲状腺切除术±单侧或双侧颈清，以及气管前和同侧气管旁淋巴结清扫术；N1-N3：全喉切除术伴甲状腺切除术及单侧或双侧颈清，以及气管前和同侧气管旁淋巴结清扫术	无不良特征		
		存在不良特征[a]	淋巴结包膜外侵和/或阳性切缘	全身治疗/放疗（1类）
			其他风险特征	放疗或考虑全身治疗
拒绝接受手术的特定T4a患者	考虑同步全身治疗/放疗；或功能保全性手术或非手术治疗的临床试验			
	诱导化疗	原发部位和颈部的增强CT或MRI（见疗效评估）		
T4b，N0-N3；或无法切除转移淋巴结；或不适合手术者	PS 0～1级（ECOG分类，无症状0级；或有症状，但能完全步行，对生活无明显影响1级）			同步全身治疗/放疗；或诱导化疗序贯行放疗或全身治疗/放疗
	PS 2级（ECOG分类，有症状，每日需最多50%时间卧床）			放疗；或同步全身治疗/放疗
	PS 3级（ECOG分类，有症状，每日需最少50%时间卧床）			姑息放疗；或单药全身治疗；或最佳支持治疗
诱导化疗后疗效评估				
原发部位CR	根治性放疗（1类）			
原发部位PR	放疗（1类）；或全身治疗/放疗（2B类）			

临床分期	原发部位和颈部治疗		辅助治疗
原发部位<PR	喉切除术	无不良特征	放疗
		存在不良特征ª　淋巴结包膜外侵和（或）阳性切缘	全身治疗/放疗（1类）
		其他风险特征	放疗或考虑全身治疗/放疗

注：除标注外，所有均为2A类推荐。推荐临床试验在本表中未列出。

a：包括淋巴结包膜外侵、阳性切缘、近切缘、pT4原发灶、pN2或pN3淋巴结疾病、周围神经浸润、血管浸润、淋巴管浸润。

表 3-4-4　声门上型喉癌临床分期与治疗

临床分期	原发部位和颈部治疗	病理分期	辅助治疗
适合保留喉部（保守）手术（大多数T1-2，N0；特定T3患者）	内镜下切除术+颈清扫术；或开放性声门上区喉部分切除术+颈清扫术	淋巴结阴性（T1-T2，N0）	
		单个阳性淋巴结且无其他不良特征ª	考虑放疗
		阳性淋巴结；伴阳性切缘	如果对于高度选择患者，可再次切除；或放疗；或考虑全身治疗/放疗
		淋巴结包膜外侵	全身治疗/放疗（1类）；或放疗（2B类，选择性患者）
		阳性淋巴结；伴其他不良特征ª	放疗；或考虑全身治疗/放疗
		阴性淋巴结（T3-T4a，N0）	参考对应分期
	根治性放疗		
需要（适合）全喉切除术（T3，N0）	同步全身治疗/放疗；或放疗，如患者医学上不适合同步全身治疗/放疗		
	全喉切除术伴甲状腺切除术及单侧、中央区或双侧颈清	N0或单个阳性淋巴结且无其他不良特征ª	考虑放疗
		存在不良特征ª　淋巴结包膜外侵和/或阳性切缘	全身治疗/放疗（1类）
		其他风险特征	放疗或考虑全身治疗/放疗
	诱导化疗	原发部位和颈部的增强CT或MRI（见疗效评估）	
适合保留喉部（保守）手术（T1-2，N+；特定T3，N1患者）	同步全身治疗/放疗；或根治性放疗，如低载瘤疾病（T1-2，N1）或患者医学上不适合全身治疗		
	部分声门上切除术及颈清	无不良特征ª	考虑放疗
		存在不良特征ª　淋巴结包膜外侵和/或阳性切缘	全身治疗/放疗（1类）
		其他风险特征	放疗或考虑全身治疗/放疗
	诱导化疗	原发部位和颈部的增强CT或MRI（见疗效评估）	
需要（适合）全喉切除术（大多数T3，N1-N3）	同步全身治疗/放疗		
	全喉切除术伴同侧甲状腺切除术，及颈清	无不良特征ª	放疗
		存在不良特征ª　淋巴结包膜外侵和/或阳性切缘	全身治疗/放疗（1类）
		其他风险特征	放疗或考虑全身治疗/放疗
	诱导化疗	原发部位和颈部的增强CT或MRI（见疗效评估）	
T4a，N0-N3	喉切除术伴甲状腺切除术（按指征），及同侧或双侧颈清	存在不良特征ª　淋巴结包膜外侵和/或阳性切缘	全身治疗/放疗（1类）
		其他风险特征	放疗或考虑全身治疗/放疗
T4a，N0-N3，拒绝手术者	考虑同步全身治疗/放疗		
	诱导化疗	原发部位和颈部的增强CT或MRI（见疗效评估）	
T4b，N0-N3；或无法切除转移淋巴结；或不适合手术者	PS 0~1级（ECOG分类，无症状0级；或有症状，但能完全步行，对生活无明显影响1级）		同步全身治疗/放疗；或诱导化疗序贯行放疗或全身治疗/放疗
	PS 2级（ECOG分类，有症状，每日需最多50%时间卧床）		放疗；或同步全身治疗/放疗

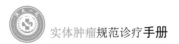

续表

临床分期	原发部位和颈部治疗	病理分期		辅助治疗
	PS 3级（ECOG分类，有症状，每日需最少50%时间卧床）			姑息放疗；或单药全身治疗；或最佳支持治疗
诱导化疗后疗效评估				
原发部位CR	根治性放疗（1类）			
原发部位PR	放疗（1类）；或全身治疗/放疗（2B类）			
原发部位<PR	手术	无不良特征		放疗
		存在不良特征[a]	淋巴结包膜外侵和（或）阳性切缘	全身治疗/放疗（1类）
			其他风险特征	放疗或考虑全身治疗/放疗

注：除标注外，所有均为2A类推荐。推荐临床试验在本表中未列出。

a：包括淋巴结包膜外侵、阳性切缘、近切缘、pT4原发灶、pN2或pN3淋巴结病、周围神经浸润、血管浸润、淋巴管浸润。

（2）参考中国临床肿瘤学会（CSCO）：头颈部肿瘤诊疗指南2022（喉癌）（见表3-4-5～表3-4-7）

表3-4-5　早期喉癌的治疗

分期	分层	Ⅰ级专家推荐	Ⅱ级专家推荐	Ⅲ级专家推荐
T1-2 N0	适宜手术患者	手术（2A类证据）；单纯放疗（2A类证据）		
	不适宜手术患者*	单纯放疗（2A类证据）		

*：患者身体条件不允许或由于各种原因拒绝手术。

注：早期声门型喉癌极少发生颈部淋巴结转移，因此无需进行颈部淋巴结清扫；而对于声门上型喉癌，则需要进行双颈部Ⅱ～Ⅳ区的选择性淋巴结清扫。患者术后病理或组织学检测提示有高危因素时，需行术后放疗或放化疗，术后放疗的剂量通常为60～66 Gy。

表3-4-6　局部晚期喉癌的治疗

分期	分层1	分层2	Ⅰ级专家推荐	Ⅱ级专家推荐	Ⅲ级专家推荐
T1-2 N1-3/T3 任何N	适宜手术患者	适宜使用顺铂患者	手术±放疗/放化疗（2A类证据）；放疗+顺铂（1A类证据）；诱导化疗→单纯放疗（1A类证据）	放疗+西妥昔单抗（1B类证据）；诱导化疗→放疗+西妥昔单抗（2A类证据）	
		不适宜使用顺铂患者**	手术（2A类证据）	放疗+西妥昔单抗（1B类证据）；单纯放疗（2A类证据）	
	不适宜手术患者*	适宜使用顺铂患者	放疗+顺铂（1A类证据）；诱导化疗→单纯放疗（1B类证据）	放疗+西妥昔单抗（1B类证据）	
		不适宜使用顺铂患者	单纯放疗（2A类证据）	放疗+西妥昔单抗（1B类证据）	
T4 任何N	适宜手术患者		手术+放疗/放化疗（2A类证据）		
	不适宜手术患者	适宜使用顺铂患者	放疗+顺铂（1A类证据）；诱导化疗→单纯放疗（1B类证据）	放疗+西妥昔单抗（1B类证据）	
		不适宜使用顺铂患者	单纯放疗（2A类证据）	放疗+西妥昔单抗（1B类证据）	

*：患者身体条件不允许、由于各种原因拒绝手术或肿瘤负荷过大无法切除；**：患者年龄>70岁、PS>2、听力障碍、肾功能不全（肌酐清除率<50 mL/min）或具有>1级的神经病变。

注：对于局部晚期喉癌患者，除了T1-2和部分T3病灶以外，大部分患者的手术治疗需要包括全喉切除术，通常需要联合术后放疗或放化疗。颈部手术应根据淋巴结转移部位采用选择性或根治性双颈部淋巴结清扫，至少包括Ⅱ～Ⅳ区，必要时（如T4）包括Ⅴ区。术后放疗应在术后6周内进行，具有一般高危因素者（T3-4、N2-3、周围神经浸润）建议术后单纯放疗，切缘阳性/不足或淋巴结包膜外侵者建议同期放化疗。

表 3-4-7　复发/转移性喉癌的治疗

分期	分层1	分层2	Ⅰ级专家推荐	Ⅱ级专家推荐	Ⅲ级专家推荐
局部和（或）颈部复发	适宜手术患者		手术（2A类证据）		
	不适宜手术患者*	既往未行放疗	放疗（2A类证据）		
		既往行放疗	参照远处转移	再程放疗（2A类证据）	
远处转移		一线治疗	顺铂/卡铂+5-FU+西妥昔单抗（1A类证据）；顺铂+多西他赛+西妥昔单抗（1A类证据）；帕博利珠单抗+顺铂/卡铂+5-FU（1A类证据）；帕博利珠单抗（CPS≥1）（1A类证据）；顺铂/卡铂+紫杉醇±西妥昔单抗（2A类证据）	顺铂/卡铂+5-FU（1A类证据）；顺铂+西妥昔单抗（2A类证据）；紫杉醇+西妥昔单抗（2A类证据）	
		二线或挽救治疗	纳武利尤单抗（1A类证据）	帕博利珠单抗（1A类证据）；甲氨蝶呤（2A类证据）；多西他赛（2A类证据）；紫杉醇（2A类证据）；西妥昔单抗（2A类证据）	阿法替尼（1A类证据）

*：患者身体条件不允许、由于各种原因拒绝手术或肿瘤负荷过大无法切除。

3.4.4　随访

参考中国临床肿瘤学会（CSCO）：头颈部肿瘤诊疗指南 2022（喉癌）（见表3-4-8）。

表 3-4-8　喉癌随访

时间	Ⅰ级专家推荐	Ⅱ级专家推荐	Ⅲ级专家推荐
第1—2年（每2~4个月）	体格检查；直接或间接内镜检查；原发灶或颈部影像学检查（特别是针对无法通过直视检查病灶部位的患者）；甲状腺功能检查（每6~12个月，针对颈部接受放疗的患者）	PET-CT（针对临床怀疑肿瘤复发的患者）；口腔科检查（针对口腔接受放疗的患者）；疼痛、语言、听力、吞咽、营养和功能康复评估	胸部CT（每年1次，针对吸烟患者）
第3—5年（每3~6个月）	体格检查；直接或间接内镜检查；原发灶或颈部影像学检查（特别是针对无法通过直视检查病灶部位的患者）；甲状腺功能检查（每6~12个月，针对颈部接受放疗的患者）	PET-CT（针对临床怀疑肿瘤复发的患者）；口腔科检查（针对口腔接受放疗的患者）；疼痛、语言、听力、吞咽、营养和功能康复评估	胸部CT（每年1次，针对吸烟患者）
5年以上（每12个月）	体格检查；直接或间接内镜检查；原发灶或颈部影像学检查（特别是针对无法通过直视检查病灶部位的患者）；甲状腺功能检查（每6~12个月，针对颈部接受放疗的患者）	PET-CT（针对临床怀疑肿瘤复发的患者）；口腔科检查（针对口腔接受放疗的患者）；疼痛、语言、听力、吞咽、营养和功能康复评估	胸部CT（每年1次，针对吸烟患者）

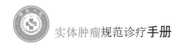

3.5 鼻腔-鼻窦恶性肿瘤

鼻腔-鼻窦恶性肿瘤（sinonasal malignancies）在耳鼻咽喉部恶性肿瘤中较为常见。鼻腔和鼻窦恶性肿瘤除早期者外，常合并出现，多数患者在就诊时肿瘤已从原发部位向邻近组织广泛扩散，甚难辨别何者为原发。而且两者无论在病因、病理类型及临床治疗方面均有相似之处，故常将两者一并讨论。

3.5.1 流行病学

GLOBOCAN2020 未将鼻腔-鼻窦恶性肿瘤单独列出统计。

鼻腔-鼻窦恶性肿瘤在耳鼻喉科恶性肿瘤中比较常见，据国内统计，占全身恶性肿瘤的 2.10%～4.0%。在我国，北方鼻腔-鼻窦恶性肿瘤发病率高于南方，其在北方仅次于喉癌，而在南方仅次于鼻咽癌。原发于鼻腔者较少，其病理类型以癌为主，占 80%以上，肉瘤约占 10%～20%。原发于鼻窦者以上颌窦最为常见，占 60%～80%，筛窦 10%～20%，额窦及蝶窦均<5%。癌绝大多数发生在 40～60 岁，肉瘤则多见于青年人，亦可见于儿童。

3.5.2 诊 断

3.5.2.1 症状、体征

（1）症状

包括鼻塞、鼻出血或流血性分泌物、疼痛与麻木、流泪与复视、张口困难、恶病质。

（2）体征

包括鼻腔占位、外鼻隆起、蛙鼻，向周围侵犯可出现磨牙松动或脱落、牙龈肿胀及溃疡、硬腭及唇龈沟隆起、面颊部隆起变形、眼球突出、运动受限、球结膜水肿及颅神经受累表现等。

3.5.2.2 检验

包括血常规、尿常规、便常规、生化常规、凝血常规、术前四项等。

3.5.2.3 检查

（1）鼻内镜检查

利用纤维鼻咽喉镜或鼻内镜检查，可观察肿瘤的原发部位、大小、外形以及鼻窦的开口情况。如肿瘤位于鼻腔内或侵犯鼻腔，可直视下取活组织检查。

（2）CT与MRI检查

CT 扫描能更加全面、精确地显示肿瘤大小和侵犯范围，了解骨壁破坏的情况；MRI 在肿瘤侵犯颅底、眶内或翼腭窝时，能更好地显示软组织受侵犯的情况，而且可了解肿瘤与血管的关系。

（3）胸部CT、全身PET-CT、PET-MRI颈部及腹部彩超等检查

明确淋巴结及全身转移情况。

3.5.2.4　病理诊断

鼻腔及鼻窦恶性肿瘤的组织病理学分类参照2017版WHO 头颈部肿瘤分类（见表3-5-1）。

表 3-5-1　鼻腔及鼻窦恶性肿瘤的组织病理学分类

组织学类型	ICD-O 编码
癌	
鳞状细胞癌	8070/3
角化型鳞状细胞癌	8071/3
非角化型鳞状细胞癌	8072/3
梭形细胞鳞状细胞癌	8074/3
淋巴上皮样癌	8082/3
鼻腔-鼻窦未分化癌	8020/3
NUT 癌	8023/3
神经内分泌癌	
小细胞神经内分泌癌	8041/3
大细胞神经内分泌癌	8013/3
腺癌	
肠型腺癌	8144/3
非肠型腺癌	8140/3
畸胎瘤肉瘤	8081/3
鼻窦乳头状瘤	
鼻窦乳头状瘤，内翻型	8121/1
鼻窦乳头状瘤，嗜酸细胞型	8121/1
鼻窦乳头状瘤，外生型	8121/0
呼吸性上皮病变	
呼吸性上皮腺瘤样错构瘤	
浆黏液性错构瘤	
唾液腺型肿瘤	
多形性腺瘤	8940/0
恶性软组织肿瘤	
纤维肉瘤	8810/3
未分化多形性肉瘤	8802/3
平滑肌肉瘤	8890/3
横纹肌肉瘤，NOS	8900/3
胚胎性横纹肌肉瘤	8910/3
滤泡状横纹肌肉瘤	8920/3
多形型横纹肌肉瘤，成人型	8901/3
梭形细胞横纹肌肉瘤	8912/3
血管肉瘤	9120/3
恶性外周神经鞘膜瘤（MPNST）	9540/3
双表型鼻窦癌	9045/3
滑膜肉瘤	9040/3
交界性/低度恶性软组织肿瘤	
韧带样型纤维瘤病	8821/1
鼻腔-鼻窦血管球周细胞瘤	8150/1
孤立性纤维性肿瘤	8815/1
上皮样血管内皮细胞瘤	9133/3
其他肿瘤	
脑膜瘤	9530/0
鼻腔成釉细胞瘤	9310/0
软骨间叶性错构瘤	
淋巴造血系统肿瘤	
结外NK/T细胞淋巴瘤	9719/3
骨外浆细胞瘤	9734/3
神经外胚叶/黑色素细胞性肿瘤	
尤因肉瘤/外周原始神经外胚层瘤（Ewing/PNET）	9364/3
嗅神经母细胞瘤	9522/3
黏膜黑色素瘤	8720/3

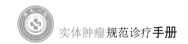

3.5.2.5 分期

TNM 分期（根据AJCC第8版分期），适用于发生在鼻腔和鼻窦上皮的恶性肿瘤（不包括淋巴瘤/肉瘤/恶黑）（见表3-5-2～表3-5-3）。

表 3-5-2　鼻腔-鼻窦恶性肿瘤 TNM 分期

T——原发肿瘤	
上颌窦	
Tx	原发肿瘤不能估计
Tis	原位癌
T1	肿瘤局限于上颌窦黏膜，无骨的侵蚀或破坏
T2	肿瘤侵蚀或破坏骨，包括侵犯硬腭和（或）中鼻道，不包括上颌窦后壁及翼突内侧板
T3	肿瘤侵犯下列任何之一：上颌窦后壁、皮下组织、眶底或眶内侧壁、翼窝、筛窦
T4	
T4a	中度进展期，肿瘤侵犯眶内容物、面颊皮肤、翼突内侧板、颞下窝、筛状板、蝶窦或者额窦
T4b	高度进展期，肿瘤侵犯下列任何之一：眶尖、硬脑膜、脑、颅中窝、颅神经、三叉神经上颌支、鼻咽、斜坡
鼻腔及筛窦	
Tx	原发肿瘤不能估计
Tis	原位癌
T1	肿瘤局限于任何一个部位，有或无骨侵袭
T2	肿瘤在单一区域侵犯两个部位或延伸到复杂的鼻筛部相邻的区域，有或无骨侵袭
T3	肿瘤侵犯眶内侧壁或眶底、上颌窦、上颚、筛状板
T4	
T4a	中度进展期，肿瘤侵犯眶内容物、鼻或面颊皮肤、颅前窝、翼状板、蝶窦或者额窦
T4b	高度进展期，肿瘤侵犯下列任何之一：眶尖、硬脑膜、脑、颅中窝、颅神经、三叉神经上颌支、鼻咽、斜坡
N——区域淋巴结	
Nx	不能评估有无区域淋巴结转移
N0	无区域淋巴结转移
N1	同侧单个淋巴结转移，最大径≤3 cm，ENE（-）
N2	
N2a	同侧或对侧单个淋巴结转移，最大径≤3 cm，ENE（-）；同侧单个淋巴结转移，3 cm≤最大径≤6 cm，ENE（-）
N2b	同侧多个淋巴结转移，最大径≤6 cm，ENE（-）
N2c	双侧或对侧淋巴结转移，最大径≤6 cm，ENE（-）
N3	
N3a	转移淋巴结中最大径＞6 cm，ENE（-）
N3b	同侧单个淋巴结转移，最大径＞3 cm，ENE（+）；同侧多个淋巴结，对侧或者双侧淋巴结转移，ENE（+）
M——远处转移	
M0	无远处转移
M1	有远处转移

表 3-5-3 鼻腔-鼻窦恶性肿瘤临床分期

分期组	T	N	M
0 期	Tis	N0	M0
Ⅰ期	T1	N0	M0
Ⅱ期	T2	N0	M0
Ⅲ期	T3	N0	M0
Ⅲ期	T1，T2，T3	N1	M0
ⅣA 期	T4a	N0，N1	M0
ⅣA 期	T1，T2，T3，T4a	N2	M0
ⅣB 期	任何T	N3	M0
ⅣB 期	T4b	任何N	M0
ⅣC 期	任何T	任何N	M1

3.5.3 治疗

3.5.3.1 治疗原则

治疗方法的选择，须根据肿瘤的性质、大小、侵犯范围和患者全身情况做全面考虑。

目前公认鼻腔-鼻窦恶性肿瘤以手术切除为主的综合治疗预后最佳。对中晚期肿瘤单纯手术往往难获满意效果。单纯放疗，除少数对放射线特别敏感的鼻腔-鼻窦恶性肿瘤（如部分肉瘤、未分化癌等）外，效果更不如手术。本病总体的预后较差，鼻腔-鼻窦的解剖结构复杂，肿瘤的病理类型繁多，多数患者在就诊时肿瘤已有广泛浸润，目前国内没有统一的分类、分期标准及标准化治疗方案。

3.5.3.2 治疗路线图及分期治疗

（1）筛窦恶性肿瘤（参考 NCCN 2021）（见图 3-5-1）

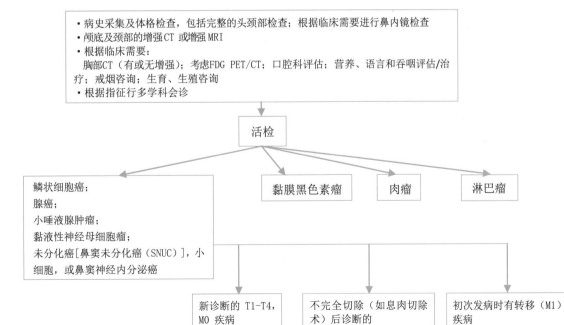

（接下页）

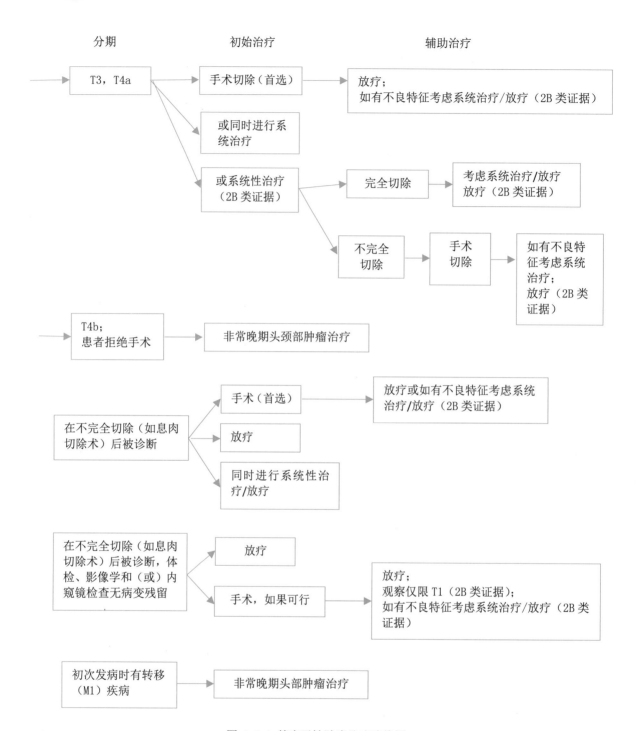

图 3-5-1 筛窦恶性肿瘤治疗路线图

（2）上颌窦恶性肿瘤（参考 NCCN 2021）（见图3-5-2）

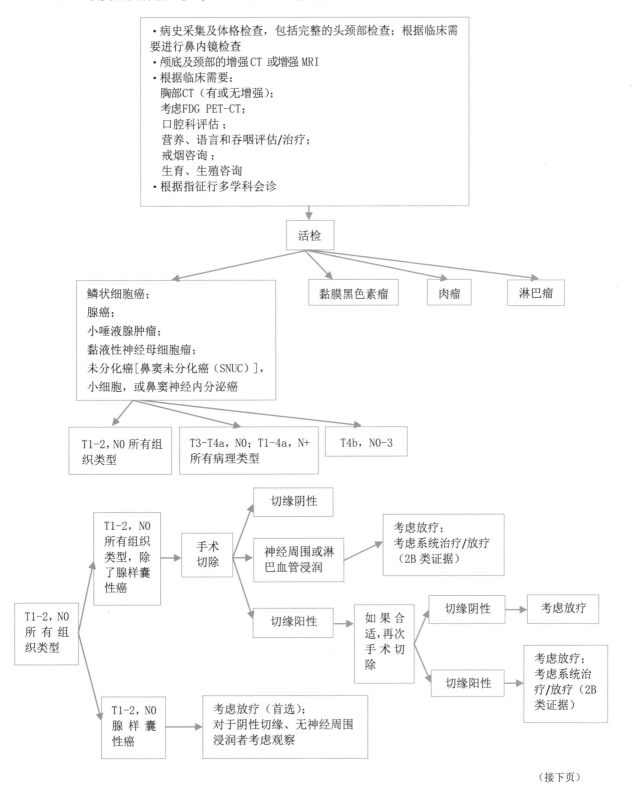

（接下页）

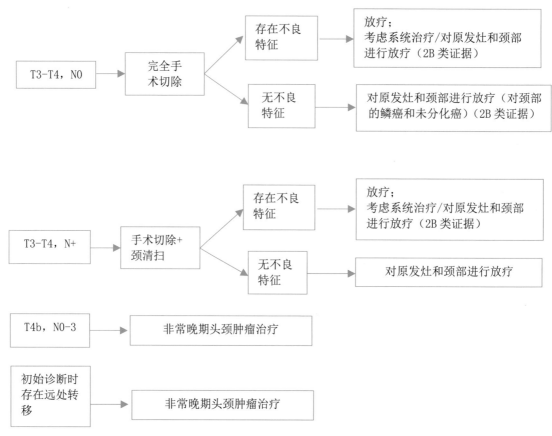

图 3-5-2　鼻腔-鼻窦恶性肿瘤治疗路线图

3.5.3.2　放疗原则

（1）根治性放疗：单纯放疗

单纯放疗的PTV（计划靶体积）如下。

1）高危：原发灶和受侵犯淋巴结（包括原发部位和高危组淋巴结中可能存在局部亚临床浸润的部位）

①剂量分割：66 Gy（2.2 Gy/次）至 70.0～70.2 Gy（1.8～2.0 Gy/次）；周一至周五每日 1 次，共 6～7 周。

②同步推量加速放疗：72 Gy/6 周（首日 2 Gy/次，然后 1.8 Gy/次；在治疗的最后 12 d，每天再追加 1.5 Gy 推量照射）；66～70 Gy（2.0 Gy/次，每周 6 次加速分割放疗）。

③超分割放射治疗：81.6 Gy/7 周（1.2 Gy/次，每日 2 次）。

2）低至中危：可疑亚临床扩散部位

44～50 Gy（2.0 Gy/次）至 54～63 Gy（1.6～1.8 Gy/次）。

（2）同步放化疗

PTV如下：

1）高危：通常70.0～70.2 Gy（1.8～2.0 Gy/次）；周一至周五，每日1次，共7周。

2）低至中危：44～50 Gy（2.0 Gy/次）至54～63 Gy（1.6～1.8 Gy/次）。

（3）术后放疗

放疗或同步系统治疗/放疗。

1）手术切除与术后放疗的间隔时间

首选≤6周。

2）PTV

①高危：不良特征，如切缘阳性。60～66 Gy（1.8～2.0 Gy/次），周一至周五，每日1次，共6.0～6.5周。

②低至中危：可疑亚临床扩散处。44～50 Gy（2.0 Gy/次）至54～63 Gy（1.6～1.8 Gy/次）。

对于上颌窦或副鼻窦/筛窦肿瘤，IMRT（首选）或三维适形放疗均作为推荐，以最大限度减少关键结构的受量。当基于光子的治疗不能满足正常组织受量限制的要求时，可以考虑行质子治疗。

3.5.4　随　访

随访包括如下内容：

（1）病史采集及体格检查（包括完整的头部和颈部检查，以及镜检和纤维光学检查）（参考NCCN2021）。

第1年：每1～3个月1次。

第2年：每2～6个月1次。

第3—5年：每4～8个月1次。

超过5年：每12个月1次。

（2）影像学检查。

（3）如果颈部受到照射，每6～12个月进行1次促甲状腺激素（TSH）检查。

（4）对口腔和暴露于大量口内放射治疗的部位进行口腔科评估。

（5）支持性护理和康复。根据临床需要进行：语言/听力和吞咽的评估和康复；营养评估和康复治疗，直到营养状况稳定为止；对抑郁症进行持续监测；戒烟和戒酒咨询。

（6）在1年内整合幸存者护理和护理计划，并有头颈部肿瘤专家的持续参与。

参考文献

王谈，吕静荣，向明亮. 鼻腔鼻窦恶性肿瘤的诊疗进展[J]. 国际耳鼻咽喉头颈外科杂志，2019，43（4）:220-224.

张娜，黄谦，崔顺九，等. 鼻腔鼻窦恶性肿瘤经鼻内镜手术治疗效果和生活质量评价[J]. 中华耳鼻咽喉头颈外科杂志，2020，55（1）:8.

Caudell J J, Gillison M L, Maghami E, et al. NCCN Guidelines® Insights: Head and Neck Cancers, Version 1. 2022[J]. J Natl Compr Canc Netw, 2022, 20（3）:224-234. DOI:10.6004/jnccn.2022. 0016. PMID:35276673.

Robin T P, Jones B L, Gordon O M, et al. A comprehensive comparative analysis of treatment modalities for sinonasal malignancies[J]. Cancer, 2017, 123 (16) :3040-3049. DOI: 10.1002/cncr.30686.

3.6 颞骨恶性肿瘤

颞骨恶性肿瘤（malignancy of the temporal bone）是指发生于颞骨的原发性或转移性恶性肿瘤。原发性颞骨恶性肿瘤可起源于外耳道、中耳、内耳等部位，最常见于外耳道。

3.6.1 流行病学

颞骨恶性肿瘤是一类罕见的原发于颞骨部及颞骨处转移癌的恶性肿瘤总称，发病率为（1～6）/100万，约占头颈部恶性肿瘤的 0.2%。我国尚无明确的流行病学统计数据。

3.6.2 诊 断

3.6.2.1 症状、体征

症状：听力损失、耳流脓、耳痛、面部无力或不对称、眩晕、头痛、吞咽困难、发音/构音困难等。早期常无特异性。

体征：耳道内溢液、耳道出血、耳道内新生物、皮肤溃疡、周围性面瘫、颈部淋巴结肿大、声带麻痹等。

3.6.2.2 检验

包括血常规、血型、尿常规、粪便常规、生化全套、凝血功能、肿瘤标志物等。

3.6.2.3 检查

包括听力检查、前庭功能检查、颞骨 CT 增强、颞骨 MR 增强、肺部 CT、涎腺及颈部淋巴结 B 超、DSA（球囊栓塞试验）、PET-CT 等。

3.6.2.4 病理诊断

最常见的病理类型为鳞状细胞癌，约占 80%，其他类型包括基底细胞癌、腺样囊性癌、腺癌、神经内分泌癌、血液性肿瘤等。

3.6.2.5 分期

暂无 AJCC 及 UICC 分期标准。较为广泛接受的改良版匹兹堡分期仅适用于外耳道鳞状细胞癌（见表 3-6-1）。

表 3-6-1 外耳道鳞状细胞癌改良版匹兹堡分期标准

分 期	描 述
T分期	
T1	局限于外耳道，不伴骨质破坏或软组织受累证据
T2	局限于外耳道，伴骨质破坏（非全层）或局限性软组织受累（<0.5 cm）
T3	侵犯突破骨性外耳道（全层），伴局限性软组织受累（<0.5 cm）或肿瘤累及中耳和/或乳突
T4	侵犯耳蜗、岩尖、中耳内壁、颈动脉管、颈静脉孔或硬脑膜；伴广泛性软组织受累（>0.5 cm，如颞下颌关节或茎突受累）；面瘫
N分期	
N0	无区域淋巴结受累
N1	单个转移性淋巴结，直径<3 cm
N2	
N2a	同侧单个转移性淋巴结，直径 3～6 cm
N2b	同侧多个转移性淋巴结
N2c	双侧或对侧转移性淋巴结
N3	转移性淋巴结直径>6 cm
总体分期	
I	T1 N0
II	T2 N0
III	T3 N0
IV	T4 N0，T1-4 N1-3

3.6.3 治 疗

3.6.3.1 治疗原则
采取手术为主的综合治疗，晚期患者以放化疗作为姑息治疗。推荐 MDT 制订个体化治疗方案。

3.6.3.2 治疗路线图
颞骨恶性肿瘤治疗路线见图 3-6-1。

颞骨恶性肿瘤的治疗缺乏高质量的临床研究结果，现有文献数据差异性较大。仅对常见的外耳道鳞状细胞癌的分期治疗给予相应治疗建议，其他部位及不同病理类型的恶性肿瘤尚无法给出较明确的治疗推荐（见表 3-6-2）。

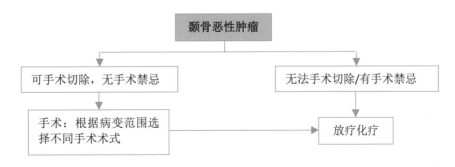

图 3-6-1 颞骨恶性肿瘤治疗路线图

表3-6-2　外耳道鳞状细胞癌分期治疗策略

肿瘤分期	治疗方案	5 年生存率
T1	颞骨外侧切除术，如切缘阳性行术后放疗	80%～100%
T2	颞骨外侧切除术，如肿瘤累及外耳道前壁骨膜，行腮腺浅叶切除，术后放疗	80%～100%
T3	颞骨次全切除术+腮腺浅叶切除术，术后放疗； 如淋巴结阳性行颈淋巴结清扫；如腮腺阳性行全腮腺切除	17%～73%
T4	肿瘤累及颅外颞下窝、皮肤、腮腺、岩骨和硬膜外扩展时，行颞骨次全切除术+全腮腺切除+颈淋巴结清扫，必要时行下颌骨髁状突切除或皮肤切除伴重建，术后放疗；脑膜或硬膜内受累：姑息治疗。岩斜区扩展不行颞骨全切除术	14%～54%

3.6.4　随　访

术后第1—2年，每隔3月随访；术后第3—5年，每隔6个月随访。复查项目包括颞骨增强CT及MR。早期患者每年复查胸部CT，晚期患者每年复查PET-CT。

参考文献

Bacciu A, Clemente I A, Piccirillo E, et al. Guidelines for treating temporal bone carcinoma based on long-term outcomes[J]. Otol Neurotol, 2013, 34（5）:898-907.

Gidley P W, DeMonte F. Temporal Bone Cancer[M]. Switzerland: Springer International Publishing, 2018.

Kuhel W I, Hume C R, Selesnick S H. Cancer of the external auditory canal and temporal bone[J]. Otolaryngol Clin North Am, 1996, 29（5）:827-852.

Moody S A, Hirsch B E, Myers E N. Squamous cell carcinoma of the external auditory canal: An evaluation of a staging system[J]. Am J Otol, 2000, 21（4）:582-588.

Prasad S C, D'Orazio F, Medina M, et al. State of the art in temporal bone malignancies[J]. Curr Opin Otolaryngol Head Neck Surg, 2014, 22（2）:154-165.

3.7　鼻咽癌

鼻咽癌（nasopharyngeal carcinoma）是一种起源于鼻咽黏膜下层的上皮性恶性肿瘤，其肿瘤好发于咽隐窝处。尽管鼻咽癌起源于和其他头颈部上皮肿瘤相似的细胞或组织谱系，但与其明显不同。

3.7.1　流行病学

鼻咽癌的发病率在全球范围内分布极不均匀，在中国南方、东南亚和北非报告的发病率最高（每

10万人中可达35例）。近几十年来，世界范围内鼻咽癌的发病率有所下降，其中南亚、东亚、北美和北欧地区的发病率大幅下降。以我国鼻咽癌流行地区广东为例，2000—2011年，广州市区男性和女性的平均发病率变化分别为-3%和-5%。根据国际癌症研究机构最新数据显示，2020年，我国鼻咽癌新发人数为62444人，病死人数为31413人，估计年龄标准化发病率为3.0，排在所有亚洲国家的第11位。

3.7.2 诊　断

3.7.2.1　症状、体征

鼻咽癌的临床症状和体征与受累的解剖区域有关。典型的侵犯路径遵循几个确定的方向：向前侵犯鼻腔、鼻窦和眼眶；向外侧进入腭帆提肌和腭肌张肌、咽旁间隙和颞下间隙；向上后方进入颅底、斜坡和颅内结构；向下延伸到口咽。

常见临床表现包括鼻出血、单侧鼻塞、传导性耳聋（7.1%）、脑神经麻痹（5.1%）（其中脑神经Ⅲ、Ⅴ、Ⅵ和Ⅻ最常受影响）和吞咽困难（3%）。另外常发生颈部淋巴结转移，约70%。因此，颈部肿块是患者就医的最常见症状，咽后淋巴结和Ⅱ区颈部淋巴结是最常累及的淋巴结。

3.7.2.2　检验

包括血浆或血清EBV DNA检测（包括治疗前和治疗后）；组织p16和HPV检测；血常规及生化检查。

3.7.2.3　检查

（1）鼻内镜或纤维喉镜

这是为诊断鼻咽癌首选检查，可在内镜下取病理检查明确诊断。纤维喉镜下结合窄带成像内镜（NBI）可了解黏膜累及范围。

（2）CT、MRI、^{18}F-FDG PET-CT及^{18}F-FDG PET-MRI评估肿瘤分期

其中MRI是确定局部和淋巴结肿瘤分期的最准确的方法；FDG-PET进一步提高了淋巴结分期的准确性，是检测远处转移的最佳影像学方法，至少在局部晚期中推荐使用。

（3）纯音听阈及声导抗检查

（4）口腔科、眼科及内分泌科专科检查

3.7.2.4　病理诊断

鼻咽癌的组织病理学分类见表3-7-1。

表3-7-1　鼻咽癌的组织病理学分类

组织学类型	ICD-O编码
非角质化鳞状细胞癌	8072/3
角质化鳞状细胞癌	8071/3
基底鳞状细胞癌	8083/3

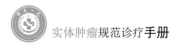

3.7.2.5 分期

（1）TNM 分期

参考 AJCC/UICC 第 8 版 鼻咽癌分期（见表 3-7-2）。

表 3-7-2　鼻咽癌 TNM 分期

原发性肿瘤（T）	
Tx	原发性肿瘤无法评估
T0	未发现肿瘤，但有 EBV 阳性和颈部淋巴结受累
Tis	原位癌
T1	局限于鼻咽或延伸至口咽和（或）鼻腔而不累及咽旁的肿瘤
T2	咽旁间隙受累，邻近软组织受累（翼内肌、翼外肌、椎前肌）
T3	侵犯骨质（颅底、颈椎）和（或）鼻窦
T4	侵犯颅内、颅神经、下咽、眼眶，广泛软组织受累（翼状肌外侧、腮腺）
区域淋巴结（N）	
Tx	区域淋巴结无法评估
N0	无区域淋巴结转移
N1	单侧颈、单侧或双侧咽后淋巴结，环状软骨后上方淋巴结直径≤6 cm
N2	双侧淋巴结转移，最大径≤6 cm，位于环状软骨上方
N3a	淋巴结直径>6 cm 及（或）环状软骨尾缘以下（不论左右侧）
N3b	锁骨上窝（第 7 版）
远处转移（M）	
M0	没有远处转移
M1	远处转移

（2）临床分期

参考 AJCC/UICC 第 8 版 鼻咽癌分期（见表 3-7-3）。

表 3-7-3　鼻咽癌临床分期

临床分期	
I	T1 N0 M0
II	T2 N0-1 M0，T0-1 N1 M0
III	T3 N0-2 M0，T0-2 N2 M0
IVA	T4 或 N3 M0
IVB	任何 T，任何 N，M1
IVC	（第8版无）

3.7.3　治　疗

3.7.3.1 治疗原则

放疗（RT）是目前治疗鼻咽癌的主要手段。调强放疗（IMRT）是鼻咽癌治疗中的一个重要里程碑，与传统的 RT 技术相比，可提供更佳的疗效和更少严重的晚期效应。针对晚期鼻咽癌患者的最佳治疗方案应进行多学科团队讨论后制订个性化的治疗。

3.7.3.2　治疗路线图

鼻咽癌治疗流程见图 3-7-1。

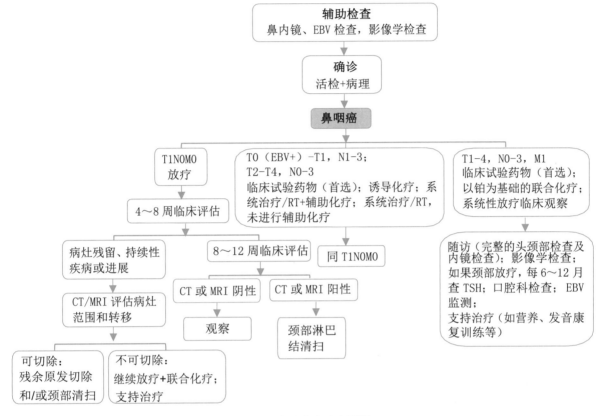

图 3-7-1　鼻咽癌治疗流程图

3.7.3.3　放疗原则

（1）单独放疗适用于T1、N0或不符合化疗条件的患者

1）高危：原发肿瘤和累及淋巴结

70.0～70.2 Gy（1.8～2.0 Gy/次），周一至周五，持续 6～7 周；69.96 Gy（2.12 Gy/次），周一至周五，持续6～7 周。

2）低至中度危险：怀疑亚临床传播的部位

44～50 Gy（2.0 Gy/次）至 54～63 Gy（1.6～1.8 Gy/次）。

（2）系统性放疗

1）高危

70～70.2 Gy（1.8～2.0 Gy/次），周一至周五，持续 7 周。

2）低至中度危险

44～50 Gy（2.0 Gy/次）至 54～63 Gy（1.6～1.8 Gy/次）。

3.7.3.4　系统性治疗

（1）序贯化疗

1）首选治疗方案

①吉西他滨/顺铂；②多烯紫杉醇/顺铂/5-氟尿嘧啶。

2）其他推荐方案

①顺铂/5-氟尿嘧啶；②顺铂/表柔比星/紫杉醇；③多烯紫杉醇/顺铂。

（2）同步放化疗+序贯化疗

1）首选治疗方案

顺铂+放疗后应用顺铂/5-氟尿嘧啶。

2）其他推荐方案：

①顺铂+放疗后应用卡铂/5-氟尿嘧啶；②顺铂+放疗。

（3）复发性、肿瘤不可切除或远处转移

1）首选治疗方案

吉西他滨/顺铂。

2）其他推荐方案

①顺铂/5-氟尿嘧啶；②顺铂或卡铂/多烯紫杉醇或紫杉醇；③卡铂/西妥昔单抗；④吉西他滨/卡铂。

3）免疫疗法

各类免疫检查点抑制剂。

3.7.4 随 访

鼻咽癌随访指南见表3-7-4。

表 3-7-4 鼻咽癌随访指南

随访内容	频率
影像学检查	放疗后3个月，然后每6个月，直到第 3 年（针对T2～T4 疾病） MRI 或 PET-CT 或 PET-MRI
鼻腔检查	第1年每 3 个月进行1次鼻内镜检查，第2年和第3年每 6 个月进行1次，5 年以后每年进行1次
血浆EBV DNA	放疗后 1～4 周，然后每年1次
甲状腺和垂体评估	每年甲状腺功能检查1次 如有症状/体征时行垂体功能检查

参考文献

Chen Y P, Chan A T C, Le Q T, et al. Nasopharyngeal carcinoma[J]. The Lancet, 2019, 394:64-80. DOI:10.1016/s0140-6736（19）30956-0.

Bray F, Ferlay J, Soerjomataram I, et al. Global cancer statistics 2018: GLOBOCAN estimates of incidence and mortality worldwide for 36 cancers in 185 countries[J]. CA: A Cancer Journal for Clinicians, 2018, 68:394-424. DOI:10.3322/ caac.21492.

El-Naggar A K, Chan J K C, Grandis J R, et al. WHO Classification of Head and Neck Tumours. WHO Classification of Tumours. 4th Edition, Volume 9[M]. Lyon: IARC Publications, 2017.

Estimated Age-Standardized Incidence Rates（World）in 2020, Nasopharynx, Both Sexes, All Ages. https://gco.iarc.fr/today/home.

Li K, Lin G Z, Shen J C, et al. Time trends of nasopharyngeal carcinoma in urban Guangzhou over a 12-year period（2000-2011）: Declines in both incidence and mortality[J]. Asian Pacific Journal of Cancer Prevention: APJCP, 2014, 15:9899-9903. DOI:10.7314/apjcp. 2014.15.22.9899.

3.8　甲状腺癌

甲状腺癌（thyroid cancer）是最常见的内分泌恶性肿瘤，近30年来发病率快速上升，成为发病率增长最快的恶性肿瘤之一。绝大部分甲状腺癌起源于甲状腺滤泡上皮细胞，分化良好，又称为分化型甲状腺癌（DTC）。其他甲状腺癌包括甲状腺髓样癌、未分化癌等。甲状腺未分化癌较为罕见，但侵袭性强，预后差。甲状腺癌的治疗主要采取外科手术为主的多学科综合治疗协作模式。

3.8.1　流行病学

近年来，全球范围内甲状腺癌的发病率增长迅速。2020年，全球新发甲状腺癌病例数约为586202例，在所有癌症中位居第9位，女性年发病率为10.1/10万，是男性的3倍。我国甲状腺癌的发病率亦快速增长，2019年，国家癌症中心根据2015年全国肿瘤流行情况测算出我国甲状腺癌发病数为20.1万，年发病率为14.6/10万，在所有恶性肿瘤中位居第7位，在女性恶性肿瘤中位居第4位，男女发病比例约为1:3.2。甲状腺癌总体死亡率较低，但仍处于增长态势。2020年，全球报告女性和男性的死亡率分别为0.5/10万和0.3/10万。2015年，我国甲状腺癌死亡率为0.48/10万，5年生存率为84.3%，与美国（98.7%）等发达国家相比仍存在差距。

甲状腺癌的发病机制尚不明确，甲状腺恶性肿瘤的发生发展与基因调控、电离辐射、遗传因素、碘摄入量、激素水平等因素有关。目前认为，甲状腺癌发生的危险因素包括：①头颈部放射线接触史或全身放射治疗史；②甲状腺癌家族史；③多发性内分泌腺瘤病2型（MEN2型）、家族性多发性息肉病、某些与甲状腺癌相关的综合征（如Cowden综合征、Carney综合征、Gardner综合征等）。

3.8.2　诊　断

3.8.2.1　临床表现及体征

大多数早期甲状腺癌无明显临床症状，晚期可因侵犯周围组织出现声音嘶哑、呼吸和（或）吞咽困难等情况。侵及气管食管内，引起气管及上消化道出血；侵犯或压迫颈交感神经节，产生Horner综合征；侵犯或压迫颈丛浅支时，可有耳、枕、肩等处的疼痛。髓样癌除有上述症状外，可产生5-羟色胺和降钙素，出现腹泻、心悸、脸面潮红和血钙降低等症状。未分化癌上述症状发展迅速，可引起重度呼吸困难等并发症，发现时大多已有周围组织侵犯和远处转移。

3.8.2.2　实验室检查

（1）甲状腺激素、甲状腺自身抗体等

所有的甲状腺结节患者均应检测血清促甲状腺激素（TSH）水平。在进行 TSH 抑制治疗的甲状腺癌患者中，也需要定期检测 TSH 水平，并根据检测结果调整左甲状腺素（levo-thyroxine，L-T4）剂量。L-T4 最终剂量的确定有赖于血清 TSH 的监测。DTC 患者中，因受到甲状腺球蛋白抗体（TgAb）水平的影响，每次测定血清 Tg 时应同时检测 TgAb。

（2）甲状腺球蛋白（Tg）

Tg 是评估分化型甲状腺癌术后复发的相对可靠指标，术后血清 Tg 水平呈持续升高趋势者，应考虑甲状腺组织或肿瘤生长，需结合颈部超声等其他检查进一步评估。但血清 Tg 水平不能鉴别甲状腺结节的良恶性。Tg 和 TgAb 两者同时检测可作为初始临床状态及血清学指标基线的评估指标。对超声难以确定良恶性的甲状腺结节，测定穿刺洗脱液（包括囊实性结节的囊液）的 Tg 水平，可有助于提高确诊率；淋巴结穿刺洗脱液的 Tg 水平测定，可提高诊断 DTC 转移的灵敏度。

（3）降钙素（Ctn）和癌胚抗原（CEA）

由甲状腺滤泡旁细胞分泌＞100 pg/mL 提示甲状腺髓样癌（MTC）。联合癌胚抗原检测有助于 MTC 诊断、术后复发监测管理、预后预测等。

3.8.2.3　影像学检查及核素扫描

（1）超声检查

高分辨率超声检查是评估甲状腺结节的首选方法，可以证实甲状腺结节存在与否，并确定甲状腺结节的性质。对触诊或在其他检查中怀疑"甲状腺结节"的，均应行颈部超声检查。甲状腺结节恶性征象包括：实性、低回声或极低回声、微小钙化、边缘不规则、纵横比＞1。对甲状腺结节及淋巴结的鉴别能力与超声医师的临床经验相关，可参考 2020 版甲状腺影像报告与数据系统（TI-RADS）分类标准（见表 3-8-1～表 3-8-2）。

（2）超声引导下经皮细针穿刺（FNAB）

对于 B 超发现的可疑恶变的甲状腺结节，可采用该方法进行细胞学检查，主要用于甲状腺结节的术前早期诊断，以及术后复发灶的鉴别诊断。但对于滤泡状癌，细胞学的诊断目前仍无法明确。

表 3-8-1　2020 版甲状腺影像报告与数据系统（TI-RADS）分类标准

TI-RADS 分类系统	描述
1 类	无结节，不赋分
2 类	有结节，恶性可能 0
3 类	结节恶性可能＜2%
4A 类	低度可疑恶性，2%～10%
4B 类	中度可疑恶性，10%～50%
4C 类	高度可疑恶性，50%～90%
5 类	高度提示恶性，＞90%
6 类	活检证实的恶性结节

表 3-8-2　2017 年版甲状腺细胞病理学 Bethesda 报告系统细胞学诊断分类

类别	恶性风险度（%）	
	NIFTP 视作癌	NIFTP 不视作癌
Ⅰ类：不能诊断/不满意* 　囊液标本； 　上皮细胞量少； 　其他（如血多遮挡细胞、细胞过度干燥等）	5～10	5～10
Ⅱ类：良性 　符合良性滤泡结节（包括腺瘤样结节和胶质结节等）； 　符合桥本甲状腺炎； 　符合亚急性甲状腺炎； 　其他	0～3	0～3
Ⅲ类：意义不明的非典型细胞/意义不明的滤泡性病变*	10～30	6～18
Ⅳ类：滤泡性肿瘤/可疑滤泡性肿瘤*（如果是嗜酸细胞肿瘤，需要注明）	25～40	10～40
Ⅴ类：可疑恶性 　可疑甲状腺乳头状癌； 　可疑甲状腺髓样癌； 　可疑转移性癌； 　可疑淋巴瘤； 　其他	50～75	45～60
Ⅵ类：恶性 　甲状腺乳头状癌； 甲状腺低分化癌； 甲状腺髓样癌； 甲状腺未分化癌； 鳞状细胞癌； 混合成分的癌（注明具体成分）； 转移性恶性肿瘤； 非霍奇金淋巴瘤； 其他	97～99	94～96

*：两个名词意义相同，每家医疗机构内部应在其报告中统一使用其中一个名词。

（3）甲状腺核素扫描（ECT）

甲状腺核素扫描仅适用于直径＞1 cm 的甲状腺结节。当患者有单个（或多个）结节伴有血清 TSH 水平降低时，应当行 ^{131}I 或 ^{99}mTc 核素显像，判断该结节是否存在自主摄取功能。

（4）其他检查

CT 和 MRI 在评估甲状腺结节良恶性方面不优于超声；不建议将 CT、MRI 和 ^{18}F-FDG PET 作为评估甲状腺结节良恶性的常规检查。对于拟行手术治疗的甲状腺癌，术前行颈部增强 CT 或 MRI 检查，可较好显示结节与周围解剖结构的关系，能评估肿瘤侵犯情况，寻找可疑淋巴结，协助制订手术方案。PET-CT 在评估 DTC 淋巴结转移方面灵敏度低，特异性高，但较 US 和 CT 无明显优势。对于怀疑有消化道和呼吸道侵犯的患者，术前应行内窥镜检查。

3.8.2.4　病理分型

（1）甲状腺乳头状癌

这是最常见的分化型甲状腺癌，约占甲状腺癌总数的 90%，预后较好。

（2）甲状腺滤泡状癌

甲状腺滤泡状癌占甲状腺癌总数的 5%～10%，且有侵犯血管倾向，预后不如乳头状癌。Hürthle 癌（嗜酸性细胞癌）是一类特殊类型的滤泡状腺癌，预后较常规的甲状腺滤泡状腺癌差。

（3）甲状腺髓样癌

甲状腺髓样癌比较少见，占甲状腺癌总数的 1%～5%，发生于滤泡旁细胞（C 细胞），可分泌降钙素，可有颈淋巴结转移和血运转移。70%的甲状腺髓样癌为散发病例，约 30%的甲状腺髓样癌有家族聚集性，呈常染色体显性遗传。

（4）甲状腺未分化癌

甲状腺未分化癌罕见，占比小于 1%，多见于老年人，病情发展迅速，高度恶性，预后很差，平均存活 3～6 个月，一年存活率仅 5%～10%。

（5）特殊类型

有一些原发于甲状腺的少见类型恶性肿瘤，如淋巴瘤、鳞状细胞癌等。甲状腺肉瘤、继发性甲状腺恶性肿瘤等在临床中少见，多为零星个案报道。

3.8.2.5　分期

（1）TNM 分期

目前最常使用的肿瘤术后分期系统是美国癌症联合委员会（AJCC）与国际抗癌联盟（UICC）联合制订的 TNM 分期，这是基于病理学参数（pTNM）和年龄的分期体系，主要用于癌症相关死亡风险的评估。此处采用 AJCC 第 8 版 甲状腺癌 TNM 分期系统（见表 3-8-3～表 3-8-4）。

表 3-8-3　甲状腺癌 TNM 定义（根据 AJCC 第 8 版分期）

分类	定义
原发病灶（T）	
Tx	原发肿瘤灶无法评估
T0	无原发肿瘤灶证据
T1	肿瘤最大直径≤2 cm 且局限于甲状腺内
T1a	肿瘤最大直径≤1 m 且局限于甲状腺内
T1b	1 cm＜肿瘤最大直径≤2 cm 且局限于甲状腺内
T2	2 cm＜肿瘤最大直径≤4 cm 且局限于甲状腺内
T3	肿瘤最大直径＞4 cm 且局限于甲状腺内，或任意大小肿瘤出现肉眼可见的甲状腺外侵犯且只侵犯带状肌群
T3a	肿瘤最大直径＞4 cm 且局限于甲状腺内
T3b	任意大小肿瘤，伴有肉眼可见的甲状腺外侵犯且只侵犯带状肌群（胸骨舌骨肌、胸骨甲状肌、甲状舌骨肌或肩胛舌骨肌）
T4	肉眼可见的腺体外侵犯且范围超出带状肌群
T4a	任何大小的肿瘤，伴有肉眼可见甲状腺外侵犯累及皮下软组织、喉、气管、食管或喉返神经
T4b	任何大小的肿瘤，伴肉眼可见甲状腺外侵犯累及椎前筋膜或包绕颈动脉或纵隔血管

分类	定义
区域淋巴结（N）	
Nx	区域淋巴结无法评估
N0	无区域淋巴结转移
N0a	细胞学或组织学病理证实一个或多个淋巴结均为良性
N0b	无区域淋巴结转移的放射学或临床证据
N1	区域淋巴结转移
N1a	Ⅵ和Ⅶ区淋巴结转移（气管前、气管旁、喉前/Delphian 淋巴结、上纵隔淋巴结），可为单侧或双侧病变
N1b	单侧、双侧或者对侧的侧颈部淋巴结转移（Ⅰ、Ⅱ、Ⅲ、Ⅳ或Ⅴ区）或咽后淋巴结
远处转移（M）	
M0	无远处转移
M1	伴有远处转移

表 3-8-4　甲状腺癌 TNM 分期（根据 AJCC 第 8 版分期）

分化型甲状腺癌			
分期	T	N	M
年龄＜55 岁			
Ⅰ	任何 T	任何 N	M0
Ⅱ	任何 T	任何 N	M1
年龄≥55 岁			
Ⅰ	T1、T2	N0、Nx	M0
Ⅱ	T1、T2	N1a	M0
	T3a/T3b	任何 N	M0
Ⅲ	T4a	任何 N	M0
ⅣA	T4b	任何 N	M0
ⅣB	任何 T	任何 N	M1
甲状腺髓样癌			
分期	T	N	M
Ⅰ	T1	N0	M0
Ⅱ	T2	N0	M0
	T3	N0	M0
Ⅲ	T1~T3	N1a	M0
ⅣA	T4a	任何 N	M0
ⅣB	T1~T3	N1b	M0
ⅣC	T4	N0	M0
	任何 T	任何 N	M1
甲状腺未分化癌			
分期	T	N	M
ⅣA	T1~T3a	N0/Nx	M0
ⅣB	T1~T3a	N1	M0
	T3b	任何 N	M0
	T4	任何 N	M0
ⅣC	任何 T	任何 N	M1

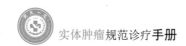

（2）分化型甲状腺癌复发风险度分层（见表 3-8-5）

2009 年，美国甲状腺学会（ATA）根据手术获得的临床病理特征，提出了初始复发风险分层，为指导术后的临床决策起到了重要作用。随着对 DTC 疾病特点的认识不断加深，2015 年，ATA 对初始复发风险的划分进行了更新和调整。

表 3-8-5 DTC 的初始复发风险分层

复发风险分层	定　义
低危	
PTC	满足以下所有要点： 无局部或远处转移；所有肉眼可见的肿瘤均被切除；无肿瘤侵犯到甲状腺外组织；原发灶非侵袭性病理亚型（高细胞、钉状细胞、柱状细胞癌等）；如果给予 RAI 治疗，治疗后显像无甲状腺外碘摄取；无血管侵犯；临床 cN0，或者 5 个及以下微小淋巴结（<2 mm）pN1
FTC	腺内型、分化良好的侵及包膜的 FTC，无或仅有少量（不多于 4 处）血管侵犯
中危	
所有 DTC	满足以下任一要点： 原发灶向甲状腺外微小侵犯；首次 RAI 治疗后显像提示颈部摄碘灶；侵袭性病理亚型；伴血管侵袭的 PTC；cN1 或 5 个以上微小淋巴结（最大直径均<3 cm）pN1
高危	
所有 DTC	满足以下任一要点： 原发灶向甲状腺外肉眼侵袭；原发灶未能完整切除；有远处转移；术后血清 Tg 提示有远处转移；pN1 中任何一个转移淋巴结直径 3 cm 及以上；伴广泛血管侵袭（>4 处）的 FTC；如对病种进行多基因检测，结果提示病种携带某些高危突变组合，如 *BRAF V600E/RAS* 合并 *TERT* 变异、*RAS* 合并 *EIF1AX* 变异等

3.8.3　治　疗

3.8.3.1　治疗原则

手术治疗是各类型甲状腺癌的首选治疗方法，术后辅助 [131]I 治疗、TSH 抑制治疗等可减少分化型甲状腺癌的复发和（或）转移，改善预后，但对甲状腺髓样癌及未分化癌无效。放射线外照射治疗对于甲状腺癌的治疗效果存在争议。近年来出现的针对难治性甲状腺癌、[131]I 抵抗的甲状腺癌、复发性甲状腺癌以及甲状腺髓样癌的分子靶向治疗，效果显著。

3.8.3.2　甲状腺结节诊疗思路

甲状腺结节诊疗思路见图 3-8-1。

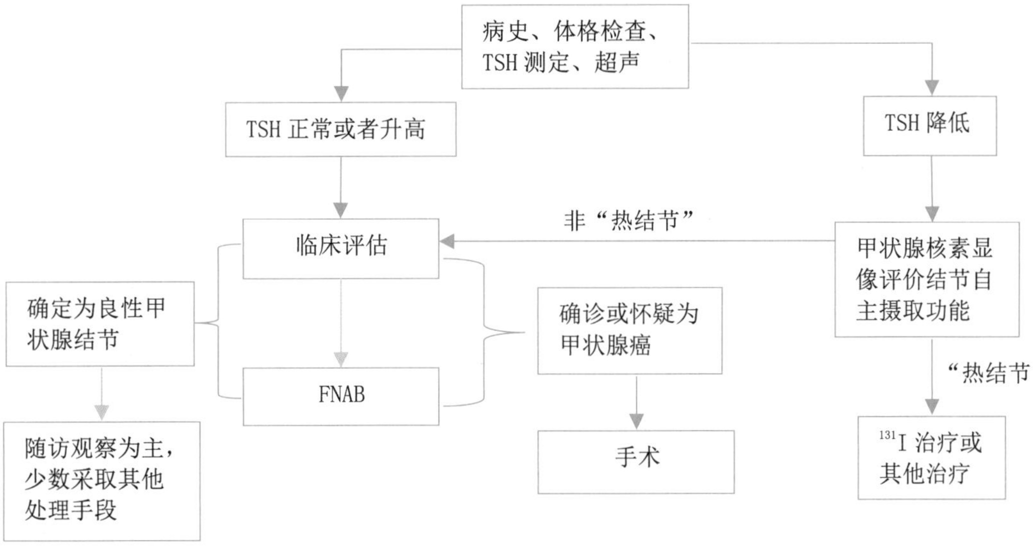

图 3-8-1　甲状腺结节诊疗思路

3.8.3.3　治疗方法

（1）手术治疗

1）分化型甲状腺癌（见表3-8-6）

分化型甲状腺癌的手术方式目前仍有分歧，能否完全切除是影响预后的重要因素。对于位于峡部的肿瘤，肿瘤较小者可行扩大峡部切除，肿瘤较大或伴有淋巴结转移者可考虑全甲状腺切除。T4b 病变很难完全切净，预后不佳，手术风险较大，术后并发症较多；是否手术治疗需要仔细评估病情，重点考虑患者能否从手术中获益。有时姑息性的治疗是必须的，例如切开气管缓解呼吸困难等。

表 3-8-6　分化型甲状腺癌术中手术范围的选择

分类		手术范围	
甲状腺乳头状癌	肿瘤直径≤1 cm	甲状腺全切	远处转移和（或）临床上明确的淋巴结转移； 考虑术后需行核素治疗
		患侧腺叶+峡部切除	满足全部条件： 单个肿瘤病灶；无远处转移；无临床发现的淋巴结转移；无腺体外侵犯；无既往头颈部放射线暴露史
	肿瘤直径＞1 cm	甲状腺全切	如有任一一条： 有远处转移；明显的腺体外侵犯；肿瘤直径大于 4 cm；临床上有明确的淋巴结转移；分化差的病理亚型；有既往头颈部放射线暴露史
		患侧腺叶+峡部切除	满足全部条件： 无既往头颈部放射线暴露史；无远处转移；无临床发现的淋巴结转移；无腺体外侵犯；肿瘤直径＜4 cm
甲状腺滤泡状癌		甲状腺全切	弥漫浸润型； 包裹性血管浸润型（4 个或更多部位血管浸润）； 有转移者； 肿瘤直径大于 4 cm
		患侧腺叶+峡部切除	微小浸润型； 包裹性血管浸润型（少于 4 个部位血管浸润）

对于中央区淋巴结（Ⅵ区），cN1a患者应清扫患侧中央区。如果为单侧病变，中央区清扫范围建议包括患侧气管食管沟、气管前及喉前区。对于cN0的患者，如有高危因素（如T3～T4病变、多灶癌、家族史、幼年电离辐射接触史等），可考虑行中央区清扫。对于cN0低危患者，可个体化处理。右侧需特别注意喉返神经所在水平深面的淋巴脂肪组织。需要注意保护喉返神经，同时尽可能保护甲状旁腺及其血供，如无法原位保留甲状旁腺则应行自体移植。

DTC 侧颈部淋巴结转移最多见于患侧Ⅲ、Ⅳ区，其次为Ⅱ区、Ⅴ区，Ⅰ区较少见。侧颈淋巴结清扫建议行治疗性清扫，即术前评估或术中冰冻证实为 N1b 时行侧颈清扫。建议侧颈清扫的范围包括Ⅱ、Ⅲ、Ⅳ、ⅤB 区，最小范围是ⅡA、Ⅲ、Ⅳ区。Ⅰ区不需要常规清扫。现一般行改良性颈侧区淋巴结清扫术，即保留胸锁乳突肌、颈内静脉和副神经，并尽量保留颈部其他神经或血管以提高患者生活质量。

2）甲状腺髓样癌

对于MTC，建议行全甲状腺切除。如为腺叶切除后确诊的MTC，建议补充甲状腺全切除。个别情况下，偶然发现的微小病灶MTC腺叶切除后，也可考虑密切观察。MTC较易出现颈部淋巴结转移，大部分患者就诊时已伴有淋巴结转移，切除原发灶同时还需行颈部淋巴结清扫术（中央区或颈侧区），清扫范围除临床评估外，还需参考血清降钙素水平。MTC的手术治疗宜比DTC手术略激进一些，追求彻底切除。

3）甲状腺未分化癌

少数未分化癌患者就诊时肿瘤较小，可能有手术机会。多数未分化癌患者就诊时颈部肿物已较大，且病情进展迅速，无手术机会。肿瘤压迫气管引起呼吸困难时，在尽可能减瘤后，行气管切开术。

（2）TSH 抑制治疗（见表 3-8-7～表 3-8-9）

DTC 术后 TSH 抑制治疗，是指手术后应用甲状腺激素将 TSH 抑制在正常低限或低限以下，甚至检测不到的程度，一方面补充 DTC 患者所缺乏的甲状腺激素，另一方面抑制 DTC 细胞生长。TSH 抑制水平与 DTC 的复发、转移和癌症相关死亡的关系密切。但长期使用超生理剂量甲状腺激素，会造成亚临床甲亢，特别是 TSH 需长期维持在很低水平（<0.1 mU/L）时，包括心血管疾病、心房颤动、骨质疏松症、骨折等多种不良事件的风险显著增高，在老年人和绝经后妇女中最为明显。TSH 抑制治疗最佳目标值应满足：既能降低 DTC 的复发、转移率和相关死亡率，又能减少外源性亚临床甲亢导致的副作用，提高患者生活质量。参照 2015 年 ATA 指南的更新，根据 DTC 的初始复发风险、抑制治疗副作用风险和患者对治疗的反应分层（即动态风险评估），个体化调整 TSH 抑制治疗目标建议在 DTC 患者的初治期（术后 1 年内）和随访期中，设立相应的 TSH 抑制治疗目标。

表 3-8-7　DTC 术后初治期（术后 1 年内）的 TSH 抑制治疗目标

单位：mU/L

	DTC 的初始复发风险分层				
	高危	中危	低危		
			低值 Tg	检测不到 Tg	腺叶切除
无需进行 TSH 抑制治疗的副作用风险分层	<0.1	0.1～0.5	0.1～0.5	0.5～2.0	0.5～2.0

表 3-8-8　DTC 术后随访期（术后 1 年后）的 TSH 抑制治疗目标

单位：mU/L

TSH 抑制治疗的副作用风险	DTC 的治疗反应分层　（动态风险评估）			
	良好反应*	不确定反应	生化反应不完全	结构反应不完全
无风险或未知风险	0.5～2.0	0.1～0.5	<0.1	<0.1
有低度风险	0.5～2.0	0.1～0.5	0.1～0.5	<0.1
有中度风险	0.5～2.0	0.5～2.0	0.1～0.5	<0.1
有高度风险	0.5～2.0	0.5～2.0	0.5～2.0	0.1～0.5

*：初始复发风险为高危的 DTC 患者，如果治疗反应良好，可将 TSH 控制于 0.1～0.5 mU/L，持续 5 年，再按照本表格调整 TSH 抑制治疗目标。

表 3-8-9　TSH 抑制治疗不良反应及处理

不良反应	推　荐
分类及处置	长期 TSH 抑制治疗，会造成亚临床甲亢，有诱发心律失常、骨质疏松、病理性骨折等不良反应的风险，应在启动 TSH 抑制前评估基础心血管、骨健康
	存在心动过速、房颤等，抑制治疗之前需接受β受体阻滞剂治疗，并在心血管科接受专科随诊和处置，质疏松症（OP）患者需接受抗（OP）治疗
	如存在神经精神系统不良反应，根据患者情况调整治疗方案
根据不良反应分层的 TSH 抑制目标	结合患者对治疗反应的动态评估和 TSH 抑制治疗副作用，调整 TSH 目标

（3）放射性核素治疗（^{131}I 治疗）

术后无明确肿瘤残留或转移，但基于患者手术病理特征及诊断性 ^{131}I 全身扫描，高度怀疑局部复发或残存病灶的 DTC 患者，适合行 ^{131}I 治疗，包括疾病复发风险中、高危患者，也适用于高血清 Tg 水平但影像学为阴性或临床可疑肿瘤残留者。根据治疗目的可分为清甲、辅助以及清灶治疗 3 个层次（见表 3-8-10）。根据 TNM 分期、术中所见、术后血清学及影像学的综合分析，做出不同治疗目的的选择。

表 3-8-10　DTC ^{131}I 治疗的适应证

治疗目的	I 级推荐	II 级推荐	III 级推荐
清甲治疗	需要进行疾病的长期随访及肿瘤复发监测的中高危患者（1B 类证据）		需进行疾病的长期随访及肿瘤复发监测的低危 DTC 患者（2B 类证据）； 需进行疾病的长期随访及肿瘤复发监测的甲状腺大部切除术后（2B 类证据）
辅助治疗	DTC 术后复发风险高危患者（1B 类证据）； 高甲状腺球蛋白血症，影像学检查未发现病灶者（2A 类证据）		DTC 术后复发风险中危患者（2B 类证据）； ^{131}I 治疗后血清 Tg 水平减低，可再次 ^{131}I 治疗（2B 类证据）
清灶治疗	具有摄碘性 DTC 转移或复发病灶患者（1B 类证据）		

DTC ^{131}I 治疗禁忌证：①妊娠期和哺乳期妇女；②计划 6 个月内妊娠者；③手术切口未完全愈合者。

DTC 术后均应进行 AJCC/UICC 分期预测死亡风险，还需评估复发风险，根据患者术后疾病状态决定下一步治疗方案（^{131}I、再次手术、外放疗、系统治疗等）。对复发风险低危的患者，原则上不推荐 ^{131}I 治疗，因为大部分研究认为低危患者 ^{131}I 治疗并不能取得更好的预后。不推荐 ps-Tg≤1 μg/L 及颈部超声无病灶存在征象的低危患者行 ^{131}I 治疗。大多数未行 ^{131}I 治疗的低危患者可维持轻度 TSH 抑制治疗，定期随访监测。若随访过程发现疾病存在证据、ps-Tg 可疑升高，可考虑行 ^{131}I 治疗。为便于随访监测 Tg 及发现隐匿的转移灶，需及时进行临床再分期，以指导后续的治疗决策是否考虑行 ^{131}I 清甲。

对复发风险高危的患者，^{131}I 治疗是改善预后的重要手段之一。推荐对肉眼可见甲状腺外浸润、癌灶未完全切除或高危复发风险 DTC 患者行 ^{131}I 辅助治疗。对复发风险中危的患者是否行 ^{131}I 辅助治疗尚存争议。研究显示，对于>45 岁且肿瘤直径>4 cm 或伴有颈部、纵隔淋巴结转移的中危患者，^{131}I 治疗可降低复发，改善总体预后。也有研究显示，^{131}I 治疗对<45 岁、伴有甲状腺外微小浸润但无淋巴结转移且癌灶较小的低侵袭性中危患者的复发和总体生存率（overall survival，OS）均无明显影响。是否施行 ^{131}I 需评估患者年龄、肿瘤大小、淋巴结转移数目、直径及结外侵犯，以及组织病理类型、脉管侵犯。对于高侵袭性组织学类型的中危患者，^{131}I 治疗的 OS 能得到明显改善。FTC 患者血管侵犯易复发，具有较高的远处转移风险，因此，对于除无血管侵犯的微小侵袭性之外的所有 FTC 患者均应行 ^{131}I 治疗。出现不能解释的高血清 Tg 水平也是危险因素之一，应警惕可能存在目前影像学无法探测或显示的微小癌灶或隐匿癌灶。^{131}I 治疗后，血清 Tg 阳性、^{131}I-WBS 阴性而无其他影像结构异常，这在动态疗效评估中属于生化反应不完全，此类患者中约 30%自然转归为无瘤生存状态，20%过治疗后转归为无瘤状态，但有 20%发展为结构性病变。未发现结构病灶而进行的治疗称为经验性治疗。如 Rx-WBS 发现责任病灶或 Tg 降低，则根据治疗后疗效评估决定是否继续 ^{131}I 治疗。如 Rx-WBS 阴性，则建议 TSH 抑制治疗并积极监测 Tg 动态变化；如 Tg 逐渐下降或保持稳定，仍可考虑再次行 ^{131}I 治疗并继续随访；如 Tg 进行性升高，则推荐再次行影像学评估，寻找责任病灶并决定后续治疗方案。^{18}F-FDG PET-CT 或 MRI 显像有助于寻找血清 Tg 阳性、^{131}I 全身显像阴性时异常病灶。

儿童及青少年 DTC 放射性 ^{131}I 治疗不推荐以单纯清甲为目的治疗。清灶是 RAI 治疗的主要目的，清灶治疗的指征与成人基本相同。肿瘤较大明显侵犯（分期为 T3/T4）或伴有广泛颈部淋巴结转移者（N1a/N1b），也可考虑常规行 ^{131}I 辅助治疗，以减少疾病复发和转移风险。

根据 TNM 分期对 DTC 患者是否 ^{131}I 治疗的推荐见表 3-8-11。

表 3-8-11　根据 TNM 分期对 DTC 患者是否 ^{131}I 治疗的推荐

TNM 分期	肿瘤大小	是否 ^{131}I 治疗
T1a, N0/Nx, M0/Mx（低危）	≤1 cm（单灶或多灶）	否
T1b/T2, N0/Nx, M0/Mx（低危）	1～4 cm	不常规推荐
T3, N0/Nx, M0/Mx（低-中危）	>4 cm	建议 ^{131}I 治疗
T3, N0/Nx, M0/Mx（低-中危）	腺外侵犯，任何大小	建议 ^{131}I 治疗
T1-3, N1a, M0/Mx（低-中危）	中央区淋巴结转移	建议 ^{131}I 治疗（5 枚以下，镜下转移证据不足）
T1-3, N1b, M0/Mx（低-中危）	颈侧区或纵隔淋巴结转移	建议 ^{131}I 治疗
T4, 任何 N, 任何 M（高危）	任何大小	应行 ^{131}I 治疗
M1, 任何 T, 任何 N（高危）	-	应行 ^{131}I 治疗

（4）外放射治疗/化疗

不建议初次行根治性手术治疗的 DTC 患者术后常规行颈部外照射治疗；若 DTC 复发或转移病灶不摄碘、在 ^{131}I 治疗后仍有残留或其他治疗手段无效时，可考虑外照射治疗。DTC 对化学治疗药物不敏感，化学治疗仅作为姑息治疗或其他手段无效后的尝试治疗。对于未分化癌及髓样癌，有研究提示行外照射治疗或者化疗有一定的疗效，对于晚期不能手术的患者可作为治疗方式之一。

（5）靶向药物治疗（见图 3-8-2）

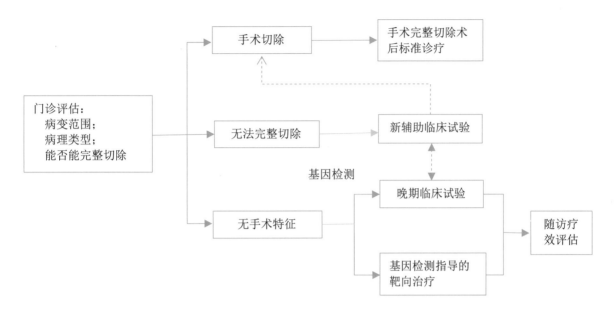

图 3-8-2　甲状腺癌靶向治疗诊疗思路

分化型甲状腺癌存在血管内皮生长因子（VEGF）及其受体（VEGFR）的高表达和诸如 RET 异位、*BRAF V600E* 突变、RAS 点突变等变异。作用于这些靶点的多激酶抑制剂可延长中位无进展生存期，并使部分患者的肿瘤缩小。对于进展较迅速、有症状的晚期放射性碘难治性分化型甲状腺癌（乳头状癌、滤泡状癌和 Hürthle 细胞癌）患者，可考虑使用多激酶抑制剂索拉非尼。索拉非尼在我国获批的适应证是：局部复发或转移的、进展性的放射性碘难治性（RAI）分化型甲状腺癌。复发或持续性甲状腺髓样癌，首选多靶点激酶抑制剂凡德他尼或卡博替尼。甲状腺未分化癌全身治疗包括达拉菲尼/曲美替尼。甲状腺癌的新辅助治疗主要用于术前评估为不能完全切除的肿瘤，能够提高局部晚期肿瘤的切除率。建议对接受靶向治疗的患者开展 MDT 诊疗和密切随访管理，患者充分知情同意后可参加正在进行的相关药物临床试验。靶向治疗过程中，经 RECIST 评估疾病进展或患者不能耐受，可停止靶向治疗。

3.8.4　随访

不同甲状腺癌类型有不同的随访要求，术后随访时要对不同患者进行个体化治疗。对分化型甲状腺癌的复发风险度分层主要用来指导术后 ^{131}I 治疗以及甲状腺素抑制治疗程度，并评估预后。

3.8.5　预后

分化型甲状腺癌的患者预后良好，即使是手术时淋巴结转移较多或者术后远处转移的患者，在生存期上无显著性差异。而未分化癌术后预后很差，平均存活 3～6 个月，1 年存活率仅 5%～10%。

参考文献

中华人民共和国国家卫生健康委员会. 甲状腺癌诊疗规范（2018 年版）[J]. 中华普通外科学文献（电子版），2019, 13（1）:7-21.

中华医学会超声医学分会浅表器官和血管学组, 中国甲状腺与乳腺超声人工智能联盟. 2020 甲状腺结节超声恶性危险分层中国指南:C-TIRADS[J]. 中华超声影像学杂志，2021, 30（3）:185-200.

中华医学会核医学分会. ^{131}I 治疗分化型甲状腺癌指南（2021 版）[J]. 中华核医学与分子影像杂志，2021, 41（4）:218-241.

Amin M B, Edge S B, Greene F L, et al. AJCC Cancer Staging Mannual（8th ed.）[M]. New York: Springer, 2017.

Caudell J J, Gillison M L, Maghami E, et al. NCCN Guidelines® Insights: Head and Neck Cancers, Version 1.2022[J]. J Natl Compr Canc Netw, 2022, 20(3):224-234. DOI:10.6004/jnccn.202.

Cibas E S, Ali S Z. The 2017 Bethesda system for reporting thyroid cytopathology[J]. Thyroid, 2017, 27（11）:1341-1346.

Haugen B R, Alexander E K, Bible K C, et al. 2015 American Thyroid Association Management Guidelines for Adult Patients with Thyroid Nodules and Differentiated Thyroid Cancer: The American Thyroid Association Guidelines Task Force on Thyroid Nodules and Differentiated Thyroid Cancer[J]. Thyroid, 2016, 26:1-133.

Ito Y, Amino N, Yokozawa T, et al. Ultrasonographic evaluation of thyroid nodules in 900 patients: Comparison among ultrasonographic, cytological, and histological findings[J]. Thyroid, 2007, 17（12）:1269-1276.

Kitahara C M, Pfeiffer R M, Sosa J A, et al. Impact of overweight and obesity on US papillary thyroid cancer incidence trends（1995-2015）[J]. J Natl Cancer Inst, 2020, 112:810-817.

Sung H, Ferlay J, Siegel R L, et al. Global Cancer Statistics 2020: GLOBOCAN estimates of incidence and mortality worldwide for 36 cancers in 185 countries[J]. CA Cancer J Clin, 2021, 71: 209-249.

Zheng R S, Sun K X, Zhang S W, et al. Report of cancer epidemiology in China, 2015[J]. Zhong Hua Zhong Liu Za Zhi, 2019, 41（1）:19-28.

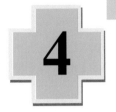

4 消化道肿瘤

4.1 食管癌

食管癌（esophageal cancer）是起源于食管上皮的恶性肿瘤，主要分为鳞状细胞癌和食管腺癌，其中前者是最主要的组织学类型，主要发生在发展中国家。我国也是高发区，食管鳞癌发病率占全球食管鳞癌的90%以上。

4.1.1 流行病学

2020年最新的全球癌症数据显示，食管癌发病率居恶性肿瘤的第10位，年新发病例数604100例；食管癌死亡率居恶性肿瘤的第6位，年死亡病例数544076例。2022年，我国食管癌的发病率居所有恶性肿瘤的第4位，年新发病例数324422例；食管癌死亡率居恶性肿瘤的第4位，年死亡病例数301135例。70%的食管癌发生于男性，2020年我国男性食管癌的发病率和病死率分别为女性患者的2.4倍和2.47倍[数据来源：Global Cancer Statistics 2020（PMID: 33538338）；Cancer Statistics in China and United States, 2022: profiles, trends, and determinants（PMID: 35143424）]。

4.1.2 诊 断

4.1.2.1 症状、体征

食管癌早期多无明显症状，或进食后哽咽感，偶出现胸骨后不适、烧灼感，食物通过缓慢或有滞留感；中晚期可出现吞咽困难、反流或呕吐、胸骨后疼痛、消瘦、刺激性干咳、呛咳、声嘶、呃逆及消化道大出血等。

体征：早期体征可缺如，晚期出现消瘦、贫血、营养不良或恶病质等体征；当癌转移时，可触及肿大而坚硬的浅表淋巴结，或肿大而伴有结节的肝脏。

4.1.2.2 检验

无特异性实验室检查变化，疾病发展可导致贫血和低白蛋白血症。肝功能异常多由于肿瘤转移至肝脏所致。血清肿瘤标志物包括：癌胚抗原（CEA）、鳞癌相关抗原（SCC）、细胞角质素片段 19 等，可用于食管癌的辅助诊断及疗效监测，但不能用于食管癌的早期诊断。

4.1.2.3　检查

包括影像学检查、胃镜检查、超声胃镜。

（1）CT、MRI、PET-CT、骨骼 ECT 等影像评估

基线检查包括食道钡餐造影、增强 CT 或 PET-CT。

1）食道钡餐造影

早期食管癌病变部位的黏膜皱襞增粗纡曲，部分黏膜中断，边缘毛糙，增粗的黏膜面上出现小龛影；还可以表现为小充盈缺损，表现为向腔内隆起的小结节，局部黏膜紊乱，局部管壁舒张度减低，偏侧性管壁僵硬，蠕动减慢，钡剂滞留。

中晚期食管癌典型表现为局部黏膜皱襞中断、破坏、消失，腔内锥形或半月形的龛影和充盈缺损，病变管壁僵硬和蠕动消失。

钡餐造影还需要报告位置与长度。

2）CT 操作规范

①食管增强 CT 扫描范围：口咽—贲门下；

②平扫、动脉期、静脉期三期扫描；

③对原始图像进行重建和重组。

3）骨扫描

不作为常规推荐，为骨转移的初筛方法。骨扫描阳性者，应行 X 线、CT、MRI 或 PET-CT，以进一步明确诊断。食管癌 TNM 影像分期见表 4-1-1。

表 4-1-1　食管癌 TNM 影像分期

cT 分期	描述
T1	肿瘤侵犯食管黏膜或黏膜下层
T2	肿瘤侵犯食管固有肌层
T3	肿瘤侵犯食管纤维外膜
T4a	肿瘤侵犯胸膜、腹膜、心包或膈肌
T4b	肿瘤侵犯其他邻近结构，如主动脉、气管、支气管、椎体等
参考影像征象	
食管癌分段	肿瘤的具体分段（颈段、胸上段、胸中段、胸下段）是按照肿瘤的中心所在的位置而确定的
T分期评估	T1、T2食管癌难以评估，T3食管癌当有明确管壁增厚或肿块形成才能被CT发现，通过食管癌与邻近结构之间是否存在脂肪平面来诊断T4
侵犯气管	气管支气管瘘或直接扩张到管腔是气道受侵的明确表现。肿块与气管或支气管的接触长度>3 cm且它们之间的脂肪间隙消失；气管支气壁受压内陷；气管支气管腔内凹凸不平

N 分期：

N0，无区域淋巴结转移；

N1，1～2 枚区域淋巴结转移；

N2，3～6 枚区域淋巴结转移；

N3，≥7 枚区域淋巴结转移。

淋巴结转移，参考影像征象：正常淋巴结短径通常小于 1 cm 并有光滑清晰的边界和均匀的密度。病态淋巴结在 CT 上的检测主要看大小，胸部和腹部淋巴结短径大于 1 cm、锁骨上淋巴结短径大于 5 mm 被认为有淋巴结转移。有聚集成团的淋巴结时，不能准确计算淋巴结转移的数量，定义 N 分类会很困难。在诊断淋巴结转移方面，PET 比 CT 具有更高准确性。

M 分期：

M0，无远处转移；

M1，有远处转移。

（2）胃镜及超声胃镜

内镜结合组织病理学检查是食管癌诊断的金标准。对于早期食管癌的诊断及筛查，内镜有其独特的优势，包括白光内镜、色素内镜、电子染色内镜、放大内镜、超声内镜及共聚焦激光显微内镜等。早期食管癌及癌前病变的内镜下分型一般采用巴黎分型，分为隆起型（Ⅰ 型）、浅表型（Ⅱ 型）及凹陷型（Ⅲ 型），其中浅表型又分为浅表隆起型（Ⅱa）、浅表平坦型（Ⅱb）及浅表凹陷型（Ⅱc）。2012 年，日本食管学会公布了早期食管癌的放大内镜与电子染色内镜（ME+NBI）下的分类标准（AB 分类）（见表 4-1-2）。

进展期食管癌的内镜下表现为：①髓质型；②蕈伞型；③溃疡型；④缩窄型；⑤腔内型。超声内镜能判断病变在食管壁内浸润的深度，可以发现壁外异常肿大的淋巴结。食管癌的超声内镜典型表现为管壁增厚，层次结构破坏、消失的低回声病灶以及壁外肿大的淋巴结。

表 4-1-2　早期食管癌 ME+NBI 下 AB 分类

分型	IPCL	浸润深度
A型	正常或轻微异常改变	正常鳞状上皮或炎症改变
B型	血管形态变化较明显	鳞状细胞癌
B1	全部血管扩张、迂曲、粗细不均、形态不一	侵犯M1/M2
B2	有缺少血管袢的异常血管	侵犯M3/SM1
B3	高度扩张的不规则血管	侵犯SM2/更深
AVA（乏血管区）		
小AVA	AVA直径≤0.5 mm	侵犯M1/M2
中AVA	AVA直径0.5～3.0 mm	侵犯M3/SM1
大AVA	AVA直径≥3.0 mm	侵犯SM2/更深

4.1.2.4　病理诊断

（1）食管癌的组织病理学分类（参照 2019 版 WHO 消化系统肿瘤分类）（见表 4-1-3）

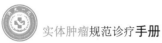

表 4-1-3　食管癌的组织病理学分类

组织学类型	ICD-O 编码
鳞状细胞癌，非特殊型（NOS）	8070/3
疣状癌	8051/3
梭形细胞鳞状细胞癌	8074/3
基底细胞样鳞状细胞癌	8083/3
腺癌，非特殊型（NOS）	8140/3
腺鳞癌	8560/3
腺样囊性癌	8200/3
黏液表皮样癌	8430/3
未分化癌，非特殊型（NOS）	8020/3
淋巴上皮瘤样癌	8082/3
神经内分泌瘤（NET），非特殊型（NOS）	8240/3
NETG1	8240/3
NETG2	8249/3
NETG3	8249/3
神经内分泌癌（NEC）	8246/3
小细胞癌	8041/3
大细胞神经内分泌癌	8013/3
混合性神经内分泌—非神经内分泌癌	8154/3
复合性小细胞癌——腺癌	8045/3
复合性小细胞癌——鳞状细胞癌	8045/3

（2）与食管癌治疗相关的分子标志物（参考 2020 CSCO 食管癌诊疗指南）（见表 4-1-4）

表 4-1-4　与食管癌治疗相关的分子标志物

分子标志物	临床意义	常见检测方法
HER2	筛选适宜于HER2靶向治疗的不能手术的局部晚期、复发或转移性食管或食管胃结合部（EGJ）腺癌患者	免疫组化，原位杂交
PD-1/PD-L1	筛选适宜于PD-1/PD-L1抑制剂治疗的局部晚期、复发或存在远处转移的食管癌患者	免疫组化
MSI或MMR	筛选适宜于PD-1/PD-L1抑制剂治疗的晚期食管胃结合部（EGJ）腺癌患者；晚期食管胃结合部（EGJ）腺癌化疗药物辅助选择；Lynch综合征患者的初步筛选	免疫组化，PCR，二代测序
NTRK	筛选适宜于TRK抑制剂治疗的食管癌患者	原位杂交，DNA/RNA测序

（3）肿瘤退缩分级（TRG）（参考 2020 CSCO 食管癌诊疗指南）（见表 4-1-5）

表 4-1-5　肿瘤退缩分级（TRG）

肿瘤退缩分级（TRG）	诊断标准
0（完全反应）	无肿瘤细胞残留（包括淋巴结，分期为ypT0N0M0）
1（中度反应）	仅见单个或小灶癌细胞残留
2（轻度反应）	肿瘤残留，但小于纤维化间质
3（反应不良）	广泛残留，无或少量肿瘤细胞坏死

注：①TRG评分仅限于原发肿瘤，不适于转移灶；②疗效评估依据存活肿瘤细胞，新辅助治疗后出现的无细胞角化物和黏液湖，不能认为肿瘤残余；③淋巴结内出现无细胞的角化物和黏液湖，不能认为是肿瘤转移。

4.1.2.5　分期

食管癌分期参考 2017 年 AJCC/UICC 第 8 版 TNM 分期系统，适用于食管癌，包括鳞状细胞癌、腺癌、腺鳞癌、未分化癌、神经内分泌癌、伴神经内分泌特征的腺癌等。本分期不适用于食管的神经内分泌瘤（NET）及非上皮性肿瘤，如淋巴瘤、肉瘤、胃肠道间质瘤、黑色素瘤等。

（1）T、N、M 的定义（见表 4-1-6）

表 4-1-6　T、N、M 的定义

原发肿瘤（T）	
Tx	原发肿瘤不能评价
T0	没有原发肿瘤的证据
Tis	高级别上皮内瘤变/异型增生
T1	肿瘤侵及黏膜固有层、黏膜肌层或黏膜下层
T1a	肿瘤侵及黏膜固有层或黏膜肌层
T1b	肿瘤侵及黏膜下层
T2	肿瘤侵及固有肌层
T3	肿瘤侵及食管纤维膜
T4	肿瘤侵及邻近结构
T4a	肿瘤侵及胸膜、心包、奇静脉、膈肌或腹膜
T4b	肿瘤侵及其他邻近结构如主动脉、椎体或气道
区域淋巴结（N）	
NX	区域淋巴结不能评价
N0	无区域淋巴结转移
N1	1～2个区域淋巴结转移
N2	3～6个区域淋巴结转移
N3	≥7 个区域淋巴结转移
远处转移（M）	
M0	无远处转移
M1	有远处转移

（2）预后分组

1）食管鳞状细胞癌病理 TNM 分期（pTNM）预后分组（见表 4-1-7）

表 4-1-7　食管鳞状细胞癌病理 TNM 分期（pTNM）预后分组

分期	TNM	组织学分级	部位
0	Tis（HGD）N0 M0		任何部位
ⅠA	T1a N0 M0	高分化	任何部位
	T1a N0 M0	分化程度不确定	任何部位
ⅠB	T1a N0 M0	中或低分化	任何部位
	T1b N0 M0	任何分化	任何部位
	T1b N0 M0	分化程度不确定	任何部位
	T2 N0 M0	高分化	任何部位
ⅡA	T2 N0 M0	中或低分化	任何部位
	T2 N0 M0	分化程度不确定	任何部位
	T3 N0 M0	任何分化	下段食管
	T3 N0 M0	高分化	上或中段食管

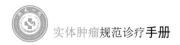

续表

分期	TNM	组织学分级	部位
ⅡB	T3 N0 M0	中或低分化	上或中段食管
	T3 N0 M0	分化程度不确定	任何部位
	T3 N0 M0	任何分化	部位不确定
	T1 N1 M0	任何分化	任何部位
ⅢA	T1 N2 M0	任何分化	任何部位
	T2 N1 M0	任何分化	任何部位
ⅢB	T2 N2 M0	任何分化	任何部位
	T3 N1-2 M0	任何分化	任何部位
	T4a N0-1 M0	任何分化	任何部位
ⅣA	T4a N2 M0	任何分化	任何部位
	T4b N0-2 M0	任何分化	任何部位
	任何T N3 M0	任何分化	任何部位
ⅣB	任何T，任何N M1	任何分化	任何部位

2）食管腺癌/食管胃交界部腺癌病理 TNM 分期（pTNM）预后分组（见表 4-1-8）

表 4-1-8　食管腺癌/食管胃交界部腺癌病理 TNM 分期（pTNM）预后分组

分期	TNM	组织学分级
0	Tis（HGD）N0 M0	
ⅠA	T1a N0 M0	高分化
	T1a N0 M0	分化程度不确定
ⅠB	T1a N0 M0	中分化
	T1b N0M0	高或中分化
	T1b N0M0	分化程度不确定
ⅠC	T1 N0 M0	低分化
	T2 N0 M0	高或中分化
ⅡA	T2 N0 M0	低分化
	T2 N0 M0	分化程度不确定
ⅡB	T1 N1 M0	任何分化
	T3 N0 M0	任何分化
ⅢA	T1 N2 M0	任何分化
	T2 N1 M0	任何分化
ⅢB	T2 N2 M0	任何分化
	T3 N1-2 M0	任何分化
ⅣA	T4a N0-1 M0	任何分化
	T4a N2 M0	任何分化
	T4b N0-2 M0	任何分化
	任何T N3 M0	任何分化
ⅣB	任何T 任何N M1	任何分化

注：①HGD，高级别上皮内瘤变/异型增生。②要达到准确分期，区域淋巴结的数目应该≥15 个。③肿瘤部位按照肿瘤中心的位置分段（分上、中、下段，上段=颈段+胸上段，中段=胸中段，下段=胸下段+腹段）。④若肿瘤累及食管胃交界部，肿瘤中心在食管胃交界部食管侧者或在胃侧 2 cm 之内者（Siewert 分型 Ⅰ型和Ⅱ型），按食管癌分期；肿瘤中心在近端胃 2 cm 之外（Siewert 分型Ⅲ型）按胃癌分期，肿瘤中心虽在近端胃 2 cm 之内但未累及食管胃交界部者，按胃癌分期。⑤基底细胞样鳞状细胞癌、梭形细胞鳞状细胞癌、小细胞癌、大细胞神经内分泌癌及未分化癌，按低分化鳞状细胞癌分期；混合有鳞状细胞癌成分的混合型癌（如腺鳞癌）或组织学类型不明确的，按鳞状细胞癌分期。

3）食管鳞状细胞癌临床 TNM 分期（cTNM）预后分组（见表 4-1-9）

表 4-1-9　食管鳞状细胞癌临床 TNM 分期（cTNM）预后分组

分期	TNM
0	Tis（HGD）N0 M0
I	T1 N0-1 M0
II	T2 N0-1 M0
	T3 N0 M0
III	T3 N1 M0
	T1-3 N2 M0
IVA	T4 N0-2 M0
	任何T N3 M0
IVB	任何T 任何N M1

4）食管腺癌/食管胃交界部腺癌临床 TNM 分期（cTNM）预后分组（见表 4-1-10）

表 4-1-10　食管腺癌/食管胃交界部腺癌临床 TNM 分期（cTNM）预后分组

分期	TNM
0	Tis（HGD）N0 M0
	T1 N0 M0
II A	T1 N1 M0
II B	T2 N0 M0
III	T2 N1 M0
	T3 N0-1 M0
	T4a N0-1 M0
IVA	T1-4a N2 M0
	T4b N0-2 M0
	任何T N3 M0
IVB	任何T 任何N M1

5）食管癌新辅助治疗后病理分期（ypTNM）预后分组（食管鳞状细胞癌与食管腺癌/食管胃交界部腺癌相同）（见表 4-1-11）

表 4-1-11　食管癌新辅助治疗后病理分期（ypTNM）预后分组

分期	TNM
I	T0-2 N0 M0
II	T3 N0 M0
IIIA	T0-2 N1 M0
IIIB	T3 N1 M0
	T0-3 N2 M0
	T4a N0 M0
IVA	T4a N1-2 M0
	T4a NX M0
	T4b N0-2 M0
	任何T N3 M0
IVB	任何 T 任何 N M1

4.1.3 治 疗

4.1.3.1 治疗原则

根据患者的肿瘤分期、病理类型、机体状况和发展趋向等，临床上应采取个体化综合治疗的原则，有计划并合理地选择现有的治疗手段，以期最大程度根治和控制肿瘤，提高治愈率和降低治疗创伤，改善患者的生活质量。对拟行放、化疗的患者，需做 Karnofsky 或 ECOG 评分。

4.1.3.2 治疗路线图

食管癌治疗路线见图 4-1-1。

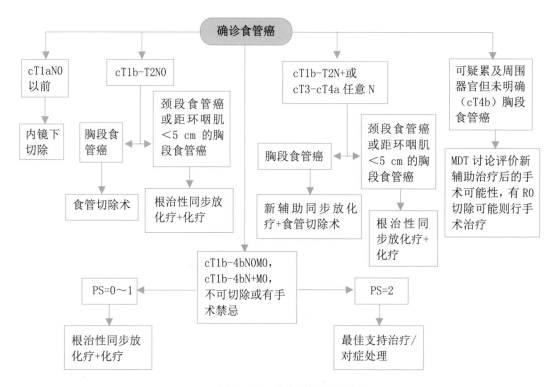

图 4-1-1　食管癌治疗路线图

4.1.3.3 分期治疗（病理科、超声科）

（1）内镜治疗（消化内科）

常用的早期食管癌内镜下治疗技术包括：内镜下黏膜切除术（EMR）、多环套扎黏膜切除术（MBM）、内镜黏膜下剥离术（ESD）等。早期食管癌及癌前病变内镜下切除的绝对适应证：病变局限在上皮层或黏膜固有层（M1、M2）；食管黏膜重度异型增生。相对适应证：病变浸润黏膜肌层或黏膜下浅层（M3、SM1），未发现淋巴结转移的临床证据；>3/4 环周的病变，但需警惕术后狭窄的风险。禁忌证：明确发生淋巴结转移的病变，病变浸润至黏膜下深层，一般情况差、无法耐受内镜手术者。相对禁忌证：凝血功能障碍及服用抗凝剂的患者。

晚期食管癌无法进行手术治疗时，可行单纯扩张、食管内支架植入、化学药物注射及射频治疗等缓解食管梗阻症状。

（2）手术治疗（普胸外科）

1）手术适应证（根据 AJCC/UICC 第 8 版分期）

可切除的食管癌或者食管胃交界癌，侵犯到 T1b 或者更深，通常选择手术治疗。多个、多站淋巴结转移是手术的相对禁忌证。当有区域淋巴结转移（N+），T1～T4a 肿瘤是可切除的，此时需要结合患者的年龄和身体状况综合考虑。

①颈胸段食管癌

胸段食管癌 cT1b-cT2，N0，首选手术治疗（2A 类证据）。

•胸段食管癌 cT1b-cT2，N+或者 cT3-cT4a，N0-N3，首选新辅助同步放化疗+手术治疗（1A 类证据），或者新辅助化疗+手术治疗（1B 类证据）。

•胸段食管癌可疑累及周围器官但未明确 cT4b，首先行新辅助同步放化疗（1A 类证据），之后 MDT 讨论手术可能性，如能做到根治性切除，可考虑手术治疗。

•颈段或胸段食管癌距环咽肌<5 cm，cT1b-cT2，N0，手术大多需要切喉，会影响患者生活质量，手术与同步放化疗的长期生存相似。优先考虑根治性同步放化疗+化疗（2B 类证据，Ⅱ级专家推荐），其次为手术治疗（2B 类证据，Ⅲ级专家推荐）。

•颈段或胸段食管癌距环咽肌<5 cm，cT1b-cT2，N+或者 cT3-cT4a，N0-N3，优先考虑根治性同步放化疗+化疗（2B 类证据，Ⅱ级专家推荐），其次为新辅助治疗+手术治疗（2B 类证据，Ⅲ级专家推荐）。

②食管胃交接部癌

•cT1b-cT2，N0，首选食管胃部分切除术（2A 类证据）。

•cT1b-cT2，N+，或者 cT3-cT4a，N0-N3，首选围手术期化疗+食管胃部分切除术（1A 类证据），或新辅助同步放化疗+食管胃部分切除术（1A 类证据）。

•可疑累及周围器官但未明确 cT4b，首先行新辅助同步放化疗（1A 类证据），之后 MDT 讨论手术可能性，如能做到根治性切除，可考虑手术治疗。

2）手术禁忌证

①一般情况和营养状况很差，严重恶病质。

②病变严重外侵，T4b 病变（根据 AJCC/UICC 第 8 版分期），侵犯心脏、大血管、气管、椎体和邻近其他器官（包括肝脏、胰腺和脾脏）；食管胃交界部癌伴锁骨上淋巴结转移；多野（两野以上）和多个淋巴结转移（N3），全身其他器官转移（M1）。

③心肺肝脑肾重要脏器有严重功能不全者。

3）手术方式

食管癌的手术方式包括开放食管癌手术、微创食管癌手术、达芬奇机器人辅助食管癌手术等不同方式。规范、完整的淋巴结清扫，对于提高食管癌患者的生存、降低术后复发风险至关重要。

手术应根据肿瘤的位置、淋巴转移的规律合理选择。根治性手术切除范围应包括有肿瘤的食管（切缘至少距肿瘤上下缘 5 cm），两侧纵隔胸膜，心包、食管周围和椎前筋膜之间的所有淋巴结、脂肪血管组织，以及整个纵隔和腹部淋巴结（二野）。根据病情，有时需清扫中下颈部淋巴结（三野）。

Ivor—Lewis 手术：即经右胸和经腹二切口手术，胃—食管右胸内吻合。该手术可彻底清扫腹腔胃周淋巴结及全纵隔淋巴结，同时能切除足够长食管。

McKeown 手术：即颈、胸、腹三切口手术，胃－食管颈部吻合。该手术适用于胸上、中、下段食管癌，并且可以完成三野淋巴结清扫。

Sweet 手术：即通过一切口手术（左胸切口或胸腹联合切口），胃－食管左胸弓上或弓下吻合。左胸入路清扫淋巴结受限，患者预后较经右胸入路差，现一般不推荐经左胸入路。

经膈肌裂孔入路：经颈部和膈肌裂孔（腹部切口+颈部吻合），可用于高龄或心肺功能不全等不适合开胸的患者。

随着胸腹腔镜的应用普及，微创食管癌切除术已经成为主流，胸腹腔镜相较于开胸可以减少患者创伤，降低术后并发症，改善患者生活质量。因此，对于适合手术的患者，推荐经右胸行微创食管癌切除术。

4）淋巴结清扫

颈部无可疑肿大淋巴结的胸中下段食管癌建议行胸腹扩大二野淋巴结清扫（常规胸腹二野+上纵隔），即从膈肌到隆突下和主肺动脉窗的整个后纵隔淋巴结清扫；腹部包括腹腔干淋巴结、肝总动脉和脾动脉淋巴结、胃小弯淋巴结和小网膜淋巴结；双侧喉返神经链淋巴结。最少清扫 15 个淋巴结。颈部有可疑肿大淋巴结患者，推荐颈胸腹三野淋巴结清扫（双下颈及锁骨上+上述扩大二野淋巴结）。

5）替代器官和径路

胃是替代食管最常用的器官，通常制作管状胃来替代食管并进行消化道重建，其次可以根据患者情况选择结肠和空肠。替代食管的胃、空肠、结肠上提径路包括食管床、胸内、胸骨后隧道及胸前皮下隧道。食管床距离最短，胸内次之，胸骨后隧道稍远，胸前皮下隧道距离最远。胸内吻合时常用食管床和胸内途径，肿瘤有残留或术后需行食管床放疗者应经胸骨后径路。

6）手术彻底性的表达

R0：肿瘤切除彻底，区域淋巴结及原发肿瘤均无肉眼和镜下残留。

R1：区域淋巴结及原发肿瘤镜下残留。

R2：区域淋巴结及原发肿瘤肉眼残留。

（3）内科治疗

1）围手术期治疗手段方案（见表 4-1-12）

针对胸段食管腺癌或食管胃交界部腺癌，倾向使用氟尿嘧啶类＋奥沙利铂、氟尿嘧啶＋亚叶酸＋奥沙利铂＋多西他赛（FLOT），以及氟尿嘧啶+顺铂。针对食管鳞癌，更倾向使用紫杉醇+顺铂。

2）转移性/复发食管癌的药物治疗方案（见表 4-1-13～表 4-1-14）

①一线治疗方案

首选两药联合方案（不良反应较三药联合低），三药联合方案用于 PS 评分良好、可配合定期不良反应评估的患者。HER2 过表达的转移性腺癌可联合曲妥珠单抗治疗。

②二线及后续治疗方案

表 4-1-12　食管癌围手术期治疗

手术情况	分层		Ⅰ级推荐	Ⅱ级推荐	Ⅲ级推荐
R0 切除（新辅助治疗后）	ypT1-4aN0M0	接受过新辅助同步放化疗		辅助免疫治疗（纳武利尤单抗 1A 类）	
		接受过新辅助化疗	观察；辅助化疗（推荐腺癌)(1A 类）		辅助放疗（3 类）；辅助化疗+放疗（3 类）
	ypT0-4aN+M0	接受过新辅助同步放化疗		辅助免疫治疗（纳武利尤单抗 1A 类）	辅助化疗（3 类）
		接受过新辅助化疗	辅助化疗（推荐腺癌)(1A 类）		辅助化疗(鳞癌,3 类)；辅助放疗（3 类）；辅助化疗+放疗（3 类）
R0 切除（未接受新辅助治疗）	pT1-3N0M0		观察；辅助化疗（推荐腺癌,pT3)(1A 类）		
	pT4aN0M0		观察；辅助化疗（推荐腺癌)(1A 类）	辅助放疗（鳞癌,2B 类）；辅助化疗+放疗（鳞癌,2B 类）	
	pT1-4aN+M0		辅助化疗（推荐腺癌)(1A 类）	辅助放疗（鳞癌,2B 类）；辅助化疗（鳞癌,2B 类）；辅助化疗+放疗（鳞癌,2B 类）	
R1/R2 切除(包括环周切缘阳性,任何 T/N 分期,M0)	接受过新辅助放化疗			观察,直至肿瘤进展（2B 类）；最佳支持治疗/对症处理（2A 类）	化疗（3 类）
	未接受新辅助放化疗		同步放化疗（1A 类）	化疗+放疗（不能耐受同步放化疗,2B 类）	化疗（不适宜放疗）(3 类）

表 4-1-13　转移性/复发食管癌的一线药物治疗方案

分层		Ⅰ级推荐	Ⅱ级推荐	Ⅲ级推荐
HER2 阳性腺癌	PS<2	曲妥珠单抗联合氟尿嘧啶+顺铂（1A 类）	HER2 阳性腺癌,可推荐：曲妥珠单抗+帕博利珠单抗+顺铂或奥沙利铂+氟尿嘧啶类（1A 类）	曲妥珠单抗联合其他一线化疗方案（2B 类）
鳞癌、HER2 阴性腺癌	PS=0～2	氟尿嘧啶+顺铂（鳞癌,2A 类）；氟尿嘧啶类（5-FU 或卡培他滨或替吉奥)+顺铂（腺癌,1A 类）；氟尿嘧啶类+奥沙利铂（腺癌,2A 类）；三药联合方案（mDCF）适用于 PS 评分良好、可配合定期行不良反应评估的患者（腺癌,1A 类）；帕博利珠单抗+氟尿嘧啶类（5-FU 或卡培他滨)+顺铂（CPS≥10,1A 类）；卡瑞利珠单抗+紫杉醇+顺铂（鳞癌,1A 类）；纳武利尤单抗+氟尿嘧啶类（5-FU 或卡培他滨)+奥沙利铂（腺癌,CPS≥5,1A 类）	纳武利尤单抗+氟尿嘧啶类(5-FU 或卡培他滨)+奥沙利铂（腺癌,CPS≥5,1A 类）；氟尿嘧啶类+伊立替康（2A 类）；紫杉类+铂类：紫杉醇/多西他赛+顺铂/奈达铂（鳞癌,2A 类）；长春瑞滨+顺铂/奈达铂（鳞癌,2A 类）；纳武利尤单抗+伊匹木单抗(适用于存在化疗禁忌或拒绝化疗,且 PD-L1 CPS≥1 的患者,1A 类）；特瑞普利单抗+顺铂+紫杉醇（鳞癌,1A 类）；信迪利单抗+顺铂+紫杉醇或 5-FU（1A 类）	白蛋白结合型紫杉醇+顺铂（鳞癌,3 类）；卡瑞利珠单抗+阿帕替尼+紫杉醇脂质体+奈达铂（鳞癌,3 类）；安罗替尼+顺铂+紫杉醇（鳞癌,3A 类）

续表

分层	Ⅰ级推荐	Ⅱ级推荐	Ⅲ级推荐
PS>3	最佳支持治疗/对症处理（2A类）； 参加临床研究		

表 4-1-14　转移性/复发食管癌的药物治疗方案

分层	Ⅰ级推荐	Ⅱ级推荐	Ⅲ级推荐
PS=0~2	卡瑞利珠单抗（鳞癌，1A类）； 帕博利珠单抗（鳞癌，PD-L1 CPS≥10，1A类）； 氟尿嘧啶+伊立替康（腺癌，2A类）； 伊立替康+替吉奥（鳞癌，2A类）； HER2阳性腺癌，如果铂类治疗失败且既往未应用过曲妥珠单抗，则建议曲妥珠单抗联合紫杉醇（1A/2A类）； 多西他赛单药（腺癌，1A类）； 紫杉醇单药（腺癌，1A类）； 伊立替康单药（腺癌，1A类）	纳武利尤单抗（鳞癌，1A类） 安罗替尼（鳞癌，2A类）； 多西他赛单药（鳞癌，3类）； 紫杉醇单药（鳞癌，3类）； 伊立替康单药（鳞癌，3类）； 阿帕替尼（腺癌，1A类）； 替雷利珠单抗（鳞癌，1A类）	白蛋白结合型紫杉醇单药（鳞癌，3类）； 卡瑞利珠单抗+阿帕替尼（鳞癌，3类）
PS≥3	最佳支持治疗/对症处理（2A类）； 参加临床研究		

（4）营养支持治疗（见表 4-1-15）

营养不良会严重影响食管癌患者对手术、放疗、化疗的耐受性，所有患者抗肿瘤治疗前均应进行营养风险筛查和营养状况评定。营养不良（6 个月内体重丢失>10%、BMI<18.5、PG-SGA≥9 分）或无肝功能不全（患者的血清白蛋白<30 g/L）的患者，建议人工营养治疗。充足的营养摄入可以防止肌肉质量损失，调节炎症和免疫反应，优化血糖控制，并提供营养素，促进向合成代谢状态的转变。在抗肿瘤治疗中，应定期进行营养评估和营养干预，以提高患者对治疗的耐受性，提高生活质量，改善生存预后。

因食管癌患者的肠道消化功能正常，因此首先推荐肠内营养，而肠外营养仅作为肠内营养不足时的补充。肠内营养首选口服营养补充（ONS），其次为管饲（包括鼻饲或胃造瘘、肠造瘘）。食管癌经口进食困难者，肠内营养应尽早通过管饲给予。每日能量需要按 25~30 kcal/（kg·d）来估算，蛋白质摄入量为 1.5~2.0 g/（kg·d）。适量补充谷氨酰胺，可减轻黏膜反应，促进黏膜修复。

表 4-1-15　肿瘤患者三级营养策略

	Ⅰ级推荐	Ⅱ级推荐	Ⅲ级推荐
肿瘤患者三阶梯营养治疗策略	肿瘤患者的营养治疗应遵循三阶梯营养治疗		
营养教育与膳食指导		营养教育与膳食指导是营养治疗的首要形式，要贯穿恶性肿瘤诊疗的全过程（2A）	
肠内营养	需要营养治疗的患者，经营养教育与膳食指导后，经口进食仍不能满足机体需求的，则推荐肠内营养，首选口服营养补充（1A）； 因进食障碍等原因而摄入不足时，可考虑管饲喂养（1A）		

续表

	Ⅰ级推荐	Ⅱ级推荐	Ⅲ级推荐
肠外营养	需要营养治疗的患者，如果经口进食+肠内营养仍不能满足机体需要或肠内营养不可行，推荐肠外营养（1A）		
再喂养综合征	进食量明显减少持续 5 d 及 5 d 以上的患者，推荐在最初几天时间里缓慢增加营养摄入（经口、肠内或肠外），采取预防措施以防止发生再喂养综合征。在营养治疗过程中，监测生命体征及水、电解质平衡（1A）		

（5）放射治疗（放疗科、核医学科）

1）一般原则

①建议应该由包括肿瘤外科、肿瘤放射科以及肿瘤内科医师、放射科医师、胃肠病专科医师和病理科医生在内的多学科团队联合会诊和（或）讨论后制订治疗方案。

②多学科团队应对 CT 扫描、钡餐检查、EUS、内镜检查报告和 PET 或 PET-CT 扫描（如有）进行复审读片。

③放疗科医生应在放疗靶区及计划制订前完善相应的分期检查，并将所有可以获取的治疗前诊断性检查的信息应用于靶区的确定。

④Siewert Ⅰ型和Ⅱ型肿瘤患者的放射治疗应参照食管癌和食管胃结合部癌的指南。Siewert Ⅲ型肿瘤患者可根据医疗机构的偏好不同而接受围手术期化疗或术前放化疗，一般更适于按照胃癌指南放疗。可根据主要瘤体的位置而做相应的调整。

2）模拟和治疗计划

应使用 CT 模拟定位和适形治疗计划。调强放疗（IMRT）或质子束治疗适用于有些部位需要减少危及器官（如：心、肺）的受量而三维技术达不到这一要求的临床情况。仰卧位是理想的治疗体位，更具稳定性和重复性。

①需要治疗近端胃的病变时，告知患者在模拟定位和治疗前 3 h 不要进食或空腹饮用一定量的水。如果临床上适合，可使用静脉或（和）口服对比剂进行 CT 模拟定位，以帮助确定靶区位置。

②强烈建议使用固定装置来保证每天摆位的可重复性。

③对于远端食管和食管胃结合部（EGJ）癌，呼吸运动的影响较为明显。当使用四维 CT 计划或其他运动管理技术时，可能需要根据观察到的运动修改边界，如果合理的话，也可能缩小边界。四维 CT 的数据也可用于创建内靶区（ITV），并在此基础上外扩形成临床靶区（CTV）和计划靶区（PTV）。

④当设计 IMRT 计划时需要仔细确定和涵盖靶区。应该考虑到不同的胃充盈状况和呼吸运动等不确定性因素的影响。某些结构（如肺）应注意接受低到中剂量照射的体积以及接受高剂量照射的体积。应注意保护可能用于未来管道重建的、未受肿瘤累及的正常胃组织（如吻合口位置）。

3）靶体积

①肿瘤靶区（GTV）应包括计划扫描及上述"一般原则"部分所列其他治疗前诊断性检查所确定的原发肿瘤及受累区域的淋巴结。

②CTV 可能包括有风险的亚临床病灶（可能镜下受累的区域）。CTV 定义为原发肿瘤加沿着食管和贲门长轴向上和向下外扩 3～4 cm 以及径向外扩 0.6～1.0 cm。淋巴结 CTV 定义为淋巴结 GTV 外扩 0.5～1.5 cm。外扩形成的 CTV 需除外固定结构（如椎体、气管、大动脉等），除非存在侵犯情况。也应该包

括覆盖选择性淋巴结区，如腹腔干。然而，这个决策应根据食管和 EGJ 中原发肿瘤的位置而定。

③PTV 应外扩 0.5～1.0 cm（需根据每个放疗中心实际的误差确定数值）。呼吸运动导致的不确定性也应考虑在内。

④淋巴结区选择性照射是根据食管和 EGJ 中原发肿瘤的位置而定的。

- 颈段食管：考虑照射锁骨上淋巴结和更高水平的颈部淋巴结，特别是淋巴结分期为 N1 或以上者；
- 胸上段食管：考虑照射食管旁淋巴结和锁骨上淋巴结；
- 胸中段食管：考虑照射食管旁淋巴结±胃小弯、脾淋巴结和腹腔干淋巴结；
- 胸下段食管和 EGJ：考虑照射食管旁、胃小弯侧、脾淋巴结和腹腔干淋巴结。

4）正常组织耐受剂量限度

①治疗计划必须减少危及器官不必要的照射剂量。

②肺部受量应该特别注意，尤其是在术前治疗的患者中。

专家已达成共识：指南中的放疗剂量的限制可根据临床情况适当增加。

- 肺：$V_{40\,Gy} \leqslant 10\%$，$V_{30\,Gy} \leqslant 15\%$，$V_{20\,Gy} \leqslant 20\%$，$V_{10\,Gy} \leqslant 40\%$，$V_{5\,Gy} \leqslant 50\%$，$D_{mean} < 20$ Gy。
- 脊髓：$D_{max} \leqslant 45$ Gy。
- 肠：$D_{max} <$ 最高 PTV 剂量，$D_{5\,cc} \leqslant 45$ Gy。
- 心脏：$V_{30\,Gy} \leqslant 30\%$（越接近 20% 越好），$D_{mean} < 30$ Gy。
- 左肾，右肾（每侧单独评估）：$V_{18\,Gy} \leqslant 33\%$，$D_{mean} < 18$ Gy。
- 肝：$V_{20\,Gy} \leqslant 30\%$，$V_{30\,Gy} \leqslant 20\%$，$D_{mean} < 25$ Gy。
- 胃：$D_{mean} < 30$ Gy（如果不在 PTV 范围内），$D_{max} < 54$ Gy。

5）剂量

①术前放疗：41.4～50.4 Gy（1.8～2.0 Gy/d），优先推荐 41.4 Gy。

②术后放疗：45.0～50.4Gy（1.8～2.0 Gy/d）。

③根治性放疗：50～54 Gy（1.8～2.0 Gy/d）。

④颈段食管癌根治性放疗剂量可适当提高，阳性淋巴结根据情况可适当增加剂量，但不建议超过 64 Gy。

6）放射性粒子治疗

^{125}I 放射性粒子植入属于近距离放疗，主要应用于：①食管癌并颈部和纵隔淋巴结转移放疗后复发的挽救性治疗，推荐粒子活度 0.4～0.8 mCi。②晚期食管癌的姑息性治疗。食管粒子支架是晚期食管癌的一种姑息性治疗方法，可迅速检测吞咽困难，较普通支架能延长食管的通畅时间，且不增加术后的并发症，适用于年老体弱的，不适合放疗、拒绝放疗或放疗后复发伴严重吞咽困难的晚期患者。

7）放疗支持治疗

①应该避免可处理的急性毒性反应导致的治疗中断或降低剂量。密切监测和积极给予支持治疗而尽量不要中断治疗。

②放疗期间，应该至少每周检查 1 次患者状况，注意生命体征、体重和血常规检查，每 2 周需进行血生化及食道造影检查。

③放疗或放化疗期间可预防性应用止吐药。需要时可以给予抗酸药、质子泵抑制药和止泻药。

④如果估计摄入热量＜1500 kcal/d，应该考虑给予口服和（或）肠内营养支持。如果有指征，也

可以放置空肠营养管（J-管）或鼻胃管来保证充足的热卡摄入。术中可以预防性放置 J-管以便术后营养支持。

⑤整个放疗或放化疗过程中以及早期康复时有必要进行充分的营养支持。

8）基于分期治疗选择（见图 4-1-2）

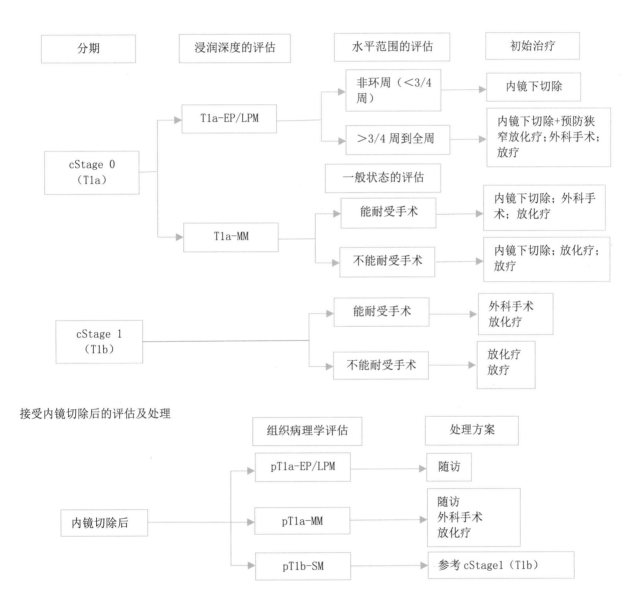

图 4-1-2　cStage 0 和 cStage 1 食管癌治疗流程图

4.1.4　随　访

随访的主要目的是发现还可以接受以潜在根治为目的的转移复发，尚无高级别循证医学证据推荐最佳的随访策略。食管鳞癌术后随访方案及随访建议见表表 4-1-16～表 4-1-17。

表 4-1-16   食管鳞癌术后随访方案

方案	随访方案内容
A(局部)	①病史；②体格检查；③肿瘤标志物（CEA,CA19-9,CA24-2,CA72-4 和 SCC）；④检查项目：胸部增强 CT+颈部、上腹部增强 CT(优选)或颈部、腹部超声；内镜（碘染色、活检）检查（优选）或上消化道造影
B(全身)	方案 A(局部)+检查项目：头颅增强 MRI，全身骨扫描； 或：①病史；②体格检查；③肿瘤标志物；④全身 PET-CT 检查*
C(非必要)	内镜超声；经皮穿刺活检；淋巴结活检及浅表肿物活检；体腔积液细胞学检查；胸腔镜；纵隔镜；纤维支气管镜

*全身方案的选择有全身 PET-CT 或全身分开复查，应考虑患者的经济情况。

表 4-1-17   各类根治性术后患者的随访建议

分类	时间频率	随访项目
Tis/T1a(内镜下切除/消融)	第 1—2 年，每 3~6 个月随访 1 次； 第 3—5 年，每 6~12 个月随访 1 次； 此后每年随访 1 次	方案 A
Tis/T1a(食管切除)	每 1 年随访 1 次	每年 1 次全身健康查体+胃镜
T1b-T4、N-/+(新辅助放化疗+手术)（按手术时间计算）	第 1—3 年，每 6 个月随访 1 次； 第 4 年后，每年随访 1 次	每年第 1 个 6 个月方案 A； 每年第 2 个 6 个月方案 B； 方案 B
T1b-T4、N+[手术+辅助（放）化疗]	第 1—2 年，每 6 个月随访 1 次； 第 3 年后，每年随访 1 次	每年第 1 个 6 个月方案 A； 每年第 2 个 6 个月方案 B； 方案 B
T1b-T4、N+(单纯手术)	第 1—2 年，每 3 个月随访 1 次； 第 3—4 年，每 6 个月随访 1 次； 第 5 年后，每 1 年随访 1 次	每年第 1、3 个 3 个月方案 A； 每年第 2、4 个 3 个月方案 B； 每年第 1 个 6 个月方案 A； 每年第 2 个 6 个月方案 B； 方案 B
T1b-T4、N0(单纯手术)	第 1—3 年，每 6 个月随访 1 次； 第 4 年后，每年随访 1 次	每年第 1 个 6 个月方案 A； 每年第 2 个 6 个月方案 B； 方案 B

4.2 胃 癌

胃癌（stomach cancer）：是指来源于胃黏胃上皮畑胞的恶性肿瘤。

4.2.1 流行病学

世界范围内，胃癌发病率居恶性肿瘤的第 5 位，年新发病例数 1089103 例；胃癌死亡率居恶性肿瘤的第 4 位，年死亡病例数 768793 例。在我国，胃癌发病率居恶性肿瘤的第 3 位，年新发病例数 478508 例；胃癌死亡率居恶性肿瘤的第 3 位，年死亡病例数 373789 例（数据来源：GLOBOCAN2020,https://gco.iarc.fr/today/）。

4.2.2　诊　断

4.2.2.1　症状、体征

包括体重减轻（62%）、腹痛（52%）、恶心（34%）、厌食（32%）、吞咽困难（26%）、黑便（20%）、早期饱腹感（18%）、溃疡型疼痛（17%）和下肢水肿（6%）。临床表现包括贫血（42%）、低蛋白血症（26%）、肝功能异常（26%）和粪便潜血（40%）。医学上顽固性或持久性消化性溃疡应立即内镜评估。

4.2.2.2　检验

包括血常规、肝功能、肾功能、凝血功能、粪便常规+隐血；肿瘤标志物：CEA、AFP、CA199、CA724、CA125。

4.2.2.3　检查

（1）胃镜

这是诊断金标准，可获取病理。胃癌的内镜下评估以普通白光内镜为基础，充分结合图像增强内镜检查技术如：放大内镜（ME）、窄带光成像（NBI）、智能电子分光技术（FICE）、联动成像（LCI）/蓝光成像（BLI）等。超声内镜检查可协助评估浸润深度及局部淋巴结转移情况。

精确的人群选择需要更准确的诊断分期，单项检查准确率<80%的现状下，组合检查是现实的选择。

（2）PET-CT 或 PET-MR 检查

1）肿瘤分期：选择 PET-CT/PET-MR 检查评估。

2）对于术前及根治术后的患者，推荐使用 PET-CT/PET-MR 检查评估有无病灶的残留及新发转移灶。

3）手术前，行全身 PET-CT/PET-MR 检查，进行临床分期以评估可切除性。

4）化疗前后的评估，推荐使用 PET-CT/PET-MR 检查。

CT、MRI、PET-CT、超声胃镜的临床评估及分期价值见表 4-2-1。

表 4-2-1　CT、MRI、PET-CT、超声胃镜的临床评估及分期价值

TNM分期	方法	准确性
T	EUS	首选，准确率75%～80.3%，T4肿瘤准确率较低
	TAUS	清晰度低于EUS，准确率78.6%～81.0%，尤其适用于欠发达地区
	MSCT	同EUS比较，准确率73.8%～77.9%，对T3/T4肿瘤较好（准确率86.5%/85.8%）
	MRI/CT	准确率74.4%/76.7%
N	CT	首选，准确率75.2%，对淋巴结转移具高敏感性
	MRI	准确率低于CT（准确率55%～65%）
	EUS	准确性、灵敏度、特异性分别为64%、74%、80%，检出率受部位和大小的影响
	TAUS	准确率57.1%～66.7%
M	CT	首选
	MRI	对远处转移的敏感性与 CT 相似
	TAUS	有助于远处转移，特别是肝脏
	PET-CT	不推荐作为常规应用

4.2.2.4　**胃癌病理诊断**

（1）胃癌的组织病理学分类（参照2019版WHO 消化系统肿瘤分类）（见表4-2-2）

表 4-2-2　胃癌的组织病理学分类

组织学类型	ICD-O 编码
腺癌，非特殊型（NOS）	8140/3
管状腺癌	8211/3
壁细胞癌	8214/3
腺癌（混合亚型）	8255/3
乳头状腺癌（NOS）	8260/3
微乳头状腺癌（NOS）	8265/3
黏液表皮样癌	8430/3
黏液腺癌	8480/3
印戒细胞癌	8490/3
低黏附性癌	8490/3
伴淋巴样间质的髓样癌	8512/3
肝样腺癌	8576/3
潘氏细胞癌	
鳞状细胞癌，非特殊型（NOS）	8070/3
腺鳞癌	8560/3
未分化癌，非特殊型（NOS）	8020/3
大细胞癌伴横纹肌样表型	8014/3
多形性癌	8022/3
肉瘤样癌	8033/3
伴破骨样巨细胞的癌	8035/3
胃母细胞瘤	8976/1
神经内分泌瘤，非特殊型（NOS）	8240/3
神经内分泌瘤，G1	8240/3
神经内分泌瘤，G2	8249/3
神经内分泌瘤，G3	8249/3
胃泌素瘤，非特殊型（NOS）	8153/3
生长抑素瘤，非特殊型（NOS）	8156/3
肠嗜铬细胞类癌	8241/3
恶性肠嗜铬细胞类癌	8242/3
神经内分泌癌，非特殊型（NOS）	8246/3
大细胞神经内分泌癌	8013/3
小细胞神经内分泌癌	8041/3
混合性神经内分泌-外分泌肿瘤	8154/3

（2）Lauren 分型

根据胃癌肿瘤细胞的组织学生长方式将胃腺癌分为肠型、弥漫型和混合型。

（3）分子分型

TCGA 分型：胃癌被分为 EB 病毒阳性型、微卫星不稳定型（MSI）、基因组稳定型（GS）和染色体不稳定型（CIN）四类。

（4）与胃癌治疗相关的分子标志物（参考2020 CSCO 胃癌诊疗指南）（见表4-2-3）

表 4-2-3　与胃癌治疗相关的分子标志物

分子标志物	临床意义	常见检测方法
HER2	筛选适宜于HER2靶向治疗的胃癌患者	免疫组化，原位杂交
PD1/PDL1	筛选适宜于PD-1/PD-L1抑制剂治疗的胃癌患者	免疫组化
EB病毒	筛选适宜于PD-1/PD-L1抑制剂治疗的胃癌患者	原位杂交
MSI/MMR	筛选适宜于PD-1/PD-L1抑制剂治疗的胃癌患者；辅助评估胃癌患者是否需要术前化疗；筛选Lynch综合征	免疫组化，PCR，二代测序
NTRK	筛选适宜于TRK抑制剂治疗的胃癌患者	原位杂交，DNA/RNA测序，二代测序

（5）肿瘤退缩分级（TRG）（参考2020 CSCO 胃癌诊疗指南）（见表4-2-4）

表 4-2-4　肿瘤退缩分级（TRG）

肿瘤退缩分级（TRG）	光镜下所见
0（完全退缩）	无肿瘤细胞残留（包括淋巴结，分期为ypT0N0M0）
1（退缩良好）	仅见单个或小灶癌细胞残留
2（部分退缩）	肿瘤残留，但小于纤维化间质
3（无退缩）	广泛残留，无或少量肿瘤细胞坏死

注：①TRG 评分仅限于原发肿瘤病灶；②肿瘤细胞指存活瘤细胞，不包括坏死及退变细胞；③放/化疗后出现的大的无细胞黏液湖，不能将其认为肿瘤残余。

4.2.2.5　胃癌分期（根据AJCC第8版分期）

该分期适用于胃原发的肿瘤（腺癌最常见）（不包括肉瘤、胃肠道间质肿瘤、神经内分泌肿瘤 G1/G2 级）（见表 4-2-5～表 4-2-8）。

表 4-2-5　TNM 分期

T——原发肿瘤	
Tx	原发肿瘤无法评价
T0	无原发肿瘤的证据
Tis	高度异型增生，局限于上皮内，未侵犯固有层
T1	
T1a	肿瘤侵及固有层或黏膜肌层
T1b	肿瘤侵及黏膜下层
T2	肿瘤侵及固有肌层
T3	肿瘤侵及浆膜下结缔组织结构，无内脏腹膜或邻近结构的侵犯

续表

T——原发肿瘤	
T4	肿瘤穿透浆膜层或侵犯邻近结构
T4a	肿瘤穿透浆膜层（腹膜脏层），未侵犯邻近结构
T4b	肿瘤侵及邻近结构和器官（脾脏、横结肠、肝脏、小肠、胰腺、腹壁、腹膜后、肾上腺、肾脏）
N——区域淋巴结	
Nx	区域淋巴结不能评价
N0	无区域淋巴结转移
N1	1～2个区域淋巴结转移
N2	3～6个区域淋巴结转移
N3	≥7个区域淋巴结转移
N3a	7～15个区域淋巴结转移
N3b	≥16个区域淋巴结转移
M——远处转移	
M0	无远处转移
M1	有远处转移

表 4-2-6　临床分期

临床分期（cTNM）			
0期	Tis	N0	M0
Ⅰ期	T1	N0	M0
	T2	N0	M0
ⅡA期	T1	N1-3	M0
	T2	N1-3	M0
ⅡB期	T3	N0	M0
	T4a	N0	M0
Ⅲ期	T3	N1-3	M0
	T4a	N1-3	M0
ⅣA期	T4b	任何N	M0
ⅣB期	任何T	任何N	M1

表 4-2-7　胃癌病理分期

病理分期（pTNM）			
0期	Tis	N0	M0
ⅠA期	T1	N0	M0
ⅠB期	T2	N0	M0
ⅡA期	T1	N2	M0
	T2	N1	M0
	T3	N0	M0
ⅡB期	T1	N3a	M0
	T2	N2	M0
	T3	N1	M0
	T4a	N0	M0

续表

病理分期（pTNM）			
IIIA期	T2	N3a	M0
	T3	N2	M0
	T4a	N1	M0
	T4a	N2	M0
	T4b	N0	M0
IIIB期	T1	N3b	M0
	T2	N3b	M0
	T3	N3a	M0
	T4a	N3a	M0
	T4b	N1	M0
	T4b	N2	M0
IIIC期	T3	N3b	M0
	T4a	N3b	M0
	T4b	N3a	M0
	T4b	N3b	M0
IV期	任何T	任何N	M1

表 4-2-8　新辅助治疗后分期

新辅助治疗后分期（ypTNM）			
I 期	T1	N0	M0
	T2	N0	M0
	T1	N1	M0
II 期	T3	N0	M0
	T2	N1	M0
	T1	N2	M0
	T4a	N0	M0
	T3	N1	M0
	T2	N2	M0
	T1	N3	M0
III 期	T4a	N1	M0
	T3	N2	M0
	T2	N3	M0
	T4b	N0	M0
	T4b	N1	M0
	T4a	N2	M0
	T3	N3	M0
	T4b	N2	M0
	T4b	N3	M0
	T4a	N3	M0
IV 期	任何T	任何N	M1

4.2.3　治　疗

4.2.3.1　治疗原则

根据疾病的分期，选择不同的治疗策略：早期以手术为主，晚期以全身治疗为主，进行多学科综合制订治疗计划。

4.2.3.2　治疗路线图

胃癌治疗流程见图4-2-1。

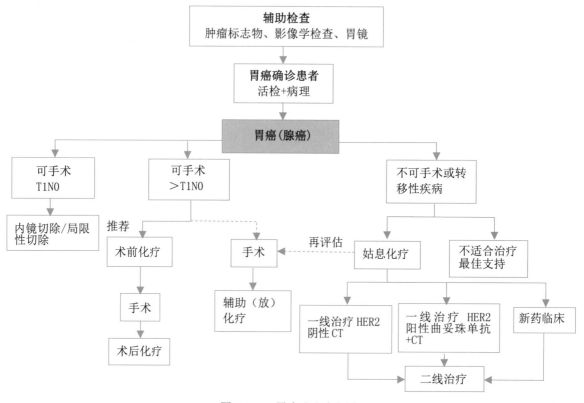

图4-2-1　胃癌治疗流程图

4.2.3.3　基于分期的治疗选择

（1）早期胃癌

1）早期胃癌内镜评估

早期胃癌的内镜下评估以普通白光内镜为基础，充分结合图像增强内镜检查技术，如放大内镜（ME）、窄带光成像（NBI）、智能电子分光技术（FICE）、联动成像（LCI）/蓝光成像（BLI）等。超声内镜检查可协助评估浸润深度及局部淋巴结转移情况。

2）早期胃癌内镜治疗适应证（见表4-2-9）

①绝对适应证：UL0 cT1a 分化型癌，长径＞2 cm；UL1 cT1a 分化型癌，长径≤3 cm；UL0 cT1a 未分化型癌，长径≤2 cm。

②相对适应证：对于不符合内镜治疗绝对适应证要求的早期胃癌，在患者不推荐外科手术或需在术前对整个病变建立准确的组织病理学诊断的情况下，建议内镜治疗。

表 4-2-9　根据肿瘤相关因素对早期胃癌内镜下切除适应证分类

浸润深度	溃疡	分化型		未分化型	
cT1a（M）	UL0	≤2cm	>2 cm	≤2 cm	>2 cm
		★			
	UL1	≤3 cm	>3 cm		
cT1b（SM）					

★ EMR/ESD 绝对适应证　　　　ESD 绝对适应证

相对适应证

注：cT1a（M）：黏膜内癌；cT1b（SM）：黏膜下浸润癌。UL：发现溃疡（疤痕）；UL0：无溃疡（疤痕）；UL1：存在溃疡（疤痕）。

3）早期胃癌内镜治疗技术

内镜下黏膜切除术（EMR）是最早应用于早期胃癌的内镜下治疗方法，主要适用于局限于黏膜层（T1a）、无溃疡型改变且直径≤ 2 cm 的分化型胃癌。内镜下黏膜剥离术（ESD）是在 EMR 基础上发展而来的一项内镜技术，是早期胃癌的标准治疗方式。ESD 的整块切除率优于 EMR。对于直径大于 1 cm 的病灶，EMR 整块切除率明显低于 ESD。

4）内镜治疗术后监测与随访

①早期胃癌内镜治疗治愈性评估（见表 4-2-10）

表 4-2-10　根据肿瘤相关因素评估可治愈性

浸润深度	溃疡	分化型		未分化型	
pT1a（M）	UL0			≤2 cm	>2 cm
	UL1	≤3 cm	>3 cm		
pT1b1（SM1）		≤3 cm	>3 cm		
pT1b2（SM2）					

ECuraA*　　　　ECuraB*　　　　ECuraC-2

eCuraC-1 符合 A 或 B 但侧切缘阳性或分块切除

注：*局限于整块切除和 HM0、VM0、Ly0 和 V0。pT1a（M）：黏膜内癌；pT1b（SM）：黏膜下浸润性癌；累及黏膜下浅层为 T1b1（SM1），黏膜下浸润深度<500 μm；UL：发现溃疡（疤痕）；UL0：无溃疡（疤痕）；UL1：存在溃疡（疤痕）。

②术后监测与随访（见图 4-2-2）

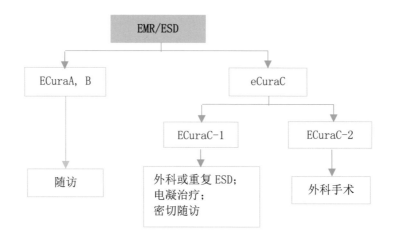

图 4-2-2　早期胃癌 EMR 或 ESD 术后监测与随访

对于根治度 A（eCuraA）及根治度 B（eCuraB）者，建议分别于术后第 3、6、12 个月进行内镜随访，后每年复查 1 次内镜，并进行肿瘤标志物、腹部超声、CT 等影像学检查。

根治度 C-1（eCuraC-1）病变转移风险较低。除手术切除外，根据不同医疗机构情况，在患者知情同意的情况下，可以选择重复 ESD、电凝治疗或密切随访。开放或腹腔镜手术切除适用于：①长径≤3 cm，分化型为主，pT1a 和 UL1；或②长径≤3 cm，分化型为主和 pT1b1（SM1）病变，如内镜确定的残余病变加上切除标本中的病变总体大小超过 3 cm，或者黏膜下浸润部分是分片切除或切缘阳性。

根治度 C-2（eCuraC-2）有转移和复发的风险，建议开放或腹腔镜手术切除。

（2）可手术切除胃癌的多学科治疗（见表 4-2-11～表 4-2-13）

表 4-2-11　整体治疗策略

临床分期		分层	优选方案	其他方案	某些情况下应用
I 期	cT1aN0M0	不适宜EMR/ESD患者	胃切除术D1（1A）	腹腔镜胃切除术D1（1B）（远端胃切除及全胃切除）	
	cT1bN0M0	适宜手术患者	胃切除D1（分化型，1.5 cm以下）或胃切除D1+（其他）（1A）	腹腔镜胃切除术D1/D1+（1B）（远端胃切除及全胃切除）	
	cT2N0M0	适宜手术患者	胃切除术D2（1A）	腹腔镜胃切除术D2（1A）（远端胃切除）	
II 期	cT1-2N1-3M0，cT3-4N0M0	非食管胃结合部肿瘤，适宜手术患者	胃切除术D2（1A）+辅助化疗（1A）	腹腔镜胃切除术D2（1A）（远端胃切除）+辅助化疗（1A）	
		食管胃结合部肿瘤，适宜手术患者	新辅助化疗/放化疗+胃切除术D2+辅助化疗（1A）	胃切除术D2（1A）+辅助化疗（1B）	
III 期	cT3-4aN1-3M0	非食管胃结合部肿瘤，适宜手术患者	胃切除术D2（1A）+辅助化疗（1A）	腹腔镜胃切除术D2（1A）（远端胃切除）+辅助化疗（1A）；腹腔镜探查（1B）+新辅助化疗+胃切除术D2+辅助化疗（1B）	胃切除术D2＋辅助放化疗（3）
		食管胃结合部肿瘤，适宜手术患者	腹腔镜探查（1B）+新辅助化疗/放化疗+胃切除术D2+辅助化疗（1B）	胃切除术D2（1A）+辅助化疗（1B）	

临床分期	分层		优选方案	其他方案	某些情况下应用
ⅣA期	cT4bN0-3M0	不可切除因素	MDT讨论个体化治疗方案	腹腔镜探查（1B）新辅助放化疗+胃切除（联合脏器切除）术+辅助放化疗（2B）	鼓励参加临床试验
Ⅰ～ⅣA期	不适宜手术患者		详见表4-2-14～表4-2-18		

注：1A、1B、3 代表证据级别；采用第八版 UICC 胃癌临床分期。

表 4-2-12　可手术切除胃癌的多学科治疗

技术要求	分层		优选方案	其他方案	某些情况下应用
淋巴结清扫方式	远端胃切除	D1	1、3、4sb、4d、5、6、7（1A）		
		D1+	D1+8a、9（1A）		
		D2	D1+8a、9、11p、12a（1A）	在D2基础上清扫第14组（2A）	肿瘤累及十二指肠者，在D2基础上选择性清扫第13组（2B）
	保留幽门的胃部分切除	D1	1、3、4sb、4d、6、7（1A）		
		D1+	D1+8a、9（1A）		
	近端胃切除	D1	1、2、3、4sa、4sb、7（1A）		
		D1+	D1+8a、9、11p（1A）		
		D2	D1+8a、9、10、11（1B）	在D2基础上选择性清扫第10组（2A）	
	全胃切除术	D1	1～7		
		D1+	D1+8a、9、11p		
		D2	1～7、8a、9、10、11、12a 组（肿瘤侵犯食管，应包括第 19、20、110 和 111 组）（1A）	在D2基础上选择性清扫第10组（2A）	
消化道重建	远端胃切除		Billroth Ⅰ式（1A），Billroth Ⅱ式（1A）		Roux-en-Y吻合（2A）
	近端胃切除			食管残胃吻合（1A）；管状胃-食管吻合（2A）	空肠间置代胃术（2B）
	全胃切除术		Roux-en-Y 吻合（1A）		Roux-en-Y吻合空肠储袋重建（2B）；空肠间置代胃术（2B）

注：1A、1B、2A、2B 代表证据级别。

表 4-2-13　可切除胃癌多学科治疗化疗方案选择

		化疗模式	优选方案	其他方案	在某些情况下应用
Ⅰ期		暂无明确辅助化疗证据			
Ⅱ期		辅助化疗	ELOX方案、S-1单药方案	SOX方案、XP方案	FOLFOX方案
Ⅲ期		辅助化疗	XELOX方案、SOX方案	DS序贯S-1方案	FOLFOX方案
	cT3-4aN+M0	围手术期化疗	SOX方案、DOS方案、FLOT方案	XELOX方案、FOLFOX方案	
Ⅳ期（T4bN0-3M0）		围手术期化疗	围手术期化疗方案参考Ⅲ期胃癌		

3）可切除胃癌的多学科治疗——放射治疗

①一般指南

A. 建议应该由包括肿瘤外科、肿瘤放射科以及肿瘤内科医师、放射科医师、胃肠病专科医师和病理科医生在内的多学科团队联合会诊和（或）讨论后制订治疗方案。

B. 多学科团队应对 CT 扫描、钡餐检查、EUS、内镜检查报告和 PET 或 PET-CT 扫描（如有）进行复审读片。

C. 放疗科医生应在放疗靶区及计划制订前完善相应的分期检查，并将所有可以获取的治疗前诊断性检查的信息应用于靶区的确定。

E. Siewert Ⅰ型和Ⅱ型肿瘤的放射治疗应参照食管癌和食管胃结合部癌的指南。Siewert Ⅲ型肿瘤患者可能根据医疗机构的偏好不同而接受围手术期化疗或术前放化疗，一般更适于按照胃癌指南放疗，可根据主要瘤体的位置而做相应的调整。

F. 可酌情使用影像引导来加强临床靶区的定位。

②模拟定位和治疗计划

A. 应使用 CT 模拟定位和适形治疗计划。调强放疗（IMRT）或质子束治疗适用于有些部位需要减少危及器官（如肠、肺）的受量而三维技术达不到这一要求的临床情况。

B. 仰卧位是理想的治疗体位，更具稳定性和重复性。

C. 需要治疗近端胃的病变时，告知患者在模拟定位和治疗前 3 h 不要进食，或空腹饮用一定量的水。

D. 如果临床上适合，可使用静脉或（和）口服对比剂进行 CT 模拟定位，以帮助确定靶区位置。

E. 强烈建议使用固定装置来保证每天摆位的可重复性。

F. 可适当采用四维 CT 计划或其他运动管理用于一些器官可能随呼吸大幅度活动的部位的放疗。

G. 当设计 IMRT 计划时，需要仔细确定和包绕靶区。应当把不同的胃充盈和呼吸运动等变化不定的因素考虑在内。

③靶区

A. 术前：应使用治疗前的诊断性检查（EUS、EGD、PET 和 CT 扫描）来识别肿瘤和相关的淋巴结组。特定淋巴结区的淋巴结转移相对风险取决于原发肿瘤的部位以及包括肿瘤浸润胃壁的范围和深度在内的其他因素。覆盖的淋巴结区放疗野可能根据临床情况和毒性风险做出调整。

B. 术后：应使用治疗前的诊断性检查（EUS、EGD、PET 和 CT 扫描）和术中放置银夹来识别肿瘤/胃床、吻合口或残端以及相关淋巴结组。残胃的治疗应权衡正常组织可能发生并发症和残胃可能出现局部复发的风险。特定淋巴结区的淋巴结转移相对风险取决于原发肿瘤的部位以及包括肿瘤浸润胃壁的范围和深度在内的其他因素。覆盖的淋巴结区放疗野可能根据临床情况和毒性风险做出调整。

• 近三分之一/胃底/贲门/食管胃结合部原发

近端胃或食管胃结合部（EGJ）的病变，照射野应该包括远端食管 3～5 cm 和高危淋巴结区。高危淋巴结区包括胃周、腹腔、胃左动脉、脾动脉、脾门、肝动脉和肝门淋巴结。

• 中三分之一/胃体原发

高危淋巴结区包括胃周、腹腔、胃左动脉、脾动脉、脾门、肝动脉、肝门、幽门上、幽门下和胰十二指肠淋巴结。

• 远三分之一/胃窦/幽门原发

如果肉眼可见的肿瘤侵犯到胃十二指肠结合部，放射野应包括十二指肠端 3～5 cm。高危淋巴结区包括胃周、腹腔、胃左动脉、腹腔、肝动脉、肝门、幽门上、幽门下和胰十二指肠淋巴结。

④正常组织耐受剂量限制

A. 治疗计划必须减少对存在风险的器官的不必要照射剂量。

B. 专家已达成共识：这些指南中的放疗剂量可根据临床情况适当增加。

- 肺：$V_{40\,Gy}\leqslant10\%$，$V_{30\,Gy}\leqslant15\%$，$V_{20\,Gy}\leqslant20\%$，$V_{10\,Gy}\leqslant40\%$，$V_{5\,Gy}\leqslant50\%$，$D_{mean}\leqslant20$ Gy；

- 脊髓：$D_{max}\leqslant45$ Gy；

- 肠：$V_{45\,Gy}<195$ cc；

- 心脏：$V_{30\,Gy}\leqslant30\%$（越接近 20% 越好），$D_{mean}\leqslant30$ Gy；

- 左肾，右肾（每侧单独评估）：$V_{20\,Gy}\leqslant33\%$，$D_{mean}\leqslant18$ Gy；

- 肝：$V_{30\,Gy}\leqslant33\%$，$D_{mean}<25$ Gy。

⑤剂量

A. 术前/术后放疗：45.0～50.4 Gy（1.8 Gy/d）；

B. 在一些手术切缘阳性的选择性病例，可采用更高的剂量对该区域进行推量射。

⑥支持治疗

A. 应该避免可处理的急性毒性反应导致的治疗中断或降低剂量。密切监测和积极给予支持治疗而尽量不要中断治疗。

B. 放疗期间，应该至少每周检查 1 次患者状况，注意生命体征、体重和血常规检查，每 2 周需进行血生化及食道造影检查。

C. 放疗或放化疗期间可预防性应用止吐药。需要时可以给予抗酸药、质子泵抑制药和止泻药。

D. 估计摄入热量<1500 kcal/d 时，应该考虑予口服和（或）肠内营养支持。肠内营养方式可考虑空肠营养管（J-管）或鼻胃管。术中可以预防性放置 J-管便于术后营养支持。

E. 整个放疗或放化疗过程中以及早期康复时有必要进行充分的营养支持。

4）不可切除局部进展期的胃癌的多学科治疗，是以 MDT 讨论为基础的治疗模式，根据患者个体情况，联合化疗、放疗、免疫、靶向等综合治疗（见表 4-2-14）。对于可以转化成可切除的患者，争取 R0 切除。

表 4-2-14　不可手术切除局部进展期胃癌的多学科治疗

分期	分层	优选方案	其他方案	某些情况下应用
不可切除	PS=0～1	同步放化疗（1A）；进行MDT讨论，评价同步放化疗后的手术可能性，如能做到完全性切除，可考虑手术治疗	化疗（2B）；放疗（2B）；进行MDT讨论，评价化疗或放疗后的手术可能性，如能做到完全性切除，可考虑手术治疗	化疗+放疗或同步放化疗（3类）；进行MDT讨论，评价化疗序贯放疗/同步放化疗后的手术可能性，如能做到完全性切除，可考虑手术治疗
	PS=2	最佳支持治疗/对症处理（1A）；可通过短路手术、内镜下治疗、内置支架、姑息放疗等方法改善营养状况、缓解出血、梗阻或疼痛等症状	最佳支持治疗/对症处理+化疗±放疗（2A）；经营养支持、对症处理后若患者一般状况好转，可考虑化疗加或不加姑息性放疗	

注：1A、2A、2B、3类代表证据级别。

5）胃癌局部复发或单一远处转移的综合治疗（见表 4-2-15）

对于胃癌局部复发或单一远处转移的治疗，目前缺乏大样本的前瞻性随机对照临床研究数据，对此类患者优先推荐 MDT 讨论。

①术后局部复发胃癌治疗

表 4-2-15　胃癌局部复发或单一远处转移的综合治疗

部位	优选方案	其他方案	某些情况下应用
局部复发	按复发转移性胃癌处理或参加临床试验	手术联合药物治疗（2B） 放疗联合药物治疗（2A）	
残胃或吻合口复发	ESD，残胃全切除+淋巴结清扫±联合脏器切除	姑息手术	内镜下支架置入/短路手术/空肠营养置入

注：2A、2B 代表证据级别。

②不伴腹膜转移的同时性/异时性单一远处转移胃癌的治疗（见表4-2-16）

表 4-2-16　不伴腹膜转移的同时性/异时性单一远处转移胃癌的治疗

部位	I 级推荐	II 级推荐	III 级推荐
腹主动脉旁淋巴结（No.16a2/b1）转移	按复发转移性胃癌处理或参加临床试验	术前化疗联合根治性手术（2B）	根治性手术联合放化疗（3类）
肝胆单一远处转移		系统化疗续贯原发灶及转移灶手术	系统化疗联合局部治疗（2B）
卵巢转移		原发灶及转移灶手术联合系统化疗（2B）	

注：2B、3 类代表证据级别。

③胃癌腹膜转移的治疗（见表4-2-17）

表 4-2-17　胃癌腹膜转移的治疗

部位	I 级推荐	II 级推荐	III 级推荐
仅有腹腔细胞学阳性（CY1P0）	全身化疗±分子靶向±腹腔化疗或参加临床试验（2A）	转化治疗后转为CY0者可行根治性手术（2B）	标准D2手术，术后辅助化疗（2B）
仅有肉眼腹膜转移（P1）		全身化疗±分子靶向治疗±腹腔化疗或参加临床试验（2A）	转化治疗后PR或CR，CY（-），技术上可切除者可行姑息手术（2B）
肉眼腹膜转移伴其他脏器转移	参加晚期胃癌治疗推荐或参加临床试验		

注：2A、2B 代表证据级别。

6）晚期胃癌的内科治疗（见表 4-2-18～表 4-2-19）

表 4-2-18　晚期胃癌的内科治疗

分级		I 级推荐	II 级推荐	III 级推荐
一线	HER2阳性	曲妥珠单抗联合奥沙利铂/顺铂+5-FU/卡培他滨	曲妥珠单抗+SOX/SP	曲妥珠单抗联合其他一线化疗方案（蒽环类药物除外）； 帕博利珠单抗+曲妥珠单抗+XELOX/PF（1B类）

续表

分级		Ⅰ级推荐	Ⅱ级推荐	Ⅲ级推荐
一线	HER2阴性	奥沙利铂/顺铂+氟尿嘧啶类（5-FU/卡培他滨/替吉奥）（1A类）； 纳武利尤单抗+XELOX/FOLFOX（PD-L1 CPS≥5）（1A类）； 信迪利单抗+XELOX（PD-L1 CPS≥5）（1A类）； 紫杉醇/多西紫杉醇+氟尿嘧啶类（5-FU/卡培他滨/替吉奥）（2A类）	PD-L1 CPS<5或检测不可及，FOL POX/XELOX 联合纳武利尤单抗（1B类）； PD-L1 CPS<5或检测不可及，XELOX 联合信迪利单抗（1B类）； 三药联和方案DCF 及 mDCF（1B类），适用于体力状况好且肿瘤负荷较大的患者	DCF或mDCF（肿瘤负荷较大且患者体力状态好）； 单药氟尿嘧啶类或紫杉醇/多西紫杉醇（体力状态较差）
二线		雷莫芦单抗+紫杉醇； 单药紫杉醇/多西紫杉醇/伊立替康	如既往铂类治疗失败且未接受过曲妥珠单抗，曲妥珠单抗联合单药紫杉醇（2A类）； 两药方案依据既往用药情况可选伊立替康+5-FU、紫杉醇/多西紫杉醇+氟尿嘧啶类（5-FU/卡培他滨/替吉奥）； 单药白蛋白紫杉醇	如既往未接受过曲妥珠单抗，可选曲妥珠单抗联合其他二线化疗方案（蒽环类药物除外）； 既往未经铂类治疗失败，可选奥沙利铂或顺铂为基础的化疗； 帕博利珠单抗（dMMR或高TMB）
三线		阿帕替尼、纳武利尤单抗	TAS-102	根据既往用药情况及患者体力状态选择单药或两药联合化疗

注：1A、1B 、2A 代表证据级别。

表 4-2-19　胃癌化疗方案药物组成及剂量

	方案	药物	主要疗效
辅助化疗	XELOX	卡培他滨+奥沙利铂	单纯手术提高5年DFS（78% vs 69%）
	S-1单药	替吉奥	单纯手术提高5年DFS（72% vs 61%）
	SOX	奥沙利铂+替吉奥	S-1单药方案提高3年DFS（78% vs 65%）
	XP	卡培他滨+顺铂	
	FOLFOX	奥沙利铂静滴+LV+5-FU	
	DS序贯S-1	替吉奥+多西他赛	较单药S-1口服1年提高3年RFS（65.9% vs 49.6%）
围手术期化疗	DOS	术前多西他赛+奥沙利铂； 术后替吉奥	较手术+术后8周期S-1单药辅助化疗提高3年DFS（66.3% vs 60.2%）
	FLOT	多西他赛+LV+5-FU	较ECF/ECX方案延长OS（50个月 vs 35个月）
	SOX	术前3周期SOX； 术后5周期SOX S-1； 单药口服3周期； 具体剂量参考辅助化疗部分	较术后XELOX方案辅助化疗提高3年DFS（62.02% vs 54.78%）
一线化疗	化疗+曲妥珠单抗	化疗具体剂量参考辅助化疗部分	较单化疗延长OS（13.8个月 vs 11.1个月）
	化疗+纳武利尤单抗	化疗具体剂量参考辅助化疗部分	较单化疗延长OS（14.4个月 vs 11.1个月）
	顺铂联合氟尿嘧啶类	顺铂+5-FU； 顺铂+替吉奥	
	紫杉醇联合氟尿嘧啶类	紫杉醇+5-FU； 紫杉醇+卡培他滨； 紫杉醇+替吉奥	

续表

	方案	药物	主要疗效
	DCF	多西他赛+LV+5-FU+顺铂	顺铂+5-FU方案延长PFS（5.6个月 vs 3.7个月）和OS（9.2个月 vs 8.6个月）
二线化疗	雷莫芦单抗+紫杉醇	雷莫芦单抗+紫杉醇，每3周重复	较单药紫杉醇延长PFS（4.4个月 vs 2.9个月）和OS（9.6个月 vs 7.4个月）
	紫杉醇	四周方案或三周方案	
	多西紫杉醇	多西他赛，每3周重复	
	伊立替康	伊立替康，每2周重复	
	雷莫芦单抗	雷莫芦单抗，每2周重复	最佳支持治疗延长OS（5.2个月 vs 3.8个月）
	帕博利珠单抗	帕博利珠单抗 每3周重复	dMMR实体瘤ORR达46%
	白蛋白紫杉醇	白蛋白紫杉醇，每4周重复	有效性与紫杉醇相当，过敏发生率降低
三线化疗	阿帕替尼	阿帕替尼，每天口服	较安慰剂延长OS（6.5个月 vs 4.7个月）
	TAS-102	TAS-102，每4周重复	较安慰剂延长OS（5.7个月 vs 3.6个月）
	纳武利尤单抗	具体剂量参考一线化疗部分	较安慰剂延长OS（5.26个月 vs 4.14个月）
	帕博利珠单抗	具体剂量参考二线化疗部分	OS 6个月，ORR达12%

4.2.4　随　访

胃癌随访方案见表4-2-20。

表4-2-20　胃癌随访方案

目的	I级推荐	II级推荐
早期胃癌随访	随访频率：前2年每3～6个月1次，然后每6～12个月1次至5年	5年后每年随访1次
	随访内容（无特指时即为每次）： 临床病史； 体格检查； 实验室检查（血常规、生化）； 幽门螺旋杆菌检测； 营养学评估； 胃镜检查	胸、腹部、骨盆增强CT检查； PET-CT检查
进展期胃癌及晚期不可切除姑息性胃癌随访	随访/监测频率： 前2年每3～6个月1次，然后每6～12个月1次至5年	5年后每年1次
	随访/监测内容： 临床病史； 体格检查； 实验室检查（血常规、生化）； 幽门螺旋杆菌检测； 营养学评估； 胃镜检查； 胸、腹部、骨盆增强CT检查（前2年每6～12个月1次，然后每年1次）	PET-CT检查
症状恶化及新发症状	随时随访	

参考文献

早期胃癌内镜下规范化切除的专家共识意见（2018，北京）。

中国早期胃癌筛查及内镜诊治共识意见（2014 年，长沙）。

Ono H, Yao K, Fujishiro M, et al. Guidelines for endoscopic submucosal dissection and endoscopic mucosal resection for early gastric cancer（second edition）[J]. Dig Endosc, 2021, 33（1）:4-20.

4.3　胃肠道间质瘤

胃肠道间质瘤（gastrointestinal stromal tumor，GIST）是胃肠道最常见的间叶源性肿瘤。绝大多数 GIST 具有 c-kit 或血小板源性生长因子受体α基因（*PDGFRA*）活化突变，免疫组化检测通常表现为 CD117 和（或）DOG-1 阳性。GIST 可发生于胃肠道的任何部位，其预后与肿瘤部位、大小、核分裂指数、肿瘤破裂以及治疗措施等有关。

4.3.1　流行病学

GIST 约占所有消化道肿瘤的 1%～3%，其发病率存在地区性差异。国外数据显示，GIST 年发病率为 10～15 例/百万人，且近年来呈现逐年升高的趋势。我国尚无全国范围的流行病学数据，不同地区的流行病学统计数据显示，GIST 的年发病率为 3～17 例/百万人。GIST 可发生于消化道的各个部位，甚至原发于胃肠道以外的腹部其他部位，其中胃（50%～60%）是最常见的发病部位，其次为小肠（20%～25%）、结直肠（5%～10%）、十二指肠（4%～5%）、食管（1%）、阑尾（1%）等。GIST 的中位发病年龄为 50～60 岁，男女发病率无显著差异。

4.3.2　诊　断

4.3.2.1　症状、体征

GIST 临床表现多样且缺乏特异性，主要取决于肿瘤大小、部位及生长方式，常见表现包括腹痛、腹部不适、消化道出血及腹部包块等，少部分因体检或诊治其他疾病偶然发现。

4.3.2.2　检验

包括血常规、肝功能、肾功能、凝血功能、粪便常规+隐血。

4.3.2.3 检查

（1）胃肠镜

胃肠镜可观察肿瘤形态、生长方式、表面出血或破溃情况等。超声内镜适用于诊断体积较小（≤2 cm）、生长于黏膜层以下的 GIST，可以更准确地评估肿瘤的起源层次、实际大小、肿瘤内部情况及其与周围组织结构的关系等。内镜活检技术包括超声内镜下细针穿刺抽吸活检、内镜下钳取活检、内镜黏膜下切除活检等。

（2）CT、MRI、PET-CT等影像学检查

全腹增强 CT 是首选的影像学检查，可显示肿瘤的部位、大小、形态、生长方式、血供情况、肿瘤内部是否伴有出血坏死及周围脏器毗邻等。MRI 的组织对比度较好，对直肠、盆底等特殊部位 GIST 或肝转移的评估有重要意义，且无辐射。PET-CT 可用于靶向药物疗效的早期评价，不推荐常规使用。

4.3.2.4 病理诊断

GIST 确诊依靠病理学诊断，标本来源于活检或手术切除。术前检查疑似 GIST 且局限、可完整切除者，不常规推荐活检；对术前考虑复发转移、原发不可切除或拟术前治疗的 GIST，应行活检。活检方式包括 EUS-FNA（首选）、经皮空心针穿刺活检、内镜活检等。

病理诊断包括形态学、免疫组化和分子诊断。组织学上，GIST 以梭形细胞（70%）为主，上皮样细胞型占 20%，梭形-上皮样细胞混合型占 10%。免疫组化常规检测 CD117、DOG-1、CD34、SMA、S-100、SDHB、Ki-67 等。基因检测至少包括 *c-kit* 基因第 9、11、13、17 号外显子及 *PDGFRA* 基因第 12、18 号外显子。对于野生型、疑难病例、复发或耐药病例，可行二代测序（NGS）。

手术切除标本还应根据 GIST 病理报告原则对各种项目进行描述，如肿瘤数目、肿瘤部位、肿瘤大小，尤其是肿瘤最大径、肿瘤有无坏死、生长方式、浆膜及黏膜累犯情况、淋巴结是否存在转移、手术切缘、肿瘤有无破裂等情况。核分裂像计数对于评价肿瘤恶性程度、指导靶向药物治疗和判断预后等具有重要意义，建议在细胞分裂较为活跃区域计数相当于 5 mm^2 的高倍镜视野（high power field，HPF）下的核分裂数目。对完整切除且未经术前靶向治疗的原发 GIST，还应根据危险度评估系统进行评估，常用的包括原发胃肠间质瘤危险度分级（中国共识 2017 修改版）、AFIP 分级等。

4.3.2.5 GIST 分期/分级

（1）根据AJCC第8版分期（不常用）（见表4-3-1）

表 4-3-1 胃肠道胶质瘤分期（根据 AJCC 第 8 版分期）

T、N、M 的定义		肿瘤部位分期/预后组				
T——原发性肿瘤		胃 GIST*				
Tx	原发性肿瘤无法评估		T	N	M	核分裂数
T0	无原发性肿瘤证据	ⅠA 期	T1 或 T2	N0	M0	低
T1	肿瘤直径≤2cm	ⅠB 期	T3	N0	M0	低
T2	肿瘤直径大于 2 cm 但不大于 5 cm		T1	N0	M0	高
T3	肿瘤直径大于 5 cm 但不大于 10 cm	Ⅱ期	T2	N0	M0	高
T4	肿瘤直径大于 10 cm		T4	N0	M0	低
		ⅢA 期	T3	N0	M0	高

续表

T、N、M 的定义		肿瘤部位分期/预后组				
N——区域淋巴结		IIIB 期	T4	N0	M0	高
N0	无区域淋巴结转移或淋巴结状态未知	IV 期	任何 T	N1	M0	任何
N1	区域淋巴结转移		任何 T	任何 N	M1	任何
		小肠 GIST**				
M——远处转移			T	N	M	核分裂数
M0	无远处转移	I 期	T1 或 T2	N0	M0	低
M1	远处转移	II 期	T3	N0	M0	低
		IIIA 期	T1	N0	M0	高
GIST 的分级取决于核分裂计数			T4	N0	M0	低
低	核分裂数≤5 个/5 mm² 或/50 HPFs	IIIB 期	T2	N0	M0	高
高	核分裂数>5 个/5 mm² 或/50 HPFs		T3	N0	M0	高
			T4	N0	M0	高
		IV 期	任何 T	N1	M0	任何
			任何 T	任何 N	M1	任何

*：也可用于网膜；**：也可用于食管、结直肠、肠系膜和腹膜。

（2）原发胃肠间质瘤危险度分级（中国共识 2017 修改版）（最常用）（见表 4-3-2）

表 4-3-2　原发胃肠间质瘤危险度分级（中国共识 2017 修改版）

危险度分级	肿瘤直径（cm）	核分裂计数（个/5 mm²）	肿瘤原发部位
极低危	≤2.0	≤5	任何
低危	2.1~5.0	≤5	任何
中危	2.1~5.0	6~10	胃
	5.1~10.0	≤5	胃
	≤2.0	6~10	任何
高危	任何	任何	肿瘤破裂
	>10.0	任何	任何
	任何	>10	任何
	>5.0	>5	任何
	>2.0，≤5.0	>5	非胃原发
	>5.0，≤10.0	≤5	非胃原发

注：*PDGFRA D842V* 突变型、1 型神经纤维瘤突变（neurofibromatosis type 1, NF1）相关性及琥珀酸脱氢酶（succinate dehydrogenase, SDH）缺陷型等特殊类型 GIST，并不适合采用常用的危险度评估方法，其预后预测方法还有待进一步研究。此版本为 2008 年改良版 NIH 分级标准的中国共识 2017 修改版。

4.3.3　治　疗

4.3.3.1　治疗原则

根据疾病的病期选择不同的治疗策略：原发性可切除 GIST 以手术为主，不可切除或复发转移性 GIST 以靶向治疗为主进行综合诊治。对于复发或转移、病情复杂、瘤体巨大或位置特殊的 GIST，建议 MDT。MDT 科室可包括胃肠外科、消化内科、肿瘤内科、影像科、病理科、肝胆外科、结直肠外科、药剂科等。

4.3.3.2 治疗路线图

GIST 治疗流程见图 4-3-1。

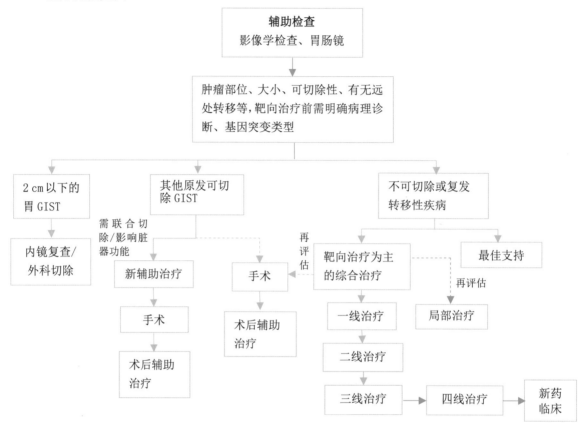

图 4-3-1　GIST 治疗流程图

4.3.3.3 基于病期的治疗选择

（1）小 GIST

直径小于 2 cm 的 GIST 为小 GIST，起源于胃的多呈惰性。对有临床症状或 EUS 提示存在边界不规则、溃疡、囊腔、强回声、回声不均匀等高危因素的病例，建议切除。若无上述危险因素，可充分沟通、知情同意下规律 EUS 复查随访。起源于其他部位的小 GIST，尽早切除。

（2）2 cm 以上原发可切除 GIST

术前评估不需联合脏器切除且不严重影响器官功能的原发局限性 GIST，首选外科手术完整切除，术后评估危险度分级和基因突变类型，决定是否行辅助治疗。对食管胃结合部、十二指肠及低危直肠等特殊部位的、直径较大的原发 GIST，可考虑行新辅助靶向治疗。

（3）复发转移或原发不可切除 GIST

可视为晚期患者，应首选靶向药物治疗，后续依据治疗反应决定是否手术。对于靶向药物治疗有效者，可考虑手术切除，尽量 R0 切除；对于局限性进展病灶可完整切除者，可考虑手术切除，并尽量切除转移灶；对于无法切除或广泛进展者，不建议行外科手术，推荐更换靶向药物、局部治疗或加入临床试验。对于孤立性复发或转移 GIST，可完整切除且手术风险不高、不影响器官功能者，也可直接行手术切除，术后行靶向治疗。晚期 GIST 患者出现消化道穿孔、梗阻、难以内科控制的出血等情况时，需急诊手术处理。

（4）手术治疗原则

术前应常规进行体格检查，尤其是皮肤有无牛奶咖啡斑、多发性神经纤维瘤等，以及对低位直肠肿瘤患者行肛门指检。术前宣教戒烟戒酒、停用靶向药物等。常规进行营养风险筛查及营养状况评估，并进行营养干预。常规进行血栓栓塞风险筛查及管理。根据肿瘤部位等选择肠道准备方式。

外科手术是原发局限性 GIST 和潜在可切除 GIST 的首选治疗方式，手术目标是完整切除。术中遵循以下原则：①轻柔操作，保护假包膜完整；②不常规清扫淋巴结，若术中发现淋巴结病理性肿大应予以切除；③注重器官功能保护；④若术后切缘阳性，倾向于靶向药物治疗。手术方式包括开放手术、腹腔镜手术、内镜手术、腹腔镜与内镜联合手术及机器人手术等。开放手术适应证广泛，腹腔镜手术创伤小、恢复快，推荐用于肿瘤直径≤5 cm 且位于胃前壁、大弯侧等适宜部位的 GIST。内镜手术存在完整切除困难及术中肿瘤破裂风险，须慎重应用。手术切除的标本应在离体 30 min 内及时固定，在固定前拍照并测量肿瘤最大径，有条件时应留取新鲜组织标本冻存。若标本最大径≥2 cm，可每隔 1 cm切开以充分固定。固定液采用 10%中性福尔马林，应足量（＞3 倍标本体积），固定 12～48 h。

（5）靶向药物治疗原则

靶向药物治疗一般分为辅助治疗、新辅助治疗、复发转移或不可切除 GIST 的靶向治疗。

1）辅助治疗

完整切除术后的 GIST 存在复发风险，建议对改良 NIH 分级为中-高危的 GIST 患者行伊马替尼（imatinib）辅助治疗，标准剂量为 400 mg/d。排除 *PDGFRA* 基因第 18 号外显子 D842V 突变后，高危GIST 和非胃来源中位 GIST 应接受≥3 年辅助治疗，胃来源中危 GIST 应接受≥1 年辅助治疗。

2）新辅助治疗

需先明确病理诊断和基因突变，确定药物及剂量，*PDGFRA* 基因第 18 号外显子突变者可服用阿伐替尼（avapritinib）300 mg/d，*c-kit* 基因第 9 号外显子突变者可服用伊马替尼 600 mg/d，其余突变类型可服用伊马替尼 400 mg/d。术前治疗推荐时间 6～12 个月，期间每 2～3 个月行影像学疗效评估，对于疗效最大化或疾病稳定者，及时手术。术前停药 1 周左右，术后尽快恢复靶向药物治疗。

3）复发转移或不可切除 GIST 的靶向治疗

一线药物和剂量选择同新辅助治疗，应持续用药直至疾病进展或出现不能耐受的不良反应。治疗进展后，建议对进展病灶穿刺活检再次行基因检测。一线标准剂量伊马替尼治疗失败后，或 *PDGFRA* 基因第 18 号外显子非 D842V 突变者一线阿伐替尼治疗失败后，建议换用二线舒尼替尼（sunitinib）或伊马替尼加量；若进展局限且可完整切除，也可考虑手术。术后建议换用舒尼替尼。舒尼替尼可考虑50 mg/d（服药 4 周，停药 2 周）方案或 37.5 mg/d 连续服用。对于舒尼替尼治疗失败者，可换用三线瑞戈非尼（regorafenib）治疗。瑞戈非尼治疗失败后，可换用四线瑞派替尼（ripretinib）治疗。*PDGFRA*基因第 18 号外显子 D842V 突变者一线阿伐替尼治疗失败后，尚无治疗推荐。以上药物均治疗失败后，建议加入新药临床研究或考虑既往治疗有效且耐受性好的药物，进行维持治疗及最佳支持治疗。

4）药物疗效判定

接受靶向治疗的患者应定期行影像学检查评价疗效。对于带瘤者，伊马替尼治疗时应参照 Choi 标准评价疗效，后线治疗时可参照 RECIST1.1 或 Choi 标准评价疗效。

5）靶向治疗不良反应及处理

多数患者会出现不良反应，如水肿、乏力、纳差、中性粒细胞减少、贫血等，应参照 CTCAE 标准进行不良反应分级，及时识别并妥善处理。

6）伊马替尼血药浓度监测

伊马替尼血药浓度监测对评价药物疗效、规避不良反应及制订个体化治疗方案具有重要意义。建议对服用伊马替尼的晚期 GIST、伊马替尼相关性不良反应较严重及疑似服药依从性差的患者进行血药浓度监测（门诊及住院医嘱系统开单）。进行血药谷浓度检测前，应口服相同剂量伊马替尼≥28 d 且采血时间为末次服药后 22～26 h。

4.3.4　随　访

胃肠道间质瘤随访方案见表 4-3-3。

表 4-3-3　胃肠道间质瘤随访方案

不同人群	I 级推荐		II 级推荐
原发 GIST 术后	随访频率： 中、高危患者，每3个月随访1次，持续3年，然后每6个月随访1次，直至5年，5年后每年随访1次； 低危患者，每6个月随访1次，持续5年		
	随访内容： 腹盆腔增强CT或MRI		每年1次胸部X线检查，在出现相关症状情况下推荐进行骨扫描检查
转移复发性GIST	随访频率： 治疗前进行基线检查，开始治疗后，至少每3个月随访1次		
	随访内容： 腹盆腔增强CT或MRI		PET-CT检查

参考文献

陶凯雄，张鹏，李健，姜可伟，汪明. 胃肠间质瘤全程化管理中国专家共识（2020 版）[J]. 中国实用外科杂志，2020，40（10）:1109-1119.

中国临床肿瘤学会（CSCO）. 胃肠间质瘤诊疗指南 2021.

NCCN Clinical Practice Guidelines in Oncology （NCCN Guidelines®） Gastrointestinal Stromal Tumors （GISTs）. https://www.nccn.org/professionals/physician_gls/pdf/gist.pdf

4.4　小肠癌

小肠癌（small bowel cancer）：小肠占全消化道 75% 的长度与约 90% 的黏膜吸收面积，按照解剖结构分为十二指肠、空肠和回肠三部分，但仅有 3% 的消化道恶性肿瘤发生于此。小肠恶性肿瘤病理类型复杂，以腺癌、神经内分泌肿瘤、间质瘤和淋巴瘤为主，其中腺癌占30%～40%。小肠腺癌以十二指肠为最常见的发病部位，约占半数以上，空、回肠次之。小肠腺癌病理组织分级以中低分化为主，确诊时肿瘤常处于晚期，预后不良。

4.4.1　流行病学

小肠癌临床罕见，有研究报道其发病率约为 4.6/10 万。男性和女性发病率相近，男性发病率约2.6/10 万，女性发病率约2.0/10 万。近年来，小肠癌的发病率在逐渐上升，其中主要是十二指肠腺癌的增长。由于小肠癌发病率低，目前可参考的临床指南仅有少部分聚焦于小肠腺癌，因此本诊疗手册主要针对小肠腺癌。

4.4.2　诊　断

4.4.2.1　症状、体征

癌症特异病史仍然是术前评估的基础，应评估出血、疼痛或与梗阻相关的症状，以帮助确定评估和干预的紧迫性和顺序。相对于结直肠癌，小肠腺癌确诊年龄更低，分期更晚，恶性程度更高。小肠腺癌的患者通常伴有肿瘤局部的并发症，其中以梗阻、腹部疼痛、出血最常见。同时应该评估患者是否应接受多学科治疗，以指导治疗计划和围手术期管理。

家族史方面，通常应询问相关的癌前病变和癌症，包括诊断时的年龄以及受影响的一级和二级亲属的血缘关系等详细信息。应询问患者已知的遗传性癌症综合征、先前的遗传学检查以及可能相关的家族血缘或种族。发现有遗传易感性的小肠癌患者，通常应让其接受遗传咨询。

4.4.2.2　检验

常规实验室血液检查（血常规、血生化、粪便常规及隐血）和CEA、CA199 水平是病情评估的一部分。开始择期治疗之前的基线 CEA、CA199 水平可预测远期生存，以作为治疗后的监测参考。

4.4.2.3　检查

（1）内镜

肠镜取病理是诊断小肠腺癌的金标准。超声下食管、胃、十二指肠内镜检查是十二指肠腺癌首选的检查，超声内镜检查可协助评估浸润深度及局部淋巴结转移情况。且局部因肿瘤占位导致梗阻时，可在内镜下置入支架进行姑息缓解治疗。当超声内镜检查不适用时，可考虑小肠镜或者胶囊内镜检查。尤其需要注意的是，伴有梗阻时，禁用胶囊内镜检查。

（2）腹部CT/MRI

CT 或者 MRI 是评估小肠腺癌局部临床分期和远处转移的首选方式。当常规的 CT 和 MRI 无法检出肿瘤时，可以考虑应用 CT 或者 MRI 小肠造影。有相关的回顾性研究报道，MRI 小肠造影比 CT 小肠造影更能准确地发现新生肿瘤。

（3）PET-CT

PET-CT 可用于全身肿瘤负荷检查，不作为常规推荐。当 CT/MRI 的结果有争议时，可考虑 PET-CT检查。

（4）胸部CT

小肠癌转移患者中，容易出现肺转移，胸部 CT 可进一步排除肺转移。

4.4.2.4 病理诊断

小肠腺癌的组织病理学分类（参照 2019 版 WHO 消化系统肿瘤分类）见表 4-4-1。

表 4-4-1 小肠腺癌的组织病理学分类（参照 2019 版 WHO 消化系统肿瘤分类）

组织学类型	ICD-O 编码
腺癌，NOS	8140/3
黏液腺癌	8480/3
印戒细胞癌	8480/3
髓样癌，NOS	8510/3
腺癌，肠型	8144/3
胰胆管型癌	8163/3
管状腺癌	8211/3

4.4.2.5 分期

（1）小肠腺癌TNM分期（适用于十二指肠、空肠、回肠的腺癌，AJCC第8版分期）（见表4-4-2）

表 4-4-2 小肠腺癌分期

T——原发肿瘤	
Tx	原发肿瘤无法评价
T0	无原发肿瘤证据
Tis	原位癌
T1	
T1a	肿瘤侵及固有层
T1b	肿瘤侵及黏膜下层
T2	肿瘤侵及固有肌层
T3	肿瘤穿过肌层及浆膜下层或无腹膜覆盖的组织（肠系膜或腹膜后）
T4	肿瘤穿透腹膜或直接侵及其他器官或结构（包括其他小肠袢、肠系膜、腹膜后，经浆膜侵及腹壁；侵及胰腺或胆管（仅对十二指肠而言）
N——区域淋巴结	
Nx	区域淋巴结无法评价
N0	无区域淋巴结转移
N1	1～2 个区域淋巴结转移
N2	≥3 个区域淋巴结转移
M——远处转移	
Mx	远处转移无法评价
M0	无远处转移
M1	有远处转移

（2）预后组别（见表4-4-3）

表 4-4-3　小肠腺癌预后组别（AJCC 第 8 版）

分期	T	N	M
0 期	Tis	N0	M0
Ⅰ 期	T1-2	N0	M0
ⅡA 期	T3	N0	M0
ⅡB 期	T4	N0	M0
ⅢA 期	任何 T	N1	M0
ⅢB 期	任何 T	N2	M0
Ⅳ 期	任何 T	任何 N	M1

4.4.3　治　疗

4.4.3.1　治疗原则

根据疾病的分期选择不同的治疗策略：早期以手术为主，晚期以全身治疗为主，进行多学科综合制订治疗计划。小肠腺癌患者的最佳管理，需要临床医生团队的参与和协作，包括来自外科、病理科、影像科和肿瘤内科，以及其他专业成员的参与。小肠腺癌的 MDT 讨论可以改善术前临床分期、修正治疗方案和个体化多学科治疗、规划手术的技术方案和审查病理分期。

4.4.3.2　治疗路线图及基本原则

小肠腺癌的治疗推荐结直肠外科、影像科、肿瘤内科、肝胆外科、放疗科、超声影像科等多学科进行 MDT 讨论制订最优的治疗方案，十二指肠腺癌局部可切除 M0 和局部不可切除 M0 推荐不同的治疗方案（见图 4-4-2～图 4-4-4）。

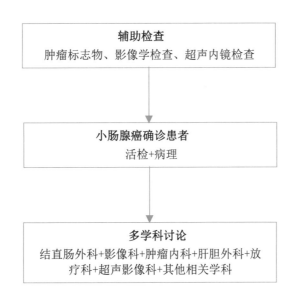

图 4-4-1　小肠腺癌治疗流程图

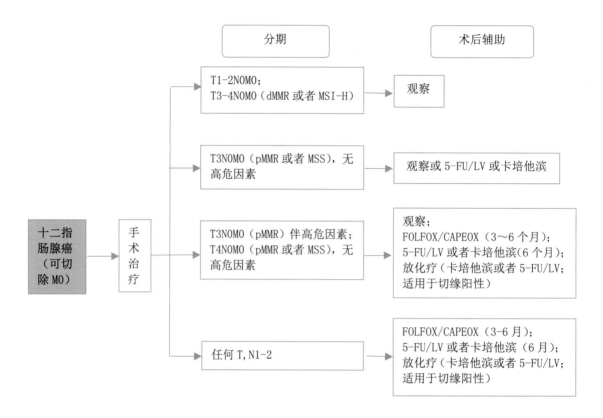

图 4-4-2　NCCN 关于十二指肠腺癌（可切除 M0）基于 TNM 分期的推荐治疗方案

注：1. Ⅱ期小肠腺癌术后高危因素包括：切缘阳性、送检淋巴结不足 5 枚（十二指肠腺癌）、送检淋巴结不足 8 枚（空肠/回肠腺癌）、肿瘤部位穿孔。参考结直肠癌，Ⅱ期伴有组织学分化差（3/4 级，不包括 MSI-H 者）、脉管浸润、神经浸润可考虑化疗。

2. 目前小肠腺癌术后辅助证据级别偏低，鼓励患者参加相关临床试验。

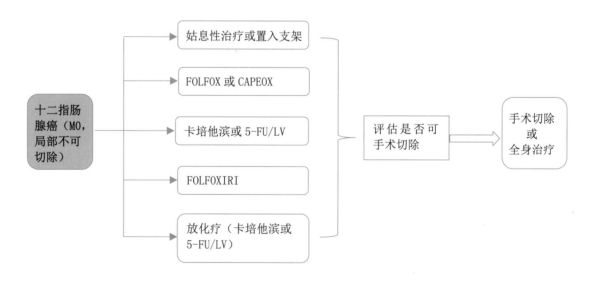

图 4-4-3　NCCN 关于十二指肠腺癌（局部不可切除 M0）推荐治疗方案

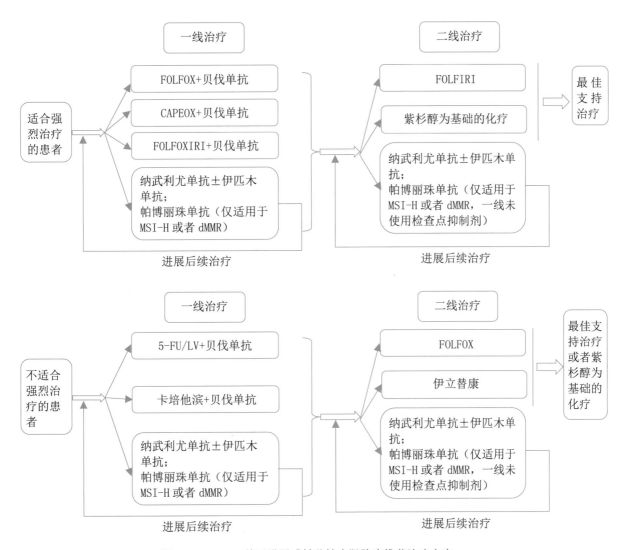

图 4-4-4　NCCN 关于进展或转移性小肠腺癌推荐治疗方案

注：辅助治疗已经使用奥沙利铂为基础的化疗或者奥沙利铂应用禁忌的患者，进展或转移后一线推荐：FOLFIRI 或者紫杉醇基础的化疗或（纳武利尤单抗±伊匹木单抗或帕博丽珠单抗，仅适用于 MSI-H 或 dMMR 的患者）；二线推荐最佳支持治疗（而一线应用检查点抑制剂的 MSI-H 或 dMMR 的患者，可二线使用 FOLFIRI 或者紫杉醇基础的化疗）。

4.4.3.3　放射治疗的原则

（1）十二指肠

1）数据库分析的结果表明，在手术切除的十二指肠腺癌患者中，与单纯化疗相比，辅助放化疗对患者的生存率没有益处。独立的回顾性研究表明，对于局部进展期或切缘阳性的十二指肠腺癌，采用术前或术后放化疗的疗效各不相同。因此，放化疗只考虑用于高度选择的患者中。

2）如果患者在诱导化疗一个疗程后仍属于不可切除，则可以考虑行术前放化疗。

3）患者应该经过 MDT 多学科团队的充分讨论，术前和术后的放疗都需要考虑到治疗信息、放疗靶区和放疗剂量。治疗信息包括：①以氟嘧啶为基础的化疗应与放疗同步进行；②放疗技术可以采用三维适形放疗（3D-CRT），考虑邻近正常组织的放疗毒性，也可以采用更好的放疗技术，如调强放疗（IMRT）技术；放疗过程中应该常规采用影像引导放疗（IGRT）技术。放疗靶区包含：原发灶、区域淋巴结。

根据患者相邻正常组织的耐受极限，使用常规分割剂量：45～54 Gy（1.8～2.0 Gy/次）；相邻小肠的剂量应限制在 45 Gy。

（2）空肠/回肠

放射治疗通常不适用于这些部位的病变。如考虑对空肠/回肠行放疗，需要在高度选择的基础上，且经过 MDT 多学科团队的充分讨论。

4.4.3.4　外科治疗原则

（1）Ⅰ～Ⅲ期十二指肠腺癌

NCCN 指南推荐胰十二指肠切除术，即 Whipple 手术，建议清扫的区域淋巴结数目≥8 枚。相关研究表明，淋巴结转移和预后有强烈的相关性，且术中清扫相对更多的淋巴结数量提示预后更好。

（2）Ⅰ～Ⅲ期空肠/回肠腺癌

NCCN 指南推荐部分肠段切除术，且建议清扫的区域淋巴结数目≥8 枚。区域淋巴结转移的数量和清扫的枚数决定患者的预后。

总之，对于Ⅰ～Ⅲ期小肠腺癌，手术的方式以及淋巴结清扫的范围并无相关的前瞻性随机对照研究证据，目前 NCCN 推荐主要基于相关回顾性研究的结果。

4.4.3.5　小肠腺癌化疗方案及相关药物组成及剂量

小肠腺癌化疗方案见表 4-4-4。

表 4-4-4　小肠腺癌化疗方案

方案	药物
XELOX	卡培他滨 1000 mg/m² bid，第 1—14 天； 奥沙利铂 130 mg/m² 静滴 2 h，第 1 天； 每 3 周重复
FOLFOX	奥沙利铂 85 mg/m² 静滴 2 h，第 1 天； LV 400 mg/m² 静滴 2 h，第 1 天； 5-FU 400 mg/m² 静推 2 h，第 1 天，然后 2400 mg/m² 静脉持续输注 46 h； 每 2 周重复
卡培他滨	卡培他滨 1000～1250 mg/m² bid，第 1—14 天； 每 3 周重复
FOLFOXIRI	伊立替康 165 mg/m² 静滴 2 h，第 1 天； 奥沙利铂 85 mg/m² 静滴 2 h，第 1 天； LV 400 mg/m² 静滴 2 h，第 1 天； 5-FU 400 mg/m² 静推 2 h 第 1 天，然后 2400 mg/m² 静脉持续输注 46 h； 每 2 周重复
5-FU/LV	LV 400 mg/m² 静滴 2 h，第 1 天； 5-FU 400 mg/m² 静滴 2 h 第 1 天，然后 2400 mg/m² 静脉持续输注 46 h； 每 2 周重复
单药 PD-1	帕博利珠单抗 200 mg 静滴第 1 天，每 3 周重复； 帕博利珠单抗 400 mg 静滴第 1 天，每 6 周重复； 纳武利尤单抗 240 mg 静滴第 1 天，每 2 周重复； 纳武利尤单抗 480 mg 静滴第 1 天，每 4 周重复
纳武利尤单抗+伊匹木单抗	纳武利尤单抗 3 mg/kg（静脉输注时间 30 min），伊匹木单抗 1 mg/kg（静脉输注时间 30 min），每 3 周 1 次，重复用 4 次；然后纳武利尤单抗 3 mg/kg 或者 240 mg 静脉滴注，每 2 周 1 次

续表

方案	药物
如联合贝伐珠单抗	贝伐珠单抗 5 mg/kg 第 1 天，每 2 周重复； 贝伐珠单抗 7.5 mg/kg 第 1 天，每 3 周重复
FOLFIRI	伊立替康 180 mg/m² 静滴 2 h，第 1 天； LV 400 mg/m² 静滴 2 h，第 1 天； 5-FU 400 mg/m² 静推 2 h，第 1 天，然后 2400 mg/m² 静脉持续输注 46 h； 每 2 周重复
白蛋白紫杉醇	白蛋白紫杉醇 220～260 mg/m² 静滴，每 3 周重复
多西他赛	多西他赛 75～100 mg/m² 静滴，每 3 周重复
紫杉醇	紫杉醇 135～200 mg/m² 静滴，每 3 周重复；或者 80 mg/m² 静滴，每周重复； 或者 80 mg/m² 第 1、8、15 天静滴，每 28 d 重复
吉西他滨+白蛋白紫杉醇	白蛋白紫杉醇 125 mg/m² 第 1、8、15 天静滴； 吉西他滨 1000 mg/m² 第 1、8、15 天静滴； 每 28 天重复
吉西他滨+多西他赛	吉西他滨 1000 mg/m² 第 1、8 天静滴； 多西他赛 75 mg/m² 第 8 天静滴； 每 3 周重复
吉西他滨+紫杉醇	吉西他滨 1000 mg/m² 第 1、8、15 天静滴； 紫杉醇 110 mg/m² 第 1、8、15 天静滴； 每 28 d 重复
卡铂+紫杉醇	紫杉醇 175 mg/m² 第 1 天静滴； 卡铂 AUC5 第 1 天静滴； 每 3 周重复
吉西他滨+多西他赛+卡培他滨（GTX）	吉西他滨 750 mg/m² 第 4 和 11 天静滴（10 mg/（m²·min））； 多西他赛 30 mg/m² 第 4 和 11 天静滴； 卡培他滨 750 mg/m² bid，第 1—14 天； 每 3 周重复（2～6 个周期）

4.4.4 随访

小肠腺癌随访方案见表 4-4-5。

表 4-4-5 小肠腺癌随访方案

目的	推荐
小肠腺癌	1. 临床病史和体格检查 随访频率：前 2 年每 3～6 个月 1 次，然后每 6 个月 1 次，至 5 年 2. CA199 和（或）CEA 随访频率：前 2 年每 3～6 个月 1 次，然后每 6 个月 1 次，至 5 年 3. 胸/腹/盆腔 CT 随访频率：前 2 年每 6～12 个月 1 次，然后每 12 个月 1 次，至第 3—5 年 4. PET-CT 和小肠镜不推荐常规复查

参考文献

Algaba A, Guerra I, Marín-Jiménez I, et al. Incidence, management, and course of cancer in patients with inflammatory bowel disease[J]. J Crohns Colitis, 2015, 9 (4) :326-333.

Aparicio T, Svrcek M, Zaanan A, et al. Small bowel adenocarcinoma phenotyping, a clini-cobiological prognostic study[J]. Br J Cancer, 2013, 109（12）:3057-3066.

Benson A B, Venook A P, Al-Hawary M M, et al. Small Bowel Adenocarcinoma, Version 1.2020, NCCN Clinical Practice Guidelines in Oncology[J]. J Natl Compr Canc Netw, 2019, 17（9）:1109-1133.

Bilimoria K Y, Bentrem D J, Wayne J D, et al. Small bowel cancer in the United States: Changes in epidemiology, treatment, and survival over the last 20 years[J]. Ann Surg, 2009, 249（1）:63-71.

Chen W G, Shan G D, Zhang H, et al. Double-balloon enteroscopy in small bowel diseases: Eight years single-center experience in China[J]. Medicine（Baltimore）, 2016, 95（42）:e5104.

Ecker B L, McMillan M T, Datta J, et al. Efficacy of adjuvant chemotherapy for small bowel adenocarcinoma: A propensity score-matched analysis[J]. Cancer, 2016, 122（5）:693-701.

Halfdanarson T R, McWilliams R R, Donohue J H, et al. A single-institution experience with 491 cases of small bowel adenocarcinoma[J]. Am J Surg, 2010, 199（6）:797-803.

Kitahara H, Honma Y, Ueno M, et al. Randomized phase III trial of post-operative chemotherapy for patients with stage I/II/III small bowel adenocarcinoma（JCOG1502C, J-BALLAD）[J]. Jpn J Clin Oncol, 2019, 49（3）:287-290.

Rampertab S D, Forde K A, Green PH. Small bowel neoplasia in coeliac disease[J]. Gut, 2003, 52（8）:1211-1214.

Siegel R L, Miller K D, Jemal A. Cancer statistics, 2019[J]. CA Cancer J Clin, 2019, 69（1）:7-34.

4.5　结肠癌

　　结肠癌（colon cancer）是我国一种常见的恶性肿瘤，近年来其发病率和死亡率均保持上升趋势。越来越多的证据表明，结肠癌是由一系列基因改变组成的分子异构疾病。

4.5.1　流行病学

　　根据 2020 年全球癌症统计数据，我国结肠癌的新发病例数为 55.5 万例（其中结肠癌 30.6 万例），在全国恶性肿瘤中位居第 3 位；死亡率约为 12.0/10 万，在全国恶性肿瘤中位居第 3 位。国家癌症中心最新统计数据显示，我国结肠癌新发人数占所有新发恶性肿瘤的 9.9%。

4.5.2　诊　断

4.5.2.1　症状、体征

结肠癌的症状与疾病的进程以及发病的解剖部位有关，在疾病的早期无明显症状；随着疾病的发展，左半结肠癌、右半结肠癌各有其相对特异性的症状。典型症状为：体重下降及消瘦、完全性或部分性肠梗阻、腹胀不适、恶心呕吐等消化道症状。伴随症状为：肿瘤局部浸润后造成的局部疼痛以及腹泻；肿瘤转移导致的黄疸、胸闷等其他器官功能障碍表现。

4.5.2.2　检验

常规实验室血液检查（血常规、血生化、粪便常规及隐血）和 CEA 水平是病情评估的一部分。开始择期治疗之前的基线 CEA 水平可预测远期生存，并在治疗后的监测中作为参考。

4.5.2.3　检查

（1）肠镜

肠镜病理活检是诊断 CRC 的金标准。超声内镜检查可协助评估浸润深度及局部淋巴结转移情况。肠镜色素标记可用于预先术中定位或在临床完全缓解的情况下便于黏膜监测。且有 1%～3% 的人患多原发的结肠癌，以及高达 30% 的人合并同时性腺瘤及其他息肉，均需要做结肠镜全面评估，也可为同时性息肉提供了治疗手段。

（2）腹部CT平扫+增强

在结肠镜检查未完成的情况下（例如由于癌性梗阻），可以使用计算机断层扫描结肠成像（computed tomography colonography，CTC）。在有结肠癌相关症状的患者中，CTC 比结肠气钡双重造影（barium enema，BE）具有更高的诊断价值，并且可以检测同时性病变。腹部 CT 同时可以排除腹腔其他脏器是否存在转移病变。

（3）胸部CT

结肠癌肺转移的总发生率约 3.5%～6.0%，胸部 CT 可进一步排除肺转移。

（4）PET-CT

1）对于疑似或确诊同时性转移腺癌患者，以及一些可能通过手术治愈的 M1 疾病患者，考虑行 PET-CT/PET-MR 扫描，评估是否存在其他部位的转移。

2）CEA 持续升高的患者，体格检查、结肠镜检查、胸腹部 CT 及增强扫描若提示阴性的情况下，考虑行 PET-CT/PET-MR 检查，评估是否复发及复发病灶的可切除性。

3）PET-CT 不能代替使用对比剂增强的诊断性 CT 或 MR，对静脉注射对比剂存在严重禁忌的患者，考虑行 PET-CT/PET-MR 检查。对于一些经筛选的可能通过手术治愈的 M1 期肿瘤患者，考虑行 PET-CT/PET-MR（从颅底至大腿中部）。如果肝转移灶考虑行肝脏介入治疗或手术治疗，可选 PET-MR 评估转移病灶的确切数量和分布，来制订局部治疗计划。

4）对远处转移灶的疗效评估，可推荐使用 PET-CT/PET-MR 检查。

（5）肝脏超声造影及肝脏MR

可用于评估肝转移患者的肝转移情况。

4.5.2.4 病理诊断

（1）结肠癌的组织病理学分类（参照2019版WHO消化系统肿瘤分类）（见表4-5-1）

表 4-5-1　结肠癌的组织病理学分类

组织学类型	ICD-O 编码
腺癌，非特殊型（NOS）	8140/3
锯齿状腺癌	8213/3
腺瘤样腺癌	8263/3
微乳头状癌	8265/3
黏液腺癌	8480/3
低黏附性癌	8490/3
印戒细胞癌	8490/3
髓样癌	8510/3
腺鳞癌	8560/3
未分化癌，非特殊型（NOS）	8520/3
具肉瘤样成分的癌	8033/3
神经内分泌瘤（NET），非特殊型（NOS）	8240/3
神经内分泌瘤，G1（NETG1）	8240/3
神经内分泌瘤，G2（NETG2）	8249/3
神经内分泌瘤，G3（NETG3）	8249/3
L 细胞瘤	8152/3
产类胰高血糖素多肽的瘤	8152/3
产 PP/PYY 瘤	8152/3
ECL 细胞瘤	8241/3
产生长抑素瘤	8241/3
神经内分泌癌（NEC）	8246/3
小细胞癌	8041/3
大细胞神经内分泌癌	8013/3
混合性神经内分泌-非神经内分泌癌	8154/3

（2）与结肠癌治疗相关的分子标志物（参考2020 CSCO 结直肠癌诊疗指南）（见表4-5-2）

表 4-5-2　与结肠癌治疗相关的分子标志物

分子标志物	临床意义	常见检测方法
KRAS，NRAS 和 BRAF	筛选适宜于 EGFR 抑制剂或 BRAF 抑制剂治疗的转移性结直肠癌患者，并对患者具有预后预测意义	ARMS，DNA 直接测序，二代测序
MSI 或 MMR	新诊断结肠癌患者均推荐常规检测。用于：①Lynch 综合征患者的初步筛选；②Ⅱ期结直肠癌患者化疗药物的辅助选择	免疫组化，PCR，二代测序
HER2	HER2 扩增且 RAS 和 BRAF 均为野生型的结直肠癌患者可抗 HER2 治疗	免疫组化，原位杂交
NTRK	筛选适宜于 TRK 抑制剂治疗的结直肠癌患者	原位杂交，DNA/RNA 测序

（3）肿瘤退缩分级（TRG）（参考2020 CSCO 结直肠癌诊疗指南）（见表4-5-3）

表 4-5-3　结肠癌肿瘤退缩分级（TRG）

肿瘤退缩分级（TRG）	诊断标准
0（完全退缩）	镜下无可见的肿瘤细胞
1（接近完全退缩）	镜下仅见单个或小灶肿瘤细胞
2（部分退缩）	有明显退缩，但残留肿瘤多于单个或小灶肿瘤细胞
3（退缩不良或无退缩）	残留肿瘤范围广泛，无明显退缩

注：①TRG 评分仅限于经放化疗后的原发肿瘤病灶评估；②肿瘤细胞指存活的肿瘤细胞，不包括退变、坏死细胞，无细胞成分的黏液湖不能被评估为肿瘤细胞残留。

4.5.2.5　分期

（1）TNM分期（见表4-5-4）

表 4-5-4　结肠癌 TNM 分期（根据 AJCC 第 8 版分期）

T——原发肿瘤	
Tx	原发肿瘤无法评价
T0	无原发肿瘤证据
Tis	原位癌，黏膜内癌
T1	肿瘤侵犯黏膜下层
T2	肿瘤侵犯固有肌层
T3	肿瘤穿透固有肌层到达结直肠旁组织
T4a	肿瘤穿透脏层腹膜
T4b	肿瘤直接侵犯或附着于邻近器官或结构
N——区域淋巴结	
Nx	区域淋巴结无法评价
N0	无区域淋巴结转移
N1a	1 个区域淋巴结转移
N1b	2～3 个区域淋巴结转移
N1c	无区域淋巴结转移，但浆膜下、肠系膜内、无腹膜覆盖的结肠/直肠周围组织内有肿瘤结节
N2a	4～6 个区域淋巴结转移
N2b	≥7 个区域淋巴结转移
M——远处转移	
Mx	远处转移无法评价
M0	无远处转移
M1a	远处转移局限于单个远离部位或器官，无腹膜转移
M1b	远处转移分布于 2 个及以上的远离部位或器官，无腹膜转移
M1c	腹膜转移，伴或不伴其他部位或器官转移

（2）预后组别（见表4-5-5）

表 4-5-5　结肠癌预后分期（AJCC 第 8 版）

分期	T	N	M
0 期	Tis	N0	M0
Ⅰ期	T1, T2	N0	M0
ⅡA 期	T3	N0	M0
ⅡB 期	T4a	N0	M0
ⅡC 期	T4b	N0	M0
ⅢA 期	T1～T2	N1/N1c	M0
	T1	N2a	M0
ⅢB 期	T3～T4a	N1/N1c	M0
	T2～T3	N2a	M0
	T1～T2	N2b	M0
ⅢC 期	T4a	N2a	M0
	T3～T4a	N2b	M0
	T4b	N1～N2	M0
ⅣA 期	任何 T	任何 N	M1a
ⅣB 期	任何 T	任何 N	M1b
ⅣC 期	任何 T	任何 N	M1c

4.5.3　治　疗

4.5.3.1　治疗原则

根据疾病的分期选择不同的治疗策略：早期以手术为主，晚期以全身治疗为主，进行多学科综合制订治疗计划。结肠癌患者的最佳管理需要临床医生团队的参与和协作，强调 MDT 模式，包括来自外科、病理科、影像科、放疗科、肿瘤内科，以及其他专业成员的参与。MDT 讨论可以改善术前临床分期，修正治疗方案和个体化多学科治疗，规划手术的技术方案，并审查病理分期。MDT 模式避免了单科诊疗的局限性，促进学科间交流，可以为患者提供一站式全套医疗服务。

4.5.3.2　外科治疗（CACA结肠癌指南）

（1）手术治疗原则

遵循肿瘤功能外科原则和损伤效益比原则，切除病灶部位及所属区域淋巴结，达到根治和器官功能保护兼顾的目的。基本要求如下：

1）具体技术平台和手术方式的选择应基于高质量的术前影像分期、多学科团队的前瞻性决策和医疗中心的实际能力；

2）手术团队应有充分的腹腔外科手术经验或在结直肠外科医生指导下实施手术。如需扩大手术范围，应配置泌尿外科、肝胆外科和妇科等手术团队；

3）实施手术的单位应有相应的病理技术支撑，可完成术中快速冰冻、局部和根治手术标本规范评估以及常规病理报告；

4）根治手术应实现安全的切缘和合理的区域淋巴结清扫，推荐实施完整结肠系膜切除（CME）；

5）根治手术应遵循无瘤原则，包括由远及近全面探查腹盆腔、使用锐性分离技术，尽量避免直接接触肿瘤。

（2）手术技术平台的选择

应基于实施手术的医疗单位的实际能力选择手术技术平台。

1）开腹手术是基本的选择。对于无高质量腔镜或充分培训人员的基层单位以及肥胖或再次手术等困难病例，实施开腹手术是安全的选择，也是结肠癌外科治疗的基石。

2）腹腔镜手术对于大部分患者是一种安全且微创的选择，开展单位应具备 2D、3D 等高清设备。

3）手术团队应有充分的腹腔镜手术和腹腔手术经验，或在有相应经验的专科医生指导下实施手术。腹腔镜手术禁忌证包括：心肺功能无法耐受长时间气腹；严重的肥胖；严重的盆腹腔粘连；肿瘤合并完全性肠梗阻或肠穿孔。

4）机器人手术平台是腹腔镜手术的进阶选择，目前多局限于有达芬奇机器人的区域医疗中心。机器人手术的高清显示和仿生机械臂可能更利于精准解剖和深部缝合。其禁忌证与腹腔镜相同，且费用较高。

（3）手术方式

1）首选的手术方式是相应结肠肠段的切除加区域淋巴结清扫。区域淋巴结清扫必须包括肠旁、中间和系膜根部淋巴结。建议标示系膜根部淋巴结并送病理学检查；如果怀疑清扫范围以外的淋巴结、结节有转移，推荐完整切除，无法切除者视为姑息切除。

①右半结肠切除术：适用于盲肠、升结肠、结肠肝曲的癌肿。对于盲肠和升结肠癌，切除范围包括右半横结肠、升结肠、盲肠，以及长度 10～20 cm 的回肠末段，行回肠与横结肠吻合。对于结肠肝曲的癌肿，除上述范围外，须切除横结肠和胃网膜右动脉组的淋巴结。

②横结肠切除术：适用于横结肠癌。切除包括肝曲或脾曲的整个横结肠以及胃结肠韧带的淋巴结组，行升结肠和降结肠吻合。

③左半结肠切除术：适用于结肠脾曲和降结肠癌。切除范围包括横结肠左半、降结肠，并根据降结肠癌位置高低切除部分或全部乙状结肠，然后行结肠间或结肠与直肠吻合。

④乙状结肠切除术：要根据乙状结肠的长短和癌肿所在的部位，分别采用切除整个乙状结肠和全部降结肠，或切除整个乙状结肠、部分降结肠和部分直肠，行结肠直肠吻合。

2）遗传性结肠癌的手术

①家族性腺瘤性息肉病如已发生癌变，根据癌变部位，行全结直肠切除加回肠储袋肛管吻合术、全结直肠切除加回肠-直肠端吻合术或全结直肠切除加回肠造口术。尚未发生癌变者可根据病情选择全结直肠切除或肠段切除。

②Lynch 综合征患者应在充分沟通的基础上，选择全结直肠切除或肠段切除结合肠镜随访。

3）经自然腔道取标本手术（NOSES）

使用腹腔镜、机器人或软质内镜等设备平台完成腹盆腔内各种常规手术操作（切除与重建），经人体自然腔道（直肠、阴道或口腔）取标本的腹壁无辅助切口手术。术后患者腹壁没有取标本切口，仅存留几处微小戳卡疤痕，表现出极佳的微创效果。手术团队要具备丰富的腹腔镜手术经验，并能熟练完成全腔镜下消化道重建。NOSES 是一种高选择性手术，适应证要求严格，仅限于 T2 和 T3 病灶小、有希望经自然腔道取标本的患者，不适用于局部晚期肿瘤患者，也不适用于肿瘤引起的急性肠梗阻或肠穿孔患者。

4）结肠癌扩大根治术——联合脏器和多脏器切除

①联合脏器切除：指因肿瘤侵犯（炎性或癌性）周围脏器，完整切除 2 个以上相邻脏器的手术。对于结肠癌侵犯临近脏器（如侵犯十二指肠，行右半结肠联合胰十二指肠切除术）且无远处转移的患

者，根据肿瘤累及范围，通过切除临近脏器实现阴性切缘。

②多脏器切除：指因肿瘤转移至远隔脏器，因根治需求，行 2 个以上脏器的切除术（如结肠癌同时出现肝转移、局限腹膜转移等），常通过多部位同期手术实现 R0 切除的目的。此类手术难度大，需相应专科手术团队配合，推荐在区域医疗中心实施手术。

5）对于已经引起梗阻的可切除结肠癌，推荐行一期切除吻合，或一期肿瘤切除近端造口远端闭合，或造口术后二期切除，或结肠自膨式金属支架（SEMS）置入术后限期切除。如果肿瘤局部晚期不能切除，建议给予包括手术在内的姑息性治疗，如近端造口术（盲肠、横结肠、回肠等）、短路手术（回肠横结肠、回肠乙状结肠等）、支架置入术等。

4.5.3.3　内科治疗

（1）术后辅助化疗（见表4-5-6）

表 4-5-6　结肠癌术后辅助化疗

病理分期	分层	Ⅰ级推荐	Ⅱ级推荐	Ⅲ级推荐
Ⅰ期	T1-2 N0 M0	观察（1A 类）		
Ⅱ期 [a, b, c, d, e, f]	低危 T3 N0 M0，dMMR	观察（1A 类）		
	普危 T3 N0 M0，pMMR 且无高危因素	卡培他滨（首选）（1A 类）； 5-FU/LV 持续静脉输注双周方案（1A 类）	观察	
	高危 T3 N0 M0/pMMR 伴高危因素，或 T4 N0 M0	CapeOX（又称 Xelox）（1A 类）； mFOLFOX6（1A 类）	卡培他滨（首选）（1B 类）； 5-FU/LV 持续静脉输注双周方案（限 pMMR 患者）（1B 类）	观察（3 类）
Ⅲ期 [e, f]	T 任何 N+M0	CapeOX（又称 Xelox）； mFOLFOX6（1A 类）	卡培他滨（首选）（1B 类）； 5-FU/LV 持续静脉输注双周方案（1B 类）	

注：a. Ⅱ期患者：高危因素包括：T4、组织学分化差（3/4 级，不包括 MSI-H 者）、脉管浸润、神经浸润、术前肠梗阻或肿瘤部位穿孔、切缘阳性或情况不明、切缘安全距离不足、送检淋巴结不足 12 枚。低危指 MSI-H（微卫星高度不稳定性）或 dMMR（错配修复功能缺失）。普危指既没有高危因素，也没有低危因素。

b. 根据 MOSAIC 试验及使用奥沙利铂后可能的远期后遗症，FOLFOX 方案不适用于无高危因素的Ⅱ期患者辅助治疗。

c. 所有Ⅱ期患者均应进行错配修复蛋白（MMR）检测。dMMR 或 MSI-H 的Ⅱ期患者可能预后较好，且不会从单药氟尿嘧啶类药物的辅助化疗中获益。

d. 辅助化疗的具体方案需要综合考虑年龄、身体状况、合并基础疾病等，尚无证据显示增加奥沙利铂至 5-FU/LV 可以使 70 岁或以上的Ⅱ期患者受益。

e. 术后身体恢复后应尽快开始辅助化疗，一般在术后 3 周左右开始，不应迟于术后 2 个月。辅助化疗总疗程共 6 个月。基于 IDEA 研究结果，高危Ⅱ期（除外 T4）和Ⅲ期的低危患者（T1-3 N1）可考虑 3 个月的 CapeOX 方案辅助化疗。

f. 除临床试验外，不推荐在辅助化疗中使用如下药物：伊立替康、替吉奥、曲氟尿苷替匹嘧啶（TAS-102），以及所有的靶向药物（包括贝伐珠单抗、西妥昔单抗、帕尼单抗、阿柏西普、瑞戈非尼、呋喹替尼等）和所有的免疫检查点抑制剂（帕博利珠单抗和纳武利尤单抗等）。

常见的结肠癌术后辅助化疗方案有如下几种。

（1）氟尿嘧啶为基础的单药方案

①卡培他滨：卡培他滨每次 1250 mg/m^2，口服，每日 2 次，第 1—14 天；每 3 周重复，共 8 个周期。

②简化的双周 5-FU 输注/LV 方案（sLV5FU2）：LV 400 mg/m^2 静脉滴注 2 h，第 1 天；随后 5-FU 400 mg/m^2，静脉推注，第 1 天；然后 1200 mg/（m^2·d）·2 d，持续静脉输注（总量 2400 mg/m^2，输注 46～48 h），每 2 周重复，共 12 次。

（2）联合化疗方案

①CapeOX（又称 Xelox）：奥沙利铂 130 mg/m²，静脉输注 2 h，第 1 天；卡培他滨每次 1000 mg/m²，口服，每日 2 次，第 1—14 天；每 3 周重复，共 8 个周期。

②mFOLFOX6：奥沙利铂 85 mg/m²，静脉输注 2 h，第 1 天；LV 400 mg/m²，静脉输注 2 h，第 1 天；5-FU 400 mg/m²，静脉推注，第 1 天；然后 1200 mg/（m²·d）·2 d，持续静脉输注（总量 2400 mg/m²，输注 46～48 h）；每 2 周重复，共 12 次。

（2）不可切除结肠癌的治疗

部分 T4b，M0 的患者即使采用联合脏器切除也无法达到根治的目的，建议参考表 4-5-7 进行治疗。

表 4-5-7　不可切除结肠癌的治疗

分期	分层	Ⅰ级推荐	Ⅱ级推荐	Ⅲ级推荐
T4b, M0	无症状原发灶潜在可切除	转化性药物治疗 [a, b, c, f]	同步放化疗 [d]	姑息治疗 [a, b, f]；内镜下支架植入 [e]；或姑息性手术治疗
T4b, M0	无症状原发灶不可切除	姑息性药物治疗 [a, b, f] ± 肠造口术	同步放化疗 [d]；最佳支持治疗	内镜下支架植入 [e]；肠吻合短路手术
T4b, M0	有症状原发灶潜在可切除	缓症手术+转化性药物治疗 [a, b, c, f]	局部外科/介入栓塞止血/内镜下治疗+转化性药物治疗 [a, b, c, f]	最佳支持治疗
T4b, M0	有症状原发灶不可切除	缓症手术+姑息性药物治疗 [a, b, f]	局部外科/介入栓塞止血/内镜下治疗+姑息性药物治疗 [a, b, f]	最佳支持治疗

注：a. 对于初始不可切除的结肠癌，依据患者具体情况使用氟尿嘧啶类药物单药化疗或者联合奥沙利铂或者伊立替康化疗，甚或三药联合化疗。

b. 多项晚期结直肠癌临床研究显示，化疗联合贝伐珠单抗或者西妥昔单抗可以改善患者的预后，但不推荐两种靶向药物联合使用。

c. 对可能转化的患者要选择高反应率的化疗方案或化疗联合靶向治疗方案，患者应每 2 个月评估 1 次。如果联合贝伐珠单抗治疗，则最后 1 次治疗与手术间隔至少 6 周，术后 6～8 周再重新贝伐珠单抗治疗。

d. 局部放疗对部分 T4b 患者，如伴有局部侵犯的乙状结肠，可提高治疗的缓解率，增加转化性切除的概率。

e. 对于有梗阻的 T4b 结肠癌患者可通过内镜下支架植入或旁路手术解除梗阻。

f. 基于 KEYNOTE177 研究结果，MSI-H/dMMR 的患者，在转化治疗或姑息性治疗中可考虑使用 PD-1 抑制剂免疫治疗。

（3）转移性结肠癌治疗原则（见表 4-5-8～表 4-5-10）

表 4-5-8　姑息治疗组一线方案

分层	分层	Ⅰ级推荐	Ⅱ级推荐	Ⅲ级推荐
MSI-H/dMMR	无	帕博利珠单抗		
适合强烈治疗（MSS 或 MSI-L/pMMR，RAS 和 BRAF 均野生型）	原发灶位于左侧结肠	FOLFOX/FOLFIRI±西妥昔单抗 [a]（1A 类）；CapeOX（1A 类）	FOLFOX/CapeOX/FOLFIRI+贝伐珠单抗（1A 类）；FOLFOXIRI±贝伐珠单抗（1B 类）	其他局部治疗（3 类）
	原发灶位于右侧结肠	FOLFOX/CapeOX/FOLFIRI±贝伐珠单抗（1A 类）	FOLFOX±贝伐珠单抗（1B 类）；FOLFOX/FOLFOXIRI+西妥昔单抗 [a]（贝伐珠单抗有禁忌者）（2A 类）	
不适合强烈治疗（MSS 或 MSI-L/pMMR，RAS 和 BRAF 均野生型）	无	氟尿嘧啶类单药±贝伐珠单抗（1A 类）	西妥昔单抗单药 [a]（左半结直肠）（2B 类）；减量的两药化疗（FOLFOX/FOLFIRI）±西妥昔单抗 [a]（2B 类）；减量的两药化疗（FOLFOX/CapeOX/FOLFIRI）±贝伐珠单抗（2B 类）	其他局部治疗（3 类）
适合强烈治疗（MSS 或 MSI-L/pMMR，RAS 或 BRAF 突变型）	无	FOLFOX/CapeOX/FOLFIRI±贝伐珠单抗（1A 类）	FOLFOXIRI±贝伐珠单抗（1B 类）	其他局部治疗（3 类）
不适合强烈治疗（MSS 或 MSI-L/pMMR，RAS 和 BRAF 突变型）	无	氟尿嘧啶类单药±贝伐珠单抗（1A 类）	减量的两药化疗（FOLFOX/CapeOX/FOLFIRI）±贝伐珠单抗（2B 类）	其他局部治疗（3 类）

表 4-5-9　姑息治疗组二线方案

分层	Ⅰ级推荐	Ⅱ级推荐	Ⅲ级推荐
MSI-H/dMMR，一线未使用免疫检查点抑制剂		免疫检查点抑制剂（PD-1/PD-L1 抑制剂）（2A 类）	
一线接受奥沙利铂治疗（MSS 或 MSI-L/pMMR, RAS 或 BRAF 均野生型）	FOLFIRI±靶向药物（西妥昔单抗 b 或贝伐珠单抗 b）（2A 类）	伊立替康±西妥昔单抗 b（2A 类）；伊立替康+雷替曲塞（氟尿嘧啶类不耐受）（2A 类）；伊立替康+卡培他滨±贝伐珠单抗 c（1B 类）	其他局部治疗（3 类）
一线接受伊立替康治疗（MSS 或 MSI-L/pMMR, RAS 或 BRAF 均野生型）	FOLFIRI±靶向药物（西妥昔单抗 b 或贝伐珠单抗 b）（2A 类）；CapeOX±贝伐珠单抗 b（1A 类）	伊立替康±西妥昔单抗 b（2A 类）；伊立替康+雷替曲塞（氟尿嘧啶类不耐受）（2A 类）	其他局部治疗（3 类）
一线接受奥沙利铂治疗（MSS 或 MSI-L/pMMR, RAS 或 BRAF 突变型）	FOLFIRI±贝伐珠单抗 b（1A 类）	伊立替康±贝伐珠单抗 b（2A 类）；伊立替康+雷替曲塞（氟尿嘧啶类不耐受）（2A 类）；伊立替康+卡培他滨±贝伐珠单抗 c（1B 类）	其他局部治疗（3 类）；伊立替康+西妥昔单抗+维莫非尼（RAS 野生/BRAFV600E 突变）j（2B 类）；BRAF 抑制剂+西妥昔单抗±MEK 抑制剂（RAS 野生/BRAF V600E 突变）j（2B 类）
一线接受伊立替康治疗（MSS 或 MSI-L/pMMR, RAS 或 BRAF 突变型）	FOLFIRI/CapeOX±贝伐珠单抗 b（1A 类）	奥沙利铂+雷替曲塞（氟尿嘧啶类不耐受）（2A 类）	其他局部治疗（3 类）；BRAF 抑制剂+西妥昔单抗±MEK 抑制剂（RAS 野生/BRAF V600E 突变）j（2B 类）
一线未接受伊立替康或奥沙利铂治疗（MSS 或 MSI-L/pMMR）	FOLFOX/FOLFIRI±靶向药物（西妥昔单抗 b,c 或贝伐珠单抗 b）（2A 类）；CapeOX±贝伐珠单抗 b（2A 类）	伊立替康±靶向药物（西妥昔单抗 b,c 或贝伐珠单抗 b）（2A 类）；奥沙利铂或伊立替康+雷替曲塞（氟尿嘧啶类不耐受）（2A 类）；伊立替康+卡培他滨±贝伐珠单抗 c（1B 类）	其他局部治疗（3 类）；伊立替康+西妥昔单抗+维莫非尼（RAS 野生/BRAFV600E 突变）j（2B 类）；BRAF 抑制剂+西妥昔单抗±MEK 抑制剂（RAS 野生/BRAF V600E 突变）j（2B 类）

表 4-5-10　姑息治疗组三线方案

分层	Ⅰ级推荐	Ⅱ级推荐	Ⅲ级推荐
MSI-H/dMMR，一线、二线未使用免疫抑制剂		免疫检查点抑制剂（PD-1/PD-L1 抑制剂）（2A 类）	
已接受过伊立替康和奥沙利铂治疗（MSS 或 MSI-L/pMMR, RAS 和 BRAF 均野生型）	西妥昔单抗±伊立替康（之前未行西妥昔单抗治疗）（1A 类）；瑞戈非尼 d（1A 类）；呋喹替尼 g（1A 类）；曲氟尿苷替匹嘧啶 h（1A 类）	临床研究 f	抗 HER2 治疗（HER2 扩增）k（2B 类）；曲氟尿苷替匹嘧啶+贝伐珠单抗（2B 类）；西妥昔单抗±伊立替康（之前接受过西妥昔单抗治疗）（3 类）；雷替曲塞（既往未接受此治疗）（3 类）；最佳支持治疗；其他局部治疗（3 类）
已接受过伊立替康和奥沙利铂治疗（MSS 或 MSI-L/pMMR, RAS 和 BRAF 突变型）	瑞戈非尼 d（1A 类）；呋喹替尼 g（1A 类）；曲氟尿苷替匹嘧啶（1A 类）	临床研究 f	伊立替康+西妥昔单抗+维莫非尼（RAS 野生/BRAF V600E 突变）j（2B 类）；BRAF 抑制剂+西妥昔单抗±MEK 抑制剂（RAS 野生/BRAF V600E 突变）j（2B 类）；曲氟尿苷替匹嘧啶+贝伐珠单抗（2B 类）；雷替曲塞（既往未接受此治疗）（3 类）；最佳支持治疗；其他局部治疗（3 类）

注：a.较多回顾性研究数据表明，原发瘤位于右侧（回盲部到脾曲）的转移性结肠癌患者的预后明显差于左侧者（自脾曲至直肠）。对于 RAS 基因野生型的患者，抗 EGFR 单抗（西妥昔单抗）的疗效与肿瘤部位存在明显的相关性，暂未观察到抗 VEGF 单抗（贝伐珠单抗）的疗效与部位存在明显关联。比较化疗联合贝伐珠单抗或西妥昔单抗的头对头随机对照研究的回顾性亚组分析数据显示，在左侧结直肠癌，西妥昔单抗在客观有效率和总生存上均优于贝伐珠单抗；而在右侧结肠癌，西妥昔单抗虽然在客观有效率上可能存在一定优势，但在总生存上不如贝伐珠单抗。

b.若姑息一线治疗采用化疗联合西妥昔单抗，则不推荐二线继续行西妥昔单抗治疗；若一线治疗采用化疗联合贝伐珠单抗，二线可考虑更换化疗后继续联合贝伐珠单抗治疗。

c.RAS 及 BRAF 均为野生型患者可考虑行西妥昔单抗治疗。

d.瑞戈非尼于 2017 年 3 月被中国国家食品药品监督管理总局批准作为氟尿嘧啶、奥沙利铂、伊立替康，或抗 VEGF 和抗 EGFR 靶向药物等先有标准治疗失败后的三线用药，以中国为主的亚洲临床研究（CONCUR）证明了瑞戈非尼的生存期延长较西方人群更有优势。瑞戈非尼第一周期可采用剂量滴定的方法，即第 1 周 80 mg/d，第 2 周 120 mg/d，第 3 周 160 mg/d。

e.根据文献及 AXEPT 研究数据显示，伊立替康联合卡培他滨的方案在亚洲人群的二线治疗中的疗效不劣于 FOLFIRI，因此在二线及以上治疗时可根据患者耐受性选择伊立替康+卡培他滨方案，但该方案的最适剂量和用法还有待进一步确定。对于 UGT1A1*28 和*6 为纯合变异型或双杂合变异型的患者应酌低伊立替康的剂量。

f.标准治疗失败后或入组临床试验前，患者可考虑 HER2 免疫组化检测及在有资质的检测机构行二代测序（NGS），指导后续药物治疗选择。鉴于目前药物治疗疗效仍存在不少局限，建议鼓励患者在自愿的前提下参加与其病情相符的临床试验。

g.呋喹替尼是 2018 年 9 月获得国家药品监督管理局批准的另一个晚期结直肠癌的小分子抗血管生成靶向药物，适用于既往接受过氟尿嘧啶类、奥沙利铂和伊立替康为基础的化疗，以及既往接受过或不适合接受抗 VEGF 治疗、抗 EGFR 治疗（RAS 野生型）的转移性结直肠癌患者。

h.曲氟尿苷替匹嘧啶（TAS102，FTD/TPI）是 2019 年 8 月获得国家药品监督管理局批准的晚期结直肠癌的药物，适用于既往接受过氟尿嘧啶类、奥沙利铂和伊立替康为基础的化疗，以及既往接受过或不适合接受抗 VEGF 治疗、抗 EGFR 治疗（RAS 野生型）的转移性结直肠癌患者。

i.尽管中国人群中尚无免疫检查点抑制剂在 MSI-H/dMMR 结直肠癌相关数据，但基于国际上已有的临床研究数据及 2021 版 NCCN 指南，推荐对于 MSI-H/dMMR 晚期结直肠癌患者可接受免疫检查点抑制剂（PD-1 抑制剂）的治疗。

j.参考 SWOGS1406 研究结果，推荐伊立替康+西妥昔单抗+维莫非尼用于 RAS 野生/BRAF V600E 突变患者的二线及二线以后治疗。参考 BEACON 及 2021 版 NCCN 指南，推荐 BRAF 抑制剂+西妥昔单抗用于 RAS 野生/BRAFV600E 突变患者的二线及二线以后治疗；对于转移部位广泛及瘤负荷较重、伴随肿瘤相关症状的患者，可考虑 BRAF 抑制剂+西妥昔单抗+MEK 抑制剂。

k.尽管中国尚缺乏HER2扩增结直肠癌相关抗HER2靶向治疗数据，借鉴2021版NCCN指南，推荐曲妥珠单抗+帕妥珠单抗或曲妥珠单抗+拉帕替尼用于HER2扩增的晚期结直肠癌三线治疗。

4.5.4　随　访

结肠癌的随访方案见表4-5-11。

表 4-5-11　结肠癌的随访方案

目的	Ⅰ级推荐		Ⅱ级推荐	Ⅲ级推荐
Ⅰ～Ⅲ期疾病的术后随访	随访频率： Ⅰ期：每 6 个月 1 次，共 5 年；Ⅱ～Ⅲ期：每 3 个月 1 次，共 3 年；然后每 6 个月 1 次，至术后 5 年；5 年后每年 1 次随访		较Ⅰ级推荐更高的随访频率	
	随访内容（无特指时即为每次）： 体格检查，强调肛门指诊； 血 CEA； 肝脏超声检查（Ⅰ～Ⅱ期）； 每年 1 次胸腹盆 CT（Ⅲ期或 CEA、超声异常时）； 结肠镜检查		胸腹盆腔增强 CT； 曾经升高过的标志物	肝脏超声造影； PET-CT
Ⅳ期转移瘤R0切除/毁损后	随访/检测频率： 前 3 年每 3 个月 1 次，然后 6 个月 1 次，至 5 年，5 年后每年 1 次		较Ⅰ级推荐更频密的随访频率	
	随访/监测内容： 体检； 血 CEA； 每 6～12 个月 1 次胸腹盆增强 CT		腹部盆腔 B 超检查胸部； 胸部 X 线检查； 结肠镜检查； 曾经升高过的标志物	肝脏超声造影； PET-CT

注：a.随访/监测的主要目的是发现那些还可以接受潜在根治为目的的治疗的转移复发，同时要考虑卫生经济学效应。没有高级别循证医学证据来支持何为最佳的随访/监测策略。

b.如果患者身体状况不允许接受一旦复发而需要的抗肿瘤治疗，则不主张对患者进行常规肿瘤随访/监测。

c.肠镜检查的策略：推荐术后 1 年内进行结肠镜检查，如果术前因肿瘤梗阻无法行全结肠镜检查，术后 3～6 个月检查；每次肠镜检查若发现进展期腺瘤（绒毛状腺瘤，直径大于 1 cm，或有高级别不典型增生），需在 1 年内复查；若未发现进展期腺瘤，则 3 年内复查，然后每 5 年 1 次。

d.适用于普通超声或 CT 检查怀疑肝转移时。

e.PET-CT 仅推荐用于临床怀疑复发，但常规影像学阴性的时候，比如持续 CEA 升高；不推荐将 PET 列为常规随访/监测手段。

参考文献

Andre T, Shiu K K, Kim T W, et al. Pembrolizumab in microsatellite-instability-high advanced colorectal cancer[J]. N Engl J Med, 2020, 383 (23) :2207-2218.

Bekaii-Saab T S, Ou F S, Anderson D M, et al. Regorafenib dose optimization study （ReDOS）: Randomized phase II trial to evaluate dosing strategies for regorafenib in refractory metastatic colorectal cancer （mCRC） - An ACCRU network study[J]. J Clin Oncol, 2018, 36:4, 611.

Cetinkaya E, Dogrul A B, Tirnaksiz M B. Role of self expandable stents in management of colorectal cancers[J]. World J Gastrointest Oncol, 2016, 8 (1) :113-120.

Chibaudel B, Tournigand C, Bonnetain F, et al. Therapeutic strategy in unresectable metastatic colorectal cancer: An updated review[J]. Ther Adv Med Oncol, 2015, 7 (3) :153-169.

Clinical Practice Guidelines in Oncology （NCCN Guidelines）. Colon Cancer, Version 1, 2016. www. nccn. org.

Clinical Practice Guidelines in Oncology （NCCN Guidelines）. Colon Cancer, Version 2, 2021. www. nccn. org.

Grothey A, Sobrero A F, Shields A F, et al. Duration of adjuvant chemotherapy for stage III colon cancer[J]. N Engl J Med, 2018, 378 (13) :1177-1188.

Hecht J R, Mitchell E, Chidiac T, et al. A randomized phase IIIB trial of chemotherapy, bevacizumab, and panitumumab compared with chemotherapy and bevacizumab alone for metastatic colorectal cancer[J]. J Clin Oncol, 2009, 27 (5) :672-680.

Iveson T, Sobrero A F, Yoshino T, et al. Prospective pooled analysis of four randomized trials investigating duration of adjuvant oxaliplatin-based therapy （3 vs 6 months） for patients with high-risk stage II colorectal caner （CC）[J]. J Clin Oncol, 2019, 37 (15_suppl) :3501-3501.

Kabbinavar F F, Schulz J, Mccleod M, et al. Addition of bevacizumab to bolus fluorouracil and leucovorin in first-line metastatic colorectal cancer: Results of a randomized phase II trial[J]. J Clin Oncol, 2005, 23 (16) :3697-3705.

Kopetz S, Guthrie K A, Morris V K, et al. Randomized trial of irinotecan and cetuximab with or without vemurafenib in BRAF-mutant metastatic colorectal cancer （SWOG S1406） [J]. J Clin Oncol, 2021, 39 (4) :285-294.

Kopetz S, Guthrie K A, Yaeger R, et al. Encorafenib, binimetinib, and cetuximab in BRAF V600E-mutated colorectal cancer[J]. N Engl J Med, 2019, 381 (17) :1631-1643.

Lee J M, Byeon J S. Colorectal stents: Current status[J]. Clin Endosc, 2015, 48 (3) :194-200.

Lenz H J, Lonardi S, Zagonel V, et al. Nivolumab （NIVO） + low-dose ipilimumab （IPI） as first-line （1L） therapy in microsatellite-instability-high/mismatch repair-deficient

(MSI-H/dMMR) metastatic colorectal cancer (mCRC): Two-year clinical update[J]. J Clin Oncol, 2020, 38 (15_suppl):4040.

Li J, Qin S, Xu R H, et al. Regorafenib plus best supportive care versus placebo plus best supportive care in Asian patients with previously treated metastatic colorectal cancer (CONCUR): A randomised, double-blind, placebo-controlled, phase 3 trial[J]. Lancet Oncol, 2015, 16 (6):619-629.

Li J, Qin S, Xu R H, et al. Effect of fruquintinib vs placebo on overall survival in patients with previously treated metastatic colorectal cancer: The FRESCO randomized clinical trial[J]. JAMA, 2018, 319 (24):2486-2496.

Loupakis F, Cremolini C, Masi G, et al. Initial therapy with FOLFOXIRI and bevacizumab for metastatic colorectal cancer[J]. N Engl J Med, 2014, 371 (17):1609-1618.

Masi G, Salvatore L, Boni L, et al. Continuation or reintroduction of bevacizumab beyond progression to first-line therapy in metastatic colorectal cancer: Final results of the randomized BEBYP trial[J]. Ann Oncol, 2015, 26 (4):724-730.

Overman M J, Lonardi S, Wong K Y M, et al. Durable clinical benefit with nivolumab plus ipilimumab in DNA mismatch repair-deficient/microsatellite instability-high metastatic colorectal cancer[J]. J Clin Oncol, 2018, 36 (8):773-779.

Qiu B, Ding P R, CAI L, et al. Outcomes of preoperative chemoradiotherapy followed by surgery in patients with unresectable locally advanced sigmoid colon cancer[J]. Chin J Cancer, 2016, 35 (1):65.

Saltz L B, Clarke S, Diaz-Rubio E, et al. Bevacizumab in combination with oxaliplatin-based chemotherapy as first-line therapy in metastatic colorectal cancer: A randomized phase III study[J]. J Clin Oncol, 2008, 26 (12):2013-2019.

Sargent D J, Marsoni S, Monges G, et al. Defective mismatch repair as a predictive marker for lack of efficacy of cluorouracil-based adjuvant therapy in colon cancer[J]. J Clin Oncol, 2010, 28 (20):3219-3226.

Suenaga M, Mizunuma N, Matsusaka S, et al. A phase I/II study of biweekly capecitabine and irinotecan plus bevacizumab as second-line chemotherapy in patients with metastatic colorectal cancer[J]. Drug Des Devel Ther, 2015, 9:1653-1662.

Tebbutt N C, Wilson K, Gebski V J, et al. Capecitabine, bevacizumab, and mitomycin in first-line treatment of metastatic colorectal cancer: Results of the Australasian Gastrointestinal Trials Group Randomized Phase III MAX Study[J]. J Clin Oncol, 2010, 28 (19):3191-3198.

Tejpar S, Stintzing S, Ciardiello F, et al. Prognostic and predictive relevance of primary tumor location in patients with RAS wild-type metastatic colorectal cancer: Retrospective analyses of the CRYSTAL and FIRE-3 Trials[J]. JAMA Oncol, 2017, 3 (2):194-201.

Tol J, Koopman M, Cats A, et al. Chemotherapy, bevacizumab, and cetuximab in metastatic colorectal cancer[J]. N Engl J Med, 2009, 360（6）:563-572.

Tournigand C, Andre T, Bonnetain F, et al. Adjuvant therapy with fluorouracil and oxapiplatin in stage II and elderly patients （between ages 70 and 75 years） with colon cancer: Subgroup analyses of the Multicenter International Study of Oxaliplatin, Fluorouracil, and Leucovorin in the Adjuvant Treatment of Colon Cancer Trial[J]. J Clin Oncol, 2012, 30 （27）:3353-3360.

Xu J, Kim T W, Shen L, et al. Results of a randomized, double-blind, placebo-controlled, phase III trial of trifluridine/Tipiracil （TAS-102） monotherapy in asian patients with previously treated metastatic colorectal cancer: The TERRA study[J]. J Clin Oncol, 2018, 36 （4）:350-358.

Xu R H, Muro K, Morita S, et al. Modified XELIRI （capecitabine plus irinotecan） versus FOLFIRI （leucovorin, fluorouracil, and irinotecan）, both either with or without bevacizumab, as second-line therapy for metastatic colorectal cancer （AXEPT）: A multicenter, open-label, randomized, non-inferiority, phase 3 trial[J]. Laucet Oncol, 2018, 19 （5）:660-671.

4.6　直肠癌

直肠癌（rectal cancer）是经济发达国家和地区十分常见的胃肠道恶性肿瘤。在我国，直肠癌的排名为恶性肿瘤的 4～6 位。近年来，直肠癌的发病率逐年上升，并且有年轻化的趋势。其临床表现主要有便血、黏液血便、黏液脓血便并伴有里急后重感，以及粪便形状的改变等。通过直肠指诊可以初步判断直肠癌的可能性，通过肠镜病理活检可以明确其诊断。直肠癌的治疗方法有手术、化疗、放疗、生物靶向治疗、免疫治疗等，其中以外科手术为最主要的治疗手段。化疗在直肠癌中的作用主要有两个方面：根治手术后的辅助化疗和晚期直肠癌的姑息性化疗。直肠的下界通常定义为肛门直肠环，作为解剖学标记可在体格检查时触诊到，或在影像学上显示为肛门括约肌和耻骨直肠肌的上界。直肠的上界有结肠带展开处、骶骨岬、近侧 Houston 瓣或腹膜返折水平等不同定义。在实践中，通常是通过直肠癌下缘到肛缘的距离来评估其位置，而肛缘的定义为有毛皮肤的起点。尽管直肠的总长因体型和性别而异，通常将距肛缘 15 cm 以内的肿瘤分类为直肠癌。

4.6.1　流行病学

直肠癌仍是男性和女性中第三大常见的癌症，并且是美国每年癌症相关死亡的第二大病因。根据 2020 年全球癌症统计数据，我国直肠癌的新发病例数为 55.5 万例，在全国恶性肿瘤中位居第 3 位。我国直肠癌的发病率为 23.9/10 万，男性和女性发患者数分别为 31.9 万例和 23.6 万例，男性发病率

（28.6/10 万）高于女性（19.5/10 万）。其死亡率为 12.0/10 万，在全国恶性肿瘤中位居第 5 位。由于历史上许多报告将直肠癌与结肠癌合并，以"结直肠癌"作为单一病种进行报道，因此很难专门针对直肠癌进行评估统计。总体而言，直肠癌的发病率在过去几十年中有所下降，这在很大程度上是由于危险因素的修正和筛查所致。然而，18～50 岁的这一年龄段代表着直肠癌的发病率一直在增加的独特人群。与总体趋势相反，1990—2013 年，年轻人的直肠癌发病率每年增长 1.8%。

4.6.2 诊 断

4.6.2.1 症状、体征

应评估出血、疼痛或与梗阻相关的症状，以帮助确定评估和干预的紧迫性和顺序；在考虑新辅助治疗时，这一考量尤其重要。应当检查排尿功能、性功能和肠道功能。提示恶性瘘管或严重放射性疼痛的症状可能使外科医生警惕侵犯邻近盆腔脏器的局部进展期疾病。应该评估患者是否应接受多学科治疗，以指导治疗计划和围手术期管理。

家族史通常应询问相关的癌前病变和癌症，包括诊断时的年龄以及受影响的一级和二级亲属的血缘关系等详细信息。应询问患者已知的遗传性癌症综合征、先前的遗传学检查以及可能相关的家族血缘或种族。发现有遗传易感性的直肠癌患者通常应接受遗传咨询。

4.6.2.2 检验

常规实验室血液检查（血常规、血生化、粪便常规及隐血）和 CEA 水平是病情评估的一部分。开始择期治疗之前的基线 CEA 水平可预测远期生存，并在治疗后的监测中作为参考。

4.6.2.3 检查

（1）直肠指检

作为全面体格检查的一部分，通常应评估直肠癌远端距肛缘的距离以及与括约肌复合体的关系。

（2）肠镜

肠镜病理活检是诊断的金标准。超声内镜检查可协助评估浸润深度及局部淋巴结转移情况。肠镜色素标记可用于预先术中定位或在临床完全缓解的情况下便于黏膜监测。有 1%～3% 的人患有同时性的直肠癌，以及高达 30% 的人合并同时性腺瘤及其他息肉，均需要做结肠镜全面评估，也可为同时性息肉提供治疗手段。

（3）直肠MR

直肠癌盆腔磁共振成像（magnetic resonance imaging，MRI）是局部临床分期的首选方式。在鉴别早期 T 分期（即 T1 对比 T2 肿瘤）或存在 MRI 禁忌证时，可考虑采用直肠腔内超声（endorectal ultrasound，EUS）。直肠癌的 MRI 分期应采用标准化的技术方案和报告模板，评估肿瘤的浸润深度、是否存在区域淋巴结转移，以及直肠系膜内病变（肿瘤和/或淋巴结）与直肠系膜筋膜之间的关系。因此，MRI 可以帮助预测手术切除的环周切缘（circumferential resection margin，CRM）距离，即病变（肿瘤和/或有转移的淋巴结）与直肠系膜筋膜之间的最短距离。

（4）腹部CT平扫+增强

在直肠镜检查未完成的情况下（例如由于癌性梗阻），可以使用计算机断层扫描结肠成像（computed tomography colonography，CTC）。在有直肠癌相关症状的患者中，CTC 比结肠气钡双重造影（barium enema，BE）具有更高的诊断价值，并且可以检测同时性病变。腹部 CT 同时可以排除腹腔其他脏器是否存在转移病变。

（5）EUS

通常将 EUS 作为 MRI 的补充用于临床分期，尤其是鉴别早期 T 分期（即 T1 与 T2 肿瘤）。当人体存在某些植入式医疗器械时，MRI 可能是禁忌（例如金属植入物、不兼容 MR 的起搏器等）。EUS 的缺点包括操作者依赖、评估巨大或局部晚期病变的准确性有限、患者不适以及不能评估探头无法通过的狭窄性病变。

（6）胸部CT

直肠癌转移患者中，47%会出现肺转移，尤其是低位直肠癌，胸部 CT 可进一步排除肺转移。

（7）PET-CT

PET-CT/PET-MR 检查可作为评估是否存在其他部位转移。复发及检查中，CEA 持续升高的患者，体格检查、结肠镜检查、胸腹部 CT 及增强扫描若提示阴性的情况下，考虑行 PET-CT/PET-MR 检查评估是否复发及复发病灶的可切除性。PET-CT 不能代替使用对比剂增强的诊断性 CT 或 MR，对静脉注射对比剂存在严重禁忌的患者，考虑行 PET-CT/PET-MR 检查。对于一些经筛选的可能通过手术治愈的 M1 期肿瘤患者，考虑行 PET-CT/PET-MR（从颅底至大腿中部）。如果有肝转移灶，考虑行肝脏介入治疗或手术治疗，可选 PET-MR 评估转移病灶的确切数量和分布，来制订局部治疗计划。PET-MR 对于临床分期优于 PET-CT，对远处转移灶的疗效评估可推荐使用 PET-CT/PET-MR 检查。

（8）肝脏超声造影

可用于肝转移患者评估肝转移情况。

4.6.2.4　病理诊断

直肠癌的组织病理学分类可参照"表 4-5-1　结肠癌的组织病理学分类"。

4.6.2.5　分期

直肠癌 TNM 分期及预后分期分别见表 4-6-1 和表 4-6-2。

表 4-6-1　直肠癌 TNM 分期

T——原发肿瘤	
Tx	原发肿瘤无法评价
T0	无原发肿瘤证据
Tis	原位癌，黏膜内癌
T1	肿瘤侵犯黏膜下层
T2	肿瘤侵犯固有肌层
T3	肿瘤穿透固有肌层到达结直肠旁组织
T4a	肿瘤穿透脏层腹膜
T4b	肿瘤直接侵犯或附着于邻近器官或结构

续表

N——区域淋巴结	
Nx	区域淋巴结无法评价
N0 .	无区域淋巴结转移
N1a	1 个区域淋巴结转移
N1b	2～3 个区域淋巴结转移
N1c	无区域淋巴结转移，但浆膜下、肠系膜内、无腹膜覆盖的结肠/直肠周围组织内有肿瘤结节
N2a	4～6 个区域淋巴结转移
N2b	≥7 个区域淋巴结转移
M——远处转移	
Mx	远处转移无法评价
M0	无远处转移
M1a	远处转移局限于单个远离部位或器官，无腹膜转移
M1b	远处转移分布于两个及以上的远离部位或器官，无腹膜转移
M1c	腹膜转移，伴或不伴其他部位或器官转移

表 4-6-2　直肠癌预后分期（AJCC 第 8 版）

分期	T	N	M
0 期	Tis	N0	M0
Ⅰ 期	T1, T2	N0	M0
ⅡA 期	T3	N0	M0
ⅡB 期	T4a	N0	M0
ⅡC 期	T4b	N0	M0
ⅢA 期	T1–T2	N1/N1c	M0
	T1	N2a	M0
ⅢB 期	T3–T4a	N1/N1c	M0
	T2–T3	N2a	M0
	T1–T2	N2b	M0
ⅢC 期	T4a	N2a	M0
	T3–T4a	N2b	M0
	T4b	N1–N2	M0
ⅣA 期	任何 T	任何 N	M1a
ⅣB 期	任何 T	任何 N	M1b
ⅣC 期	任何 T	任何 N	M1c

4.6.3　治　疗

4.6.3.1　治疗原则

根据疾病的分期选择不同的治疗策略：早期以手术为主，晚期以全身治疗为主，进行多学科综合制订治疗计划。直肠癌的 MDT 讨论可以改善术前临床分期，修正治疗方案和个体化多学科治疗，规划手术的技术方案，并审查病理分期，避免单科诊疗的局限性，从而为患者提供一站式全套医疗服务。

4.6.3.2 治疗路线图及基本原则

直肠癌治疗推荐结直肠外科、影像科、肿瘤内科、肝胆外科、放疗科、超声影像科等多学科进行 MDT 讨论制订最优的治疗方案。直肠癌治疗流程见图 4-6-1。不同程度的直肠癌，可推荐不同的治疗方案（见表 4-6-3～表 4-6-5）。

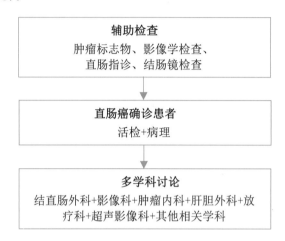

图 4-6-1 直肠癌治疗流程图

表 4-6-3   ESMO 关于 M0 直肠癌基于 TNM 风险分期的推荐治疗方案

直肠癌风险分组	分组依据	治疗选择
极低度风险	cT1sm1N0（ERUS 和 MRI 证实）	局部切除（TEM）
低度风险	cT1-T2；或中高位 cT3a/b,cN0(或高位的 cN1)，MRF-，EMVI-	直接手术（TME）
中度风险	非常低位的 cT3a/b，提肛肌清晰，MRF-；或中高位 cT3a/b，cN1-2（非结外受累），EMVI-	高质量的 TME 或者术前同步放化疗后再 TME
高度风险	cT3c/d 或极低位，提肛肌高危受累，MRF 清晰；中位 cT3c/d，cN1-N2（结外受累），EMVI+，局限性 cT4aN0	同步放化疗后 TME
极高度风险	cT3 伴任何 MRF 受累，任何 cT4a/b，侧方淋巴结+	同步放化疗后 TME 或短程放化疗后全身化疗后再 TME

表 4-6-4   关于 M1 直肠癌的推荐治疗方案

原发灶	转移瘤	Ⅰ级推荐	Ⅱ级推荐
可切除，中度复发风险	可切除	评估临床风险评分（CRS）+手术切除	手术切除
	不可切除	全身治疗后 MDT 评估可切除性	
可切除，但高度复发风险	可切除	CRT+全身治疗+手术	全身治疗+CRT+手术
	不可切除	全身治疗后 MDT 评估可切除性	短程放疗+全身治疗
不可切除	可切除	全身治疗+CRT 后 MDT 评估可切除性	全身治疗±放疗
	不可切除	全身治疗±放疗	

表 4-6-5　　CSCO 关于术后复发直肠癌的推荐治疗方案

复发分类	I 级推荐	II 级推荐
无远处转移的可切除局部复发（未曾放化疗）	CRT+手术±术后化疗直接手术（不耐受 CRT 者）； 单纯 CRT（不耐受手术者）	手术±术后放疗/化疗
无远处转移的可切除局部复发（曾放化疗）	直接手术±术后化疗； 单纯化疗（不耐受手术者）	姑息性治疗
无远处转移的不可切除局部复发	曾放化疗者：姑息性治疗； 未曾放化疗者：放化疗后再评估手术可能	姑息性治疗
局部复发伴远处转移	参考初诊转移性直肠癌治疗原则	

4.6.3.3　放射治疗的原则

（1）一般性原则

应用三维精确放疗技术，如三维适形放疗（3D-CRT）或调强放疗（IMRT）。应采取改变体位或膀胱充盈等方式尽量减少照射野内的小肠体积。小肠受量应限制在 45 Gy 以内，具体限制可参考 QUANTEC 推荐的剂量限制参数（基于小肠肠袢的体积 $V_{15}<120$ cc，基于整个腹膜腔的体积 $V_{45}<195$ cc）。

肝或肺转移瘤数目如局限为寡转移，放疗可适用于高度选择的病例或者临床试验。放疗方法应使用高度适形的方式，建议选择立体定向体部放射治疗（SBRT）、或者 IMRT，3D-CRT。

（2）放疗靶区与剂量选择

放疗靶区：放射野应包括肿瘤或者瘤床及 2～5 cm 的安全边界、骶前淋巴结、髂内淋巴结和闭孔淋巴结。T4 肿瘤侵犯前方结构时可考虑照射髂外淋巴结。

长程放疗剂量选择：盆腔 45.0～50.4 Gy（1.8～2.0 Gy/次），25～28 次。对于可切除肿瘤或术后，照射 45 Gy 之后，为减少肠道的受照体积和剂量，应考虑局部肿瘤或瘤床追加剂量。术前放疗追加剂量为 5.4 Gy/3 次，术后放疗为 5.4～9.0 Gy/3～5 次。对于不可切除的肿瘤，如果技术上可行，考虑周围正常组织情况，放疗剂量可以局部加量至 54～56 Gy；如评估后仍无法切除，周围正常组织可耐受，递增至 60 Gy。长程放疗期间应同期使用 5-FU 为基础的化疗，如同期口服卡培他滨。为保留肛门括约肌需增加肿瘤退缩或观察等待策略，可采用卡培他滨联合伊利替康的同步放化疗。联合伊利替康需要在 *UGT1A1* 基因分型指导下，基因分型 *UGT1A1*1*1*（6/6 型）或 *UGT1A1*1*28*（6/7 型）患者推荐伊利替康剂量分别为 80 mg/（m^2·w）和 65 mg/（m^2·w）。

短程放疗剂量选择：盆腔 25 Gy（5 Gy/次，5 次），随后 1 周内手术。主要适用于腔内超声或直肠 MRI 分期为 T3 而且无保留括约肌要求的直肠癌患者的治疗选择。

长期放疗期间同期使用 5-FU 为基础的化疗，短程放疗不同期使用化疗药物。

（3）副反应处理

应该考虑给女性患者指导并使用阴道扩张器来缓解阴道狭窄带来的症状；应该告知男性患者不孕不育的风险，并提供相关精子库的信息；应该告知女性患者不孕不育风险，并在治疗前提供相关卵母细胞、卵细胞、卵巢组织库的信息。

4.6.3.4　直肠癌外科治疗原则

（1）内镜下切除

包括息肉切除术、内镜下黏膜切除术（endoscopic mucosal resection，EMR）、内镜黏膜下剥离术（endoscopic submucosal dissection，ESD），其中 ESD 亚型有 precutting EMR 和 hybrid ESD。内

镜下切除的适应证包括：①黏膜内癌或黏膜下层轻度浸润癌；②大小不受影响；③任何肉眼类型。

（2）局部切除术

位于腹膜反折以下的 cTis（M）和 cT1（SM）微侵袭的癌肿可行局部切除术，通过组织学检测标本判断是否完全治愈、是否需要补充治疗（肠段切除加淋巴结清扫）（见图 4-6-2）。

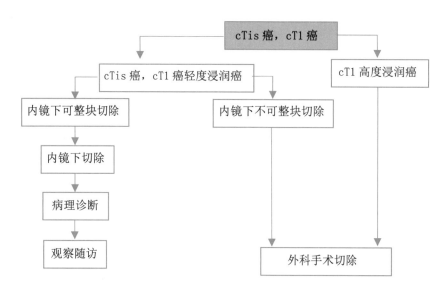

图 4-6-2　结直肠 cTis 癌和 cT1 癌的外科治疗策略

（3）直肠癌根治术（见图4-6-3）

需遵循全直肠系膜切除（total mesorectal excision，TME）或肿瘤相关系膜切除（tumor-specific mesorectal excision，TSME）原则。无肿瘤残留（肛侧切缘/外科游离面均为阴性，即 DM0/RM0）与术后保持肛门功能是保留括约肌手术的必要条件。经括约肌间切除术（intersphincteric resection，ISR）是针对低位直肠癌，通过联合切除肛门内括约肌，保证肛侧切缘阴性，避免永久人工肛门的手术方式。其适应证为：①确保完整的外科游离面，肛门外括约肌以及肛提肌无浸润；②可确保肛侧切缘阴性，确保 T2、T3 期切缘 2 cm 以上，T1≥1 cm。禁忌证为：低分化癌、肛门括约肌功能低下。有研究分析显示，ISR 手术 R0 切除率为 97.0%，吻合口漏发生率为 9.1%，局部复发率为 6.7%，肿瘤学结果可接受。

（4）淋巴结清扫范围

淋巴结清扫范围由临床所见（c）及术中所见（s）的淋巴结转移和肿瘤浸润程度决定。若术前或术中诊断或怀疑淋巴结转移，需行 D3 淋巴结清扫。若术前或术中诊断未发现淋巴结转移，则根据肿瘤浸润深度进行淋巴结清扫。

（5）神经保护

基于肿瘤进展程度以及是否存在肉眼神经侵犯，在不影响手术根治性的前提下，为了尽可能保留泌尿功能及性功能，术中尽可能保留自主神经。保留单侧骨盆神经丛能维持一定的排尿功能。腹下神经支配射精功能，盆腔内脏神经掌管勃起功能，男性性功能的维持需要保留两侧的自主神经系统。需注意的是，侧方淋巴结清扫即使保留了所有自主神经系统，也会发生排尿功能和男性性功能障碍。

（6）侧方淋巴结清扫

肿瘤下缘在腹膜返折之下、浸润深度达 cT3 以深的直肠癌，日本指南推荐侧方淋巴结清扫。但是侧方转移的诊断标准及治疗目前尚未确立，对于侧方淋巴结清扫仅作如下建议：①术前或术中诊断侧方淋巴结转移阳性，强烈推荐进行侧方廓清（推荐度 1，证据级别 C）；②术前或术中诊断侧方淋巴结转移阴性，侧方清扫改善生存效果有限，但可以减少局部复发，弱推荐使用。

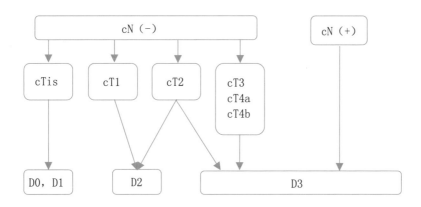

图 4-6-3　0～III期直肠癌手术治疗策略

（7）机器人直肠癌手术

回顾性研究提示，机器人直肠癌手术术中出血量少，对比腹腔镜，在中转开腹率、术后肠道恢复以及缩短住院时长方面有优势，并能更好地保护排尿功能和性功能，但在术后并发症等方面是否存在优势还需要进一步的研究证实。

1）手术适应证：与传统腹腔镜手术类似。

2）手术禁忌证（见表 4-6-6）：①不能耐受全身麻醉，如严重的心、肺、肝等主要脏器功能不全；②严重凝血功能障碍；③妊娠期患者；④腹盆腔内广泛转移、机器人手术系统下清扫困难；⑤直肠癌梗阻伴有明显腹胀；⑥肿瘤穿孔合并急性腹膜炎；⑦腹腔广泛严重粘连等导致不能进行穿刺建立气腹；⑧身体衰竭，大量腹腔积液、内出血或休克；⑨体质指数（BMI）>40 kg/m²的重度肥胖者（目前尚无加长的机器人手术系统穿刺器及手术器械）。

表 4-6-6　CSCO 直肠癌局部复发的手术禁忌证

相对禁忌证	绝对禁忌证
伴有远处转移	髂外血管被肿瘤包绕
初始治疗时肿瘤为IV期	肿瘤超过坐骨切迹（即经坐骨孔向外侵犯）
广泛的盆腔侧壁受累	存在因淋巴管、静脉受压而导致的下肢水肿
预计仅能行 R1 或 R2 切除	双侧输尿管梗阻积液
S2～S3 交界以上的骶骨受侵	一般状况差

4.6.3.5 晚期直肠癌的内科治疗

晚期直肠癌的内科治疗，强调在全身系统化疗的基础上，联合基因检测指导下的靶向治疗。建议在初次诊断为晚期直肠癌时即行基因检测，应鼓励 Panel 二代测序基因检测指导个体化治疗，尤其针对 *KRAS G12C*，*ERBB2*，*BRAF* 等具有明确治疗靶点的重点基因，以及 MSS/MSI-H，TMB 等有助于指导免疫治疗的相关信息，并有助于判断遗传性直肠癌（见表 4-6-7～表 4-6-8）。

表 4-6-7 晚期直肠癌化疗方案

一线	FOLFOX（FOLFIRI）±西妥昔单抗（RAS/BRAF 野生型）
	FOLFOX（FOLFIRI）±贝伐珠单抗
	FOLFOXIRI±西妥昔单抗（RAS/BRAF 野生型）
	FOLFOXIRI±贝伐珠单抗
	PD-1（MSI-H/dMMR）
二线	FOLFIRI（FOLFOX）±西妥昔单抗（RAS/BRAF 野生型）
	FOLFIRI（FOLFOX）±贝伐珠单抗
	达拉非尼+曲美替尼+西妥昔单抗（BRAF 突变）
	曲妥珠单抗+帕妥珠单抗／拉帕替尼（HER2 扩增且 RAS 野生）
	PD-1（MSI-H/dMMR，既往未使用 PD-1）
三线	瑞戈非尼
	呋喹替尼
	TAS102±贝伐珠单抗
	PD-1（MSI-H/dMMR，既往未使用 PD-1）
	伊立替康+西妥昔单抗（RAS/BRAF 野生型且既往未使用西妥昔单抗）

注：FOLFOX（FOLFIRI）可被 XELOX（XELIRI）替代。

表 4-6-8 晚期直肠癌的药物治疗

	方案	药物
辅助化疗	XELOX	卡培他滨 1000 mg/m² bid, d1—d14； 奥沙利铂 130 mg/m² 静滴 2 h, d1； 每 3 周重复
	FOLFOX	奥沙利铂 85 mg/m² 静滴 2 h, d1； LV 400 mg/m² 静滴 2 h, d1； 5-FU 400 mg/m² 静推 2 h, d1, 然后 2400 mg/m² 静脉持续输注 46 h； 每 2 周重复
一线化疗	FOLFOX	奥沙利铂 85 mg/m² 静滴 2 h, d1； LV 400 mg/m² 静滴 2 h, d1； 5-FU 400 mg/m² 静推 2 h, d1, 然后 2400 mg/m² 静脉持续输注 46 h； 每 2 周重复
	FOLFIRI	伊立替康 180 mg/m² 静滴 30～90 min, d1； LV 400 mg/m² 静滴 2 h, d1； 5-FU 400 mg/m² 静推, d1, 然后 2400 mg/m² 静脉持续输注 46～48 h； 每 2 周重复

续表

	方案	药物
一线化疗	XELIRI	卡培他滨 800 mg/m² bid, d1—d14; 伊立替康 200 mg/m² 静滴 30～90 min, d1; 每 3 周重复
	FOLFOXIRI	伊立替康 165 mg/m² 静滴 30～90 min, d1; 奥沙利铂 85 mg/m² 静滴 2 h, d1; LV 400 mg/m² 静滴 2 h, d1; 5-FU 总量 2400～3200 mg/m², d1, 持续静脉输注 48 h; 每 2 周重复
	PD-1	帕博利珠单抗 200 mg 静滴, d1, 每 3 周重复; 帕博利珠单抗 2 mg/kg 静滴, d1, 每 3 周重复; 纳武利尤单抗 240 mg 静滴, d1, 每 2 周重复; 纳武利尤单抗 480 mg 静滴, d1, 每 4 周重复
	如联合西妥昔单抗	西妥昔单抗 500 mg/m² 注射超过 2 h, d1, 每 2 周重复
	如联合贝伐珠单抗	贝伐珠单抗 5 mg/kg, d1, 每 2 周重复; 贝伐珠单抗 7.5 mg/kg, d1, 每 3 周重复
二线化疗	FOLFOX/FOLFIRI 和 XELOX/XELIRI 剂量强度同前; 西妥昔单抗和贝伐单抗剂量强度同前	
	曲妥珠单抗+帕妥珠单抗	曲妥珠单抗 8 mg/kg 首剂, 后续 6 mg/kg 静滴, d1, 每 3 周重复; 帕妥珠单抗 840 mg 首剂, 后续 420 mg 静滴, d1, 每 3 周重复
	达拉非尼+曲美替尼+西妥昔单抗	达拉非尼 150 mg 口服 BID, 曲美替尼 2 mg 口服 QD; 西妥昔单抗 500 mg/m² 静滴, d1, 每 2 周重复
三线化疗	瑞戈非尼	瑞戈非尼 160 mg 口服 QD, d1—d21, 每 4 周重复
	呋喹替尼	呋喹替尼 5 mg 口服 QD, d1—d21, 每 4 周重复
	TAS-102± 贝伐珠单抗	TAS-102 35 mg/m² 口服, d1—d5, d8—d12, 每 4 周重复 (单次最大量 80 mg); 贝伐珠单抗 5 mg/kg, d1, 每 2 周重复; 贝伐珠单抗 7.5 mg/kg d1, 每 3 周重复
	伊立替康+西妥昔单抗	伊立替康 180 mg/m² 静滴 2 h, d1; 西妥昔单抗 500 mg/m², d1; 每 2 周重复

4.6.4　随　访

直肠癌的随访方案见表 4-6-9。

表 4-6-9　直肠癌的随访方案

目的	I 级推荐	II 级推荐
早期肠癌随访	随访频率: 前 2 年每 3～6 个月 1 次, 然后每 6～12 个月 1 次, 至 5 年	5 年后每年随访 1 次
	随访内容 (无特指时即为每次): 1.临床病史; 2.体格检查, 强调肛门指诊; 3.实验室检查 (血常规、生化、肿瘤标志物); 4.影像学检查: 肝脏 B 超, 盆腔 MR; 5.肠镜检查	胸、腹部、骨盆增强 CT 检查; PET-CT 检查

续表

目的	Ⅰ级推荐	Ⅱ级推荐
进展期肠癌及晚期不可切除姑息性直肠癌随访	随访/监测频率： 前 2 年每 3~6 个月 1 次,然后每 6~12 个月 1 次，至 5 年	5 年后每年 1 次
	随访/监测内容： 1. 临床病史； 2. 体格检查； 3. 实验室检查（血常规、生化、肿瘤标志物）； 4. 胸、腹部增强 CT、盆腔 MR 检查（前 2 年每 6~12 个月 1 次，然后每年 1 次）	PET-CT 检查
症状恶化及新发症状	随时随访	

参考文献

中国医师协会结直肠肿瘤专业委员会机器人手术专业委员会, 中国研究型医院学会机器人与腹腔镜外科专业委员会. 机器人结直肠癌手术中国专家共识（2020 版）[J]. 中华胃肠外科杂志, 2021, 24（1）:14-22.

Bipat S, Glas A S, Slors F J, et al. Rectal cancer: Local staging and assessment of lymph node involvement with endoluminal US, CT, and MR imaging – A meta-analysis[J]. Radiology, 2004, 232:773-783.

Heald R J, Husband E M, Ryall R D. The mesorectum in rectal cancer surgery – The clue to pelvic recurrence? [J]. Br J Surg, 1982, 69:613-616.

Ioannidis A, Konstantinidis M, Apostolakis S, et al. Impact of multidisciplinary tumor boards on patients with rectal cancer[J]. Mol Clin Oncol, 2018, 9:135-137.

Ito M, Kobayashi A, Fujita S, et al. Urinary dysfunction after rectal cancer surgery: Results from a randomized trial comparing mesorectal excision with and without lateral lymph node dissection for clinical stage II or III lower rectal cancer （Japan Clinical Oncology Group Study, JCOG0212） [J]. Eur J Surg Oncol, 2018, 44:463-468.

Kotake K, Mizuguchi T, Moritani K, et al. Impact of D3 lymph node dissection on survival for patients with T3 and T4 colon cancer[J]. Int J Colorectal Dis, 2014, 29:847-852.

Lu K H, Wood M E, Daniels M, et al. American Society of Clinical Oncology Expert Statement: Collection and use of a cancer family history for oncology providers[J]. J Clin Oncol, 2014, 32:833-840.

MacFarlane J K, Ryall R D, Heald R J. Mesorectal excision for rectal cancer[J]. Lancet, 1993, 341:457- 460.

Martin S T, Heneghan H M, Winter D C. Systematic review of outcomes after intersphincteric resection for low rectal cancer[J]. Br J Surg, 2012, 99:603-612.

Pedder J R. Conductor or director? Transitional space in psychotherapy and in the theater[J]. Psychoanal Rev, 1992, 79:261-270.

Siegel R L, Miller K D, Fuchs H E, et al. Cancer Statistics, 2021[J]. CA Cancer J Clin, 2021, 71:7-33.

Wasserman M A, McGee M F, Helenowski I B, et al. The anthropometric definition of the rectum is highly variable[J]. Int J Colorectal Dis, 2016, 31:189-195.

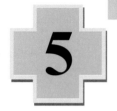

5 乳房肿瘤

5.1 乳腺癌

　　乳腺癌（breast carcinoma）是女性最常见的恶性肿瘤疾病，2020 年度成为全球最高发的癌症，新发人数达到 226 万。随着诊疗水平的进步以及全程管理理念的不断发展，乳腺癌的五年生存率逐年提升。根据最新的统计，2010—2014 年全球诊断为乳腺癌的患者平均五年生存率已达 85%，其中中国的数据为 82.3%。

5.1.1　流行病学

　　世界范围内，乳腺癌发病率居恶性肿瘤的第 1 位，年新发病例数 2261419 例；乳腺癌死亡率居恶性肿瘤的第 4 位，年死亡病例数 684996 例。在我国，乳腺癌发病率居恶性肿瘤的第 4 位，年新发病例数 416371 例；乳腺癌死亡率居恶性肿瘤的第 8 位，年死亡病例数 117174 例（数据来源：GLOBOCAN2020，https://gco.iarc.fr/today/）。

5.1.2　诊　断

5.1.2.1　症状、体征

　　局部症状、体征：乳房肿块、乳头溢液、乳房皮肤破溃或橘皮样改变、乳头内陷、双侧乳房对称性改变、腋窝淋巴结肿大、锁骨上淋巴结肿大。查体时应注意健侧与患侧进行对比。

　　远处转移症状或体征：乳腺癌远处转移以骨、肺、肝、脑最为常见。骨转移可出现骨痛、病理性骨折等症状。肝转移可出现胸闷、咳嗽、呼吸困难等症状。肝转移可出现乏力、消瘦、腹水、黄疸、肝区疼痛等症状。脑转移根据转移部位的不同可出现颅内高压、脑膜刺激征以及各类神经功能障碍。

5.1.2.2　检验

　　包括血常规、生化、凝血常规、输血前全套、大小便常规；肿瘤标志物：CEA、CA153、CA125、CA199，其中CA153是乳腺癌的特异性标志物，其含量变化与治疗效果密切相关，是监测术后复发、观察疗效的重要指标。

5.1.2.3 检查

（1）乳腺及腋窝淋巴结超声检查

乳腺超声检查不受乳腺组织类型及乳腺肿块部位的限制，对于乳腺 X 线摄影不易检出的体积较小乳腺、致密型乳腺、肿块位置接近乳腺后间隙的患者具有明显优势，且超声检查无辐射、无创伤，可以重复操作，对于妊娠期女性亦可适用。

1）典型的乳腺癌超声表现

①形状：不规则，既不是圆形，也不是椭圆形。

②方位：非平行，病灶长轴不是沿着皮肤线生长，"高大于宽"或垂直生长，包括圆形。

③边缘：不完整。

• 模糊——肿物与周围组织之间没有明确的边界；

• 成角——病灶边缘的部分或全部形成锋利的角度，通常形成锐角细分叶——肿物的边缘形成齿轮状的起伏；

• 毛刺——从肿物的边缘伸出的锐利的细线。

④内部回声：多呈不均匀低回声或极低回声。

⑤后方回声：多呈后方衰减。

⑥微钙化：多呈散在或密集微钙化，恶性程度越高，坏死及钙化就越明显，微钙化是<1 mm 的点状强回声。

⑦周围组织：可出现导管改变和 Cooper 韧带变僵硬或增厚，浅筋膜浅层可不连续，水肿，结构紊乱，皮肤可增厚（>2 mm）、收缩或不规则。

⑧肿瘤内部及周边血流：可见穿支粗大血流信号，但血供情况不具有特异性，不可用为病变的独立诊断因素。

⑨引流区淋巴结：可探及前哨、腋窝及锁骨上等区域淋巴结肿大，可呈皮髓质分界不清、皮质增厚（>2 mm）、皮质局部膨隆，伴或不伴血供丰富。

2）乳腺影像报告和数据系统（breast imaging-reporting and data system，BI-RADS）分类标准

美国放射协会（American College of Radiology，ACR）于 1992 年制定了乳腺影像报告和数据系统（Breast Imaging-Reporting And Data System，BI-RADS），于 2003 年第 4 版中在指导乳腺 X 线诊断的基础上，增加了超声（BI-RADS US）和 MRI（BI-RADS MRI）诊断；2013 年再次修订时，超声内容更加详尽，对乳腺所有影像学正常与异常情况的诊断报告进行规范，使用统一的专业术语、标准的诊断归类及检查程序，降低乳腺影像解读过程中的混淆，更有利于患者、影像学医生以及外科临床医生之间的交流沟通。

BI-RADS 系统被分成了不定类别（Assessment is Incomplete）（0 类）和最终类别（Assessment is Complete-Final Categories）（1～6 类）（见表 5-1-1）。不定类别需要进一步的影像学检查，如加摄其他体位的乳腺 X 线、对比旧片、超声或乳腺 MRI 检查。

表 5-1-1　BI-RADS 分类与相应的诊疗建议

评估	管理	恶性风险
0 类：评估不完全，需进一步影像学检查	召回进一步检查	N/A
1类：阴性	常规筛查	0%
2类：良性	常规筛查	0%
3类：可能良性	短期（6个月）随访或持续观察	≤3%
4类：可疑的发现	组织活检	4%～90%
4a类：低度怀疑恶性		4%～10%
4b类：中度怀疑恶性		11%～50%
4c类：高度怀疑恶性		51%～90%
5类：高度提示恶性肿瘤	组织活检	91%～100%
6类：活检已证实的恶性肿瘤	手术切除	N/A

BI-RADS 评估分类	类别等级
1	最低
2	
3	
6	
0	
4	
5	最高

注：BI-RADS 6 类因已知恶性，评估风险最低；BI-RADS 0 类为不知性质，风险稍高于 BI-RADS 6 类（引用来源：ACR BI-RADS 2013 5th）。

（2）乳腺X线摄影

该检查广泛应用于 40 岁以上女性的乳腺癌筛查，也是早期发现和诊断乳腺癌最有效、可靠的方法之一。但是对于致密型乳腺、植入假体的乳腺以及患者年龄不足 40 岁的乳腺等敏感度低，上述患者往往需要结合乳腺超声检查。乳腺 X 线检查最重要的优势在于对乳腺组织内钙化灶的显示，而成簇微小钙化灶常常是早期乳腺癌的唯一表现。

（3）乳腺核磁共振

乳腺核磁共振对于乳腺病变诊断的敏感性高于超声检查及 X 线摄影，其主要优势是无辐射以及对微小病灶、多中心、多病灶的发现。临床常用于以下情况：对其他影像学检查出的可疑的、不确定的或不一致的病变的补充检查措施；保乳手术术前评估；新辅助治疗前后的病灶评估；有植入物的乳房；有腋窝淋巴结转移但未检测到（隐匿性的）乳腺肿瘤等。其禁忌证主要为体内已植入铁磁性物质、钆剂过敏、肝肾功能不全、妊娠期及有幽闭恐惧症的患者等。

（4）骨扫描及 PET-CT

骨扫描可用于出现骨痛、碱性磷酸酶升高、高钙血症以及病理性骨折等可疑骨转移患者的初筛检查，也可作为局部晚期、三阴性乳腺癌、HER2 阳性乳腺癌患者的常规检查。PET-CT 敏感性及特异性较高，能够早期发现异常病变，主要应用于局部晚期或转移性患者的评估。

（5）病理活检

乳腺肿块或淋巴结活检是乳腺癌诊断的金标准，可分为穿刺组织活检及手术切除活检。目前以超声引导下空芯针穿刺活检术为乳腺癌的主要确诊手段，与手术切除活检相比，具有操作简单、成本较低、术后患者恢复较快、可以为新辅助化疗及保乳患者提供诊疗依据等优势。但是由于空芯针穿刺活检取材较少导致不能明确病理诊断时，仍需考虑手术切除送检或术中冰冻病理明确性质。

5.1.2.4　病理诊断

（1）乳腺癌的组织病理学分类（根据 2019 版 WHO 乳腺肿瘤分类）（见表 5-1-2）

表 5-1-2　乳腺癌的组织病理学分类

组织学类型	ICD-O 编码	组织学类型	ICD-O 编码
小叶原位癌		少见涎腺上皮源性肿瘤	
经典型小叶原位癌	8520/2	腺泡细胞癌	8550/3
旺炽性小叶原位癌	8520/2	腺样囊性癌	8200/3
多形性小叶原位癌	8519/2	分泌性癌	8502/3
导管原位癌	8500/2	黏液表皮样癌	8430/3
低级别导管原位癌		多形性腺癌	8525/3
中级别导管原位癌		具极性反转的高细胞癌	8509/3
高级别导管原位癌		神经内分泌肿瘤	
浸润性癌微小浸润性癌		神经内分泌瘤（非特殊性）	8240/3
浸润性癌（非特殊型）		神经内分泌瘤，G1	8240/3
嗜酸细胞癌	8500/3	神经内分泌瘤，G2	8249/3
富有脂质的癌	8290/3	神经内分泌癌（非特殊性）	8246/3
富有糖原的透明细胞癌	8314/3	神经内分泌癌，小细胞型	8041/3
皮脂腺癌	8315/3	神经内分泌癌，大细胞型	8013/3
浸润性小叶癌（非特殊型）	8410/3	上皮-肌上皮肿瘤	
小管癌	8520/3	伴癌的腺肌上皮瘤	8983/3
筛状癌黏液癌	8211/3	上皮-肌上皮癌	8562/3
黏液性囊腺癌（非特殊型）	8201/3	乳头状肿瘤	
浸润性微乳头状癌	8480/3	乳头状导管内癌	8503/2
大汗腺分化的癌	8470/3	包裹性乳头状癌	8504/2
化生性癌（非特殊型）	8507/3	包裹性乳头状癌	8504/3
低级别腺鳞癌	8401/3	伴浸润原位实性乳头状癌	8509/2
纤维瘤病样化生性癌	8575/3	浸润性实性乳头状癌	8503/3
鳞状细胞癌	8570/3	浸润性乳头状癌	8503/3
梭形细胞癌	8572/3	炎性乳腺癌	8503/3
混合型化生性癌	8070/3	乳头 Paget 病	8540/3
		男性乳腺肿瘤	
		原位癌	8500/2
		浸润性癌	8500/3

（2）乳腺癌分子分型（参考 2021 CSCO 乳腺癌诊疗指南）（见表 5-1-3）

乳腺癌的分子分型与患者预后密切相关，并且决定了患者治疗方案的选择。依据 ER、PR、HER2 及 Ki-67 的免疫组化表达情况将乳腺癌划分为五个分子亚型：Luminal A 型、Luminal B（HER2 阴性）型、Luminal B（HER2 阳性）型、HER2 过表达型及三阴性乳腺癌。

表 5-1-3　乳腺癌分子分型

乳腺癌分子分型	ER	PR	HER2	Ki-67
Luminal A	+	+且高表达（≥20%）	-	低表达（≤14%）
Luminal B（HER2阴性型）	+	-或低表达（<20%）	-	高表达（>14%）
Luminal B（HER2阳性型）	+	任何	+	任何
HER2阳性（HR阴性）	-	-	+	任何
HER2阳性（HR阳性）	+	任何	+	任何
三阴性	-	-	-	任何

（3）与乳腺癌治疗相关的分子标志物（见表 5-1-4）

表 5-1-4　与乳腺癌治疗相关的分子标志物

分子标志物	临床意义	常见检测方法
HER2	筛选适宜于HER2靶向治疗的乳腺癌患者	免疫组化，原位杂交
ER/PR	筛选适宜于内分泌治疗的乳腺癌患者	免疫组化
Ki-67	肿瘤增殖能力判定，化疗敏感性评估，乳腺癌患者复发风险评估	免疫组化
VEGF	筛选适宜于VEGF靶向治疗的乳腺癌患者	DNA/RNA测序
EGFR	筛选适宜于EGFR靶向治疗的乳腺癌患者	DNA/RNA测序
mTOR	筛选适宜于mTOR靶向治疗的乳腺癌患者	DNA/RNA测序
PD-1/PD-L1	筛选适宜于PD-1/PD-L1抑制剂治疗的乳腺癌患者	免疫组化
BRCA1/BRCA2	筛选乳腺癌患病高危人群	DNA/RNA测序

（4）乳腺癌新辅助治疗后病理评估

1）Miller & Payne 评估系统（参考 2020 CSCO 乳腺癌诊疗指南）（见表 5-1-5）

表 5-1-5　Miller & Payne 评估系统

MP分级	判定标准
1级	浸润癌细胞无改变或仅个别癌细胞发生改变，癌细胞总体数量未减少
2级	浸润癌细胞轻度减少，但总体数量仍高，癌细胞减少不超过30%
3级	浸润癌细胞减少30%～90%
4级	浸润癌细胞显著减少超过90%，仅残存散在的小簇状或单个癌细胞
5级	原肿瘤瘤床部位已无浸润癌细胞，但可存在导管原位癌

2）RCB 评估系统（参考 2020 CSCO 乳腺癌诊疗指南）（见表 5-1-6）

根据乳腺原发灶残余肿瘤范围（mm×mm）、残余肿瘤的细胞密度（%）、原位癌所占比例（%）、阳性淋巴结枚数和淋巴结转移癌最大径（mm），可获得 RCB 指数及对应的 RCB 分级。

表 5-1-6　RCB 评估系统

RCB分级	判定标准
RCB0	pCR，浸润病灶完全消失，浸润灶已达到完全缓解
RCB1	少量病灶残留，浸润病灶部分缓解
RCB2	中度病灶残留，浸润病灶部分缓解
RCB3	广泛病灶残留

建议将 pCR 定义为乳腺原发灶无浸润性癌（可存在导管原位癌）且区域淋巴结阴性，即原发灶 MP5 级且淋巴结阴性，或 RCB 分级 0 级。

5.1.2.5　分期

乳腺癌分期根据 UICC/AJCC 第 8 版 乳腺癌分期指南。

（1）TNM 分期（见表 5-1-7）

表 5-1-7　乳腺癌分期

T 分期（原发肿瘤）	
Tx	原发肿瘤不能评估
T0	无原发肿瘤证据
Tis（DCIS）	导管原位癌（DCIS）
Tis（Paget）	乳头Paget病与浸润性癌和（或）乳腺实质原位癌（DCIS）无关。乳腺实质中与Paget病相关的肿瘤应根据其大小和特征进行分类，同时应注意Paget疾病的存在
T1	肿瘤最大径≤2 cm
T1mi	肿瘤最大径≤1 mm
T1a	1 mm＜肿瘤最大径≤5 mm
T1b	5 mm＜肿瘤最大径≤1 cm
T1c	1 cm＜肿瘤最大径≤2 cm
T2	2 cm＜肿瘤最大径≤5 cm
T3	肿瘤最大径＞5 cm
T4	肿瘤大小不计，直接侵犯胸壁和/或皮肤
T4a	侵犯胸壁
T4b	患侧乳房皮肤水肿、破溃或卫星状结节
T4c	T4a和T4b共存
T4d	炎性乳腺癌
临床 N 分期	
Nx	区域淋巴结无法评估（或已切除）
N0	无区域淋巴结转移证据
N1	同侧腋窝淋巴结转移，可活动
N1mi	微小转移灶（0.2 mm＜转移灶＜2.0 mm）
N2	
N2a	同侧转移性淋巴结相互融合，或与其他组织固定
N2b	无腋窝淋巴结转移证据，但有临床明显的内乳淋巴结转移
N3	
N3a	同侧锁骨下淋巴结转移
N3b	腋窝淋巴结转移合并内乳淋巴结转移
N3c	同侧锁骨上淋巴结转移

续表

病理 N 分期	
pNx	区域淋巴结无法评估
pN0	组织学无区域淋巴结转移证据，未对孤立肿瘤细胞另行检查
pN0（i+）	组织学无区域淋巴结转移，免疫组化阳性，肿瘤灶≤2 mm
pN0（mo+）	组织学无区域淋巴结转移，组织检测（RT-PCR）阳性
pN1 pN1mi pN1a pN1b pN1c	 存在微转移，0.2 mm＜最大径＜2.0 mm 患侧1～3枚腋窝淋巴结转移 内乳前哨淋巴结镜下转移，临床不明显 pN1a与pN1b同时出现
pN2 pN2a pN2b	 患侧4～9枚腋窝淋巴结转移，至少1个肿瘤灶＞2.0 mm 临床明显的患侧内乳淋巴结转移而无腋窝淋巴结转移
pN3 pN3a pN3b pN3c	 10个或10个以上患侧腋窝淋巴结转移，或锁骨下淋巴结转移 pN1a或pN2a合并cN2b，或pN2a合并pN1b 同侧锁骨上淋巴结转移

（2）临床、病理分期（见表 5-1-8）

表 5-1-8　临床、病理分期

M 分期（远处转移）	
M0	无临床或影像学证据证明远处转移
M1	有临床或影像学证据证明远处转移
临床、病理分期	
0期	Tis N0 M0
ⅠA期	T1 N0 M0
ⅠB期	T0-1 N1mi M0
ⅡA期	T0-1 N1 M0；T2 N0 M0
ⅡB期	T2 N1 M0；T3 N0 M0
ⅢA期	T1-2 N2 M0；T3 N1-2 M0
ⅢB期	T4 N0-2 M0
ⅢC期	任何T分期，N3，M0
Ⅳ期	任何T分期，任何N分期，M1

5.1.3　治　疗

5.1.3.1　治疗原则

乳腺癌的治疗已经发展成为多学科的综合治疗模式，包括手术治疗、放疗、（新）辅助化疗、（新）辅助内分泌治疗、（新）辅助靶向治疗及免疫治疗等。针对患者特点进行个体化、规范化治疗是保证乳腺癌患者远期生存及生活质量的基础。需结合临床病理特点、分子分型或多基因检测结果进行综合分析后制订乳腺癌的治疗方案。

5.1.3.2　治疗路线图

乳腺癌治疗流程见图 5-1-1。

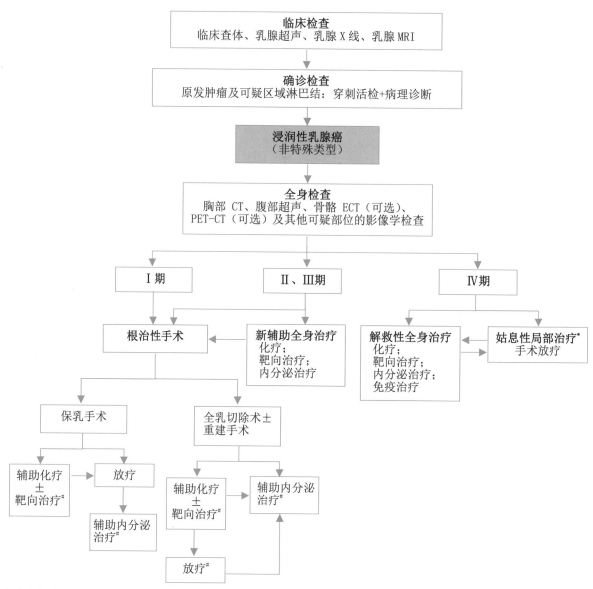

临床检查
临床查体、乳腺超声、乳腺 X 线、乳腺 MRI

确诊检查
原发肿瘤及可疑区域淋巴结：穿刺活检+病理诊断

浸润性乳腺癌
（非特殊类型）

全身检查
胸部 CT、腹部超声、骨骼 ECT（可选）、
PET-CT（可选）及其他可疑部位的影像学检查

| Ⅰ期 | Ⅱ、Ⅲ期 | Ⅳ期 |

根治性手术

新辅助全身治疗
化疗；
靶向治疗；
内分泌治疗

解救性全身治疗
化疗；
靶向治疗；
内分泌治疗；
免疫治疗

姑息性局部治疗
手术放疗

保乳手术

全乳切除术±
重建手术

辅助化疗
±
靶向治疗

放疗

辅助内分泌
治疗

辅助化疗
±
靶向治疗

辅助内分泌
治疗

放疗

*：部分患者根据 MDT 讨论结果和病情选择局部治疗方式；#：根据具体亚型及病理分期决定。

图 5-1-1　乳腺癌治疗流程图

5.1.3.3　新辅助全身治疗

乳腺癌新辅助治疗适应证（图 5-1-2）：肿块＞5 cm；腋窝淋巴结转移；HER2 阳性，肿块＞2 cm；三阴性，肿块＞2 cm；有保乳意愿，但肿瘤大小与乳房体积比例大难以保乳者。

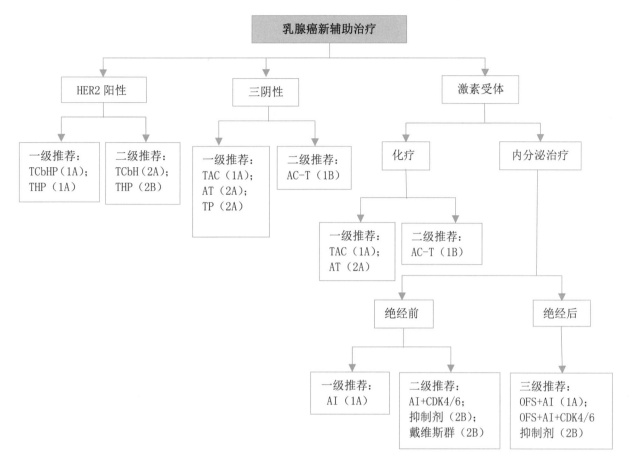

图 5-1-2　乳腺癌（浸润性导管癌或小叶癌）新辅助治疗推荐方案

5.1.3.4　手术治疗

（1）乳房手术方式的选择

1）保乳手术

保乳手术主要针对具有保乳意愿且无保乳禁忌证的患者。保乳手术是全球发达地区外科治疗乳腺癌的主要手术方式。大规模乳腺癌保乳队列的研究已证实，保乳手术具有与全乳切除一致甚至更好的预后，并较好地改善生活质量，满足女性美观需求。保乳治疗的适应证与禁忌证见表 5-1-9。

表 5-1-9　保乳治疗的适应证与禁忌证

保乳治疗的适应证	保乳治疗的绝对禁忌证
肿瘤与乳房体积比例适当，术后能够保持良好乳房外形的早期乳腺癌患者； 对于多灶性、多中心乳腺癌，经严格影像学评估有完全切除可能者，也可以尝试进行保乳手术； 经术前治疗降期后的肿块，达到保乳手术标准时，也可以慎重考虑保乳	妊娠期间放疗（保乳手术可以在妊娠期完成，而放疗可以在分娩后进行）； 病变广泛，难以达到切缘阴性或理想外型； 弥漫分布的恶性特征钙化灶； 肿瘤经局部广泛切除后切缘阳性，再次切除后仍不能保证病理切缘阴性者； 患者拒绝行保留乳房手术； 炎性乳腺癌； 有放疗禁忌

2）全乳切除术

1894 年，Halsted 提出了乳腺癌根治术，该术式将乳腺癌的局部复发率从 60%～82%降低至 6%左右，是公认的乳腺癌经典手术方式。在此基础上，进一步清扫内乳淋巴结的乳腺癌扩大根治术被提出并得到应用。到了 20 世纪 50 年代，保留胸大肌和胸小肌的改良根治术Ⅰ式（Auchincloss 术式）和切除胸小肌、保留胸大肌的改良根治术Ⅱ式（Patey-Dyson 术式）被相继提出。因与 Halsted 根治术的 10 年生存率相似，改良根治术经验性地成为乳腺癌治疗的主要手术方式。此外，对于部分非浸润性癌、微小癌、湿疹样癌限于乳头者，或年老体弱不适合根治手术者，亦可采用单纯乳房切除术。近年来，随着肿瘤整形术的发展，保留皮肤的乳房切除术（skin-sparing mastectomy，SSM）和保留乳头乳晕的乳房切除术（nipple-sparing mastectomy，NSM）在临床中日益得到广泛应用。该类术式的优点在于保留了大部分乳房表面皮肤组织或乳头、乳晕复合物，也保留了乳房下皱襞结构，可以更好地满足患者的心理及审美需求，这为后续的乳房重建术提供了基础条件。乳腺癌手术治疗常用术式及手术范围见表 5-1-10。

表 5-1-10　乳腺癌手术治疗常用术式及手术范围

术式	手术范围
乳腺癌根治术	全部乳腺、相当范围的皮肤及周围组织、胸大肌、胸小肌、腋窝淋巴结
乳腺癌扩大根治术	全部乳腺、相当范围的皮肤及周围组织、胸大肌、胸小肌、腋窝淋巴结、内乳淋巴结
乳腺癌改良根治术Ⅰ式	全部乳腺、相当范围的皮肤及周围组织、腋窝淋巴结
乳腺癌改良根治术Ⅱ式	全部乳腺、相当范围的皮肤及周围组织、胸小肌、腋窝淋巴结
单纯乳房切除术	全部乳腺、乳头乳晕复合物及部分皮肤、胸大肌筋膜
保留皮肤的乳房切除术	全部乳腺、乳头乳晕复合物、胸大肌筋膜
保留乳头、乳晕的乳房切除术	全部乳腺、胸大肌筋膜

3）乳房重建术

乳房的重建方法主要包括假体乳房重建、自体组织乳房重建及自体组织联合假体重建；按照手术时机又可分为即刻重建（Ⅰ期重建）、延迟重建（Ⅱ期重建）和即刻-延迟重建。自体组织乳房重建，根据游离方式可以分为带蒂移植和游离移植，常用皮瓣包括横行腹直肌皮瓣（transverse rectus abdominis myocutaneous flap，TRAM）、腹壁下动脉深穿支皮瓣（deep inferior epigastric artery perforator，DIEP）、腹壁浅动脉皮瓣（superficial inferior epigastric artery flap，SIEA）、背阔肌皮瓣（latissimus dorsi musculocutaneous flap，LDF）等。乳房重建术的手术操作较复杂，应由经验丰富的团队进行操作，以减少相关并发症的出现。

（2）腋窝淋巴结手术方式的选择

腋窝淋巴结手术的意义逐渐由单纯治疗向疾病分期转变，疾病分期的目的主要在于指导治疗及判断预后。

1）前哨淋巴结活检术

循证医学Ⅰ级证据证实，乳腺癌前哨淋巴结活检（sentinel lymph node biopsy，SLNB）是一项评估腋窝分期的活检技术，可准确地评价腋窝淋巴结的病理学状态，对于腋窝淋巴结阴性的患者，可安全有效地替代腋窝淋巴结清扫术（axillary lymph node dissection，ALND），从而显著减少手术的并发症，改善患者的生活质量；对于前哨淋巴结总数达到 3 枚且仅 1～2 枚转移的、接受保乳手术的患者，亦可有条件地安全替代 ALND。SLNB 适应证及禁忌证见表 5-1-11。

无论是保乳手术，还是全乳切除术，一般情况下，SLNB 应先于乳房手术。术中前哨淋巴结的确定，因示踪剂而异（见表 5-1-12～表 5-1-13）。

表 5-1-11   SLNB 适应证及禁忌证

适应证	有争议的适应证	禁忌证
早期浸润性乳腺癌 临床腋窝淋巴结阴性ᵃ 患者初始手术 单灶或多中心性病变 导管内癌接受乳房切除术 临床腋窝淋巴结阴性新辅助治疗后 腋窝淋巴结阳性新辅助治疗后腋窝淋巴结临床阴性ᵇ	预防性乳腺切除* 导管内癌接受保乳手术* cT1N0,年龄＞70岁、Luminal A、有伴发疾病* 妊娠患者** 临床查体腋窝淋巴结阳性并经细针穿刺可疑阳性** 保乳术后同侧复发/再发患者**	炎性乳腺癌 临床查体腋窝淋巴结阳性并经空芯针穿刺证实 腋窝淋巴结阳性新辅助治疗后仍为阳性

注：a：临床查体和影像学检查可疑的腋窝淋巴结可以通过超声引导下的细针穿刺或空芯针活检进行评估，细胞学或病理组织学阴性患者仍可进入 SLNB 流程；

b：必须符合新辅助治疗前阳性淋巴结放置标记、采用双示踪方式、术中探及＞2 枚淋巴结时，对腋窝淋巴结转阴的患者可以开展新辅助治疗后 SLNB。

*：若不行 SLNB，可豁免前哨，不做腋窝处理；

**：若不行 SLNB，考虑直接进行腋窝淋巴结清扫。

表 5-1-12   前哨淋巴结的术中确认与检出

示踪方式	术中前哨淋巴结的确定
蓝染法	所有蓝染淋巴管进入的第一个或第一组蓝染淋巴结
核素法	阈值超过淋巴结最高计数10%的所有淋巴结
临床触诊	应用染料法和（或）核素法检出前哨淋巴结后，应对腋窝区进行触诊，触诊发现的肿大质硬淋巴结也应作为前哨淋巴结单独送检

表 5-1-13   前哨淋巴结转移灶类型的判定标准及临床处理

转移类型	判定标准	转移数量	分层	临床处理
宏转移	肿瘤病灶最大径＞2 mm	1～2枚	未接受新辅助治疗、cT1-2N0、保乳患者（后续接受进一步辅助全乳放疗及全身系统性治疗）	可免除ALND
			行全乳切除术，且ALND所获取的预后资料不改变治疗决策，且患者同意不行ALND	腋窝放疗
		＞2枚		ALND
微转移	0.2 mm＜肿瘤病灶最大径≤2 mm，或单张组织切片不连续，或接近连续的细胞簇＞200个细胞		患者接受保乳手术（联合放疗）	可免除ALND
			行全乳切除（无放疗）	腋窝处理同宏转移
孤立肿瘤细胞	肿瘤病灶最大径≤0.2 mm，或单张组织切片不连续或接近连续的细胞簇≤200 个细胞			不推荐常规行 ALND
阴性				无需行 ALND

2）腋窝淋巴结清扫术

腋窝淋巴结状态是乳腺癌患者的重要预后指标,ALND 在 20 世纪一直作为乳腺癌腋窝处理的标准术式,其主要目的是腋窝分期以指导全身治疗,同时局部控制腋窝复发及获得一小部分生存获益。尽管 ALND 在临床早期乳腺癌外科治疗中的地位不断降低,但仍为大多数腋窝淋巴结阳性患者的标准治疗。ALND 的并发症主要包括:上肢淋巴水肿、腋窝脉络综合征、感觉损伤、肩部活动范围受限、感染等。腋窝淋巴结清扫术通常清扫范围仅限腋窝 LEVEL Ⅰ/Ⅱ水平的淋巴结(即胸小肌内侧缘以外的腋窝淋巴结);LEVEL Ⅲ水平的淋巴结清扫仅限于 LEVEL Ⅱ水平腋窝淋巴结存在转移时,而且该术式会明显增加患侧上肢淋巴水肿等并发症的发生率。

5.1.3.5　乳腺癌（浸润性导管癌或小叶癌）辅助全身治疗

（1）HER2 阳性乳腺癌的辅助治疗（见图 5-1-3～图 5-1-4）

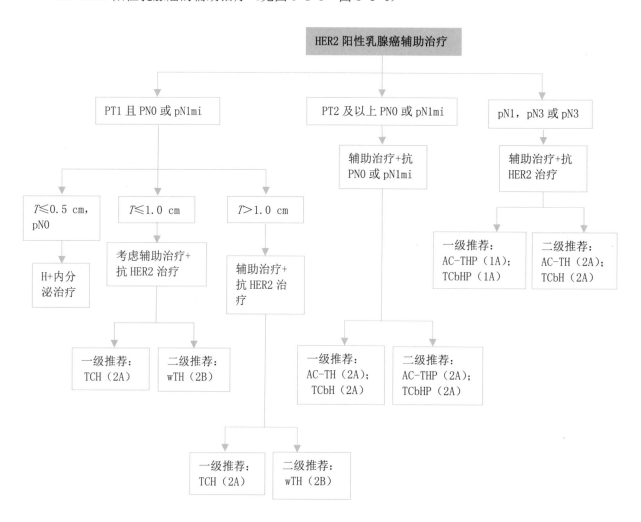

图 5-1-3　HER2 阳性乳腺癌的辅助治疗方案

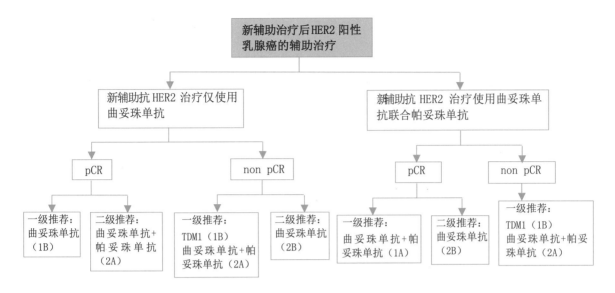

图 5-1-4　新辅助治疗后 HER2 阳性乳腺癌的辅助治疗方案

（2）激素受体阳性乳腺癌患者的辅助治疗（见图 5-1-5）

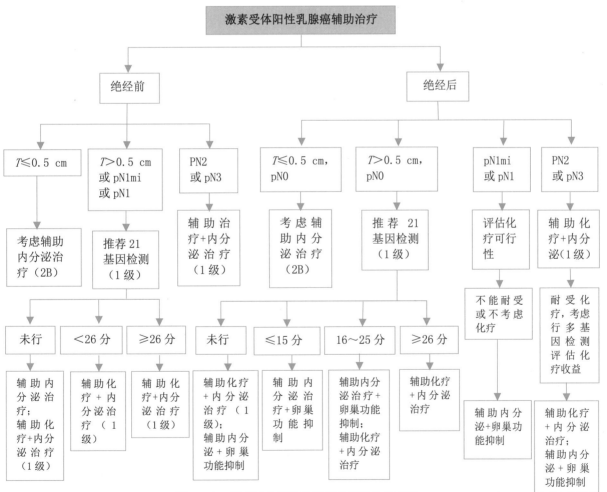

图 5-1-5　激素受体阳性乳腺癌的辅助治疗方案

1) 激素受体阳性乳腺癌的辅助化疗方案推荐（见表 5-1-14）

表 5-1-14　激素受体阳性乳腺癌的辅助化疗方案推荐

分层	Ⅰ级推荐	Ⅱ级推荐	Ⅲ级推荐
高复发风险的患者： 淋巴结≥4个阳性； 淋巴结1~3个阳性并伴有其他复发风险	AC-T（1A）； ddAC-ddT（2A）	TAC（2A）； TC×6（2A）	FEC-T（2B）
复发风险较低的患者，符合以下危险因素之一： 淋巴结1~3个阳性； Ki-67高表达（≥30%）； T（肿瘤直径）>2 cm； 年龄<35岁	AC（1A）； TC×4（1A）	AC-T（2A）； TC×6（2A）	

2) 激素受体阳性乳腺癌的辅助内分泌治疗方案推荐（见表 5-1-15）

表 5-1-15　激素受体阳性乳腺癌辅助内分泌治疗方案推荐

绝经后患者初始治疗：

治疗阶段	Ⅰ级推荐	Ⅱ级推荐	Ⅲ级推荐
初始治疗	AI 5年（1A）； 初始使用TAM的患者，治疗期内可换用5年AI治疗（1A）	TAM 2~3年序贯； AI 2~3年（2A）	TAM 5年（2B）

绝经后患者后续治疗：

治疗阶段	Ⅰ级推荐	Ⅱ级推荐
初始辅助AI治疗已满5年且耐受性良好，符合以下条件之一者，考虑需要延长内分泌治疗： 1. 淋巴结阳性； 2. G3； 3. 其他需要行辅助化疗的危险因素	继续AI（2A）	换用TAM（2B）

绝经前患者初始治疗：

分层	Ⅰ级推荐	Ⅱ级推荐	Ⅲ级推荐
复发风险低的患者（全部满足以下条件）： 1.淋巴结阴性； 2.G1； 3.T≤2 cm； 4.低Ki-67	TAM 5年（1A）		
满足以下危险因素之一者： 1.G2或G3； 2.淋巴结阳性1~3个； 3.T>2 cm	OFS+TAM 5年（1A）	OFS+AI 5年（2A）	TAM（2B）
淋巴结4个及以上阳性的患者	OFS+AI 5年（1A）	OFS+TAM 5年（2A）	TAM（2B）

绝经前患者后续治疗：

分层	Ⅰ级推荐	Ⅱ级推荐
完成初始TAM 5 年治疗，需要延长治疗的患者	1.未绝经者延长TAM治疗至满10年（1A）； 2.确定绝经患者，可序贯使用AI 5年（1A）	
完成OFS+TAM初始5年治疗，耐受性良好者	绝经者序贯AI治疗（2A）	未绝经者使用TAM治疗5年（2B）
完成OFS+AI初始5年治疗,耐受性良好者	绝经者继续使用AI治疗（2A）	未绝经患者使用TAM 5年（2B）或OFS+AI 5年（2B）

（3）三阴性乳腺癌的辅助化疗方案推荐（见表 5-1-16 和图 5-1-6）

表 5-1-16　乳腺癌化疗方案推荐

分层	Ⅰ级推荐	Ⅱ级推荐	Ⅲ级推荐
满足以下任一条件者： 淋巴结阳性； 肿瘤>2 cm	AC-T（1A）； ddAC-ddT（1A）	TAC（1B）； *BRCA*突变者化疗后序贯奥拉帕利1年（1B）； *BRCA*无突变者化疗后序贯卡培他滨1年（2A）	FEC-T（2B）； AC-TP（2B）
复发风险较低的患者： 肿瘤≤2 cm且淋巴结阴性	AC（1A）； TC×4（1A）	AC-T（2A）； TC×6（2A）	

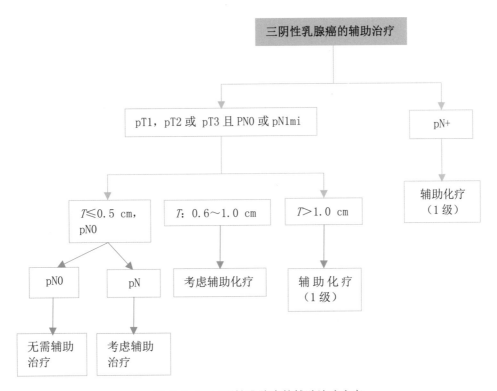

图 5-1-6　三阴性乳腺癌的辅助治疗方案

5.1.3.6　乳腺癌（浸润性导管癌或小叶癌）晚期治疗策略

推荐转移病灶再次活检（见图 5-1-7～图 5-1-9）。

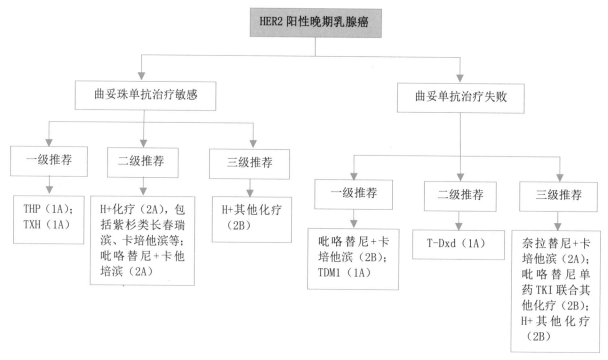

图 5-1-7　HER2 阳性晚期乳腺癌的推荐治疗方案

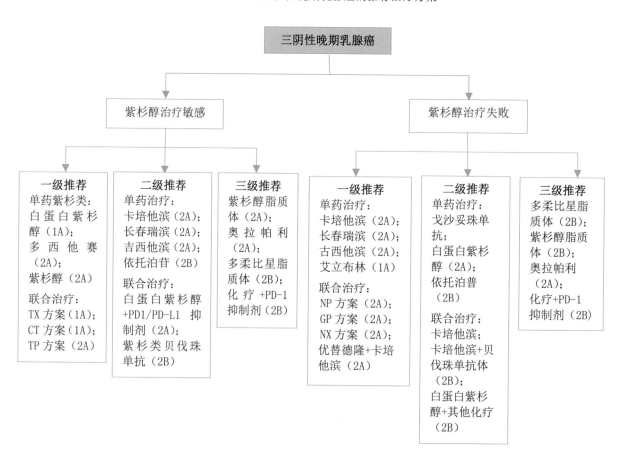

图 5-1-8　三阴性晚期乳腺癌治疗方案

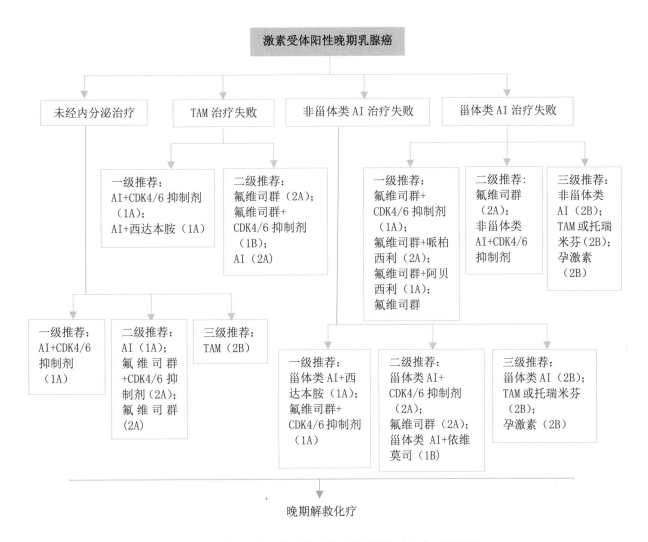

图 5-1-9　激素受体阳性晚期乳腺癌的推荐治疗方案（绝经后）

注：a.绝经前患者可采取有效的卵巢功能抑制手段，如药物卵巢功能抑制，或卵巢手术切除随后遵循绝经后患者内分泌治疗策略。
b.CDK4/6 抑制剂治疗失败后可选方案有：另一种 CDK4/6 抑制剂+内分泌单药治疗；西达本胺+内分泌单药治疗；T-Dxd；其他内分泌靶向治疗+内分泌单药。
c.对于有内脏转移、既往对内分泌治疗耐药或无最佳内分泌治疗选择的患者，首选化疗，化疗方案详见"三阴性晚期乳腺癌治疗方案"。

5.1.3.7　晚期乳腺癌特殊类型特殊管理

如肉瘤按肉瘤治疗方案，神经内分泌癌按神经内分泌癌治疗原则。

5.1.3.8　乳腺癌的辅助放疗

（1）乳腺癌保乳术后放疗

1）导管原位癌：全乳放疗（1）±瘤床加量（2B），常规或大分割均可；部分乳腺短程放疗 APBI（2A）。

2）浸润性癌+腋窝淋巴结阴性：全乳放疗（1A）±瘤床加量（1B），常规或大分割均可；APBI±区域淋巴结（2B）；全乳单周超大分割放疗（3A）。

3）腋窝淋巴结阳性，已行腋窝清扫：全乳放疗+瘤床加量+区域淋巴结放疗（1B）；全乳放疗+瘤床加量（2B）。

4）前哨淋巴结 1～2 枚阳性，未行腋窝清扫：全乳（乳房高危切线野）+瘤床加量（1A）；全乳+瘤床+区域淋巴结（含腋窝，2B）。

5）前哨淋巴结≥3 枚阳性，未行腋窝清扫：全乳+瘤床+区域淋巴结（含腋窝，2B）。

6）放疗剂量：

①全乳放疗：常规分割 50 Gy/25 次，大分割 40.0～42.5 Gy/15～16 次。

②瘤床加量：常规分割 10～16 Gy/5～8 次，大分割 8.7～10.0 Gy/3～4 次。

③APBI：38.5 Gy/10 次，每日 2 次；30 Gy/5 次，2 周。

④全乳单周超大分割：26 Gy/5 次，1 周。

（2）乳房切除术后放疗

1）腋窝淋巴结清扫术后，T3-4，腋窝淋巴结阳性：胸壁+区域淋巴结（1-2A）。

2）前哨淋巴结阳性，未行腋窝清扫：胸壁+含腋窝的区域淋巴结（2B）。

3）放疗剂量：

①胸壁放疗：常规分割 50 Gy/25 次。

②瘤床加量：常规分割 10～16 Gy/5～8 次。

（3）新辅助化疗术后放疗

按照病程中的最高分期，放疗决策同 1）和 2）。

（4）保乳术后豁免放疗

符合 CALGB 9343 与 PRIME Ⅱ研究入组条件，酌情考虑，适应证如下：① 年龄≥65 岁；②激素受体阳性；③术后无区域淋巴结转移；④切缘阴性和原发灶≤2 cm，或原发肿物≤3 cm 且不能同时存在组织学Ⅲ级和淋巴管/血管侵犯；⑤术后接受规范足疗程的内分泌治疗。

谨慎选择并全部符合下述条件的 DCIS：①年龄≥50 岁；②低、中级别 DCIS；③无粉刺样坏死；④原发灶为单中心且肿瘤直径≤1 cm；⑤手术需适当增加切除范围，阴性切缘安全距离≥5 mm。

（5）保乳术后APBI

APBI 适应证：①年龄≥50 岁；②浸润性癌肿瘤直径≤3 cm（T1、小 T2），阴性切缘≥2 mm；③单纯低-中级别 DCIS、筛查发现、肿瘤直径≤2.5 cm、阴性切缘≥3 mm；④前哨淋巴结活检或腋窝淋巴结清扫证实为 N0；⑤单中心病灶；⑥无淋巴血管侵犯；⑦无广泛导管内癌成分；⑧未接受新辅助化疗；⑨ER 阳性且排除浸润性小叶癌（非必需条件）。

（6）组织间插植

1）低剂量率照射：45～50 Gy，4～5 d；

2）高剂量率照射：32 Gy/8 次，共 4 d，或 34 Gy/10 次，共 5 d，2 次/d。

3）单管球囊近距离治疗（MammoSite）：34 Gy/10 次，2 次/d，共 5 d。

（7）术中放疗

20～21 Gy，1 次。

5.1.3.9 乳腺癌转移病灶的管理

（1）骨转移

对于晚期转移性乳腺癌，骨是最常见的转移部位，可考虑把排除骨转移的临床检查作为常规检查项目。

1）治疗应以全身治疗为主，骨调节剂（双磷酸盐、地舒单抗）可以预防和治疗骨转移相关事件（skeletal-related events，SREs），应作为乳腺癌骨转移治疗的基本用药。一般建议每月 1 次，最佳持续时间尚不明确，持续给药 1.5～2.0 年能够明显降低 SREs 的发生率。

2）对骨转移引起持续性或局限性疼痛，或出现脊髓受压引起的神经系统症状和体征的患者，需进行影像学评估，以确定是否即将出现或实际已出现了病理性骨折。可能需要放疗或手术干预，见相关诊治规范章节。

3）双磷酸盐和地舒单抗治疗均可能引起下颌骨坏死，乳腺癌患者中下颌骨坏死的发生率为 3‰。发生下颌骨坏死的风险因素包括患者基线的口腔健康状态和治疗期间的口腔操作。因此，在静脉注射双磷酸盐或地舒单抗前，应推荐患者进行牙科检查，并且尽可能避免治疗期间进行牙科手术或口腔内有创操作。

4）由于在治疗过程中容易出现低磷血症和低钙血症，静脉注射双磷酸盐或皮下注射地舒单抗前及治疗过程中应监测血浆钙浓度、肌酐、磷、镁水平。

骨转移的姑息放疗的适应证包括：

①有症状的骨转移灶，以缓解骨痛或恢复功能。

②负重部位骨转移如脊椎或股骨，减少相关骨事件发生。

推荐放疗剂量：30 Gy/10 次，3 Gy/次；20 Gy/5 次，4 Gy/次。

（2）脑转移

约 15% 的晚期乳腺癌患者可发生中枢神经系统转移，HER2 阳性和三阴性晚期乳腺癌患者脑转移发生率较高，建议在随访中对高危 HER2 阳性乳腺癌和三阴性乳腺癌患者可以考虑进行头颅 MRI 检查。三阴性乳腺癌脑转移多发生于病程的早期，由于缺少有效的治疗手段，预后一般较差。相对来说，HER2 阳性晚期乳腺癌患者脑转移多发生较晚，经抗 HER2 为基础的全身治疗后，预后相对较好。脑转移的局部治疗见相关诊治规范章节。

药物治疗：推荐在脑转移的患者中首先遵循原发肿瘤的分子分型而继续抗肿瘤全身治疗，尤其是接受过全脑放疗后的患者，因为血脑屏障的破坏程度更高，从全身治疗中的获益可能更高。在此基础上，可综合考虑药物透过血脑屏障的能力。在脑膜转移的患者中，药物选择需更多地考虑血脑屏障的通透能力。全脑放疗和脑转移瘤对血脑屏障的病理影响，可能会增加抗 HER2 药物的通过性，从而发挥抗 HER2 治疗作用。

药物推荐：①HER2 阳性：曲妥珠单抗、吡咯替尼、拉帕替尼+化疗或内分泌治疗；②三阴性：以化疗为主。

脑转移的姑息放疗适应证包括：

1）脑转移数目 1～4 个，病灶位置存在手术禁忌（如基底核、脑干或功能区等），建议 SRS 或分次立体定向放疗（fractional stereotactic radiotherapy，FSRT）。如果肿瘤直径>3 cm 或放疗照射体积>12 cm³，建议 FSRT。

2）进展迅速、弥漫性脑转移或脑膜转移，建议全脑放疗（whole brain radiotherapy，WBRT）。

放疗剂量推荐：

WBRT 30 Gy/10 次，3 Gy/次；20 Gy/5 次，4 Gy/次。可行海马保护。SRS：肿瘤直径≤2 cm，推荐 24 Gy/次。FSRT：剂量分割方案需要基于病变大小、数目、部位等情况综合考虑。

（3）其他部位转移

1）肝脏转移

如无内脏危象且激素受体 ER、PR 高表达，可考虑 CDK4/6 抑制剂+氟维司群或 AI；如出现内脏危象，则采用以化疗为主的联合治疗方案。三阴乳腺癌参照晚期乳腺癌治疗策略。

2）恶性胸腔积液

恶性胸腔积液需接受全身治疗+局部处理。全身治疗可联合贝伐珠单抗（排除出血风险）。局部治疗可在尽量引流胸腔内积液后，注入化疗药物、生物反应调节剂等药物。

3）胸壁和区域（淋巴结）复发

①在可行并且可以达到 R0 切除和并发症低的情况下，应手术切除胸壁和区域复发灶。

②既往未接受放疗者，可行局部区域放疗。

③既往接受过放疗者，在部分病例中可考虑再次对全部区域或部分胸壁行放疗。

④除局部治疗外（手术＋放疗），若存在远处转移，应行全身治疗（化疗、内分泌治疗和抗 HER2 治疗）。

5.1.4　随　访

乳腺癌随访方案见表 5-1-21。

表 5-1-21　乳腺癌随访方案

随访频率	随访检查	随访评估
前2年，3个月1次； 第3—5年，6个月1次； 5年以上，1年1次	肝脏、乳腺及淋巴引流区超声检查； 血常规，肝肾功能，凝血等实验室检查； 乳腺X片及胸部CT； 骨扫描； 乳腺MRI； 妇科检查及超声； PET-CT	临床病史； 体格检查； 上肢功能（活动范围、淋巴水肿）； 并发疾病风险（心脑血管、血脂、骨折）； 生活方式（营养、运动BMI）； 社会心理评估； 生育评估

参考文献

中国抗癌协会乳腺癌诊治指南与规范（2019 年版）[J]. 中国癌症杂志，2019，29（08）:609-680.

中国临床肿瘤学会（CSCO）乳腺癌诊疗指南 2021. 北京:人民卫生出版社，2021.

Giuliano A E, Edge S B, Hortobagyi G N. Eighth Edition of the AJCC Cancer Staging Manual: Breast Cancer [J]. Ann Surg Oncol, 2018, 25 (7) : 1783-5178.

附录：乳腺癌常用化疗方案

方案	剂量	用药间隔
新辅助		
TCbHP	多西他赛75 mg/m² d1； AUC 5～6 d1； 曲妥珠单抗首剂8 mg/kg，之后6 mg/kg d1； 帕妥珠单抗首剂840 mg，之后420 mg d1	Q3w
THP	多西他赛75 mg/m² d1； 曲妥珠单抗首剂8 mg/kg，之后6 mg/kg d1； 帕妥珠单抗首剂840 mg，之后420 mg d1	Q3w
TCbH	多西他赛75 mg/m² d1； AUC 5～6 d1； 曲妥珠单抗首剂8 mg/kg，之后6 mg/kg d1	Q3w
AC-THP	多柔比星60 mg/m² d1； 环磷酰胺600 mg/m² d1； 序贯； 紫杉醇80 mg/m² d1 Qw； 曲妥珠单抗首剂8 mg/kg，之后 6 mg/kg d1； 帕妥珠单抗首剂840 mg，之后 420 mg d1	Q3w
TAC	多西他赛75 mg/m² d1； 多柔比星50 mg/m² d1； 环磷酰胺500 mg/m² d1	Q3w
AT	多柔比星60 mg/m² d1； 或者表柔比星75 mg/m² d1； 多西他赛75 mg/m² d1	Q3w
AC-T	多柔比星60 mg/m² d1； 或者表柔比星75 mg/m² d1； 环磷酰胺600 mg/m²　d1； 序贯； 紫杉醇80 mg/m² d1 Qw； 或者多西他赛80～100 mg/m² d1	Q3w
TP	白蛋白紫杉醇125 mg/m² d1、d8； 顺铂25 mg/m² d1—d3； 或者卡铂AUC 5～6	Q3w
辅助治疗		
AC-THP	同上	
TCbHP	同上	
AC-TH	多柔比星60 mg/m² d1； 或者表柔比星75 mg/m² d1； 环磷酰胺600 mg/m² d1； 序贯； 多西他赛80～100 mg/m² d1； 曲妥珠单抗首剂8 mg/kg，之后6 mg/kg d1	Q3w
TCH	多西他赛75 mg/m² d1； 环磷酰胺500 mg/m² d1； 曲妥珠单抗首剂8 mg/kg，之后6 mg/kg d1	Q3w
wTH	紫杉醇80 mg/m² d1 曲妥珠单抗首剂4 mg/kg，之后2 mg/kg d1	Qw

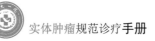

续表

方案	剂量	用药间隔
ddAC-ddTH	多柔比星60 mg/m² d1; 或者表柔比星75 mg/m² d1; 环磷酰胺600 mg/m² d1; 序贯; 紫杉醇175 mg/m² d1; 曲妥珠单抗首剂4 mg/kg,之后2 mg/kg d1 Qw	Q2w
AC	多柔比星60 mg/m² d1; 或者表柔比星100 mg/m² d1; 环磷酰胺600 mg/m² d1	Q3w
TC	多西他赛75 mg/m² d1; 环磷酰胺600 mg/m² d1	Q3w
AC-T	多柔比星60 mg/m² d1; 或者表柔比星100 mg/m² d1; 环磷酰胺600 mg/m² d1; 序贯; 紫杉醇80 mg/m² d1 Qw; 或者多西他赛80~100 mg/m² d1	Q3w
FEC-T	氟尿嘧啶500 mg/m² d1; 表柔比星100 mg/m² d1; 环磷酰胺500 mg/m² d1; 序贯; 多西他赛80~100 mg/m² d1	Q3w
FAC	氟尿嘧啶500 mg/m² d1; 多柔比星50 mg/m² d1; 环磷酰胺500 mg/m² d1	Q3w
ddAC-ddT	多柔比星60 mg/m² d1; 或者表柔比星100 mg/m² d1; 环磷酰胺600 mg/m² d1; 序贯; 紫杉醇175 mg/m² d1; 或者紫杉醇80 mg/m² d1 Qw	Q2w
晚期解救		
THP	多西他赛75 mg/m² d1; 或者紫杉醇80 mg/m² d1 Qw; 或者白蛋白紫杉醇125 mg/m² d1 Qw; 曲妥珠单抗首剂8 mg/kg,之后6 mg/kg d1; 帕妥珠单抗首剂840 mg,之后420 mg d1	Q3w
TXH	多西他赛75 mg/m² d1; 卡培他滨1000 mg/m² bid d1—d14; 曲妥珠单抗首剂8 mg/kg,之后6 mg/kg d1	Q3w
TX	多西他赛75 mg/m² d1; 或者白蛋白紫杉醇100~150 mg/m² d1 Qw; 卡培他滨1000 mg/m² bid d1—d14	Q3w
GP	吉西他滨1000 mg/m² d1、d8; 顺铂25 mg/m² d1—d3; 或者卡铂AUC 5 d1; 或者卡铂AUC 2 d1、d8	Q3w
GT	吉西他滨1000 mg/m² d1、d8; 紫杉醇175 mg/m² d1	Q3w

续表

方案	剂量	用药间隔
NX	长春瑞滨25 mg/m^2 d1、d8； 卡培他滨1000 mg/m^2 bid d1—d14	Q3w
T+贝伐珠单抗	白蛋白紫杉醇100～150 mg/m^2 d1 Qw； 贝伐珠单抗10 mg/kg	Q3w
X+贝伐珠单抗	卡培他滨1000 mg/m^2 bid d1—d14； 贝伐珠单抗10 mg/kg	Q3w
长春瑞滨	25 mg/m^2 d1、d8； 或者口服（长春瑞滨软胶囊）d1、d8、d15 前3周60 mg/m^2； 如果耐受良好，后续80 mg/m^2	Q3w Q4w
多西他赛	75 mg/m^2 d1	Q3w
白蛋白紫杉醇	100～150 mg/m^2 d1	Qw
紫杉醇	175 mg/m^2 d1 或 80 mg/m^2 d1	Q3w Qw
紫杉醇脂质体	175 mg/m^2 d1	Q3w
表柔比星	60～90 mg/m^2 d1	Q3w
多柔比星	50 mg/m^2 d1	Q3w
艾日布林	1.4 mg/m^2 d1、d8	Q3w
多柔比星脂质体	30～50 mg/m^2 d1	Q3w
吉西他滨	1000 mg/m^2 d1、d8	Q3w
卡培他滨	1000 mg/m^2 bid d1—d14	Q3w

6 胸部肿瘤

6.1 原发性支气管肺癌

原发性支气管肺癌（primary bronchogenic lung cancer，**简称肺癌** lung cancer），是起源于气管、支气管黏膜或腺体的恶性肿瘤，与吸烟、大气污染、职业环境、饮食、遗传及基因改变、慢性呼吸系统疾病等因素有关。近年来，肺癌发病呈年轻化趋势，其预后同分期、病理类型、发生部位等有关，早期筛查、早期诊断和早期规范有序的多学科治疗是降低肺癌死亡率的关键。

6.1.1 流行病学

世界范围内，肺癌发病率居恶性肿瘤的第 2 位，年新发病例数 2206771 例；肺癌死亡率居恶性肿瘤的第 1 位，年死亡病例数 1796144 例。在我国，肺癌发病率居恶性肿瘤的第 1 位，年新发病例数 815563 例；肺癌死亡率居恶性肿瘤的第 1 位，年死亡病例数 714699 例（数据来源：GLOBOCAN2020，https://gco.iarc.fr/today/）。

6.1.2 诊 断

6.1.2.1 症状、体征

肺癌相关的症状与体征包括咳嗽、痰血或咯血、呼吸困难或喘鸣、不规律发热、体重下降、胸痛、声音嘶哑、吞咽困难、骨痛、中枢神经系统表现（头痛、恶心、呕吐、精神状态异常、定向力和语言障碍）、上腔静脉阻塞综合征（头面部水肿、颈静脉怒张、进行性领口变紧）、Horner 综合征（眼睑下垂、瞳孔缩小、眼球内陷、同侧额部与胸壁少汗或无汗）、副癌综合征（杵状指、肥大性骨关节病、多发性肌炎等）、胸腔积液。

6.1.2.2 检验

肺癌相关的常规血液检查包括血常规、肝功能、肾功能、凝血功能、甲状腺功能、糖化血红蛋白、皮质醇、促肾上腺激素、血清肌钙蛋白Ⅰ等。常规的肿瘤标志物主要包括癌胚抗原（carcinoma embryonic antigen，CEA）、甲胎蛋白（alpha-fetoprotein，AFP）、糖抗原199（CA199）、糖抗原125（CA125）、神经元特异性烯醇化酶（neuron specific enolase，NSE）、细胞角蛋白片段CYFRA21-1、鳞状细胞抗原（squamous cell carcinoma antigen，SCC）等。

6.1.2.3　检查

影像学基线检查必需项目包括胸部增强CT、头部增强MRI或增强CT、上腹部增强CT、全身骨扫描；非必需项目为PET-CT。

（1）胸部增强CT检查

胸部增强CT扫描范围为肺尖至肺底，包括平扫、增强、延迟三期扫描，并对原始图像进行重建和重组。在肺窗图像上可测量肿瘤实性区最大径，评估肿瘤与支气管关系；在纵隔窗图像上测量肿瘤CT值，评估肿瘤与周围血管及软组织关系，评估淋巴结转移情况；在骨窗图像上评估是否有骨质破坏。基于影像学的肺癌临床分期评估见表6-1-1。

表6-1-1　基于影像学临床分期评估

评估内容	参考影像征象
原发肿瘤	结节或肿块最大径
侵及胸壁	肿块与胸膜接触面呈钝角或胸膜增厚； 肿瘤与胸膜接触面大于3 cm； 肿瘤直径与胸膜接触面长度的比值超过0.5； 在肿块与胸壁接触面未见胸膜外脂肪； 胸壁肿块； 肋骨破坏
侵及纵隔	纵隔脂肪被软组织肿块广泛替代； 肿块包绕纵隔血管、气管、食管； 肿块明显侵犯上述结构之一
侵及气道、隆突	主支气管、气管、隆突周围或腔内见肿瘤组织
余肺结节	转移：同叶、同肺不同叶、不同肺； 多原发
淋巴结转移	短径大于10 mm； 长短径比值趋于1； 位于肿瘤引流区域，并大于纵隔内其他淋巴结

（2）支气管镜及超声支气管镜

支气管镜现已广泛应用于肺癌的诊断，对于支气管镜可见的病变行刷片、取活检、灌洗检查，但活检得到的标本量较少。增加支气管针吸检查（transbronchial needle aspiration，TBNA）可提高诊断率，该技术对临床N2期患者检测淋巴结疾病的灵敏度为0.15～0.83。超声气管镜针吸（EBUS-TBNA）将支气管镜和超声结合起来，提高了对外周孤立肺结节活检的阳性率，以及早期支气管内肿瘤检出率，并可指导局部治疗，是临床N2/3肺癌侵袭纵隔淋巴结分期的首选，敏感度为0.86～0.94。

（3）核医学检查

全身骨扫描（emission computed tomography，ECT）：影像分期Ⅰ级推荐（2A类证据）。骨骼ECT检查可以了解全身骨骼情况，对于肺癌骨转移的评估具有重要意义。

6.1.2.4　病理诊断

（1）肺癌的组织病理学分类（见表 6-1-2）

表 6-1-2　肺癌的组织病理学分类（2021 版 WHO 胸部肿瘤分类）

组织学类型	ICD-O 编码
腺体前驱病变	
非典型腺瘤样增生	8250/0
原位腺癌	
原位腺癌，非黏液型	8250/2
原位腺癌，黏液型	8253/2
腺癌	
微浸润性腺癌	
微浸润性腺癌，非黏液型	8256/3
微浸润性腺癌，黏液型	8257/3
浸润性非黏液腺癌	
贴壁型腺癌	8250/3
腺泡型腺癌	8551/3
乳头状腺癌	8260/3
微乳头状腺癌	8265/3
实体型腺癌	8230/3
浸润性黏液腺癌	8253/3
混合型浸润性黏液和非黏液腺癌	8254/3
胶样腺癌	8480/3
胎儿型腺癌	8333/3
肠型腺癌	8144/3
腺癌，非特殊型（NOS）	8140/3
鳞状细胞癌	
鳞状细胞癌，非特殊型（NOS）	8070/3
鳞状细胞癌，角化型	8071/3
鳞状细胞癌，非角化型	8072/3
基底样鳞状细胞癌	8083/3
淋巴上皮样癌	8082/3
大细胞癌	8012/3
腺鳞癌	8560/3
肉瘤样癌	
多形性癌	8022/3
巨细胞癌	8031/3
梭形细胞癌	8032/3
肺母细胞瘤	8972/3
癌肉瘤	8980/3
NUT 癌	8023/3
胸部 SMARCA4 缺陷的未分化肿瘤	8044/3
涎腺型肿瘤	
多形性腺瘤	8940/0
腺样囊性癌	8200/3
上皮-肌上皮癌	8562/3
黏液表皮样癌	8430/3
玻璃样变的透明细胞癌	8310/3
肌上皮瘤	8982/0
肌上皮癌	8982/3

续表

组织学类型	ICD-O 编码
肺神经内分泌肿瘤	
前驱病变	
弥漫性特发性肺神经内分泌细胞增生	8040/0
神经内分泌肿瘤	
类癌，NOS/神经内分泌肿瘤，NOS	8240/3
典型类癌/神经内分泌肿瘤，G1	8240/3
非典型类癌/神经内分泌肿瘤，G2	8240/3
神经内分泌癌	
小细胞肺癌	8041/3
混合型小细胞癌	8045/3
大细胞神经内分泌癌	8013/3
混合型大细胞神经内分泌癌	8013/3

（2）分子分型（基于治疗指导的分子标志）

与非小细胞肺癌靶向治疗相关的分子标志物包括：HER2、*EGFR* 基因突变、*ALK* 基因重排、*ROS1* 基因重排、*BRAF V600E* 点突变、*KRAS* 点突变、*MET* 扩增和 *MET* 外显子 14 跳跃突变、*RET* 基因重排、*NTRK1/2/3* 基因融合。

与肺癌免疫治疗相关的分子标志物：PD-L1 的表达和肿瘤突变负荷（TMB）。

6.1.2.5　分期

TNM 分期是恶性肿瘤预后判断最重要的指标，可以用来确定疾病进展程度，指导治疗。国际抗癌联盟(Union for International Cancer Control, UICC) 第 8 版肺癌 TNM 分期标准已于 2017 年 1 月 1 日开始颁布实施。原发性支气管肺癌分期见表 6-1-3。

表 6-1-3　原发性支气管肺癌分期（根据 UICC 第 8 版分期）

T 分期		标识
Tx：未发现原发肿瘤 或通过痰细胞学或支气管灌洗发现癌细胞，但影像学及支气管镜无法发现		Tx
T0：无原发肿瘤的证据		T0
Tis：原位癌		Tis
T1 肿瘤最大径≤3 cm； 周围包绕肺组织及脏层胸膜； 肿瘤侵及叶支气管，未侵及主支气管	T1a(mi)：微浸润性腺癌	T1a(mi)
	T1a：任何大小的表浅扩散型肿瘤，但局限于气管壁或主气管壁	T1aSS
	T1a：肿瘤最大径≤1 cm	T1a≤1
	T1b：1 cm<肿瘤最大径≤2 cm	T1b>1～2
	T1c：2 cm<肿瘤最大径≤3 cm	T1c>2～3
T2 3 cm<肿瘤最大径≤5 cm； 侵及脏层胸膜； 侵及主支气管，但未侵犯隆突； 有阻塞性肺炎、部分或全肺不张	侵及脏层胸膜	T2 Visc Pl
	侵及主支气管（不含隆突） 有阻塞性肺炎、部分或全肺不张	T2 Centr
	T2a：3 cm<肿瘤最大径≤4 cm	T2a>3～4
	T2b：4 cm<肿瘤最大径≤5 cm	T2b>4～5

续表

T 分期		标识
T3 5 cm<肿瘤最大径≤7 cm; 侵犯胸壁（含肺上沟瘤）、膈神经、心包; 同一肺叶出现孤立性癌结节	5 cm<肿瘤最大径≤7 cm	T3>5～7
	直接侵犯胸壁、膈神经、心包	T3 Inv
	同一肺叶出现孤立性癌结节	T3 Satell
T4 肿瘤最大径>7 cm; 无论大小，侵犯以下任何一个: 纵隔、膈肌、心脏、大血管、喉返神经、隆突、气管、食管、椎体; 同侧不同肺叶内孤立癌结节	肿瘤最大径>7 cm	T4>7
	无论大小，侵及特定器官	T4 Inv
	同侧不同肺叶内孤立癌结节	T4 Ipsi Nod
N——区域淋巴结		
Nx	无法评估	
N0	无区域淋巴结转移	
N1	同侧支气管周围和（或）同侧肺门淋巴结以及肺内淋巴结有转移，包括原发肿瘤直接侵犯而累及	
N2	同侧纵隔内和（或）隆突下淋巴结转移	
N3	对侧纵隔、对侧肺门、同侧或对侧前斜角肌及锁骨上淋巴结转移	
M——远处转移		
Mx	无法评估	
M0	无远处转移	
M1a	胸膜播散(恶性胸腔积液、心包积液或胸膜结节)，对侧肺叶出现孤立性癌结节	
M1b	远处单个器官单发转移	
M1c	远处单个或多个器官多发转移	

M0	亚组	N0	N1	N2	N3
T1	Tia	I a1			
	T1a≤1 cm	I a1	II b	IIIa	IIIb
	1 cm<T1b≤2 cm	I a2	II b	IIIa	IIIb
	2 cm<T1c≤3 cm	I a3	II b	IIIa	IIIb
T2	3 cm<T2a≤4 cm	I b	II b	IIIa	IIIb
	4 cm<T2b≤5 cm	II a	II b	IIIa	IIIb
T3	5 cm<T3≤7 cm	II b	IIIa	IIIb	IIIc
T4	7 cm<T4	IIIa	IIIa	IIIb	IIIc
M1	M1a	IVa	IVa	IVa	IVa
	M1b	IVa	IVa	IVa	IVa
	M1c	IVb	IVb	IVb	IVb

6.1.3 治 疗

6.1.3.1 治疗原则

外科手术根治性切除是 I 、II 期非小细胞肺癌（NSCLC）的推荐优选局部治疗方式。III 期 NSCLC 是一类异质性明显的肿瘤。IIIC 期和绝大部分IIIB 期归类为不可切除的III 期 NSCLC，以根治性同步放化疗为主要治疗模式；IIIA 期和少部分IIIB 期 NSCLC 的治疗模式分为不可切除和可切除。对于不可切除者，治疗以根治性同步放化疗为主；对于可切除者，采取以外科为主的综合治疗。对于Ⅳ期 NSCLC 患者，建议在明确患者 NSCLC 病理类型（鳞癌或非鳞癌）和驱动基因突变状态并进行美国东部肿瘤协作组功能状态评分的基础上，选择适合患者的全身治疗方案。

　　目前免疫治疗已经成为晚期肺癌综合治疗的重要手段，极大地改善了晚期肺癌患者的预后，并且显示出了良好的安全性。肺癌免疫治疗领域的不断拓展也改变着肺癌的治疗模式，特别是对于局部晚期患者的新辅助免疫治疗，对于增加患者手术机会、改善患者术后生存已经显示出巨大的潜力，肺癌的综合治疗模式也将更加精准化和个体化。

6.1.3.2　治疗路线图

　　原发性支气管肺癌治疗路线见图 6-1-1。

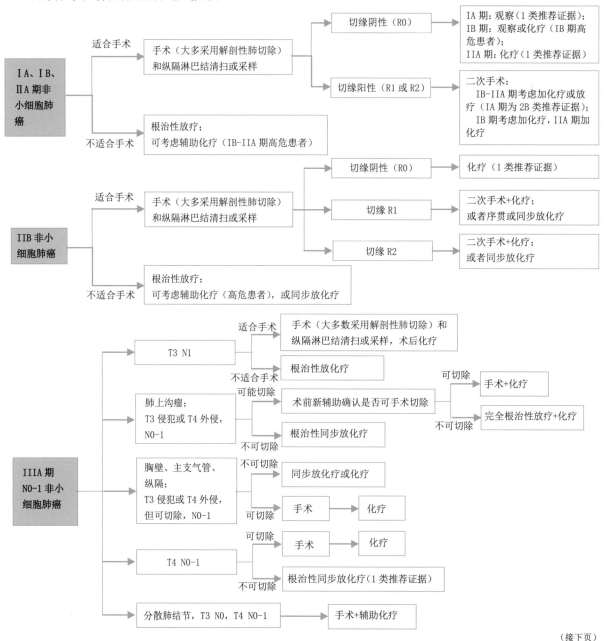

（接下页）

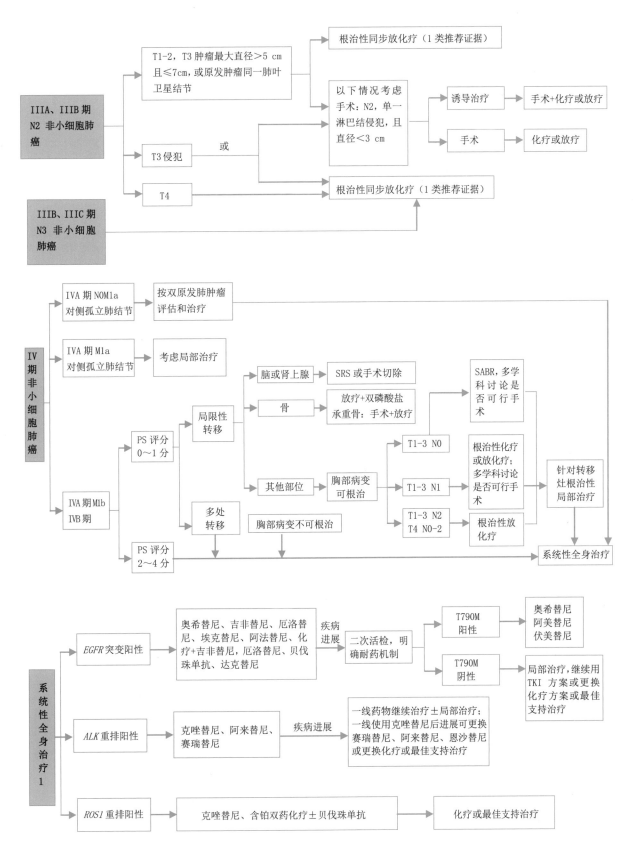

（接下页）

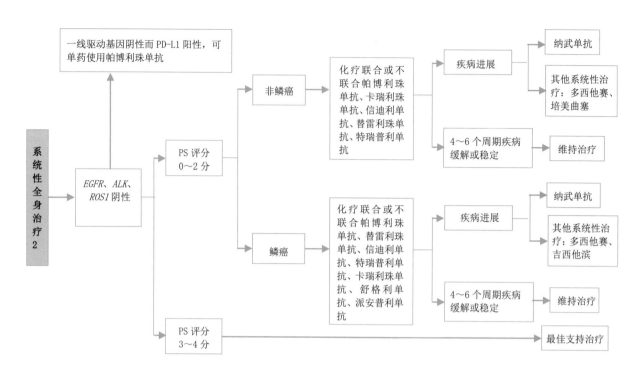

图 6-1-1　原发性支气管肺癌治疗路线图

6.1.3.3　基于病理类型、分期和分子分型的综合治疗

（1）非小细胞肺癌的治疗（见表 6-1-4～表 6-1-10）

表 6-1-4　I 期非小细胞肺癌的治疗

分期	分层	优选方案	其他方案	某些情况下应用
I 期NSCLC	适宜手术患者	解剖性肺叶切除+肺门及纵隔淋巴结清扫术 微创技术下（胸腔镜）的解剖性肺叶切除+肺门及纵隔淋巴结清扫术	微创技术下（机器人辅助）的解剖性肺叶切除+肺门及纵隔淋巴结清扫术	参与手术比较立体定向放射治疗的临床试验（3）； 参与肺叶切除和亚肺叶切除比较的临床试验（3）
	不适宜手术患者	立体定向放射治疗（SBRT/SABR）	采用各种先进放疗技术实施立体定向放疗	

注：3 代表证据级别；采用 UICC 第 8 版 肺癌临床分期。SCLC：small-cell lung cancer, 小细胞肺癌。

表 6-1-5　II 期非小细胞肺癌的治疗

分期	分层	优选方案	其他方案	某些情况下应用
II 期NSCLC	适宜手术患者	解剖性肺切除+肺门及纵隔淋巴结清扫（1）； 微创技术下（胸腔镜）的解剖性肺切除+肺门及纵隔淋巴结清扫术； II B期：含铂双药方案辅助化疗（1）	微创技术下（机器人辅助）的解剖性肺切除+肺门及纵隔淋巴结清扫术	II A期：含铂双药方案辅助化疗（2B）
	不适宜手术患者	放射治疗； 同步放化疗（三维适形放疗/适形调强放疗+化疗）	放疗后含铂双药方案化疗（2A；如无淋巴结转移，2B）	

注：1、2A、2B 代表证据级别；采用 UICC 第 8 版 肺癌临床分期。

表 6-1-6　可手术ⅢA 或ⅢB（T3N2M0）期非小细胞肺癌的治疗

分期	分层	优选方案	其他方案	某些情况下应用
临床 ⅢA 和 ⅢB 期（T3N2M0）NSCLC（经PET-CT、EBUS/EUS或纵隔镜进行淋巴结分期）	T3-4N1，或T4N0，非肺上沟瘤（侵犯胸壁、主支气管或纵隔）	手术（2A）+辅助化疗（1）；根治性放化疗	新辅助化疗±放疗+手术（2B）	
	T3-4N1，肺上沟瘤	新辅助放化疗+手术+辅助化疗	根治性放化疗	
	同一肺叶内T3或同侧肺不同肺叶内T4	手术（2A）+辅助化疗（1）		
	临床N2，单站纵隔淋巴结非巨块型转移（淋巴结短径<2cm）、预期可完全切除	手术切除（2A）+辅助化疗（1）±术后放疗（2B）；根治性同步放化疗（1）	新辅助化疗±放疗+手术±辅助化疗±术后放疗（2B）；对于*EGFR*突变阳性患者：手术+辅助EGFR-TKI靶向治疗（1B）±术后放疗（2B）	
	临床N2，多站纵隔淋巴结转移、预期可能完全切除	根治性同步放化疗（1）	新辅助化疗±放疗+手术±辅助化疗±术后放疗（2B）；对于直接手术并且术后检测为*EGFR*突变阳性患者，术后辅助EGFR-TKI靶向治疗（1B）±术后放疗（2B）	
	临床N2，预期无法行根治性切除	根治性同步放化疗（1）；度伐利尤单抗作为同步放化疗后的巩固治疗（1A）		

注：1、2A、2B 代表证据级别；采用 UICC 第 8 版 肺癌临床分期。20201 年 4 月 14 日，NMPA 正式批准泰瑞沙可用于 IB-ⅢA 期 EGFR 19Del 或外显子 21（*L858R*）突变的患者接受手术切除治疗后的辅助化疗。

表 6-1-7　不可手术 ⅢA、ⅢB、ⅢC 期非小细胞肺癌的治疗

分期	分层	首先方案	其他方案	某些情况下应用
不可切除ⅢA期、ⅢB期、ⅢC期NSCLC	PS=0～1	1.MDT讨论 2.根治性同步放化疗（1类） 　放疗： 　三维适形调强/图像引导适形调强放疗；累及野淋巴结区域放疗（1类） 　化疗： 　顺铂+依托泊苷（足叶乙苷）（1类）； 　顺铂/卡铂+紫杉醇（1类）； 　顺铂+多西他赛（1类）； 　顺铂或卡铂+培美曲塞（非鳞癌，1类） 3.度伐利尤单抗作为同步放疗后的巩固治疗（1A类）	1.序贯化疗+放疗 　化疗： 　顺铂+紫杉醇（1类）； 　顺铂+长春瑞滨（1类） 　放疗：三维适形放疗 2.MDT讨论评价诱导治疗后降期手术的可行性，如能做到完全性切除，诱导治疗后手术治疗	
	PS=2	1.单纯放疗：三维适形放疗； 2.序贯放疗+化疗 　放疗： 　三维适形调强/图像引导适形调强放疗；累及野淋巴结区域放疗（1类） 　化疗： 　卡铂+紫杉醇（1类） 　顺铂或卡铂+培美曲塞（非鳞癌，1类）	单纯化疗：化疗方案参考Ⅳ期无驱动基因突变NSCLC方案； 靶向治疗：靶向治疗方案参考Ⅳ期驱动基因阳性NSCLC方案（限驱动基因阳性患者）	

表 6-1-8　Ⅳ期驱动基因阳性非小细胞肺癌的治疗

分期	分层		首选方案	其他方案	某些情况下应用
Ⅳ 期 *EGFR* 突变NSCLC	一线治疗		吉非替尼（1A）、厄洛替尼（1A）、埃克替尼（1A）、阿法替尼（1A）、达可替尼（1A）、奥希替尼（1A）、阿美替尼；[脑转移病灶≥3个：EGFR-TKI治疗（1B）]	吉非替尼或厄洛替尼+化疗（PS=0～1）；厄洛替尼+贝伐珠单抗；含铂双药化疗或含铂双药化疗+贝伐珠单抗（非鳞癌）	
	耐药后治疗	寡进展或CNS进展	继续原EGFR-TKI治疗+局部治疗	再次活检明确耐药机制	
		广泛进展	一/二代TKI一线治疗失败再次活检，T790M阳性者：奥希替尼(1A)或阿美替尼或伏美替尼；再次活检T790M阴性者或者三代TKI治疗失败：含铂双药化疗±贝伐单抗（非鳞癌）（1A/2A）	再次活检评估其他耐药机制；再次检测T790M阳性者：含铂双药化疗或含铂双药化疗+贝伐珠单抗（非鳞癌）	培美曲塞+顺铂+贝伐珠单抗+信迪利单抗
	靶向及含铂双药失败后治疗	PS=0～2	单药化疗	单药化疗+贝伐珠单抗（非鳞癌）；安罗替尼	
Ⅳ 期 *ALK* 融合NSCLC	一线治疗		阿来替尼（优先推荐）(1A)、克唑替尼（1A）、塞瑞替尼、布加替尼、劳拉替尼	含铂双药化疗或含铂双药化疗+贝伐珠单抗（非鳞癌）	
	靶向后线治疗	寡进展或CNS进展	原TKI治疗+局部治疗；阿来替尼或塞瑞替尼(限一线克唑替尼)、恩沙替尼	含铂双药化疗+局部治疗或含铂双药化疗+贝伐珠单抗（非鳞癌）+局部治疗	
		广泛进展	一代TKI一线治疗失败：阿来替尼/塞瑞替尼（1）；二代TKI一线治疗或一代/二代TKI治疗均失败：含铂双药化疗或含铂双药化疗+贝伐珠单抗（非鳞癌）（1）	一代TKI一线治疗失败：含铂双药化疗或含铂双药化疗+贝伐珠单抗（非鳞癌）（1）活检评估耐药机制，进入临床研究	一代TKI一线治疗失败：布加替尼（3）；二代TKI一线治疗或一/二代TKI治疗均失败：劳拉替尼（3）
	靶向及含铂双药失败后治疗	PS=0～2	单药化疗	单药化疗+贝伐珠单抗（非鳞癌）	安罗替尼
Ⅳ 期 *ROS1* 融合NSCLC	一线治疗		克唑替尼（1）	含铂双药化疗或含铂双药化疗+贝伐珠单抗（非鳞癌）	恩曲替尼（3）
	二线治疗	寡进展或CNS进展	克唑替尼或克唑替尼+局部治疗（限CNS/寡进展）	含铂双药化疗+局部治疗或含铂双药化疗+局部治疗+贝伐珠单抗（非鳞癌）	
		广泛进展	含铂双药化疗或含铂双药化疗+贝伐珠单	参加ROS1抑制剂临床研究	
	三线治疗			单药化疗+贝伐珠单抗（非鳞癌）；参加ROS1抑制剂临床研究	
Ⅳ 期 *BRAF V600E* 突变 NSCLC	一线治疗		参考Ⅳ期无驱动基因非小细胞肺癌的一线治疗		达拉非尼+曲美替尼/达拉非尼（3）或见Ⅳ期无驱动基因、非鳞癌非小细胞肺癌的一线治疗Ⅲ级推荐

续表

分期	分层		首选方案	其他方案	某些情况下应用
IV 期 *NTRK* 融合NSCLC	一线治疗		参考IV期无驱动基因非小细胞肺癌的一线治疗		
IV 期 *BRAF V600E* 突变/*NTRK* 融合NSCLC	后线治疗		参考IV期驱动基因阳性非小细胞肺癌的后线治疗（一线使用靶向药物）； 参考IV期无驱动基因非小细胞肺癌的后线治疗或靶向治疗（一线未使用靶向治疗）		

注：1、1A、1B、2A、3 代表证据级别；采用 UICC 第 8 版 肺癌临床分期。

表 6-1-9　IV期无驱动基因非小细胞肺癌的治疗

分期	分层		首选方案	其他方案	某些情况下应用
IV 期无驱动基因、非鳞癌NSCLC	一线治疗	PS=0～1	1. 培美曲塞联合铂类+培美曲塞单药维持治疗（1A）； 2. 贝伐珠单抗联合含铂双药化疗+贝伐珠单抗维持治疗（1A及2A）； 3. 含顺铂或卡铂双药方案：顺铂/卡铂联合吉西他滨（1A）或多西他赛（1A）或紫杉醇/紫杉醇脂质体（1A/2A）或长春瑞滨（1A）或培美曲塞（1A）； 4. 不适合铂类的选择非铂双药方案： 吉西他滨+多西他赛（1）； 吉西他滨+长春瑞滨（1） 5. 帕博利珠单抗单药（限PD-L1 TPS≥50%（1A），PD-L1 TPS 1%～49%（2A））； 6. 帕博利珠单抗、卡瑞利珠单抗或信迪利单抗或替雷利珠单抗或阿替利珠单抗或舒格利单抗联合培美曲塞和铂类（1A）	特瑞利珠单抗联合培美曲塞和铂类（1A）； 紫杉醇+卡铂+贝伐珠单抗+阿替利珠单抗（1A）； 白蛋白紫杉醇+卡铂+阿替利珠单抗（1A）； 重组人血管内皮抑制素联合长春瑞滨/顺铂+重组人血管内皮抑制素维持治疗（2B）	
		PS=2	单药化疗： 吉西他滨 紫杉醇 长春瑞滨 多西他赛 培美曲塞	培美曲塞+卡铂； 每周方案：紫杉醇+卡铂	
	二线治疗	PS=0～2	纳武利尤单抗（1A）或替雷利珠单抗； 或多西他赛（1A）； 或培美曲塞（如一线未接受同一药物）	帕博利珠单抗（限PD-L1 TPS≥1%）（1A）； 阿替利珠单抗（1A）	
		PS=3～4	最佳支持治疗		
	三线治疗	PS=0～2	纳武利尤单抗（1）； 或多西他赛（1）； 或培美曲塞（如既往未接受同一药物）； 安罗替尼（限2个化疗方案失败后）（1）	鼓励患者参加临床研究	
IV 期无驱动基因、鳞癌	一线治疗	PS=0～1	1. 含顺铂或卡铂双药：顺铂或卡铂联合吉西他滨（1A）； 或多西他赛（1A）； 或紫杉醇（1A）； 或脂质体紫杉醇 2. 含奈达铂双药：奈达铂+多西他赛（1B） 3. 不适合铂类的选择非铂双药方案：吉西他滨+多西他赛（1）；或吉西他滨+长春瑞滨（1）	1. 白蛋白紫杉醇+卡铂联合特瑞普利单抗； 2. 紫杉醇+卡铂联合派安普利单抗（限一线吉西他滨联合铂类且KPS＞80分）	1. 白蛋白紫杉醇联合卡铂（2B）； 2. 纳武利尤单抗和伊匹木单抗联合两周期紫杉醇+铂类

续表

分期	分层		首选方案	其他方案	某些情况下应用
Ⅳ期无驱动基因、鳞癌	一线治疗	PS=0～1	4. 帕博利珠单抗单药（限PD-L1 TPS≥50%（1A），PD-L1 TPS 1%～49%（2A））； 5. 帕博利珠单抗联合紫杉醇/白蛋白紫杉醇和铂类（1A）		
		PS=2	单药化疗： 吉西他滨； 或紫杉醇； 或长春瑞滨； 或多西他赛	最佳支持治疗	
	二线治疗	PS=0～2	纳武利尤单抗（1A）； 替雷利珠单抗； 或多西他赛（1A）（如一线未接受同一药物）	帕博利珠单抗（限PD-L1 TPS≥1%）（1A）； 阿替利珠单抗（1A）或替雷利珠单抗； 单药吉西他滨或长春瑞滨（如一线未接受同一药物）； 阿法替尼（如不适合化疗及免疫治疗）（1B）	
		PS=3～4	最佳支持治疗		
	三线治疗	PS=0～2	纳武利尤单抗（1A）； 或多西他赛（1A）（如既往未接受同一药物）	安罗替尼（1B）（限外周型癌）； 鼓励患者参加临床研究	

注：1、1A、1B、2A、2B 代表证据级别；采用 UICC 第 8 版 肺癌临床分期。

表 6-1-10　Ⅳ期孤立性转移非小细胞肺癌的治疗

分期		首选方案	其他方案	某些情况下应用
孤立性脑或孤立性肾上腺转移	PS=0～1，肺部病变为非N2且可完全性切除	脑或肾上腺转移灶切除+肺原发病变完全性手术切除+系统性全身化疗（1）； 脑SRS（SRT）+肺原发病变完全性手术切除+系统性全身化疗	脑或肾上腺转移灶SRS/SRT/SBRT+肺原发病变SBRT+系统性全身化疗（1）	
	PS=0～1，肺部病灶为T4或N2	脑或肾上腺转移灶SRS/SRT/SBRT+肺部病变同步或序贯放化疗+系统性全身化疗（2B）		
	PS≥2	按Ⅳ期处理		
孤立性骨转移	PS=0～1，肺部病变为非N2且可完全性切除	肺原发病变完全性手术切除+骨转移病变放射治疗+系统性全身化疗+双磷酸盐治疗（2B）	肺原发病变放射治疗+骨转移病变放射治疗+系统性全身化疗+双磷酸盐治疗（2B）	
	PS=0～1，肺部病变为N2或T4	肺原发病变序贯或同步放化疗+骨转移病变放射治疗+双磷酸盐治疗+系统性全身化疗（2B）		

注：1、2B 代表证据级别；采用 UICC 第 8 版 肺癌临床分期。

　　（2）小细胞肺癌的治疗（见表 6-1-11～表 6-1-12）

表 6-1-11　局限期小细胞肺癌的治疗

分期	分层	I 类推荐	II 类推荐	III 类推荐
T1-2，N0	适合手术的患者	肺叶切除术+肺门及纵隔淋巴结清扫（2A 类证据）； 术后 N0 的患者：辅助化疗：依托泊苷+顺铂/卡铂（2A 类证据）； 术后 N1 的患者：辅助化疗+/-纵隔淋巴结放疗（2A 类证据）； 术后 N2 的患者：辅助化疗+纵隔淋巴结放疗（2A 类证据）	预防性脑放疗（1 类证据）	
	不适合手术或不愿意手术患者	立体定向放射治疗（SBRT/SABR）+化疗（2A 类证据）； 化疗+同步/序贯放疗（1 类证据）	CR 或 PR 的患者 PCI（1 类证据）	
超过 T1-2，N0	PS=0～2	• 化疗+同步/序贯放疗（1 类证据） • 化疗方案： 　依托泊苷+顺铂（1 类证据）； 　依托泊苷+卡铂（1 类证据）	CR 或 PR 的患者：预防性脑放疗（1 类证据）	
	PS=3～4（由 SCLC 所致）	• 化疗±放疗 • 化疗方案： 　依托泊苷+顺铂（2A 类证据）； 　依托泊苷+卡铂（2A 类证据）	CR 或 PR 的患者：预防性脑放疗（1 类证据）	
	PS=3～4（非 SCLC 所致）	最佳支持治疗		

表 6-1-12　广泛期小细胞肺癌的初始治疗

分期	分层	I 级推荐	II 级推荐	III 级推荐
无局部症状且无脑转移	PS=0～2 PS=3～4（由SCLC所致）	化疗+免疫治疗： 　阿替利珠单抗+依托泊苷+卡铂； 　4周期后阿替利珠单抗维持治疗（优选，1A类证据）； 　度伐利尤单抗+依托泊苷+卡铂或顺铂4周期后度伐利尤单抗维持治疗（优选，1A类） 化疗：依托泊苷+顺铂； 　依托泊苷+卡铂； 　伊立替康+顺铂	依托泊苷+洛铂（2A类证据）； 　CR或PR的患者： 　胸部放疗（2A类证据）； 　预防性脑放疗（2A类证据）； 　曲拉西利或G-CSF（含铂化疗±免疫检查点抑制剂前预防应用）（2A类）	斯鲁利单抗+依托泊苷+卡铂4周期后斯鲁利单抗维持治疗（1A类）； 　4周期后度伐利尤单抗维持治疗（1A类证据）
	PS=3～4（非SCLC所致）	伊立替康+卡铂（1类证据）		
		最佳支持治疗		
有局部症状且无脑转移	上腔静脉综合征	临床症状严重者：放疗+化疗（2A类证据）； 临床症状较轻者：化疗+放疗（2A类证据）	预防性脑放疗（2A类证据）	
	脊髓压迫症	局部放疗控制压迫症状+EP/EC/IP/IC方案化疗（2A类证据）		
	骨转移	EP/EC/IP/IC方案化疗+局部姑息外照射放疗（2A类证据）； 有骨折高危患者可采取骨科固定		

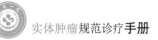

续表

分期	分层	Ⅰ级推荐	Ⅱ级推荐	Ⅲ级推荐
伴脑转移	无症状	先阿替丽珠单抗丽珠单抗+EC方案，后全脑放疗(1A类证据)；或先EP/EC/IP/IC方案化疗，后全脑放疗（2A类证据）	CR或PR的患者：胸部放疗（2A类证据）	先度伐利尤单抗+依托泊苷+卡铂或顺铂方案，后全脑放疗（1A类证据）
	有症状	先全脑放疗，症状稳定后阿替利珠单抗+EC方案(1A类证据)；或先全脑放疗，症状稳定后EP/EC/IP/IC方案（2A类证据）	CR或PR的患者：胸部放疗（2A类证据）	先全脑放疗，后度伐利尤单抗+依托泊苷+卡铂或顺铂的方案（1A类证据）

广泛期 SCLC（small-cell lung cancer，小细胞肺癌）转移灶姑息放疗常用于患者的肿瘤转移到脑、脊髓、纵隔淋巴结、骨等部位，导致危及生命或生活质量显著下降。这些部位的放疗常常依据患者临床症状轻重缓急和化疗疗效，给予即期或限期实施。在这些转移部位中，导致脊髓压迫症、重症上腔静脉综合征、有症状脑转移，以及重度疼痛的骨转移，临床应考虑急诊放疗。最常用的放疗方案是 30 Gy/10 次，每 2 周。

广泛期 SCLC 在初始诊断时出现脑转移，如果没有症状，可以先以系统化疗为主，化疗 3～4 周期后择期进行头部放疗；如果有明显脑转移症状，则尽快进行头部放疗。头部放疗建议全脑放疗（WBRT），剂量建议 30 Gy/10 次。患者预期生存 4 个月以上，可以采用 SRS 或者 SRT 局部巩固治疗残留病灶，或者采用全脑放疗的同时局部病灶加量的调强放疗方式（SIB-IMRT）。

6.1.4 随 访

原发性支气管肺癌的随访原则见表 6-1-13。

表 6-1-13 原发性支气管肺癌的随访原则

复查项目	频率	备注
常规问诊	6个月	
胸部CT	术后1月； 2年以内，6个月1次； 2年之后，每年1次（LDCT）	最佳、最重要的影像学检查
肿瘤标志物（CEA）	与CT检查类似	不作为监测复发的指标
cf-DNA（循环游离DNA）	不推荐	可提前预知复发，文献报道较少
头部MR	Ⅰ～Ⅲ期SCLC，第1年3个月1次，第2年每6个月1次，以后每年1次	Ⅰ～Ⅲ期NSCLC不常规检测
PET-CT	肿瘤复发评估时	非常规检查
骨骼ECT	小细胞肺癌：每6～12个月（局限期3年以上、广泛期5年以上的，改为每年1次） 合并骨转移的非小细胞肺癌定期ECT	骨转移评估

参考文献

NCCN 非小细胞肺癌临床实践指南，V3 版，2022.

中国临床肿瘤学会（CSCO）．非小细胞肺癌诊疗指南．北京：人民卫生出版社，2020.

中国临床肿瘤学会（CSCO）．小细胞肺癌诊疗指南．北京：人民卫生出版社，2020.

中华医学会肿瘤学分会. 中华医学会肺癌临床诊疗指南（2022 版）[J]. 中华医学杂志，2022，102(23)：1706-1740.

Antonia S J, Lopez-Martin J A, Bendell J, et al. Nivolumab alone and nivolumab plus ipilimumab in recurrent small-cell lung cancer（CheckMate 032）: A multicentre, open-label, phase 1/2 trial[J]. Lancet Oncol, 2016, 17（7）:883-895.

Brahmer J, Reckamp K L, Baas P, et al. Nivolumab versus docetaxel in advanced squamous-cell non-small-cell lung cancer[J]. The New England Journal of Medicine, 2015, 373(2):123-135.

Cheng Y, Wang Q M, Li K, et al. The impact of Anlotinib for relapsed SCLC patients with brain metastases: A subgroup analysis of ALTER 1202. 2019 World Conference on Lung Cancer, Abstract, pp. 2, 12-26.

Hanna N, Johnson D, Temin S, et al. Systemic Therapy for Stage IV Non-Small-Cell Lung Cancer: American Society of Clinical Oncology Clinical Practice Guideline Update[J]. Journal of Clinical Oncology, 2015, 33（30）. DOI:10.1200/jco.2017.74.6065.

Herbst R S, Baas P, Kim D W, et al. Pembrolizumab versus docetaxel for previously treated, PD-L1-positive, advanced non-small-cell lung cancer（KEYNOTE-010）: A randomised controlled trial[J]. The Lancet, 2016, 387（10027）:1540-1550.

Kuan F C, Kuo L T, Chen M C, et al. Overall survival benefits of first-line EGFR tyrosine kinase inhibitors in EGFR-mutated non-small-cell lung cancers: A systematic review and meta-analysis[J]. British Journal of Cancer, 2015, 113:1519-1528.

6.2　胸腺上皮肿瘤

胸腺上皮肿瘤（thymic epithelial tumor）是肿瘤科常见疾病，也是常见纵隔肿瘤之一，原发于前肠上皮细胞，衍生物随胚胎生长发育而附入前纵隔引起肿瘤。

6.2.1　流行病学

我国每年胸腺瘤的发病率为 0.15%～0.17%，占全部恶性肿瘤的 0.2%～1.5%，其发病因素可能与 EB 病毒感染、电离辐射及遗传基因有关。据美国国家癌症研究所（NCI）统计显示，男女发病比例基本相当，高发年龄位于 40～60 岁，年龄越小，肿瘤恶性程度越高。在胸外科，胸腺瘤是最为常见的前纵隔肿瘤，占 47%～50%，在所有纵隔肿瘤中占 20%，其中 10% 异位于颈部或中后纵隔。

6.2.2　诊　断

6.2.2.1　症状、体征

胸腺瘤在临床上多表现为前上纵隔占位性病变，有部分患者无明显的临床症状，有的则是在常规

体检时偶然发现。当胸腺瘤增大时会对周围脏器产生压迫，患者产生胸痛、胸闷、咳嗽等症状。有 30%
的胸腺瘤患者会出现副瘤综合征，其中以重症肌无力较为常见，其他还包括：单纯红细胞再生障碍性
贫血（PRCA）、系统性红斑狼疮（SLE）、甲状腺炎、类风湿性关节炎、低丙种球蛋白血症、多肌炎、肾
病综合征、Sjogren 综合征等。

6.2.2.2　检验

胸腺瘤常规检验以血常规、生化、凝血功能等以及肿瘤标志物检测（AFP、β-HCG 等）为主。若胸
腺瘤合并有副瘤综合征（如重症肌无力）时，可通过以下检验手段进行诊断：①药理学检查甲硫酸新
斯的明试验；②血清抗体检测：抗 AChR 抗体、抗 MuSK 抗体、抗 LRP4 抗体、抗横纹肌抗体等；③电生
理检查：重复电刺激、单纤维肌电图（SFEMG）。

6.2.2.3　影像学检查

胸腺瘤影像学检查以胸部 CT 平扫及增强 CT 为主。针对囊性病病灶可选择核磁共振（MRI）检查进
行鉴别诊断，并能对周围组织的侵犯状况进行评估。对于进展期、晚期肿瘤，可以选择 PET-CT 扫描用
于评估远处转移情况。

6.2.2.4　胸腺癌 TNM 影像分期

淋巴结转移，参考影像征象：①短径大于 10 mm；②长短径比值趋于 1；③位于肿瘤引流区域，并
大于纵隔内其他淋巴结。在诊断淋巴结转移方面，PET 比 CT 具有更高的准确性。胸腺癌 TNM 影像分期
见表 6-2-1。

影像学描述模板：

（1）肿瘤评估

表 6-2-1　胸腺癌 TNM 影像分期

T 分期	
Tx	原发肿瘤无法评估
T0	无原发肿瘤证据
T1	
T1a	肿瘤未累及纵隔胸膜
T1b	肿瘤直接侵犯纵隔胸膜
T2	胸内或颈深淋巴结转移
N 分期	
Nx	局部淋巴结无法评估
N0	无局部淋巴结转移
N1	胸腺前或周围淋巴结转移
N2	同侧转移性淋巴结相互融合，或与其他组织固定； 无腋窝淋巴结转移证据，但有临床明显的内乳淋巴结转移
M分期	
M0	无胸膜、心包或远处转移
M1	有远处转移
M1a	单一的胸膜或心包内结节
M1b	肺实质内结节或远处器官转移

1）位置；2）大小；3）伴随；4）强化：轻度/中度/重度/血管样/无强化；5）侵犯：无/有，纵隔胸膜，心包膜，肺、头臂静脉、上腔静脉、膈神经、胸壁或心外肺动静脉，主动脉（升、弓或降支）、心包内肺动脉、心肌、气管或食管。

（2）肿大淋巴结：无/有，区域，最大者短径。

（3）转移：有/无，肺内转移、胸膜转移。

1）胸腔内转移：肺转移：无/有；胸膜转移：无/有。2）远处转移：无/有；影像诊断结论：前纵隔占位，胸腺癌 TNM 分期。

6.2.2.5　临床分期

临床分期适用于胸腺瘤、胸腺癌、胸腺神经内分泌肿瘤、复合型胸腺癌原发肿瘤（见表 6-2-2～表 6-2-4）。

表 6-2-2　胸腺瘤临床分期（根据 AJCC 第 8 版分期）

T 分期	
Tx	原发肿瘤无法评估
T0	无原发肿瘤证据
T1	
T1a	肿瘤未累及纵隔胸膜
T1b	肿瘤直接侵犯纵隔胸膜
T2	肿瘤直接侵犯部分或全层心包膜
T3	肿瘤直接侵犯以下任一部位：肺、头臂静脉、上腔静脉、膈神经、胸壁或心外肺动静脉
T4	肿瘤侵犯以下任一部位：主动脉（升、弓或降支）、心包内肺动脉、心肌、气管或食管
区域淋巴结N	
Nx	局部淋巴结无法评估
N0	无局部淋巴结转移
N1	胸腺前或周围淋巴结转移
N2	胸内或颈深淋巴结转移
远处转移M	
M0	无胸膜、心包或远处转移
M1a	单一的胸膜或心包内结节
M1b	肺实质内结节或远处器官转移

表 6-2-3　胸腺上皮肿瘤 TNM 分期（根据 AJCC 第 8 版分期）

TNM 分期	T 分期	N 分期	M 分期
I 期	T1a	N0	M0
	T1b	N0	M0
II 期	T2	N0	M0
IIIA 期	T3	N0	M0
IIIB 期	T4	N0	M0
IVA 期	任何 T	N1	M0
	任何 T	N0	M1a
	任何 T	N1	M1a

续表

TNM 分期	T 分期	N 分期	M 分期
	任何 T	N2	M0
IVB 期	任何 T	N2	M1a
	任何 T	任何 N	M1b

表 6-2-4　胸腺肿瘤 Masaoka-Koga 分期

Masaoka-Koga 分期	描述
Ⅰ 期	肉眼和显微镜下未侵犯包膜
Ⅱ 期	
ⅡA 期	显微镜下侵犯包膜
ⅡB 期	肉眼可见的侵犯周围脂肪组织或累及但不穿透纵隔胸膜或心包
Ⅲ 期	肉眼可见的侵犯邻近器官（如心包、大血管、肺）
ⅢA 期	未侵犯大血管
ⅢB 期	侵犯大血管
Ⅳ 期	
ⅣA 期	胸膜或心包播散
ⅣB 期	淋巴或血行转移

6.2.3　治　疗

6.2.3.1　治疗原则

胸腺瘤的治疗由胸外科、放疗科、肿瘤内科、影像科、病理科医师组成的多学科诊疗团队进行诊疗，多采用以手术治疗为主、新辅助及术后放疗为辅助的综合治疗方案。根据肿瘤分期的不同，采用不同的治疗策略。

6.2.3.2　治疗路线图

胸腺瘤和胸腺癌治疗路线见图 6-2-1。

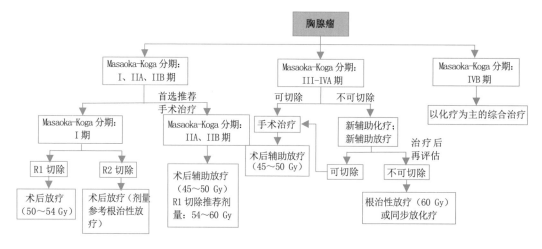

（a）

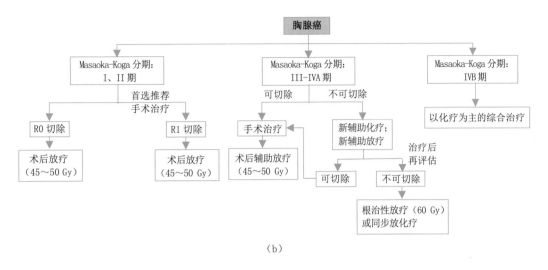

（b）

图 6-2-1　胸腺瘤（a）和胸腺癌（b）治疗路线图

6.2.3.3　多学科治疗

（1）手术治疗

目前手术治疗仍然是胸腺肿瘤治疗的首推方案（见表6-2-3），能否进行完整手术切除是影响患者术后复发和总体生存的主要因素。因此，对于 Masaoka-Koga 分期Ⅰ～ⅢA 期术前评估可手术切除的胸腺肿瘤患者，应首选外科手术治疗。标准的外科手术治疗式型包括完整切除胸腺肿瘤、残留胸腺组织和胸腺周围脂肪组织。而胸腺次全切除术（保留部分胸腺和胸腺旁脂肪组织）是不合并重症肌无力的Masaoka-Koga 分期Ⅰ～Ⅱ期患者可选择的手术方式。

无论是什么类型的胸腺肿瘤，在进行肿瘤切除时均应进行区域淋巴结清扫，清扫范围包括前纵隔淋巴结和颈前区淋巴结。Masaoka-Koga 分期Ⅲ～Ⅳ期的胸腺瘤患者，则推荐对胸腔内淋巴结（气管旁、主动脉旁及隆突下）进行系统采样。

当胸腺瘤患者合并重症肌无力时，在术前应对患者进行症状评估及体格检查，并进行药物治疗。病情进展迅速且药物治疗效果不理想是该类患者进行手术治疗的指证，具体包括：年轻，病程短，肌无力严重，药物不易控制；对药物耐受，调整治疗方案后症状无明显改善。在手术过程中，手术切除的范围包括完整切除胸腺肿瘤及邻近受累组织（包括心包、膈神经、胸膜、肺组织，甚至是大血管）。值得注意的是，对于膈神经的处理，应尽量避免同时切除双侧膈神经，以免引起术后严重的呼吸衰竭等并发症。

Masaoka-Koga Ⅰ期：手术治疗为首选。Ⅰ期胸腺瘤完全性（R0）切除后不建议行术后辅助治疗。对于病灶未完全性（R1）切除者，推荐行术后放疗（50～54 Gy）；术后病灶明显残留者，放疗剂量参照根治性放疗。

Masaoka-Koga ⅡA 期：手术治疗为首选。对于 R0 切除者，国际指南推荐可行术后放疗，但相关的证据尚有争议，可与患者充分沟通后决定。通常来说，A 型和 B1 型胸腺瘤术后辅助放疗的指征弱于 B2 型和 B3 型。术后辅助放疗剂量建议为 45～50 Gy。对于 R1 切除者，推荐行术后放疗（54～60 Gy）。

Masaoka-Koga ⅡB 期：手术治疗为首选。对于 R0 切除者，国际指南推荐可行术后放疗，但相关的证据尚有争议，可与患者充分沟通后决定。通常来说，A 型和 B1 型胸腺瘤术后复发风险低于 B2 型和 B3 型。术后辅助放疗剂量建议为 45～50 Gy。对于病灶 R1 切除患者，推荐进行术后放疗（54～60 Gy）。

Masaoka-Koga Ⅲ～ⅣA 期：对于病灶可切除患者，推荐直接手术治疗；尽管缺乏高级别证据，大部分资料支持术后给予辅助放疗（45～50 Gy）。对于初始评估无法切除的患者，应先行新辅助化疗（优选蒽环为基础的方案）、新辅助放疗（40～50 Gy）或新辅助放化疗。如果经新辅助治疗后肿瘤转化为可切除病灶，可选择手术治疗。若术前未行新辅助放疗，术后应给予辅助放疗（45～50 Gy）。若病灶为不完全（R1～R2）切除，则给予局部残留区域加量放疗。如果病灶经诱导治疗后仍不可切除或 R2 切除，给予根治性放疗（60 Gy）或选择同步放化疗。对于病灶不可切除者，也可初始选择同步放化疗（铂类和依托泊苷，60 Gy）。

Masaoka-Koga ⅣB 期：以化疗为主的综合治疗。如果经化疗后转化为可切除病灶，可考虑手术或放疗。如果原发灶和转移灶均可接受根治性放疗，建议行同步放化疗。若化疗后有局部残留病灶或者局部症状较重，可给予引起症状区域病灶的姑息放疗。

表 6-2-3　根据肿瘤分期的不同采用外科手术方式分类

Masaoka-Koga 分期	合并重症肌无力	不合并重症肌无力	
Ⅰ 期	●	●	○
ⅡA 期	●	●	
ⅡB 期	●	●	
ⅢA 期	●	●	
ⅢB 期	●	●	
ⅣA 期	●	●	
ⅣB 期	●	●	

注：●胸腺全切除术（完整切除胸腺肿瘤、残留胸腺组织和胸腺周围脂肪组织）；○胸腺次全切除术（保留部分胸腺和胸腺旁脂肪组织）。

无论是什么类型的胸腺肿瘤，在进行肿瘤切除时均应进行区域淋巴结清扫，清扫范围包括前纵隔淋巴结和颈前区淋巴结。Masaoka-Koga 分期Ⅲ～Ⅳ期的胸腺瘤患者，则推荐对胸腔内淋巴结（气管旁、主动脉旁及隆突下）进行系统采样。

当胸腺瘤患者合并重症肌无力时，在术前应对患者进行症状评估及体格检查，并进行药物治疗。病情进展迅速且药物治疗效果不理想是该类患者进行手术治疗的指征，具体包括：年轻、病程短，肌无力严重，药物不易控制；对药物耐受，调整治疗方案后症状无明显改善。在手术过程中，手术切除的范围包括完整切除胸腺肿瘤及邻近受累组织（包括心包、膈神经、胸膜、肺组织，甚至是大血管）。值得注意的是，对于膈神经的处理，应尽量避免同时切除双侧膈神经，以免引起术后严重的呼吸衰竭等并发症。

（2）内科治疗（见表 6-2-4～表 6-2-5）

表 6-2-4　胸腺瘤/胸腺癌的全身治疗原则

分类			治疗方案	
胸腺瘤	一线[a]	CAP	CAP 联合泼尼松； ADOC； PE； 依托泊苷+异环磷酰胺+顺铂	
	二线		依托泊苷依维莫司； 5-FU+亚叶酸钙； 吉西他滨±卡培他滨； 异环磷酰胺； 奥曲肽[b]（包括LAR）±泼尼松培美曲塞； 紫杉醇	
胸腺癌	一线	紫杉醇+卡铂		
	二线		依维莫司； 5-FU+亚叶酸钙吉西他滨±卡培他滨； 仑伐替尼[c]； 奥曲肽[b]（包括LAR）±泼尼松紫杉醇； 帕博利珠单抗[d]； 培美曲塞； 舒尼替尼	适用于某些情况的方案： 依托泊苷； 异环磷酰胺

注：a.患者如有不能耐受一线联合方案，考虑采用二线全身治疗方案。

b.行核医学扫描以评估奥曲肽显像阳性的疾病。

c.副作用风险高，可能需要经常减少剂量。

d.帕博利珠单抗不推荐用于胸腺瘤患者。胸腺癌患者接受 PD-1/PD-L1 抑制剂治疗，其免疫相关不良事件发生率高于大多数其他恶性肿瘤。例如，据报道，接受帕博利珠单抗治疗的患者中有 5%～9%发生 3～4 级心肌炎。

表 6-2-5　化疗方案药物组成和剂量

		方案	药物	主要疗效
胸腺瘤	一线化疗	CAP	顺铂：50 mg/m²，静滴，d1； 多柔比星：50 mg/m²，静滴，d1； 环磷酰胺：500 mg/m²，静滴，d1； 每3周为1个周期	中位缓解时间为11.8个月，中位生存时间为37.7个月
		CAP+泼尼松	顺铂：30 mg/m²，d1—d3； 多柔比星：20 mg/(m²·d)，静脉连续输注，d1—d3； 环磷酰胺：500 mg/m²，IV，d1； 泼尼松：100 mg/d，d1—d5； 每3周为1个周期	
		ADOC	顺铂：50 mg/m²，IV，d1； 多柔比星：40 mg/m²，IV，d1； 长春新碱：0.6 mg/m²，IV，d3； 环磷酰胺：700 mg/m²，IV，d4； 每3周为1个周期	ORR(客观缓解率)为91.8%，其中43%完全缓解。中位缓解期和生存期分别为12个月和15个月
		PE	顺铂：60 mg/m²，IV，d1； 依托泊苷：120 mg/(m²·d)，IV，d1—d3； 每3周为1个周期	中位缓解持续时间为3.4年。中位PFS（无进展生存期）和生存时间分别为2.2年和4.3年
		依托泊苷/异环磷酰胺/顺铂	依托泊苷：75 mg/m²，d1—d4； 异环磷酰胺：1.2 g/m²，d1—d4； 顺铂：20 mg/m²，d1—d4； 每3周为1个周期	ORR为32%，中位缓解时间为11.9个月，中位OS（总生存期）为31.6个月
	二线化疗	依托泊苷	依托泊苷 120 mg/m²，d1—d3，每3周为1个周期	
		依维莫司	10 mg qd 口服	DCR（疾病控制率）为93.8%。中位随访时间为25.7个月，中位PFS为16.6个月

续表

		方案	药物	主要疗效
胸腺瘤	二线化疗	5-FU+亚叶酸钙		
		吉西他滨±卡培他滨	卡培他滨 650 mg/m², 口服, 每日2次, d1—d14; 吉西他滨1000 mg/m², 静滴, d1、d3; 每3周为1个周期	中位PFS为11个月
		异环磷酰胺	异环磷酰胺1.5 g/m², 静滴, d1—d5; 美司钠:剂量为异环磷酰胺的20%, 静滴, 0 h, 4 h, 8 h	完全缓解的中位持续时间为66+个月(范围为25~87个月)
		奥曲肽（包括LAR）±泼尼松	奥曲肽 0.5 mg, 皮下注射 tid; 泼尼松 0.6 mg/kg, qd, 持续 1 年	ORR为30.3%。1年和2年生存率分别为86.6%和75.7%
		培美曲塞	培美曲塞 500 mg/m², 静滴, d1, 每3周为1个周期	中位PFS为10.6个月(胸腺瘤患者为12.1个月, TC患者为2.9个月)。中位OS为28.7个月(胸腺瘤患者为46.4个月, TC患者为9.8个月)
		紫杉醇	200 mg/m², 静滴, d1, 每3周为1个周期	
胸腺癌	一线化疗	紫杉醇/卡铂	卡铂: AUC 6, 静滴, d1; 紫杉醇: 200 mg/m², 静滴, d1; 每3周为1个周期	中位缓解时间为11.8个月, 中位生存期为37.7个月
	二线化疗	依维莫司	10 mg qd 口服	DCR为77.8%。中位随访时间为25.7个月, 中位PFS为5.6个月, 中位OS为14.7个月
		5-FU+亚叶酸钙		
		吉西他滨±卡培他滨	卡培他滨650 mg/m², 口服, 每日 2 次, d1—d14; 吉西他滨1000 mg/m², 静滴, d1、d8; 每3周为1个周期	中位PFS为11个月
		仑伐替尼	仑伐替尼24 mg, 口服, 每日 1 次, 每4周为1个周期	中位随访15.5个月。客观有效率为38%
		奥曲肽（包括LAR）+/-泼尼松	奥曲肽0.5 mg, 皮下注射, tid 泼尼松0.6 mg/kg, qd 持续 1 年	1年和2年生存率分别为86.6%和75.7%
		紫杉醇	200 mg/m², 静滴, d1, 每3周为1个周期	
		帕博利珠单抗	帕博利珠单抗200 mg, 静滴, d1, 每3周为1个周期	中位PFS为6.1个月
		培美曲塞	培美曲塞 500 mg/m², 静滴, d1, 每3周为1个周期	中位PFS为10.6个月(胸腺瘤患者为12.1个月, TC患者为2.9个月)。中位OS为28.7个月(胸腺瘤患者为46.4个月, TC患者为9.8个月)
		舒尼替尼	50 mg qd, 口服4周, 停2周, 每6周为1个周期	ORR为26%
	某些情况下使用	依托泊苷	依托泊苷120 mg/m², d1、d3, 每3周为1个周期	
		异环磷酰胺	异环磷酰胺1.5g/m², 静滴, d1—d5;美司钠:剂量为异环磷酰胺的20%, 静滴, 0 h, 4 h, 8 h	ORR为46%。完全缓解的中位持续时间为66+个月

（3）放射治疗

1）放疗适应证

①手术能完全切除的Ⅰ期非浸润性胸腺瘤（癌）的复发率低，不常规术后放疗，定期复查；

②Ⅱ、Ⅲ及Ⅳ期胸腺瘤（癌）根治术后；

③胸腺瘤（癌）未能完全切除的患者、仅行活检切除的患者；

④胸腺瘤（癌）晚期患者的姑息放疗；

⑤部分胸腺癌（瘤）的术前放疗；

⑥复发胸腺癌（瘤）的放疗。

2）放疗剂量

放疗剂量及分割需依据放疗指南及手术切除的完整性而定。

①对于肿瘤无法切除的患者，包括肉眼可见残留（R2），放疗剂量为 $60\sim70\,Gy/6\sim7\,w$，$1.8\sim2.0$ Gy/次，5 次/周。

②辅助放疗：手术完全切除的浸润性胸腺瘤（R0），术后放疗剂量为 $50\,Gy/5$ 周，$1.8\sim2.0\,Gy/$次，5 次/周；

③对于镜下切缘阳性（R1）的病例，放疗剂量为 $54\sim60\,Gy/5\sim6$ 周，$1.8\sim2.0\,Gy/$次，5 次/周；

④危及器官体积及剂量限制：双肺 $V_{20}\leqslant30\%$，脊髓 $\leqslant45\,Gy$，心脏 $V_{40}\leqslant30\%$，$V_{30}\leqslant40\%$，食管 $V_{50}\leqslant50\%$。

3）放疗靶区

①大体肿瘤靶区（GTV）包括胸腺肿瘤或术后残留病变。对手术残留肿瘤的病例，术中应放置金属钛夹标识任何潜在的残留病灶，以便术后行辅助放疗。

②临床靶区（CTV）为 GTV 边界外放 $0.5\sim1.0\,cm$，上下界外放 $1.0\,cm$ 及部分受累器官。对于部分切除的病例应包括整个胸腺区及所有可能的潜在残留病灶。

③不推荐行选择性淋巴结的预防放疗（整个纵隔和双侧锁骨上淋巴结区域），因为胸腺癌（瘤）转移至区域淋巴结不常见。

④计划靶区（PTV）应考虑到靶区运动和日常摆位误差。PTV 的边界应基于每个患者的运动、使用的模拟技术和每个治疗机构日常设置的重复性。

4）放疗技术

放疗的最低技术标准是 CT 计划的三维适形放射治疗（3D-CRT）。推荐采用更先进的放疗技术，如 IMRT/VMAT、IGRT 和质子治疗等。IMRT 优于 3D-CRT。

对于合并重症肌无力的药物治疗，包括以下几方面。

①胆碱酯酶抑制剂——症状性治疗：最常用的是溴吡斯的明，成人为 60 mg，口服，$3\sim4$ 次/d，全天最大剂量不超过 480 mg。副作用包括恶心、流涎、腹痛、腹泻、心动过缓及出汗增多等。

②免疫抑制治疗：免疫抑制药物包括糖皮质激素和其他口服非激素类免疫抑制剂。

• 糖皮质激素：为治疗 MG 的一线药物，醋酸泼尼松按体重 $0.5\sim1.0\,mg/(kg\cdot d)$ 清晨顿服，最大剂量不超过 100 mg/d（糖皮质激素剂量换算关系为：5 mg 醋酸泼尼松＝4 mg 甲泼尼龙），一般 2 周内起效，$6\sim8$ 周效果最为显著。轻-中度 MG 以 20 mg 起始，每 $5\sim7$ d 递增 10 mg，至目标剂量。达到治疗目标后，维持 $6\sim8$ 周后逐渐减量，每 $2\sim4$ 周减 $5\sim10$ mg，至 20 mg 后每 $4\sim8$ 周减 5 mg，酌情隔日口服最低有效剂量。长期服用糖皮质激素可引起食量增加、体重增加、向心性肥胖、血压升高、血糖升高、白内障、青光眼、内分泌功能紊乱、精神障碍、骨质疏松、股骨头坏死、消化道症状等。

• 硫唑嘌呤（AZA）：与糖皮质激素联合使用，有助于激素减量以及防止疾病复发，从小剂量开始，50 mg/d，每隔 $2\sim4$ 周增加 50 mg，至有效治疗剂量为止[儿童按体重 $1\sim2\,mg/(kg\cdot d)$，成人

2～3 mg/（kg·d），分 2～3 次口服]。如无严重或（和）不可耐受的不良反应，可长期服用。主要副作用包括骨髓抑制（白细胞减少、贫血、血小板减少）、肝功损害、脱发、流感样症状及消化道症状等。

• 他克莫司（FK506）：他克莫司适用于不能耐受激素和其他免疫抑制剂副作用或对其疗效差的 MG 患者。使用方法：3.0 mg/d，分 2 次空腹口服，或按体重 0.05～0.10 mg/（kg·d）。理想谷浓度为 2～9 ng/mL。主要副作用包括血糖升高、血镁降低、震颤、肝肾功损害以及罕见的骨髓抑制。

• 吗替麦考酚酯（MMF）：起始剂量 0.5～1.0 g/d，分 2 次口服；维持剂量 1.0～1.5 g/d，症状稳定后每年减量不超过 500 mg/d。常见不良反应为恶心、呕吐、腹泻、腹痛等胃肠道反应，白细胞减低，泌尿系统感染及病毒感染等。MMF 具有致畸性，备孕或怀孕妇女禁用。

• 环孢素：按体重 2～4 mg/（kg·d）口服，推荐血浆环孢素浓度为 100～150 ng/mL。主要副作用包括肾功损害、血压升高、震颤、牙龈增生、肌痛和流感样症状等。因环孢素肾毒性较大，不作为首选推荐。

③利妥昔单抗（RTX）：用于对激素和免疫抑制剂疗效差的难治性 MG。治疗方案包括：①标准方案：诱导剂量按体表面积 375 mg/m^2，间隔 1 周给药 1 次，连续给药 4 周，序贯给药 1 g，间隔 2 周治疗 1 次，共 2 次；②低剂量方案包括：按体表面积 375 mg/m^2，间隔 2 周给药 1 次，共 2 次或（100+500）mg 单次治疗。作用可维持 6 个月。RTX 主要副作用包括发热、寒战、支气管痉挛、白细胞减少、血小板减少和进行性多灶性白质脑病等。

④自体造血干细胞移植（AHSCT）：AHSCT 在 MG 中的研究仅为小样本病例报道，有望成为 MG 治疗的重要手段之一，尤其是难治、复发 MG 患者。

6.2.4 随 访

Masaoka-Koga 分期 I 期 R0 切除的患者，术后 2 年内应每 6～12 个月复查 1 次胸部增强 CT，此后每年复查 1 次胸部增强 CT。Masaoka-Koga 分期 II～IV 期 R0 切除的患者，在规范治疗后，建议术后 2 年内每 6 个月复查 1 次胸部增强 CT，之后每年复查 1 次胸部增强 CT。对于明确是 R1 或者 R2 切除的胸腺肿瘤患者，经规范治疗后，建议术后 2 年内每 6 个月复查 1 次胸部增强 CT，之后每年复查 1 次胸部增强 CT。胸腺瘤和胸腺癌的患者，术后随访复查应分别持续 5 年和 10 年。

参考文献

Chiappetta M, et al. Masaoka-Koga and TNM staging system in thymic epithelial tumors: Prognostic comparison and the role of the number of involved structures[J]. Cancers, 2021, 13. DOI:10.3390/cancers13215254.

Engels E A. Epidemiology of thymoma and associated malignancies[J]. Journal of Thoracic Oncology: Official Publication of the International Association for the Study of Lung Cancer, 2010, 5:S260-265. DOI:10.1097/JTO.0b013e3181f1f62d.

Fornasiero A, et al. Chemotherapy for invasive thymoma. A 13-year experience[J]. Cancer, 1991, 68:30-33. DOI:10.1002/1097-0142(19910701)68:1<30::aid-cncr2820680106>3.0.co;2-4.

Giaccone G, et al. Cisplatin and etoposide combination chemotherapy for locally advanced or metastatic thymoma: A phase II study of the European Organization for Research and Treatment of Cancer Lung Cancer Cooperative Group[J]. Journal of Clinical Oncology: Official Journal of the American Society of Clinical Oncology, 1996, 14:814-820. DOI:10.1200/jco.1996.14.3.814.

Häfner M F, et al. Postoperative radiotherapy of patients with thymic epithelial tumors (TET): A retrospective analysis of outcome and toxicity[J]. Strahlentherapie und Onkologie: Organ der Deutschen Rontgengesellschaft, 2015, 191:133-140. DOI:10.1007/s00066-014-0740-z.

Koga, K, et al. A review of 79 thymomas: Modification of staging system and reappraisal of conventional division into invasive and non-invasive thymoma[J]. Pathology International, 1994, 44:359-367. DOI:10.1111/j.1440-1827.1994.tb02936.x.

Kundel Y, et al. Adjuvant radiotherapy for thymic epithelial tumor: treatment results and prognostic factors[J]. American Journal of Clinical Oncology, 2007, 30:389-394. DOI:10.1097/COC.0b013e318042d566.

Loehrer P J, et al. Cisplatin plus doxorubicin plus cyclophosphamide in metastatic or recurrent thymoma: final results of an intergroup trial. The Eastern Cooperative Oncology Group, Southwest Oncology Group, and Southeastern Cancer Study Group[J]. Journal of Clinical Oncology: Official Journal of the American Society of Clinical Oncology, 1994, 12: 1164-1168. DOI:10.1200/jco.1994.12.6.1164.

Masaoka A, Monden Y, Nakahara K, et al. Follow-up study of thymomas with special reference to their clinical stages[J]. Cancer, 1981, 48:2485-2492. DOI:10.1002/1097-0142 (19811201)48:11<2485::aid-cncr2820481123>3.0.co;2-r.

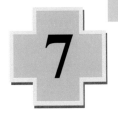

7 肝胆胰肿瘤

7.1 原发性肝癌

原发性肝癌（以下简称肝癌），是起源于上皮组织的恶性肿瘤，主要包括肝细胞癌（hepatocellular carcinoma，HCC）、肝内胆管癌（intrahepatic cholangiocarcinoma，ICC）和 HCC-ICC 混合型 3 种不同病理学类型。肝癌是世界范围内常见且高发的恶性肿瘤，受肝硬化、病毒性肝炎、黄曲霉素以及亚硝胺等化学致癌物质等因素影响，其发病率和死亡率呈上升趋势。由于我国肝癌发病机制、流行病学特征、分子生物学行为、组织学形态、临床表现与分期、治疗方法以及预后等方面与欧美国家差异较大，因此，在借鉴国外经验的同时，开辟一条适合中国国情的肝癌诊疗规范显得尤为重要。

7.1.1 流行病学

世界范围内，肝癌发病率居恶性肿瘤的第 6 位，年新发病例数 905677 例；肝癌死亡率居恶性肿瘤的第 3 位，年死亡病例数 830180 例。在我国，肝癌发病率居恶性肿瘤的第 5 位，年新发病例数 410038 例；肝癌死亡率居恶性肿瘤的第 2 位，年死亡病例数 391152 例（数据来源：GLOBOCAN2020，https://gco.iarc.fr/today/）。

7.1.2 诊 断

7.1.2.1 症状、体征

早期一般无任何症状，中晚期肝癌往往会有如下临床表现：症状包括肝区疼痛、食欲减退、腹胀、恶心、腹泻、发热等；体征包括肝大、黄疸、腹水。此外，合并肝硬化者常有肝掌、蜘蛛痣、男性乳房增大、脾大、腹壁静脉扩张以及食管胃底静脉曲张等。合并胆管结石或胆道梗阻时可反复出现上腹痛、发热、黄疸等胆管炎表现。

7.1.2.2 检验

包括血常规、肝功能、肾功能、凝血功能；肿瘤标志物：AFP、CA199、PIVKA-II等。

7.1.2.3　检查

（1）肝脏穿刺活检

这是诊断金标准，可获取病理组织。可于 B 超引导下行肝脏穿刺活检术。

（2）增强CT、增强MRI、PET-CT、DSA

增强 CT 和增强 MRI 扫描是肝脏超声和血清肿瘤标志物筛查异常者明确诊断的首选影像学检查方法。

肝脏增强 CT 除常应用于肝癌的临床诊断及分期外，也应用于肝癌局部治疗的疗效评价，特别是对经动脉化疗栓塞（transarterial chemoembolization，TACE）后碘油沉积观察有优势。同时，CT 后处理技术可用于三维血管重建、肝脏体积和肝肿瘤体积测量、肺和骨等其他脏器转移评价，因而广泛应用于临床。

肝脏增强 MRI 具有无辐射影响、组织分辨率高、可多方位多序列参数成像的优势，且具有形态结合功能（包括扩散加权成像等）综合成像技术能力，成为肝癌临床检出、诊断、分期和疗效评价的优选影像技术。增强 MRI 检出和诊断肿瘤直径≤2.0 cm 肝癌的能力优于增强 CT。使用肝细胞特异性对比剂钆塞酸二钠（Gd-EOB-DTPA）（商品名：普美显/显爱）可提高肿瘤直径≤1.0 cm 的肝癌的检出率以及对肝癌诊断与鉴别诊断的准确性。

^{18}F-FDG PET-CT 全身显像的优势在于：①对肿瘤进行分期，通过一次检查能够全面评价有无淋巴结转移及远处器官的转移；②再分期，因 PET-CT 功能影像不受解剖结构的影响，可准确显示解剖结构发生变化后或者解剖结构复杂部位的复发转移灶；③疗效评价，对于抑制肿瘤活性的靶向药物，疗效评价更加敏感、准确；④指导放疗生物靶区的勾画、确定穿刺活检部位；⑤评价肿瘤的恶性程度和预后。碳-11 标记的乙酸盐（[11]C-acetate）或胆碱（[11]C-choline）PET 显像可提高对高分化肝癌诊断的灵敏度，与 ^{18}F-FDG PET-CT 显像具有互补作用。

数字减影血管造影（digital subtraction angiography，DSA）是一种侵入性检查，多主张采用经选择性或超选择性肝动脉进行 DSA 检查。该技术更多用于肝癌局部治疗或急性肝癌破裂出血治疗等。DSA 检查可显示肝肿瘤血管及肝肿瘤染色，还可明确显示肝肿瘤数目、大小及其血供情况。DSA 检查能够为血管解剖变异、肝肿瘤与重要血管解剖关系，以及门静脉浸润提供准确客观的信息，对于判断手术切除的可能性、彻底性以及制订合理的治疗方案有重要价值。

7.1.2.4　病理诊断

肝细胞癌的组织病理学分类（参照 2019 版 WHO 消化系统肿瘤分类）见表 7-1-1。肝细胞癌 Edmondson-Steiner 分级见表 7-1-2。

表 7-1-1　肝细胞癌的组织病理学分类（参照 2019 版 WHO 消化系统肿瘤分类）

分级	整体印象	标准
高分化	肿瘤细胞轻度异型，类似成熟肝细胞；需鉴别肝腺瘤或高度异型增生结节	胞浆：丰富嗜伊红胞浆至中等量嗜碱性胞浆； 胞核：轻度核异型
中分化	HE切片中可以明确诊断为恶性肿瘤，而且形态学强烈提示肝细胞分化	胞浆：丰富嗜伊红胞浆至中等量嗜碱性胞浆； 胞核：中等核异型，也可以偶尔出现多核瘤细胞
低分化	HE切片中可以明确诊断为恶性肿瘤，形态学多样，类似低分化癌	胞浆：中等至少量胞浆，通常为嗜碱性； 胞核：显著核异型，可见间变性巨细胞

表 7-1-2　肝细胞癌 Edmondson-Steiner 分级

分级	描述
Ⅰ级	分化良好，核/质比接近正常，瘤细胞体积小，排列成肝梁状
Ⅱ级	细胞体积和核/质比较Ⅰ级增大，核染色加深，有异型性改变，胞浆呈嗜酸性颗粒状，可有假腺样结构
Ⅲ级	分化较差，细胞体积和核/质比较Ⅱ级增大，细胞异型性明显，核染色深，核分裂多见
Ⅳ级	分化最差，胞质少，核深染，细胞形状极不规则，黏附性差，排列松散，无梁状结构

7.1.2.5　分期

肝癌分期见表 7-1-3～表 7-1-5。

表 7-1-3　中国肝癌分期方案（China liver cancer staging，CNLC）

分期	描述
Ⅰa期	体力活动状态（performance status，PS）评分0～2分，肝功能Child-Pugh A/B级，单个肿瘤、直径≤5 cm，无血管侵犯和肝外转移
Ⅰb期	PS 0～2分，肝功能Child-Pugh A/B级，单个肿瘤、直径>5 cm，或2～3个肿瘤、最大直径≤3 cm，无血管侵犯和肝外转移
Ⅱa期	PS 0～2分，肝功能Child-Pugh A/B级，2～3个肿瘤、最大直径>3 cm，无血管侵犯和肝外转移
Ⅱb期	PS 0～2分，肝功能Child-Pugh A/B级，肿瘤数目≥4个、肿瘤直径不论，无血管侵犯和肝外转移
Ⅲa期	PS 0～2分，肝功能Child-Pugh A/B级，肿瘤情况不论、有血管侵犯而无肝外转移
Ⅲb期	PS 0～2分，肝功能Child-Pugh A/B级，肿瘤情况不论、血管侵犯不论、有肝外转移
Ⅳ期	PS 3～4，或肝功能Child-Pugh C级，肿瘤情况不论、血管侵犯不论、肝外转移不论

表 7-1-4　肝细胞癌 TNM 分期（根据 AJCC 第 8 版分期）

T　原发肿瘤	
Tx	原始肿瘤无法评估
T0	无原发肿瘤的证据
T1a	孤立的肿瘤最大径≤2 cm
T1b	孤立的肿瘤最大径>2 cm，无血管侵犯
T2	孤立的肿瘤最大径>2 cm，有血管侵犯；或者多发的肿瘤，无一最大径>5 cm
T3	多发的肿瘤，至少有一个最大径>5 cm
T4	任意大小的单发或多发肿瘤，累及门静脉的主要分支或者肝静脉；肿瘤直接侵及除胆囊外的邻近器官，或穿透腹膜

N　区域淋巴结	
Nx	区域淋巴结不能评价
N0	无区域淋巴结转移
N1	区域淋巴结转移

M　远处转移	
M0	无远处转移
M1	有远处转移

分期	T	N	M
ⅠA	T1a	N0	M0
ⅠB	T1b	N0	M0
Ⅱ	T2	N0	M0
ⅢA	T3	N0	M0
ⅢB	T4	N0	M0
ⅣA	任何T	N1	M0
ⅣB	任何T	任何N	M1

表7-1-5　肝内胆管癌 TNM 分期（根据AJCC第8版分期）

T 原发肿瘤	
Tx	原始肿瘤无法评估
T0	无原发肿瘤的证据
Tis	原位癌
T1a	单个病灶无血管浸润，直径≤5 cm
T1b	单个病灶无血管浸润，直径＞5 cm
T2	病灶浸润血管；或多发病灶，伴或不伴血管浸润
T3	穿透腹膜，未侵及局部肝外结构
T4	直接侵及局部肝外结构
N 区域淋巴结	
Nx	区域淋巴结不能评价
N0	无区域淋巴结转移
N1	区域淋巴结转移
M 远处转移	
M0	无远处转移
M1	有远处转移

分期	T	N	M
I0	Tis	N0	M0
IA	T1a	N0	M0
IB	T1b	N0	M0
II	T2	N0	M0
IIIA	T3	N0	M0
IIIB	T4	N0	M0
	任何T	N1	M0
IV	任何T	任何N	M1

7.1.3　治　疗

7.1.3.1　治疗原则

根据疾病的分期选择不同的治疗策略：早期以手术为主，晚期以全身治疗为主，制订多学科综合治疗计划。

7.1.3.2　治疗路线图

原发性肝癌治疗路线见图7-1-1。

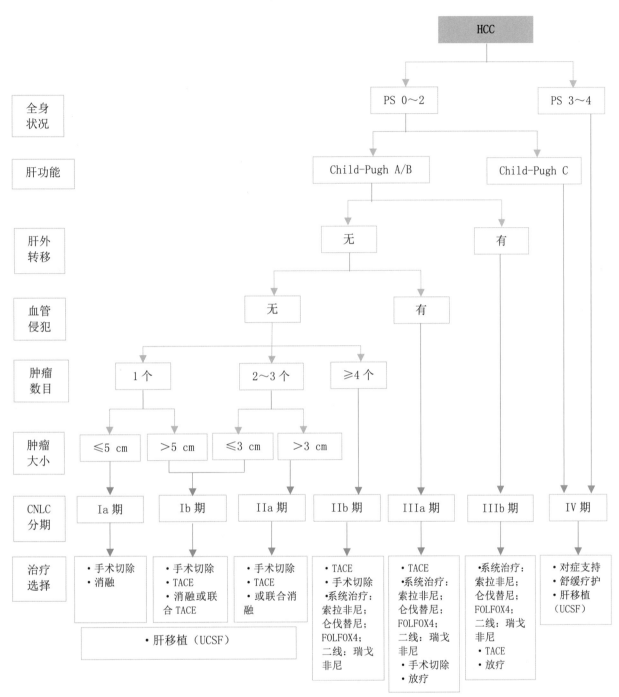

图 7-1-1　原发性肝癌治疗路线图

来源：中国卫生健康委员会医政医管局《原发性肝癌诊疗规范（2021 年版）》

7.1.3.3　转化治疗

转化治疗是将不可切除肝癌转为可切除肝癌，然后切除肿瘤。肝癌不可切除的原因可分为外科学原因和肿瘤学原因。外科学原因是指不能实施安全的手术切除，而肿瘤学原因是指切除后的疗效未能超越其他治疗方式。转化治疗的目标就是消除这两个原因，从而实现从不可切除肝癌向可切除肝癌的转化。原发性肝癌转化治疗路线见图 7-1-2。

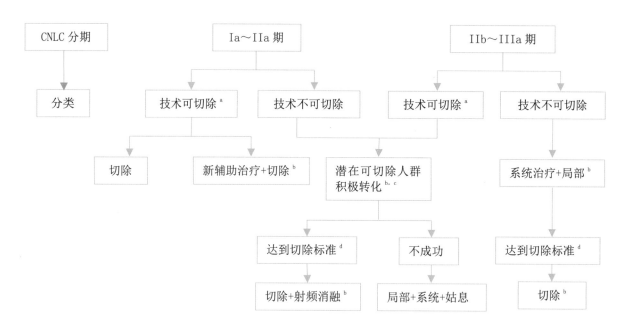

图 7-1-2 原发性肝癌转化治疗路线图

注：　a.技术上可切除标准：R0 切除、剩余肝脏体积足够、Child-Pugh A+部分 B 期。

b.临床研究。

c.积极转化的手段包括：强效的系统性治疗、多模式治疗（局部+系统）门静脉栓塞术/联合肝脏分隔和门静脉结扎的二步肝切除术（ALPPS）、积极护肝治疗、综合治疗。

d.肿瘤学可切除标准：Ⅱb～Ⅲa 期：降期-MVTT（mRECIST 标准），或评价为部分缓解，或疾病稳定持续 3～4 个月；Ⅰa～Ⅱa 期：剩余肝脏组织足够，肿瘤未进展。

7.1.3.4 外科治疗

肝癌的外科治疗是肝癌患者获得长期生存最重要的手段，主要包括肝切除术和肝移植术。

（1）肝切除术

1）术前可切除性评估

在术前应对患者的全身情况及肝脏储备功能进行全面评价，常采用美国东部肿瘤协作组提出的功能状态评分（ECOG PS）评估患者的全身情况；采用肝功能 Child-Pugh 评分、吲哚菁绿（ICG）清除实验或瞬时弹性成像测定肝脏硬度评价肝脏储备功能情况。如预期保留肝脏组织体积较小，则采用 CT 和（或）MRI 测定剩余肝脏体积，并计算剩余肝脏体积占标准化肝脏体积的百分比。通常认为肝功能 Child-Pugh A 级、ICG-R15＜30%是实施手术切除的必要条件；剩余肝脏体积须占标准肝脏体积的 40%以上（肝硬化患者），或 30%以上（无肝硬化患者）也是实施手术切除的必要条件。

2）肝切除术的基本原则

①彻底性：完整切除肿瘤，切缘无残留肿瘤；

②安全性：保留足够体积且有功能的肝组织（具有良好血供以及良好的血液和胆汁回流），以保证术后肝功能代偿，减少手术并发症、降低手术死亡率。

3）肝癌切除的适应证

①肝脏储备功能良好的 CNLC Ⅰa 期、Ⅰb 期和Ⅱa 期肝癌是手术切除的首选适应证。

②对于 CNLC Ⅱb 期肝癌患者，在多数情况下手术切除疗效并不优于 TACE 等非手术治疗。但如果肿瘤局限在同一段或同侧半肝者，或可同时行术中射频消融处理切除范围外的病灶，即使肿瘤数目＞3 个，手术切除有可能获得比其他治疗方式更好的效果，因此也推荐手术切除，但需更为谨慎的术前评估。

③对于 CNLC Ⅲa 期肝癌，如有以下情况也可考虑手术切除：

·合并门静脉主干或分支癌栓者，若肿瘤局限于半肝，门静脉分支癌栓（门静脉癌栓侵犯肝叶或肝段的门静脉分支/门静脉癌栓侵犯至门静脉左支或右支）是手术适应证，可考虑手术切除肿瘤并经门静脉取栓，术后再实施 TACE、门静脉化疗或其他系统治疗；门静脉主干癌栓（门静脉癌栓侵犯至门静脉主干）者手术切除有争议，其手术疗效可能与 TACE 或外放疗相当，因此不是手术切除的绝对适应证。

·合并胆管癌栓且伴有梗阻性黄疸，肝内病灶亦可切除者。

·伴有肝门部淋巴结转移者，切除肿瘤的同时行淋巴结清扫或术后外放射治疗。

·周围脏器受侵犯，可一并切除者。

此外，对于术中探查发现不适宜手术切除的肝癌，可考虑行术中肝动脉、门静脉插管化疗或术中其他的局部治疗措施等。

4）手术方式（包括淋巴结清扫/血管切除重建/姑息性手术等）

常用的肝手术切除技术主要是包括入肝和出肝血流控制技术、肝脏离断技术以及止血技术。术前三维可视化技术有助于在获得肿瘤学根治性的前提下，设计更为精准的切除范围和路径以保护剩余肝脏的管道。腹腔镜肝切除术具有创伤小和术后恢复快等优点。在有经验的中心，腹腔镜肝切除出血更少；ICG 荧光、3D 腹腔镜、机器人辅助将成为腹腔镜肝切除的重要工具，并将有助于提高肝癌患者手术切除效果。

解剖性切除与非解剖性切除均为常用的手术技术。宽切缘（切缘距离肿瘤边界较大）的肝切除效果优于窄切缘的肝切除，特别是对于术前可预判存在微血管癌栓的患者。对于巨大肝癌，可采用不游离肝周韧带的前径路肝切除法。对于多发性肝癌，可采用手术切除结合术中局部消融（如射频消融等）方式治疗。对于门静脉癌栓者，行门静脉取栓术时应暂时阻断健侧门静脉血流，防止癌栓散播。对于肝静脉癌栓或腔静脉癌栓者，可行全肝血流阻断，尽可能整块去除癌栓。合并右心房癌栓者，可经胸切开右心房取出癌栓，同时切除肝肿瘤。合并腔静脉或右心房癌栓时手术风险较大，应慎重选择。对于肝癌伴胆管癌栓者，在去除癌栓的同时，若肿瘤已侵犯部分胆管壁，则应同时切除受累胆管并重建胆道，以降低局部复发率。

与 HCC 相比，ICC 的浸润性及侵袭性更强，无完整包膜、血管浸润较常发生。因此，ICC 可切除率和治愈率较低，预后差。术中应根据肿瘤的具体情况必要时行扩大范围的肝切除术以及血管和胆管的切除与重建，以达到 R0 切除。此外，黄疸的存在损害了肝功能，增加了胆管炎的风险，不利于手术预后。出现黄疸的患者需要及时进行内镜或经皮胆道引流。

推荐术中至少清扫 6 个淋巴结，以获得准确的淋巴结分期，对判断患者的预后以及治疗起到重要作用。在有淋巴结转移的 ICC 患者中，行淋巴结清扫的 5 年生存率显著高于未行淋巴结清扫的患者。

因切除范围较大而导致剩余肝脏体积过小引起剩余肝脏功能不全，是影响根治性切除的主要原因。

为了提高肝癌的可切除性，可采用如下方法：

①术前 TACE 可使部分不能 I 期手术切除患者的肿瘤缩小后再切除。

②经门静脉栓塞（portal vein embolization，PVE）主瘤所在半肝，使剩余肝脏代偿性增生后再切除肿瘤。一般需 4～6 周时间等待对侧肝脏体积增生。为减少等待期间肿瘤进展的风险，可考虑与 TACE 联合。

③联合肝脏分隔和门静脉结扎的二步肝切除术（associating liver partition and portal vein ligation for staged hepatectomy，ALPPS），适合于预期剩余肝脏体积占标准肝脏体积小于 30%或 40% 的患者。术前评估非常重要，需要综合考虑肝硬化程度、患者年龄、短期承受两次手术的能力等；此外可借助腹腔镜技术或消融技术等降低二次手术的创伤。ALPPS 可在短期内提高肝癌的切除率，但同时也存在高并发症发生率及死亡率。需注意短期内两次手术的创伤以及二期手术失败的可能性，建议谨慎、合理地选择手术对象。

④对于开腹后探查发现肝硬化程度较重、肿瘤位置深、多结节的肝癌，术中局部消融可降低手术风险。

（2）肝移植术

国际上主要采用米兰（Milan）标准和美国加州大学旧金山分校（UCSF）标准。

米兰（Milan）标准：单个肿瘤直径不超过 5 cm；或肿瘤数目不超过 3 个且最大直径不超过 3 cm。

美国加州大学旧金山分校（UCSF）标准：单个肿瘤直径不超过 6.5 cm；或肿瘤数目不超过 3 个，最大直径不超过 4.5 cm，总的肿瘤直径不超过 8 cm。

（3）手术标本的标准化检测

1）标本处理要点包括

①手术医师应在病理申请单上标注送检标本的部位、种类和数量，对手术切缘和重要病变可用染料染色或缝线加以标记；②尽可能将肿瘤标本在离体 30 min 内完整送达病理科切开固定；③10%中性福尔马林溶液固定 12～24 h；④肝穿刺组织应先放在纸片上，再放入固定液固定，以防组织收缩或弯曲断裂。

2）标本取材要点（见图 7-1-3）

肝癌周边区域是肿瘤生物学行为的代表性区域。为此，应采用"7 点"基线取材法，在肿瘤 12 点、3 点、6 点和 9 点位置的癌与癌旁肝组织交界处按 1 : 1 取材；在肿瘤内部至少取材 1 块；对距肿瘤边缘≤1 cm（近癌旁）和＞1 cm（远癌旁）范围内的肝组织区域分别取材 1 块。鉴于多结节性肝癌具有单中心和多中心两种起源方式，在不能排除由肝内转移引起的卫星结节的情况下，对于单个肿瘤最大直径≤3 cm 的肝癌组织，应全部取材检查。实际取材的部位和数量还须根据肿瘤直径和数量等情况综合考虑。对于癌旁肝组织过少的肝癌则不适宜"7 点"基线取材和微血管侵犯（microvascular invasion，MVI）病理学分级诊断。

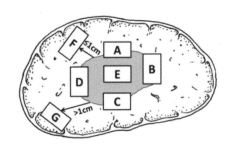

图 7-1-3　肝脏肿瘤标本基线取材部位示意图

注：A、B、C、D：分别对应肿瘤 12 点、3 点、6 点和 9 点的癌与癌旁肝组织交界处；E：肿瘤区域；F：近癌旁肝组织区域；G：远癌旁肝组织区域。

MVI 是指在显微镜下于内皮细胞衬覆的血管腔内见到的癌细胞巢团，以癌旁门静脉分支为主（含包膜内血管）。病理学分级方法：M0 为未发现 MVI；M1（低危组）为≤5 个 MVI，且发生于近癌旁肝组织；M2（高危组）为>5 个 MVI，或 MVI 发生于远癌旁肝组织。当癌旁肝组织内的卫星灶与 MVI 难以区分时，可一并计入 MVI 分级。MVI 是评估肝癌复发风险和选择治疗方案的重要参考依据，应作为常规病理学检查指标。

卫星结节（satellite nodule）主要是指主瘤周边肝组织内出现的肉眼或显微镜下的小癌灶，与主瘤之间有肝组织相隔，距离<2 cm，主要来源于 MVI 基础上的肝内转移。

7.1.3.5　加速康复外科（enhanced recovery after surgery, ERAS）临床路径

加速康复外科（ERAS）临床路径见表 7-1-6。

表 7-1-6　加速康复外科（ERAS）临床路径

	手术日								
	-1	0	1	2	3	4	5	6	7
术前宣教	术前宣教贯穿于门诊/入院至手术前后								
麻醉前用药	不用麻醉前用药								
经口饮食	半流	术前 2 h 进水	清流（无胃肠吻合）	清流（胃肠吻合）	半流饮食并逐步过渡到普通饮食				
肠道准备	不肠道准备，若可能伴结肠切除术可考虑灌肠 1 次								
多模式按时		筋膜外镇痛							
超前镇痛		术后镇痛泵	→	→					
		Cox2 抑制剂	→	→	口服 Cox2 抑制剂	→	→	→	
抗凝药物			皮下注射，每天 1 次		→	→	→	→	→
胃管管理			拔除（无胃肠吻合）	拔除（胃肠吻合）					
导尿管			拔除						
活动目标			床上活动并坐起	累计床边站/坐 1 h 以上	搀扶行走				

7.1.3.6　术后常见并发症的诊断及处理

术后常见并发症的诊断及处理表 7-1-7。

表 7-1-7　术后常见并发症的诊断及处理

并发症		诊断及处理
出血	诊断	正常情况下，手术后当天可自引流管引流出血性液体100～300 mL。在腹腔引流管未拔除时，引流管内引出血液多于此量时，应考虑到术后出血
	处理	1.术中止血不彻底或接扎线脱落出血。往往发生在手术后早期，可以发生在手术后1 h之内，也可能发生于数小时之后。若出血量不大，对脉率、血压影响不明显，患者病情基本稳定，可采用输血、输液、应用止血药物等方法进行非手术治疗。但对于出血量大，短时间内引流出的血液＞200 mL/h，或引流管持续有血液流出，有明显的脉率加快、血压下降，或经快速输血600～800 mL后患者血压、脉搏等生命体征仍不稳定时，应毫不犹豫立即再次手术，进行彻底止血。 2.凝血机制障碍出血。能够明确为凝血机制障碍性出血者，可根据实验室检测结果，给予血浆冷沉淀物、凝血酶原复合物、凝血因子Ⅰ、维生素K，输新鲜血浆、全血，纠正低蛋白血症，以及保肝治疗。另外，这类患者常合并慢性肝炎、肝硬化，有不同程度的脾大、脾功能亢进、血小板偏低，可酌情输注血小板悬液。若短时间内出血量无减少或反而增多，应立即再行手术探查。 3.感染性出血。主要进行抗感染、通畅引流和保肝治疗。感染性出血一般出血量较小，经非手术治疗常可治愈。对突发性大出血，非手术治疗无效时，应手术止血。由于肝断面的感染和溃烂等，手术方式主要是清除坏死组织、通畅引流等，能在断面止血最好。必要时行病侧肝动脉结扎，但会加重残余病肝缺氧，对肝功能有害，不要轻易使用
胆漏	诊断	术后胆汁外漏的诊断比较容易，只要发现引流管内引流液为胆汁，引流量较多，常可作出诊断。当诊断困难时，可做引流液或穿刺液内胆红素的检查，以明确诊断
	处理	1.确保引流通畅，使漏出的胆汁充分引流到体外，以免形成弥漫性腹膜炎。如果一旦发生弥漫性胆汁性腹膜炎，应及早手术治疗。术中发现大胆管损伤或结扎线脱落时，除对腹腔充分引流外，需将胆管缝合结扎，并做胆总管T管引流，减低胆管张力，促使瘘口愈合。如果术后流出胆汁量不多或逐日减少，一般在2个月内大多可自愈。同时，还要加强抗生素治疗和全身支持疗法。 2.当有合并膈下感染的征象时应及时行B超或CT检查，并在B超或CT定位下穿刺置管引流，或手术切开引流。 3.长时间不愈的胆漏可经窦道造影、X线胆管造影或逆行胰胆管造影，观察胆管系统有无梗阻的因素。对于胆道系统有梗阻者，宜根据情况分别给予处理，包括解除梗阻、修复胆漏和胆总管放T管引流，减低胆管的压力，有利于胆管瘘口的愈合，同时还应放置腹腔引流
肝功能衰竭	诊断	1.血清胆红素明显增高，ALT和AST升高，低蛋白血症，凝血酶原时间异常，一种或多种电解质异常。血清尿素氮、肌酐可升高。 2.血浆氨基酸中支链氨基酸减少，芳香族氨基酸明显增加。 3.血氨浓度增高对诊断有一定参考意义，但不是一个绝对可靠的诊断指标。 4.脑电图对诊断与预后均有一定意义
	处理	1.尽快清除各种肝功能衰竭发生的诱因。 2.每天静脉供给大量葡萄糖，同时补充大量的维生素B、维生素C、维生素K等，除可提供每天的热卡需要、减少组织蛋白分解外，具有促进氨与谷氨酸合成谷氨酰胺过程的作用，有利于降低血氨。 3.每天静脉给予乙酰谷氨酰胺750～1000 mg，或任选谷氨酸钠（5.75 g/20 mL，含钠34 mmol/L）、谷氨酸钾（6.3 g/20 mL，含钾34 mmol/L）或精氨酸25～50 g，加入葡萄糖溶液中每天静滴。 4.每天静脉给予支链氨基酸或含高支链氨基本酸、低芳香氨基酸的复方氨基酸20～100 g，对改善肝性脑病症状有一定的帮助。 5.每天静脉注射地塞米松20～60 mg，对促进残肝再生及治疗肝功能衰竭有一定的效果。一般按此剂量连用2～4 d，而后根据病情逐渐减少用药量，直至完全停药。此方法尚存争议。现有主张应用肝细胞生长因子，以帮助残肝再生及肝功能恢复。 6.用温盐水或硫酸镁做高位灌肠，以清除结肠内容物。Uribe主张用乳果糖灌肠，可使结肠酸化，抑制肠道菌群，减少氨向体循环弥散；同时还可提供能量，减少外源含氮物质的代谢。 7.每天口服新霉素，或应用其他广谱抗生素，抑制肠道细菌的生长，使结肠内产氨减少。 8.注意监测肝、肾功能及电解质变化，根据情况予以及时处理。 9.如有脑水肿发生，应酌情给予甘露醇等脱水剂。

并发症		诊断及处理
		10.肝切除术后发生的肝功能衰竭，如血浆蛋白较低，可适量补充人体白蛋白血或血浆，还应补充凝血因子等。
		11.禁止应用吗啡、巴比妥类及氯丙嗪等对肝功能有损害的药物，更不能应用含氮制剂，如氯化铵。
		当上述方法应用后无效时，生物人工肝或肝移植可能是最后的选择
感染	诊断	肝切除术后、膈下引流管拔除之前已发生膈下感染，可见引流管引出的液体由血性变为淡黄色，然后呈脓性，这种病例的诊断比较容易
	处理	1.大剂量应用抗生素。膈下脓肿最常见的致病菌为大肠杆菌、梭状杆菌、变形杆菌、粪球菌、甲型溶血性链球菌、葡萄球菌和产气荚膜杆菌等，而且多为混合感染。因此，应大剂量给予广谱抗生素。在可能的情况下，最好能根据细菌培养结果选择有效的抗生素。
		2.支持治疗和对症处理。肝切除术后并发膈下脓肿者，往往全身消耗较明显，应注意能量、蛋白质及维生素的补充，必要时，可多次、少量输给新鲜血，改善患者贫血状态，增强免疫力，提高机体的抗病能力。对体温高达39℃以上者，可给予解热药或采用物理法降温。疼痛较剧者，可适量应用止痛药。
		3.外科处理。膈下脓肿一般需再次手术处理。可在CT、B超引导下经皮穿刺、置管引流，此种方法创伤较小，可反复多次进行。当效果欠佳时，可沿原手术切口进腹，吸净脓液，清洗脓腔，充分引流。脓液引流出后，每天经置入的引流管用抗生素溶液冲洗脓腔。对合并厌氧菌感染者，可应用甲硝唑冲洗

来源：周奇，匡铭，彭宝岗. 肝胆胰脾外科并发症学[M]. 广州：广东科技出版社，2012.

7.1.3.7　术后辅助治疗

（1）术后介入治疗

介入治疗是最常用于不可手术肝癌的局部治疗方法，最主要的介入治疗方案是经导管动脉化疗栓塞术（transcatheter arterial chemoembolization，TACE）。TACE治疗对有高危因素如MVI阳性或肿瘤体积大的患者有潜在受益可能，而对于无高危因素，尤其是符合Milan标准的患者，术后TACE受益不大。

（2）术后放疗

对于肝癌术后切缘阳性或近切缘，或者MVI阳性的潜在瘤栓残存而言，直接采用射线对该区域的亚临床病灶进行治疗是最直接、有效的治疗策略。术后放疗可显著提高无瘤生存期（disease free survival，DFS）和总体生存期（overall survival，OS）。

（3）术后化疗和靶向治疗（见表7-1-8）

表 7-1-8　原发性肝癌术后化疗和靶向治疗

内容	Ⅰ级推荐	Ⅱ级推荐	Ⅲ级推荐
化疗和靶向治疗			单药或联合化疗（3类证据） 索拉菲尼（2B类证据）

7.1.3.8　肝癌的局部治疗策略

（1）局部消融治疗

局部消融治疗是借助医学影像技术的引导对肿瘤靶向定位，局部采用物理或化学的方法直接杀灭肿瘤组织的一类治疗手段。主要包括射频消融（radiofrequency ablation，RFA）、微波消融（microwave ablation，MWA）、无水乙醇注射治疗（percutaneous ethanol injection，PEI）、冷冻治疗、高强度超声聚焦消融（high intensity focused ultrasound ablation，HIFU）、激光消融、不可逆电穿孔（irreversible electroporation，IRE）等。局部消融常用超声引导，具有方便、实时、高效的特点。CT、MRI 及多模态图像融合系统可用于观察和引导常规超声无法探及的病灶。CT 及 MRI 引导技术还可应用于肺、肾上腺、骨等转移灶的消融等。

1）适应证

局部消融治疗适用于 CNLC Ⅰa 期及部分Ⅰb 期肝癌（即单个肿瘤、直径≤5 cm；或 2～3 个肿瘤、最大直径≤3 cm）；无血管、胆管和邻近器官侵犯以及远处转移，肝功能分级 Child-Pugh A/B 级者，可获得根治性的治疗效果。对于不能手术切除的直径 3～7 cm 的单发肿瘤或多发肿瘤，可联合 TACE。

①RFA：RFA是肝癌微创治疗常用消融方式，其优点是操作方便、住院时间短、疗效确切、消融范围可控性好，特别适用于高龄、合并其他疾病、严重肝硬化、肿瘤位于肝脏深部或中央型肝癌的患者。对于能够手术的早期肝癌患者，RFA的无瘤生存率和总生存率类似或稍低于手术切除，但并发症发生率、住院时间低于手术切除。对于单个肿瘤直径≤2 cm的肝癌，有证据显示RFA的疗效类似或高于手术切除，特别是肿瘤位于肝脏中央型肝癌。对于不能手术切除的早期肝癌患者，系统评价分析以及一些长期研究的结果表明，RFA可获得根治性的疗效，应推荐其作为不适合手术的早期肝癌的一线治疗。与PEI相比，RFA具有消融根治率高、所需治疗次数少和远期生存率高的显著优势。RFA治疗的精髓是对肿瘤整体灭活和足够的消融安全边界，并尽量减少正常肝组织损伤，其前提是对肿瘤浸润的准确评估和卫星灶的识别，因此，十分强调治疗前精确的影像学检查。超声造影技术有助于确认肿瘤的实际大小和形态、界定肿瘤浸润范围、检出微小肝癌和卫星灶，为制订消融方案灭活肿瘤提供了可靠的参考依据。

②MWA：MWA是常用的热消融方法，在局部疗效、并发症发生率以及远期生存方面与RFA相比都无显著差异。其特点是消融效率高、所需消融时间短、能降低RFA所存在的"热沉效应"，对于血供丰富的较大肿瘤以及临近血管肿瘤显示出优势，治疗时间短且不受体内金属物质影响，为高龄、难以耐受长时间麻醉以及支架和起搏器植入术后患者提供了机会，近年来临床应用逐渐增多。建立温度监控系统可以调控有效热场范围，使MWA过程更加安全。随机对照研究显示，RFA与MWA两者之间无论是在局部疗效和并发症方面，还是在生存率等方面的差异均无统计学意义。MWA和RFA这两种消融方式的选择，可根据肿瘤的大小、位置来确定。

③PEI：PEI适用于肿瘤直径≤3 cm肝癌的治疗，局部复发率高于RFA，但PEI对肿瘤直径≤2 cm的肝癌消融效果确切，远期疗效类似于RFA。PEI的优点是安全，特别适用于癌灶贴近肝门、胆囊及胃肠道组织等高危部位的患者，但需要多次、多点穿刺以实现药物在瘤内的弥散作用。

2）肝癌消融治疗后的评估和随访

局部疗效评估的推荐方案是在消融后 1 个月左右，复查动态增强 CT 或 MRI，或超声造影，以评价消融效果。对于治疗前血清 AFP 升高的患者，检测血清 AFP 动态变化。消融效果可分为：①完全消融（complete ablation）：经动态增强 CT 或 MRI 扫描，或超声造影随访，肿瘤消融病灶动脉期未见强化，提示肿瘤完全坏死；②不完全消融（incomplete ablation）：经动态增强 CT 或 MRI 扫描，或超声造影随访，肿瘤消融病灶内动脉期局部有强化，提示有肿瘤残留。对治疗后有肿瘤残留者，可以进行再次消融治疗；若 2 次消融后仍有肿瘤残留，应放弃消融疗法，改用其他疗法。完全消融后应定期随访复查，通常情况下每隔 2～3 个月复查血清学肿瘤标志物、超声检查、MRI 或 CT，以便及时发现可能的局部复发病灶和肝内新发病灶，利用消融微创安全和简便易于反复施行的优点，有效地控制肿瘤进展。

（2）经动脉化疗栓塞术

经动脉化疗栓塞术（transarterial chemoembolization，TACE）目前被公认为是肝癌非手术治疗的最常用方法之一。

1）适应证

①CNLC Ⅱb、Ⅲa 和部分Ⅲb 期肝癌患者，肝功能 Child-Pugh A 级或 B 级，PS 评分 0～2 分；②可以手术切除，但由于其他原因（如高龄、严重肝硬化等）不能或不愿接受手术治疗的 CNLC Ⅰb、Ⅱa 期肝癌患者；③门静脉主干未完全阻塞，或虽完全阻塞但门静脉代偿性侧支血管丰富或通过门静脉支架植入可以复通门静脉血流的肝癌患者；④肝动脉-门脉静分流造成门静脉高压出血的肝癌患者；⑤肝癌切除术后，DSA 可以早期发现残癌或复发灶，并给予 TACE 治疗。

2）禁忌证

①肝功能严重障碍（肝功能 Child-Pugh C 级），包括黄疸、肝性脑病、难治性腹腔积液或肝肾综合征等；②无法纠正的凝血功能障碍；③门静脉主干完全被癌栓栓塞，且侧支血管形成少；④合并活动性肝炎或严重感染且不能同时治疗者；⑤肿瘤远处广泛转移，估计生存时间＜3 个月者；⑥恶液质或多器官衰竭者；⑦肿瘤占全肝体积的比例≥70%（如果肝功能基本正常，可考虑采用少量碘油乳剂和颗粒性栓塞剂分次栓塞）；⑧外周血白细胞和血小板显著减少，白细胞＜3.0×10^9/L，血小板＜50×10^9/L（非绝对禁忌，如脾功能亢进者，排除化疗性骨髓抑制）；⑨肾功能障碍：血肌酐＞2 mg/dL 或者血肌酐清除率＜30 mL/min。

3）TACE 操作程序要点和分类

①肝动脉造影，通常采用 Seldinger 方法，经皮穿刺股动脉途径插管（或对有条件的患者采用经皮穿刺桡动脉途径插管），将导管置于腹腔干或肝总动脉行 DSA 造影，造影图像采集应包括动脉期、实质期及静脉期，应做肠系膜上动脉等造影，注意寻找侧支供血。仔细分析造影表现，明确肿瘤部位、大小、数目以及供血动脉。

②根据肝动脉插管化疗、栓塞操作的不同，通常分为：i.肝动脉灌注化疗(transarterial infusion，TAI)：经肿瘤供血动脉灌注化疗，常用化疗药物有蒽环类、铂类等。ii.肝动脉栓塞（transarterial embolization，TAE）：单纯用栓塞剂堵塞肝肿瘤的供血动脉。iii.TACE：把化疗药物与栓塞剂混合在一起，经肿瘤的供血动脉支注入。TACE 治疗最常用的栓塞剂是碘油乳剂（内含化疗药物）、标准化明胶海绵颗粒、空白微球、聚乙烯醇颗粒和药物洗脱微球。先灌注一部分化疗药物，一般灌注时间不应＜20 min，然后将另一部分化疗药物与碘油混合成乳剂进行栓塞。碘油用量一般为 5～20 mL，不超过30 mL。在透视监视下依据肿瘤区碘油沉积是否浓密、瘤周是否已出现门静脉小分支影为界限。在碘油乳剂栓塞后加用颗粒性栓塞剂。提倡使用超液化乙碘油与化疗药物充分混合成乳剂，尽量避免栓塞剂反流栓塞正常肝组织或进入非靶器官。栓塞时应尽量栓塞肿瘤的所有供养血管，以尽量使肿瘤去血管化。

4）TACE 治疗注意要点

①提倡用微导管超选择性插管。插入肿瘤的供血动脉支，精准地注入碘油乳剂和颗粒性栓塞剂，以提高疗效和保护肝功能。

②可使用门静脉内支架置入术和碘-125 粒子条或碘-125 粒子门静脉支架置入术，有效处理门静脉

主干癌栓。采用碘-125 粒子条或直接穿刺植入碘-125 粒子治疗门静脉一级分支癌栓。

③TACE 联合局部消融治疗：目前有两种 TACE 联合热消融治疗方式。i.序贯消融：先行 TACE 治疗，术后 1～4 周内加用局部消融治疗。ii.同步消融：在 TACE 治疗的同时给予局部消融治疗，可以明显提高临床疗效，并减轻肝功能损伤。为提高 TACE 疗效，主张在 TACE 治疗基础上酌情联合消融治疗。

④颗粒性栓塞剂的应用：包括标准化明胶海绵颗粒、聚乙烯醇颗粒、微球和药物洗脱微球等。常规 TACE（亦称为 C-TACE）常使用带化疗药物的碘油乳剂与标准化明胶海绵微粒、空白微球、聚乙烯醇颗粒等联合。药物性洗脱微球（drug-eluting beads，DEB）是一种新的栓塞剂，可以加载化疗药物治疗肝癌（亦称为 D-TACE），但与 C-TACE 相比，治疗的总体疗效无显著差异。

⑤重视局部加局部治疗和局部联合全身治疗：i.TACE 联合局部消融，包括 RFA、MWA、冷冻等治疗。ii.TACE 联合外放射：主要指门静脉主干癌栓、下腔静脉癌栓和局限性大肝癌介入治疗后的治疗。iii.TACE 联合二期外科手术切除：大肝癌或巨块型肝癌在 TACE 治疗后缩小并获得手术机会时，推荐外科手术切除。iv.TACE 联合其他治疗：包括联合分子靶向药物、免疫治疗、系统化疗、放射免疫靶向药物（如碘-131 标记的美妥昔单克隆抗体）等。v.TACE 联合抗病毒治疗：对有乙型病毒性肝炎、丙型病毒性肝炎背景肝癌患者 TACE 治疗同时应积极抗病毒治疗。

5）TACE 术后常见不良反应和并发症

TACE 治疗的最常见不良反应是栓塞后综合征，主要表现为发热、疼痛、恶心、呕吐等。发热、疼痛的发生原因是肝动脉被栓塞后引起局部组织缺血、坏死，而恶心、呕吐主要与化疗药物有关。此外，还有穿刺部位出血、白细胞下降、一过性肝功能异常、肾功能损害以及排尿困难等其他常见不良反应。介入治疗术后的不良反应会持续 5～7 d，经对症治疗后大多数患者可以完全恢复。并发症：急性肝、肾功能损害；消化道出血；胆囊炎和胆囊穿孔；肝脓肿和胆汁瘤形成；栓塞剂异位栓塞（包括碘化油肺和脑栓塞、消化道穿孔、脊髓损伤、膈肌损伤等）。

6）随访及 TACE 间隔期间治疗

一般建议第 1 次 TACE 治疗后 4～6 周时复查 CT 和（或）MRI、肿瘤相关标志物、肝肾功能和血常规检查等；若影像学检查显示肝脏肿瘤灶内的碘油沉积浓密、瘤组织坏死且无增大和无新病灶，暂时可以不做 TACE 治疗。至于后续 TACE 治疗的频次应依随访结果而定，主要包括患者对上一次治疗的反应、肝功能和体能状况的变化。随访时间可间隔 1～3 个月或更长时间，依据 CT 和（或）MRI 动态增强扫描评价肝脏肿瘤的存活情况，来决定是否需要再次进行 TACE 治疗。但是，对于大肝癌/巨块型肝癌，常需要 2～4 次的 TACE 治疗。目前主张综合 TACE 治疗，即 TACE 联合其他治疗方法，目的是控制肿瘤、提高患者生活质量和让患者带瘤长期生存。

（3）放射治疗

1）放射治疗的适应证

小肝癌立体定向放疗：CNLC Ⅰa、部分Ⅰb，且无手术切除或局部消融治疗适应证，或不愿接受有创治疗的小肝癌，可考虑采用 SBRT 作为替代治疗手段（2 类证据）。

①与 TACE 联合的放疗：CNLC Ⅱa、Ⅱb、Ⅲa，局限于肝内不能手术切除的肝细胞肝癌，可适当采用放疗与 TACE 联合，能改善局部控制率，延长生存时间（2 类证据）。部分患者肿瘤放疗后缩小或降期，可转化为手术切除（2 类证据）。

②肝外转移灶的姑息放疗：CNLC Ⅲb肝外转移灶，寡转移者可行SBRT延长生存时间；非寡转移者外放疗也可减轻淋巴结、肺、骨、脑或肾上腺转移所致疼痛、梗阻、压迫或出血等症状（3类证据）。

③窄切缘术后的辅助放疗：肝癌手术切缘距肿瘤≤1 cm的窄切缘术后可以辅助放疗，减少病灶局部复发或远处转移，延长患者无疾病进展期（3类证据）。

④肝移植术前的桥接放疗：作为肝癌患者肝移植前肝源等待期间的一种安全有效的衔接治疗，能够在移植前缩小或控制肿瘤，提高生存获益（3类证据）。

⑤门静脉/下腔静脉癌栓放疗：癌栓放疗既可作手术切除的新辅助治疗手段，也可与TACE治疗联合，从而改善肿瘤局部控制率，延长生存期。

2）放疗定位与呼吸管理

所有肝癌放疗患者采用 CT 定位、体膜固定及呼吸管理。常用呼吸管理有：EEBH-RPM（呼气末屏气-实时呼吸监控）、呼吸门控、腹部加压杆等技术。

3）放疗靶区与危及器官（OAR）确定

肉眼或影像学上的可见病灶（gross tumor volume，GTV）勾画应尽量参考多种影像学资料，肝内病灶的 GTV 勾画必须结合动脉相、静脉相互相参考；MRI 对肝内病灶显示较为清楚。伴有肝外淋巴结转移的患者，临床靶体积（clinical target volume，CTV）应包括其所在的淋巴引流区。肝癌放疗的危及器官（OAR）主要有食管、胃、十二指肠、空回肠、结肠、心脏、肾、脊髓等。

4）放疗疗效评价

肝癌疗效评价包括影像学评估结合实验室检查。影像学评估参照实体瘤疗效评价标准 RECIST 疗效评价标准，以及欧洲肝病学会（EASL）标准评价。需要强调的是，影像学疗效的评估需要仔细的连续动态观察。

7.1.3.9　晚期肝癌的全身治疗策略

（1）晚期肝癌一线治疗策略（见表 7-1-9）

表 7-1-9　晚期肝癌一线治疗策略

分层	Ⅰ级推荐	Ⅱ级推荐	Ⅲ级推荐
肝功能Child-Pugh A级或较好的B级（≤7分）	索拉非尼（1A类证据）； 奥沙利铂为主的系统化疗（1A类证据）； 仑伐替尼（1A类证据）； 多纳非尼（1A类证据）； 阿替利珠单抗联合贝伐珠单抗（Child-Pugh A级）（1A类证据）	亚砷酸注射液（2A类证据）	仑伐替尼联合帕博利珠单抗或纳武利尤单抗（2B类证据）； 奥沙利铂为主的系统化疗联合卡瑞利珠单抗（2B类证据）
肝功能Child-Pugh B级（＞7分）和C级	具有肝癌适应证的现代中药制剂； 传统中医辨证论治； 最佳支持治疗（BSC）； 姑息治疗（2A类证据）		

（2）晚期肝癌二线治疗策略（见表 7-1-10）

表 7-1-10　晚期肝癌二线治疗策略

分层	I级推荐	II级推荐	III级推荐
肝功能Child-Pugh A级或较好的B级（≤7分）	瑞戈非尼（1A类证据）；PD-1单抗（纳武利尤单抗、帕博利珠单抗、卡瑞利珠单抗等）（2A类证据）；阿帕替尼（1A类证据）	雷莫芦单抗（限于AFP≥400 ng/mL的HCC）（1A类证据）；卡博替尼（1A类证据）；既往使用过索拉非尼者，可考虑卡瑞利珠单抗联合FOLFOX4方案（2A类证据）；既往使用过奥沙利铂为主的方案者，可考虑卡瑞利珠单抗联合阿帕替尼（2B类证据）；索拉非尼（既往未曾使用过）（2B类证据）；奥沙利铂为主的系统化疗（既往未曾使用过）（2B类证据）	纳武利尤单抗联合伊匹木单抗（2A类证据）；索拉非尼联合奥沙利铂为主的系统化疗（既往未曾使用过）（2B类证据）
肝功能Child-Pugh B级（>7分）和C级	具有肝癌适应证的现代中药制剂；传统中医辨证论治；最佳支持治疗（BSC）；姑息治疗（2A类证据）		

（3）其他治疗

对于HBV相关的HCC患者，肝癌转化术后建议长期口服抗病毒药物，宜选择强效、低耐药的药物，如恩替卡韦、替诺福韦酯、丙酚替诺福韦等。

肝癌患者在治疗过程中可能会伴随肝功能异常，应及时适当地使用具有抗炎、降酶、抗氧化、解毒、利胆和肝细胞膜修复保护作用的保肝药物。这些药物可以保护肝功能，提高治疗安全性，降低并发症和改善生活质量。

7.1.4　随访

原发性肝癌随访方案见表7-1-11。

表 7-1-11　原发性肝癌随访方案

目的	I级推荐	II级推荐
早期肝癌随访	随访频率：前2年每3～6个月1次，然后每6～12个月1次至5年	5年后每年随访1次
	随访内容（无特指时即为每次）： 1.临床病史； 2.体格检查； 3.营养学评估； 4.实验室检查（血常规、生化、肿瘤标志物）； 5.增强CT/MRI检查	PET-CT检查
进展期肝癌及晚期不可切除姑息性肝癌随访	随访/监测频率：前2年每3～6个月1次，然后每6～12个月1次至5年	5年后每年1次
	随访/监测内容： 1.临床病史； 2.体格检查； 3.营养学评估； 4.实验室检查（血常规、生化、肿瘤标志物）； 5.增强CT/MRI检查； 6.PET-CT检查（每年1次）	
症状恶化及新发症状	随时随访	

7.2　胆道恶性肿瘤

胆道系统肿瘤（biliary tract carcinoma，BTC）主要包括胆囊癌（gallbladder cancer，GBC）和胆管癌（cholangiocarcinoma，CC），约占所有消化系统肿瘤的 3%。根据发生部位，胆管癌可分为肝内胆管癌（intrahepatic cholangiocarcinoma，ICC）及肝外胆管癌（extrahepatic cholangiocarcinoma，ECC），后者进一步分为肝门部胆管癌和远端胆管癌。绝大多数侵袭性强，预后极差。BTC 全球发病率呈上升趋势，其中亚洲国家最为常见。

7.2.1　诊　断

7.2.1.1　症状、体征

胆囊癌患者早期多无明显临床症状，合并胆囊结石者可反复出现右上腹饱胀不适等慢性胆囊炎症表现，中、晚期出现右上腹痛渐加剧症状。肿瘤转移至骨骼等远处部位可出现相应转移部位疼痛不适症状，如肿瘤侵犯至肝门部胆管，可出现梗阻性黄疸等症状。

肝外胆管癌患者主要临床表现为进行性无痛性黄疸，包括深色尿、皮肤和巩膜黄染、无胆汁大便（陶土样便）及皮肤瘙痒等，也可有乏力、纳差、恶心、消瘦等症状。

7.2.1.2　检验

行三大常规（血常规、尿常规、粪便常规+隐血）、肝肾功能、凝血功能等检查，合并梗阻性黄疸的患者可出现肝功能异常，血总胆红素和直接胆红素明显升高，ALP明显升高，尿胆红素阳性。

推荐肿瘤标志物CA199、CEA、CA125 和 CA242 等多项肿瘤标志物联合应用以提高诊断特异性。

7.2.1.3　检查

影像学检查是目前最有价值的临床诊断手段。

（1）胆囊癌（GBC）

超声检查是 GBC 的首选检查方法，可用于初步诊断和随访，能够尽早发现胆囊壁增厚、胆囊腔内软组织占位病灶及结石等情况，也可评价肿瘤侵犯邻近肝脏及肝脏转移等情况，但对肿瘤肝外转移的诊断价值有限。

增强 CT 扫描对于 GBC 的诊断敏感性高达 90%，特别是 T2 期及以上的肿瘤，可提供如肿瘤位置与大小，是否合并肝脏侵犯、转移及血管侵犯，区域淋巴结转移及远处器官转移等信息，对鉴别胆囊腺瘤性息肉和胆囊癌具有一定的价值。

MRI 在明确评估肿瘤侵犯肝实质、转移、血管侵犯时的诊断价值同 CT 检查，但其对于胆囊壁增厚的判断比 CT 更准确。在合并肝内或肝外胆管侵犯时，磁共振胰胆管造影（MRCP）对了解胆道系统具有独特的诊断价值，对判断肿瘤侵犯胆管系统的部位进而设计手术方案具有重要价值。

PET-CT 对 GBC 诊断的灵敏度优于 MRI，可以发现胆囊癌早期病变，并可检出直径≤1 cm 的转移淋巴结和转移病灶。

（2）肝外胆管癌（ECC）

超声检查是评价胆道梗阻的最常用初始检查方法。

增强 CT 检查可显示胆管壁增厚和强化，以及胆管梗阻水平与范围，在评价肝动脉、门静脉受侵时的敏感性、特异性较高，同时对判断是否合并淋巴结转移具有重要价值，但对肝外浸润性胆管癌的诊断具有局限性，因为这类胆管癌并不表现为可见的病灶。

MRI/MRCP 能够清晰、完整地显示胆管系统，让人了解胆管梗阻的部位及管周浸润情况，特别适用于评估管周浸润型胆管癌。

对于 CT 或 MRI 不能明确诊断的患者，同时合并有胆管囊肿或胆胰管汇合异常的患者，ERCP 下刷检脱落细胞检查有助于明确诊断，然而活检和刷片的敏感性较低，当结果为阴性或者不能明确时，可以考虑 ERCP 引导的活检或超声内镜引导的细针穿刺，它们有助提高诊断率。

（3）鉴别诊断

胆囊癌需要与胆囊息肉、胆囊腺瘤、胆囊结石、黄色肉芽肿性胆囊炎、肝细胞癌侵犯胆囊以及局限性腺肌增生症等相区别。

肝外胆管癌需要与肝细胞癌、肝转移癌、胰头癌、十二指肠乳头癌、胆道良性肿瘤、胆道结石以及胆管炎性狭窄相区别。检测血清 IgG4 有助于鉴别 IgG4 相关性胆管炎。

7.2.1.4　病理诊断

胆囊癌常规分类：胆囊腺癌为主要组织学类型，包括：非特指型腺癌、乳头状腺癌、肠型腺癌、胃小凹型腺癌、黏液性腺癌、透明细胞腺癌、印戒细胞癌、未分化癌。其他组织学类型少见，包括：腺鳞癌、鳞状细胞癌、小细胞癌、大细胞神经内分泌癌、类癌、恶性淋巴瘤。细胞分化程度、周围组织侵犯或转移、淋巴侵犯及转移是影响胆囊癌预后的主要显微镜下因素。

分子分型：胆道系统肿瘤中 CK7 和 CK19 表达以及 CK20 缺失可能提示肿瘤的起源，也是病理组织学鉴别诊断和免疫组化检测中应用较多的指标。胆道肿瘤中有较多的基因突变，目前研究较多的相关分子突变包括 *TP53*、*KRAS*、*ERBB* 家族、*PIK3CA/AKT*、*MET*、*FGFR2*、*PTEN*、*STAT3*、*NOTCH*、*SMAD4*、*ROBO2*、*PEG3*、*CDKN2A*、*RAF* 等。目前部分针对上述基因改变的分子靶向药物尚处于临床试验阶段。

7.2.1.5　分期

目前临床较常采用 AJCC/UICC 第 8 版 TNM 分期（见表 7-2-1）。

（1）胆囊癌

1）原发肿瘤分期（T分期）

基于肿瘤数目、血管侵犯及肿瘤肝外直接侵犯等三个主要因素进行分期。

2）淋巴分期（N分期）

基于存在区域淋巴结转移或无区域淋巴结转移进行分期。区域淋巴结包括：胆囊管周围淋巴结、胆总管周围淋巴结、门静脉周围淋巴结、肝总动脉周围淋巴结和胰腺后上淋巴结。

3）远处转移（M分期）

表 7-2-1　胆囊癌 TNM 分期（根据 AJCC/UICC 第 8 版分期）

T分期	
Tx	原发肿瘤无法评估
T0	无原发肿瘤证据
Tis	原位癌
T1	肿瘤侵及胆囊黏膜固有层或肌层
T1a	肿瘤侵及黏膜固有层
T1b	肿瘤侵及肌层
T2	肿瘤侵犯腹膜侧肌周结缔组织，尚未侵透浆膜（脏层腹膜），或侵及肝侧肌周结缔组织，但没有侵及肝脏
T2a	肿瘤侵犯腹膜侧肌周结缔组织，但未侵犯浆膜（脏层腹膜）
T2b	肿瘤侵犯肝侧肌周结缔组织，但未侵犯肝脏
T3	肿瘤侵透浆膜（脏腹膜）和（或）直接侵及肝脏和（或）一个其他邻近器官或组织，如胃、十二指肠、结肠、胰腺、网膜、肝外胆管
T4	肿瘤侵犯门静脉或肝动脉，或侵犯两个或更多肝外器官或组织
淋巴分期（N 分期）	
Nx	区域淋巴结无法评估
N0	区域淋巴结转移阴性
N1	区域淋巴结转移阳性
N2	转移至 4 组或以上区域淋巴结
远处转移（M 分期）	
M0	无远处器官转移
M1	存在远处其他器官转移

分期	肿瘤	淋巴结	远处转移
0期	Tis	N0	M0
Ⅰ期	T1	N0	M0
ⅡA期	T2a	N0	M0
ⅡB期	T2b	N0	M0
ⅢA期	T3	N0	M0
ⅢB期	T1-3	N1	M0
ⅣA期	T4	N0-1	M0
ⅣB期	任何T	N2	M0
	任何T	任何N	M1

（2）肝门部胆管癌（见表 7-2-2）

1）原发肿瘤分期（T分期）

2）淋巴分期（N分期）

3）远处转移（M分期）

表 7-2-2 肝门部胆管癌分期（根据 AJCC 第 8 版分期）

T分期	
Tis	原位癌
T1	局限于胆管，可达肌层或纤维组织
T2a	超出胆管壁达周围脂肪组织
T2b	浸润邻近的肝脏实质
T3	侵及门静脉或肝动脉的一侧分支
T4	侵及门静脉或其双侧属支，或肝总动脉，或双侧的二级胆管；或一侧二级胆管的肿瘤侵及对侧门静脉或肝动脉
淋巴分期（N 分期）	
N0	无区域淋巴结转移
N1	1～3枚区域淋巴结转移
N2	≥4枚区域淋巴结转移
远处转移（M 分期）	
M0	无远处转移
M1	存在远处转移

分期	肿瘤	淋巴结	远处转移
0期	Tis	N0	M0
Ⅰ期	T1	N0	M0
Ⅱ期	T2a-b	N0	M0
ⅢA期	T3	N0	M0
ⅢB期	T4	N0	M0
ⅢC期	任何T	N1	M0
ⅣA期	任何T	N2	M0
ⅣB期	任何T	任何N	M1

5）Bismuth 分型

1975 年法国的 Bismuth-Corlette 对肝门部胆管癌进行的分型现已被广泛使用，主要用于指导手术，无法判断预后。

Ⅰ型：肿瘤位于肝总管，未侵犯汇合部；

Ⅱ型：肿瘤侵犯肝总管及左右肝管汇合部；

Ⅲ型：肿瘤侵犯肝总管、左右肝管汇合部并已侵犯右肝管（Ⅲa）或左肝管（Ⅲb）；

Ⅳ型：肿瘤侵犯肝总管、左右肝管汇合部并同时侵犯左右肝管。

（3）胆总管癌（见表 7-2-3）

1）原发肿瘤分期（T分期）

2）淋巴分期（N 分期）

3）远处转移（M 分期）

表 7-2-3　胆总管癌分期（根据 AJCC 第 8 版分期）

T分期	
TX	原发肿瘤无法评估
Tis	原位癌
T1	局限于胆管
T2	超出胆管壁
T3	侵及胆囊、胰腺、十二指肠或其他邻近器官，但没有侵及腹腔动脉干或肠系膜上动脉
T4	侵及腹腔动脉干或肠系膜上动脉
淋巴分期（N 分期）	
N0	区域淋巴结无法评估
N1	无区域淋巴结转移
N2	区域淋巴结转移
远处转移（M 分期）	
M0	无远处转移
M1	存在远处转移

分期	肿瘤	淋巴结	远处转移
0期	Tis	N0	M0
Ⅰ期	T1	N0	M0
ⅡA期	T1	N1	M0
	T2	N0	M0
ⅡB期	T2	N1	M0
	T3	N0-1	M0
ⅢA期	T1-3	N2	M0
ⅢB期	T4	N0-2	M0
Ⅳ期	任何T	任何N	M1

7.2.2　治　疗

7.2.2.1　BTC 手术治疗

（1）胆囊癌外科治疗

手术治疗是目前治疗胆囊癌最为积极、有效的手段，可彻底清除癌组织，为患者提供了唯一治愈和长期生存的机会。胆囊癌术前详尽的检查、评估和 TNM 分期有助于确定手术切除范围。对于术前确诊进展期胆囊癌或术中活检确诊胆囊癌者，建议行开放胆囊癌根治术。

1）手术方式的选择

Tis 和 T1a 期：单纯行胆囊切除术即可，大多为意外胆囊癌。

T1b 期：应行胆囊癌根治术，手术范围包括胆囊及胆囊床周围 2 cm 的肝实质，肝脏切缘必须阴性。

T2 期和 T3N0 期：行 S4B+S5 段肝切除术。

对于肿瘤浸润肝实质超过 2 cm、位于胆囊颈部、侵犯胆囊三角或合并肝十二指肠韧带淋巴结转移者（T3N1 期），需行右半肝或右三叶肝切除术。

未远处转移的 T4 期胆囊癌患者可行包括右半肝或右三叶肝切除的联合脏器切除；合并远处转移者

不建议胆囊癌根治术。

2）淋巴结清扫范围

Tis 和 T1a 期：无需行区域淋巴结清扫。

T1b 期以上清扫范围包括肝十二指肠韧带（12 组）、肝动脉（8 组）和胰头周围（13 组）。术中第 8 组或第 13 组淋巴结活检阳性，可扩大清扫腹腔干周围淋巴结，第 16 组淋巴结阳性不建议进行手术。胆囊癌淋巴结的清扫数目至少 6 个。

3）肝外胆管处理

不建议为了增加淋巴结清扫数目而联合肝外胆管切除。胆囊管癌或胆囊颈部癌累及肝外胆管伴有梗阻性黄疸，可以联合肝外胆管切除，术中切缘必须阴性，争取达到 R0 切除，行肝门胆管空肠吻合术。

4）联合脏器切除及血管重建

没有远处转移的 T4 期胆囊癌已经侵犯周围器官者，可以行扩大根治术，包括联合切除肝外胆管、右三叶肝切除、门静脉切除重建、右半结肠切除、胰十二指肠切除等。门静脉累及是胆囊癌 R0 切除的唯一障碍，可以考虑联合门静脉切除重建的胆囊癌根治术，否则建议手术胆道引流。

5）意外胆囊癌

术中发现的意外胆囊癌应进行胆囊病灶和可疑淋巴结的冰冻切片检查，根据冰冻结果进行 TNM 分期，再确定相应的手术范围。术后病理报告证实为 Tis 或 T1a 期胆囊癌、切缘阴性者建议密切观察；T1b 期以上者，再次术前需行增强腹盆腔 CT/MRI 和胸部 CT，依据分期行胆囊癌根治术。

（2）肝门部胆管癌外科治疗

根治性 R0 切除手术是肝门部胆管癌患者获得治愈的唯一可能方法。建议术中胆管切缘常规冰冻检查以确认切缘阴性。大范围肝切除合并肝外胆管切除可提高 R0 切除率。

1）手术方式选择

需根据不同肿瘤分型选择合适的手术方式。Bismuth Ⅰ型、肿瘤未侵犯尾状叶胆管开口的Ⅱ型患者可行围肝门部胆管肿瘤切除；位于肝管分叉部的 Bismuth Ⅱ型患者需联合肝脏 S4b 段切除或左、右半肝切除；Ⅲa 型建议行右半肝切除，Ⅲb 型建议行左半肝切除；Ⅳ型建议行肝中叶切除或扩大左、右半肝切除。以上分期均同时行全尾状叶切除。

2）淋巴结清扫范围

肝门部胆管癌伴周围淋巴结转移较常见，发生率为 30%～50%，淋巴结转移是影响患者预后的重要因素。淋巴结阴性的患者 5 年生存率为 30%，局部淋巴结转移者的 5 年生存率仅 15%，腹主动脉旁淋巴结转移者的 5 年生存率下降至 12%。淋巴结清扫范围包括：肝十二指肠韧带内淋巴结（12 组）、肝总动脉旁淋巴结（8 组）和腹腔动脉周围淋巴结（9 组）。必要时清扫胰头后方淋巴结（13 组）。如果腹主动脉旁淋巴结阳性，则无手术指征。

3）胆道重建方式

胆道重建方式建议采用经典的胆管-空肠 Roux-en-Y 吻合。肝切除术后如果出现多个胆管断端开口，建议尽可能通过胆管成形术将各胆管开口整合，减少吻合口数量，既可防治胆漏，也可预防胆肠吻合口狭窄。管径较细的胆管可置入支撑引流管。

4）血管切除重建

肝门部胆管癌因其特殊的解剖部位，较易发生周围血管浸润。术中门静脉或肝动脉的切除重建（en-bloc 切除）可以提高 R0 切除率。对于联合门静脉切除重建能达到 R0 切除者，手术可考虑联合切除重建。门静脉切除重建术目前已日臻成熟，要点如下：①门静脉切除长度为 3~4 cm，可行端端吻合，>4 cm 则需自体或异体血管移植或人工血管替代。②注意避免吻合口狭窄，打结时预留血管直径的 1/3。③若行端端吻合困难，可游离肝周韧带和联合 Kocher 手法以缓解吻合口张力。行半肝切除联合门静脉分叉切除术后重建门静脉主干和左右分支时，角度和长度的正确判断和处理尤为重要，否则会出现成角和狭窄，影响血流，诱发门静脉血栓形成。与门静脉切除重建术比较，肝动脉切除重建术更具挑战性。因为肝动脉管径细，容易痉挛，吻合长度不够，位置高，重建时多选用 5-0 到 8-0 的 Prolene 缝线。术中若发现肝门部胆管癌浸润肝动脉，应尽量联合行肝动脉切除重建术，以达到 R0 切除，并降低肝衰竭、胆瘘、胆管狭窄及肝脓肿的发生风险。

5）肝移植

肝移植能提高肝门部胆管癌患者的总体生存率。如果肿瘤相对局限、没有远处淋巴结转移和远处转移，患者条件允许，可考虑行肝移植。来自梅奥诊所的肝移植团队开创性地提出结合新辅助治疗的术前综合治疗方案。应用该方案，行肝移植的肝门部胆管癌患者的 5 年生存率可达 76%，无瘤生存率为 60%，肿瘤复发率低至 17%。该方案在肝移植受体的选择上较为严格，纳入标准包括：①胆管腔内活组织病理学检查或内镜下毛刷细胞学检查证实为胆管癌；②胆管狭窄伴荧光原位杂交检测到染色体多体；③CT 或 MRI 检查示肿块型病灶或疑似癌性狭窄伴 CA199 升高或荧光原位杂交检测到染色体多体。排除标准包括：①肿瘤位于胆总管；②肿瘤直径>3 cm；③肝内或肝外转移；④经腹腔穿刺活检史。

6）术前减黄和门静脉栓塞

术前是否需要减黄治疗还存在争议。当出现胆管炎、长时间的胆道梗阻、营养较差及血清总胆红素>85 μmol/L，以及需要做大范围肝切除而残余肝体积小于<40%的时候，建议行术前减黄。减黄的方法包括经皮经肝胆管引流（PTCD）、内镜逆行鼻胆管引流/支架（ENBD/ERBD）。ENBD 对于Ⅲ型以上肝门部胆管癌需多支引流的患者操作较困难，且长时间引流患者较难耐受，胆管下段炎症水肿严重，对后期的手术造成较大影响，因而 PTCD 引流较为常用。对于引流部位首先穿刺保留健侧肝脏的胆管引流，对肝功能差、黄疸指数高的患者可实施多支胆管引流。为了行扩大的肝脏切除，避免肝脏切除术后肝功能不全的发生，当剩余肝体积小于标准肝体积的 40%时，可行患侧的门静脉栓塞（PVE）。门静脉栓塞前需先行预留侧肝叶的胆道引流，以利于预留肝脏再生，一般建议在减黄或栓塞后 4~6 周手术。

7）腹腔镜手术

随着医学影像学检查的发展，腹腔镜探查用于评估分期已基本摒弃。腹腔镜下行门静脉结扎可代替门静脉栓塞，可以更精确的阻断门静脉血流，避免异位栓塞。部分Ⅰ型和Ⅱ型的肝门部胆管癌可在腹腔镜下行胆管切除、部分肝脏切除、胆肠吻合、肝门淋巴结清扫。对于经选择的适合病例，在保证腹腔镜下切缘评估的准确性及高位胆肠吻合、淋巴结清扫等技术可及性的前提下，可尝试开展腹腔镜下肝门部胆管癌根治术。

（3）远端胆管癌外科治疗

根治性的 R0 切除是患者获得治愈的唯一有效手段，术中对于胆管切缘、胰管切缘需进行术中冰冻病理检查，确认切缘未见肿瘤累及。

1）手术方式选择

对于远端胆管癌，建议行胰十二指肠切除术，切缘保证阴性。标准的 Whipple 术和保留胃幽门的胰十二指肠切除术（PPPD）的治疗效果及并发症发生率无明显差别。早期远端胆管癌腹腔镜及机器人手术与开放手术相比，远期疗效无明显差别，但是在术后的快速康复方面有明显的优势。

2）淋巴结清扫范围

区域淋巴结清扫范围包括肝十二指肠韧带内淋巴结、胰十二指肠前方和后方的淋巴结，以及肠系膜上动脉右侧淋巴结。

3）术前减黄选择

目前术前减黄治疗仍存在较大争议，多项研究表明术前减黄与否在术后并发症率、病死率上并无显著性差异，但术前减黄可以减轻黄疸带来的瘙痒和疼痛，改善患者的术前状态，使之更易耐受手术。目前支持者建议综合考虑患者的全身情况和拟定的手术方式，包括年龄、黄疸持续时间、凝血功能、营养状态、肿瘤的生长方式、拟行手术方式等。在胰十二指肠切除术患者中，认为"减黄指标＝年龄×3＋总胆红素值（μmol/L）"，若减黄指标＞380，建议行术前减黄。由于肝外胆管癌和壶腹部癌引起低位恶性梗阻，引流优先选择 ERBD，用最少的支架起到最好的引流效果。若 ERBD 失败，则用 ENBD；若 ENBD 失败，则选择 PTCD，PTCD 尽量选择单侧引流达到减黄效果。术前减黄的时间和手术时机方面也存在较大争议，目前支持者建议减黄时间以使肝功能显著改善或基本恢复正常为宜，不应当设置具体的减黄时限。

7.2.2.2　治疗路线图

肝门部胆管癌、胆囊癌、远端胆管癌的诊疗流程分别见图 7-2-1～7-2-3。

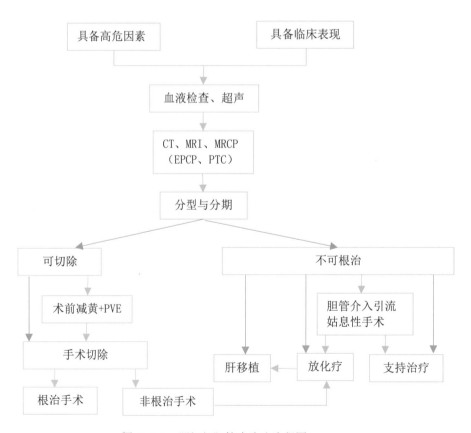

图 7-2-1　肝门部胆管癌诊疗流程图

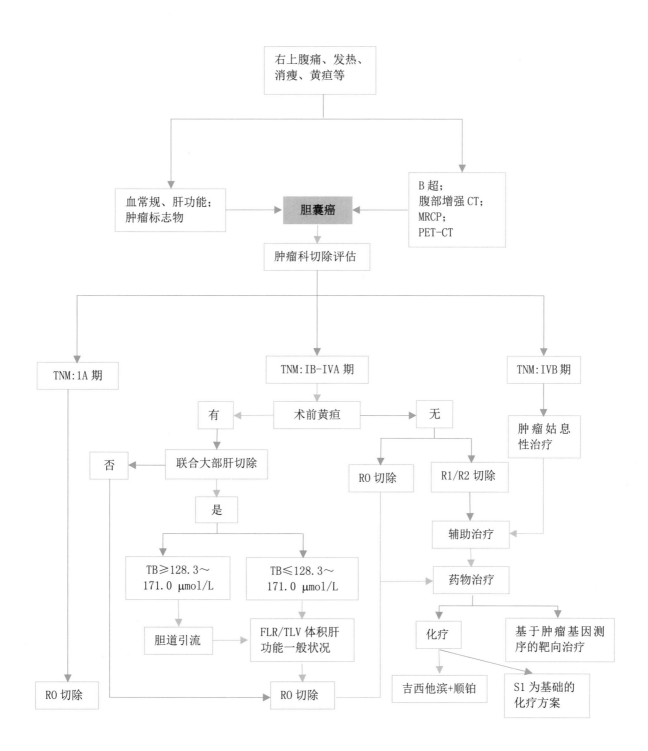

图 7-2-2　胆囊癌诊疗流程图

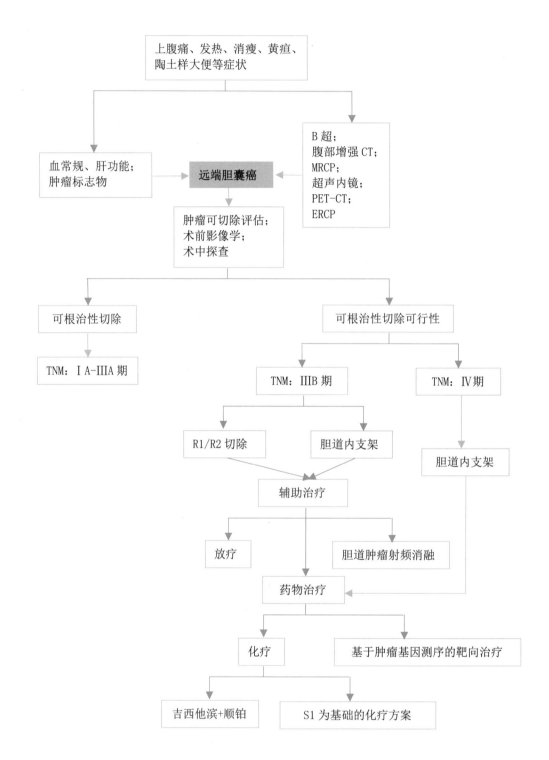

图 7-2-3　远端胆管癌诊疗流程图

7.2.2.3　BTC 系统化疗

（1）术后辅助化疗（见表 7-2-4）

表 7-2-4　术后辅助化疗

Ⅰ级推荐	Ⅱ级推荐	Ⅲ级推荐
卡培他滨单药（1A类证据）[a]； 参加临床试验	吉西他滨或5-FU为基础的方案[b]：GP（2A类证据）、XELOX（2A类证据）、GX（2A类证据）、mFOLFOX（2A类证据）； 单药方案：吉西他滨（仅限肝内胆管癌及胆囊癌）（2A类证据）、5-FU单药（2A类证据）	XP（3类证据）； 氟尿嘧啶联合顺铂（3类证据）

注：a. 根据 BILCAP 研究，入组标准为接受了根治性切除术的肝内外胆管癌及肌层浸润性胆囊癌的患者，术后随机分配至接受口服卡培他滨组（第1—14天，每日2次，1250 mg/m²，21天为1个周期，共8个周期）和观察组。在意向治疗分析中，卡培他滨组和观察组的中位生存期分别为51.1个月和36.4个月，P=0.097，无统计学差异，未达到本研究的主要终点。但在符合方案分析中，卡培他滨组和观察组的中位生存期分别为53个月和36个月，P=0.028，达到统计学差异，故作推荐。

b. 包括吉西他滨联合顺铂、吉西他滨联合卡培他滨、5-氟尿嘧啶联合奥沙利铂，以及卡培他滨联合奥沙利铂等方案，亦可考虑吉西他滨或5-氟尿嘧啶单药治疗，可根据各医疗中心的使用经验及患者的具体情况选用。但基于Ⅲ期随机对照 PRODIGE-12 研究结果，吉西他滨联合奥沙利铂方案辅助化疗并不能提高胆管癌患者术后的 RFS 和 OS，故不推荐该方案用于胆管癌术后的辅助治疗。另一项日本Ⅲ期研究表明，肝外胆管癌术后采用吉西他滨单药辅助化疗并不能带来生存获益，故不推荐该方案用于肝外胆管癌术后的辅助治疗。

（2）新辅助化疗

目前新辅助化疗在 BTC 治疗中的作用尚缺乏高质量临床研究结果支持。鉴于 ABC-02 研究中吉西他滨联合顺铂方案化疗在晚期 BTC 中的作用，综合专家共识，可考虑将该方案用于 BTC 的新辅助化疗。对于部分拟接受肝移植的肝门部胆管癌患者而言，有研究表明肝移植术前接受新辅助治疗可显著提高生存率，可考虑选用。鉴于 BTC 新辅助治疗的循证医学证据极少，建议开展相关临床研究以明确新辅助治疗在 BTC 治疗中的作用。

（3）晚期系统治疗（见表 7-2-5～表 7-2-7）

表 7-2-5　晚期胆道恶性肿瘤的一线治疗

分层	Ⅰ级推荐	Ⅱ级推荐	Ⅲ级推荐
可耐受强烈化疗的患者[a]	GP（1A类证据）； 吉西他滨联合替吉奥（1A类证据）； XELOX（1A类证据）	吉西他滨+顺铂+白蛋白紫杉醇（2B类证据）[b]； 吉西他滨+顺铂+替吉奥（2B类证据）[b]； GEMOX（2A类证据）； 5-氟尿嘧啶+奥沙利铂（2A类证据）； 5-氟尿嘧啶+顺铂（2A类证据）； XP方案（2A类证据）	NTRK基因融合[c]：恩曲替尼、拉罗替尼； MSI-H/dMMR肿瘤[c]：帕博利珠单抗； 纳武利尤单抗联合GP方案（2A类证据）
		GX方案（2A类证据）； 吉西他滨或5-FU为基础的方案（2A类证据）； AG方案（仅限于胆管癌）（2A类证据）； 卡瑞利珠单抗联合GEMOX（2B类证据）[d]	参加临床试验
不能耐受强烈化疗的患者	吉西他滨单药（1B类证据）	替吉奥/5-Fu/卡培他滨单药（2A类证据）	

注：a. 晚期一线化疗推荐 3 个标准治疗方案，分别是吉西他滨联合顺铂、吉西他滨联合奥沙利铂和卡培他滨联合奥沙利铂。证据分别来自 3 个随机对照 3 期临床试验。ABC-02 研究结果标明，吉西他滨联合顺铂将晚期 BTC 患者的 OS 从 8.1 个月提高到 11.7 个月。Ⅲ期 JCOG1113/FUGA-BT 研究表明，吉西他滨联合替吉奥用于晚期 BTC 的一线治疗，其 OS 可达 15.1 个月，疗效不劣于吉西他滨联合顺铂方案（OS 为 13.4 个月），可作为晚期 BTC 的一线治疗选择。Kim 等报道了卡培他滨联合奥沙利铂一线治疗胆道癌症的研究结果，总生存期为 10.6 个月，与对照组吉西他滨+奥沙利铂的 10.4 个月一致，也作为一线治疗推荐。

b. 对于体能状况良好的患者，可考虑 3 药联合的强烈化疗。一项 2 期临床研究显示，吉西他滨+白蛋白紫杉醇+顺铂联合方案有效率高达 45%，PFS 达 11.8 个月，OS 达 19.2 个月。一项来自日本的随机对照 3 期研究在 2018 年口头报告，吉西他滨+顺铂+替吉奥的联合方案的总生存 13.5 个月，优于对照组吉西他滨联合顺铂的 12.6 个月（P=0.046）。

c.关于免疫与靶向治疗，两种 NTRK 抑制剂和 PD-1 单抗帕博利珠（pembrolizumab），其临床研究均为不分瘤种的早期试验，且均为一线之后的后线治疗，但由于临床数据获益良好，作为Ⅲ级推荐。

d.化疗联合 PD-1 单抗作为一线治疗的两个方案，均来自 2 期临床研究。目前类似方案的全球多中心 3 期临床研究已经展开。

e.推荐符合精准用药条件的所有胆道肿瘤的患者参加临床研究，包括但不限于 *FGFR2* 融合突变、*IDH1/2* 突变、*POLE/POLD* 突变、*BRCA* 突变/*BAP* 突变/*ATM* 突变、*BRAF* 突变等。

表 7-2-6   晚期胆道恶性肿瘤的二线治疗

分层	Ⅰ级推荐	Ⅱ级推荐	Ⅲ级推荐
PS≤1	mFOLFOX（1A类证据）[a]；参加临床试验	伊立替康+卡培他滨（2A类证据）[b]；FOLFIRI（2B类证据）；瑞戈非尼（2B类证据）[c]；其他既往未使用过的一线推荐治疗方案（2B类证据）	MSI-H/dMMR肿瘤[d]：帕博利珠单抗（2A类证据）；纳武利尤单抗
PS>2	最佳支持治疗		

注：a.ABC-06 研究入组了一线吉西他滨联合顺铂化疗进展后的晚期胆管癌患者，随机分配至接受积极症状控制（ASC）+mFOLFOX（奥沙利铂+5-FU）组或单纯 ASC 组。研究结果表明，ASC+mFOLFOX 组的中位 OS 为 6.2 个月，单纯 ACS 组的中位 OS 为 5.3 个月，ASC+mFOLFOX 组带来了有临床意义的 OS 改善，故推荐 ASC+mFOLFOX 方案作为晚期胆管癌的二线治疗方案。

b.其他可供选择的化疗方案包括伊立替康联合卡培他滨、伊立替康联合 5-氟尿嘧啶，以及其他一线治疗指南推荐的方案，可根据患者既往治疗经过，以及肝功能的情况，结合各医疗中心的使用经验选用。

c.REACHIN 研究入组了一线吉西他滨联合铂类方案化疗进展后的晚期胆管癌患者，随机分配至瑞戈非尼 160 mg，每日 1 次，口服 3 周停 1 周或安慰剂组。研究结果表明，瑞戈非尼组的中位 PFS 为 3.0 个月，安慰剂组为 1.5 个月，具有统计学意义，但两组 OS 无明显差异，故作Ⅱ级推荐。

d.目前免疫治疗在晚期胆系肿瘤二线治疗中缺乏高质量的循证医学证据，建议继续进行临床研究。

表 7-2-7   晚期胆道恶性肿瘤常用化疗方案

方案	药物
卡培他滨	卡培他滨1250 mg/m² 口服，每天2次，d1—d14，每3周重复
GP	吉西他滨1000 mg/m²，静脉滴注大于30 min，d1、d8；顺铂25 mg/m²，静脉滴注，d1、d8；每3周重复
XELOX	卡培他滨1000 mg/m² 口服，每天2次，d1—d14；奥沙利铂130 mg/m²，静脉输注大于2 h，d1；每3周重复
GX	吉西他滨1000 mg/m²，静脉滴注大于30 min，d1、d8；卡培他滨1250 mg/m² 口服，每天2次，d1—d14；每3周重复
mFOLFOX	奥沙利铂85 mg/m²，静脉输注大于2 h，d1；亚叶酸钙350 mg/m²，静脉输注2 h，d1；5-FU 400 mg/m²，静冲，d1，然后2400 mg/m²，持续静脉输注46 h；每2周重复
GEMOX	吉西他滨1000 mg/m²，静脉滴注大于30 min，d1、d8；奥沙利铂100 mg/m²，静脉输注大于2 h，d1；每3周重复
XP	卡培他滨1500 mg/m² 口服，每天2次，d1—d14；顺铂25 mg/m²，静脉滴注，d1、d8；每3周重复
吉西他滨	吉西他滨1000 mg/m²，静脉滴注大于30 min，d1、d8、d15，每4周重复
5-FU	亚叶酸钙400 mg/m²，静脉滴注2 h，d1；5-FU 400 mg/m²，静脉滴注，d1，然后2400 mg/m²，持续静脉输注46 h；每2周重复

续表

方案	药物
AG（P）	西他滨1000 mg/m²，静脉滴注大于30 min，d1、d8； 白蛋白结合型紫杉醇125 mg/m²，静脉滴注，d1、d8； 顺铂25 mg/m²，静脉滴注，d1、d8； 每3周重复
卡瑞利珠联合GEMOX	卡瑞利珠单抗3 mg/kg，静脉滴注，d1、d15； 西他滨800 mg/m²，静脉滴注30 min，d1、d15； 奥沙利铂100 mg/m²，静脉输注2 h，d2、d16； 每4周重复
FOLFIRI	伊立替康180 mg/m²，静脉注射2 h，d1； 亚叶酸钙400 mg/m²，静脉输注大于30 min，d1； 5-FU 400 mg/m²，静冲，d1，然后2400 mg/m²，持续静脉输注46 h； 每2周重复
瑞戈非尼	瑞戈非尼160 mg口服，每天1次，d1—d21，每4周重复
纳武利尤单抗	纳武利尤单抗3 mg/kg或240 mg/次，静脉滴注，d1，每2周重复
帕博利珠单抗	帕博利珠单抗200 mg，静脉滴注，d1，每2周重复

7.2.2.4　放疗

放射治疗在术后辅助以及局部晚期病灶的姑息治疗上占据重要地位。根据肿瘤的侵及范围，以及是否可手术切除，放射治疗可分为三类：可手术切除的术后辅助放疗、术前局部晚期新辅助放化疗、不可手术切除的以及转移性 BTC 的姑息放疗。

（1）术后辅助放化疗

基于部分回顾性研究和前瞻性 II 期临床研究 SWOGS0809 结果，局部进展期可手术切除的肝外胆管癌术后采取吉西他滨联合卡培他滨的辅助化疗，以及卡培他滨为基础的同步放化疗，能带来生存获益。因此，目前推荐：对于已行根治性 R0 切除的肝外胆管癌，若术后病理分期为 pT3/4 或 N+，推荐行以 5-FU 或卡培他滨为基础的放化疗；若肿瘤为 R1 或 R2 切除，也推荐行以 5-FU 或卡培他滨为基础的放化疗。

（2）术前新辅助放化疗

术前新辅助放化疗在局部晚期 BTC 中的临床使用价值尚有待考量。部分研究显示，对可能切除的 BTC 行术前新辅助放化疗，可以达到降期、提高 R0 切除率、延长生存的作用，但尚缺乏高级别循证医学证据。对 T3 以上或者 N+ 的局部进展期病灶，可考虑行术前放化疗，可能降低分期，提高手术切除率。

（3）不可手术切除及转移性胆管癌的姑息放疗

对于不能切除的局部晚期 BTC，如体能状态良好，无阻塞性黄疸，常规剂量放疗联合同步化疗，相较于单纯化疗或放疗已显示出在缓解症状和延长生存上的优势，因而是目前被广泛接受的姑息性放疗方式。除此以外，现有的临床数据已显示大分割放疗方式如 SBRT，已给肝内胆管癌以及病变局限的肝外及胆囊癌带来明显局控及生存的获益，而其他放疗方式如质子治疗等，尚缺乏充足的临床研究数据支持。因此，目前对姑息性放疗的推荐为：对于 BTC 存在广泛淋巴结转移、放疗靶区范围较大者，优先考虑常规剂量放疗联合同步化疗；对于局限的肝内胆管癌，优先考虑 SBRT 治疗；而肝外胆管及胆囊癌尽管存在淋巴结转移，但病变较局限者，或仅针对局限病灶行减症放疗，同样可考虑 SBRT 治疗，但需严格考量放疗剂量及正常组织的耐受性。

7.2.2.5 免疫治疗

免疫检查点抑制剂在 BTC 的治疗中做了许多探索。目前尚无辅助治疗证据。对于晚期 BTC 一线治疗，免疫检查点抑制剂与化疗或靶向药物联合治疗仍处于临床试验阶段。鉴于纳武利尤单抗联合 GC 方案有效率达 36.7%，中位 OS 15.4 个月，故该方案可作为一线治疗的选择。对于晚期二线及以上且 MSI-H 的患者，可选择用帕博利珠单抗治疗。由于晚期 BTC 难治，而现阶段免疫治疗证据尚不充分，鼓励患者积极参加临床试验。其他常用的免疫治疗方法包括胸腺肽类药物、干扰素、免疫细胞治疗、肿瘤疫苗、溶链菌素及免疫核糖核酸等，均无较高级别临床研究证据，不作为常规治疗推荐，鼓励患者参加临床试验。

7.2.3 随 访

胆道恶性肿瘤随访方案见表 7-2-8。

表 7-2-8　胆道恶性肿瘤随访方案

目的	I 级推荐		II 级推荐	III 级推荐
早期根治术后	随访频率： 2年以内每3个月随访1次； 等2—5年，每6个月随访1次； 5年后，随访时间可以延长至每年1次		对于CEA和CA199升高的患者，若实验室检查发现二者或单一指标升高，可以随时安排临床检查	
	随访内容： 1.临床检查； 2.血液检测（血常规，血生化，肿瘤指标CEA、CA199）； 3.胸腹盆CT或胸部CT、腹部MR扫描		随访内容： 胸腹部增强CT或增强MRI	随访内容： PET-CT
晚期或不可切除姑息性治疗随访	在接受全身或局部治疗期间，按评价疗效要求或根据并发症，8～12周随访1次。CA199和CEA用于病情监测			

7.3 胰腺癌

胰腺癌（pancreatic cancer）是一种恶性程度很高、诊断和治疗都很困难的消化道恶性肿瘤，约 90%为起源于腺管上皮的导管腺癌。近年来，胰腺癌的发病率和死亡率明显上升，5 年生存率仅约 10%，被称为"癌中之王"。该病发病率男性高于女性，男女之比为（1.5～2.0）∶1，男性患者远较绝经前的妇女多见，绝经后妇女的发病率与男性相仿。

7.3.1 流行病学

世界范围内，胰腺癌发病率居恶性肿瘤的第 12 位，年新发病例数 495773 例；胰腺癌死亡率居恶性肿瘤的第 7 位，年死亡病例数 466003 例。我国胰腺癌位于恶性肿瘤死亡的第 9 位，年新增病例约 9

万例，年死亡病例约 7 万例，且总体病死率呈上升趋势，预计 2030 年恶性肿瘤中胰腺癌的病死率将位于第 2 位。（数据来源：GLOBOCAN2020，https://gco.iarc.fr/today/）。

7.3.2　诊　断

建议在较大规模的医疗中心进行胰腺癌MDT的诊断和治疗，由外科、影像科、内镜科、病理科、肿瘤内科、介入科、放疗科等专业的医师参与，并贯穿患者诊治的全部过程。

7.3.2.1　症状、体征

在胰腺癌早期，大部分患者无明显临床表现。大样本回顾性临床研究表明，以下 12 个预警症状与胰腺癌密切相关：体重下降、腹痛、恶心呕吐、腹胀、消化不良、新发糖尿病、排便习惯改变、瘙痒、嗜睡、腰痛、肩痛及黄疸。最常见的主诉症状是腹痛、黄疸和体重减轻，常见体征包括黄疸、肝肿大、右上腹肿块、恶液质等。

7.3.2.2　检验

包括血常规+血型、肝肾脂糖电解质、肿瘤标志物（CA199、CA125 等）、输血前四项、凝血功能、IgG4（怀疑自身免疫性胰腺炎）、大便常规+OB、尿常规等。动态监测 CA199 等血清肿瘤学标记物，有助于胰腺癌诊断、预后评估、术后复发转移监测及疗效评价等。

7.3.2.3　检查

常规检查包括心电图、胸部高分辨率 CT、肝胆胰脾 B 超、心超+动态心电图（年龄≥65 岁或有心脏病史）、肺功能+血气（年龄≥65 岁或有 COPD 病史）等。

胰腺癌特殊检查：腹部 CT 血管成像（备注：请关注胰腺）、肝脏增强磁共振+弥散（备注：请关注胰腺）、MRCP（肿瘤位于胰头部）、PET-CT。对于高危患者，在行胰腺 CT 后，可考虑行 PET-CT 或 PET-MR 扫描，以发现胰腺以外的转移灶。PET-CT 或 PET-MR 扫描不能代替高质量的增强 CT。参照 NCCN 指南，胰腺癌转移高危患者包括：可能可切除、CA199 显著升高者，以及原发肿瘤较大者和局部淋巴结肿大者。PET-CT 和 PET-MRI 可作为胰腺 CT 或 MRI 检查的补充。

基因检测及其他新技术：建议对所有局部进展期或转移性胰腺癌患者进行基因检测，包括但不限于 *BRCA1/2*、*NTRK1/2/3*、*PALB2*、*ATM/ATR*、*RAS* 等，有助于指导选择最佳药物治疗方案并参与新药的临床研究。晚期胰腺癌患者均应进行 *MSI/MMR/TMB* 检测。

超声内镜：超声内镜胰腺癌检出率高于 CT。回顾性研究表明，超声内镜敏感性可以达到 100%，而 CT 为 86%。另外，超声内镜下细针穿刺胰腺癌诊断准确率可以达到 85%～90%。

7.3.2.4　病理诊断

胰腺导管腺癌是最常见的病理类型，致密的间质纤维化为其主要特征。病理学表现为：腺体排列紊乱、核多型、腺腔不完整、坏死、腺体侵犯血管、嗜神经侵犯及淋巴侵犯等。

7.3.2.5　分期

胰腺癌 TNM 分期（根据 AJCC 第 8 版分期）见表 7-3-1。

表 7-3-1　胰腺癌 TNM 分期（根据 AJCC 第 8 版分期）

T 分期	
Tx	原发肿瘤无法评估
T0	无原发肿瘤证据
T1	肿瘤最大径≤2 cm
T1a	肿瘤最大径≤0.5 cm
T1b	0.5 cm＜肿瘤最大径≤1 cm
T1c	1 cm≤肿瘤最大径≤2 cm
T2	2 cm≤肿瘤最大径≤4 cm
T3	肿瘤最大径＞4 cm
T4	无论肿瘤大小，侵犯腹腔干、肠系膜上动脉和（或）肝总动脉
区域淋巴结（N）	
Nx	区域淋巴结无法评估
N0	无区域淋巴结转移
N1	1～3枚区域淋巴结转移
N2	4枚以上
区域淋巴结转移远处转移（M）	
M0	无远处转移
M1	有远处转移
分期	
ⅠA期	T1N0M0
ⅠB期	T2N0M0
ⅡA期	T3N0M0
ⅡB期	T1-T3N1M0
Ⅲ期	任何TN2M0，T4N0M0
Ⅳ期	任何T，任何NM1

7.3.3　治　疗

7.3.3.1　治疗原则

胰腺癌的治疗主要包括手术治疗、放射治疗、化学治疗以及介入治疗等。综合治疗是任何分期胰腺癌治疗的基础，但对每一个病例需采取个体化处理的原则，根据不同患者身体状况、肿瘤部位、侵及范围、黄疸以及肝肾功能水平，有计划、合理地应用现有诊疗手段，以期最大幅度地根治、控制肿瘤，减少并发症，改善患者生活质量。

7.3.3.2　治疗路线图

胰腺癌治疗路线见图 7-3-1。

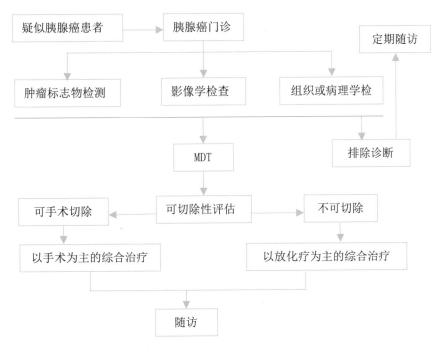

图 7-3-1 胰腺癌治疗路线图

7.3.3.3 可切除性评估

胰腺癌可切除性评估见表 7-3-2。

表 7-3-2 胰腺癌可切除性评估

切除性	动脉受侵情况	静脉受侵情况
可切除（resectable）	无动脉受侵（腹腔干、肠系膜上动脉、肝总动脉）	肿瘤侵犯肠系膜上静脉/门静脉或侵犯肠系膜上静脉/门静脉≤180°，不伴静脉壁变形
可能可切除（borderline resectable）	胰头/钩突： 肿瘤侵犯肝总动脉，但范围未达左右肝动脉分叉处或腹腔干，可行动脉切除重建； 肿瘤包绕肠系膜上动脉<180°； 肿瘤侵犯变异的动脉（如：副右肝动脉、替代右肝动脉、替代肝总动脉及这些动脉或副动脉的起始处）。 胰体尾： 肿瘤包绕腹腔干<180°； 肿瘤包绕腹腔干>180°，但未侵犯腹主动脉及胃十二指肠动脉（可安全行改良Appleby术）	肿瘤侵犯肠系膜上静脉/门静脉>180°，或肿瘤肠系膜上静脉/门静脉≤180°，伴静脉壁变形或栓塞，但可安全行血管切除重建； 肿瘤侵犯下腔静脉
不可切除（unresectable）	远处转移（包括非区域淋巴结转移）胰头/钩突： 肿瘤包绕肠系膜上动脉>180°； 肿瘤包绕腹腔干>180°。 胰体尾： 肿瘤包绕肠系膜上动脉>180°； 肿瘤包绕腹腔干>180°； 肿瘤侵犯腹腔干并累及腹主动脉	肠系膜上静脉/门静脉受侵或闭塞无法重建（癌栓或血栓）

7.3.3.4　新辅助治疗及转化治疗

建议在较大规模的医疗中心进行胰腺癌 MDT 诊治，由外科、影像科、内镜科、病理科、肿瘤内科、介入科、放疗科等专业的医师参与，并贯穿患者诊治的全部过程。根据患者的基础健康状况、临床症状、肿瘤分期及病理学类型，共同制订个体化诊疗计划，以达到最佳的治疗效果。

目前国内外指南多提倡针对病理诊断明确且合并高危因素的可切除胰腺癌患者开展新辅助治疗。已知高危因素包括 CA199 显著增高、瘤体较大、区域淋巴结肿大疑似转移、体重显著降低、伴有明显疼痛等。

对于可能可切除胰腺癌及局部进展期胰腺癌，建议新辅助治疗。我们采用的新辅助化疗常用方案为：①改良的 Folfirinox 方案（mFFX）：奥沙利铂（85 mg/m^2×80%）d1、亚叶酸钙（400 mg/m^2）d1、伊立替康（180 mg/m^2×75%）d1、5-FU（2400 mg/m^2）civ 46 h，Q2W；②AG 方案：吉西他滨 1000 mg/m^2、白蛋白紫杉醇 125 mg/m^2 d1，d8，Q3W。

7.3.3.5　外科治疗

胰腺癌外科治疗包括术前治疗、手术切除及术后管理。

（1）术前营养评估与营养支持

胰腺癌患者合并营养风险及营养不良率高达 91.1%，高于其他消化系统肿瘤患者。建议术前营养支持的指征如下：①6 个月内体重下降>15%；②体重指数<18.5 kg/m^2；③主观全面评定法评定为 C 级，营养不良；④NRS2002>5 分；⑤白蛋白<30 g/L，同时肝肾功能正常。对于合并营养风险的多数胰腺癌患者，术前通过膳食指导及口服营养补充多可满足营养需求。对存在高营养不良风险或营养不良的患者，如经口进食不能满足目标量，可进行肠内营养（管饲）、补充性肠外营养或全肠外营养。

（2）术前治疗

对于胆道梗阻时间较长、肝肾功能明显异常、合并发热及胆管炎等感染表现者，建议行胆道引流（preoperative biliary drainage，PBD），以控制感染，改善肝肾功能，提高围手术期安全性。如拟行新辅助治疗，治疗前亦应行胆道引流。提倡内引流减黄，有助于改善患者术前消化及营养状态。内镜下 PBD 可选择塑料支架或自膨式金属支架（self-expandable metal stents，SEMS）。对于切除可能性大、预计支架留置时间较短的患者可选择塑料支架；对于留置时间可能较长或拟行术前新辅助治疗的患者，可选择全覆膜 SEMS。

（3）手术治疗

1）手术方式

肿瘤位于胰头、胰颈部时，可行胰十二指肠切除术（Whipple 手术）。标准的 Whipple 手术范围包括切除胰头及钩突部、十二指肠、空肠近端 15 cm、胆囊、胆总管、胃远端 1/3，同时行周围淋巴结清扫（见图 7-3-2）。如果肿瘤侵犯肠系膜上动脉或门静脉，可行联合血管切除重建；消化道重建按胰空肠、胆空肠、胃空肠的顺序进行吻合。

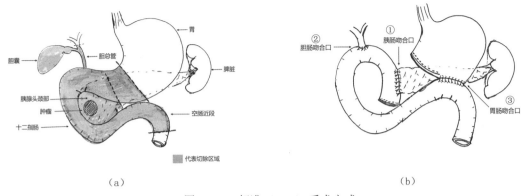

图 7-3-2　标准 Whipple 手术方式

（a）手术切除区域；（b）手术吻合顺序（①→③）

肿瘤位于胰腺体尾部可行胰体尾加脾切除术，切除范围包括胰腺体尾部和脾脏。当分离胰腺体尾背面时，应切开Gerota筋膜，切除左肾上腺，使左肾动静脉暴露，游离胰腺至腹主动脉右缘，切除胰腺的3/4。如累及周围胃及结肠时，行扩大切除部分胃及结肠。

肿瘤较大，范围包括胰头、颈、体时，可行全胰切除术。全胰切除可能带来很多代谢及营养并发症，术后出现继发性难以控制的糖尿病及消化吸收功能障碍，需终生应用胰岛素及消化酶治疗。而且，全胰切除术并不能提高胰腺癌患者的生存率，故应慎重选择。

目前微创手术包括腹腔镜、机器人胰腺手术，均有报道，建议在有经验的医疗机构开展。广泛开展仍需要进一步评估长期疗效及患者获益。

2）胰腺切除后残端吻合技术

胰腺切除后残端处理的目的是防止胰漏，胰肠吻合是常用的吻合方式。胰肠吻合有多种吻合方式，保持吻合口血运是将低胰瘘发生率的关键。

胰肠吻合的常用方式有胰腺空肠端端套入吻合、胰腺空肠端侧吻合、胰腺空肠导管对黏膜吻合、捆绑式胰腺空肠吻合、胰管空肠侧侧吻合。

3）姑息性手术问题

对术前判断不可切除的胰腺癌患者，如同时伴有黄疸、消化道梗阻，全身条件允许的情况下可行姑息性手术，行胆肠、胃肠吻合。

（4）手术标本的标准化检测及切缘状态评估

1）胰腺癌 Whipple 手术各切缘留取标准

目的：为客观准确反映胰腺癌手术切缘状态，对 Whipple 标本的各个切缘留取做以下规定。

每例胰腺癌Whipple手术标本，在保障标本完整性的前提下，在手术室当场由主刀或第一助手进行解剖，对标本的下述切缘分别留取厚1 mm 的组织进行装袋、标记及描述，送往病理科检测。

切缘：

①后侧（背侧）切缘：指胰头后尾部与钩突切缘的连接面，被一层疏松结缔组织覆盖，有时可以和肠系膜上动脉切缘包括在同一个切面。

②门静脉沟槽切缘：指胰头后中部分门静脉经过的平滑沟槽表面，有时可以和肠系膜上动脉切缘

包括在同一个切面。

③肠系膜上动脉切缘：也称为后腹膜切缘或钩突切缘，指肠系膜上动脉周围 3～4 cm 左右的软组织。

④胰颈断端切缘。

⑤胆管切缘。

⑥空肠切缘。

⑦门静脉切缘：近端和远端，合并门静脉或肠系膜上静脉切除重建时。

如果后侧（背侧）切缘和门静脉沟槽切缘无法留取，肠系膜上动脉切缘（又称后腹膜切缘）一定要留取。

2）胰腺癌切缘的判断标准

以距切缘 1 mm 内有无肿瘤细胞浸润判断：①R0 切除：距切缘 1 mm 组织内无肿瘤细胞浸润；②R1 切除：距切缘 1 mm 组织内有肿瘤细胞浸润；③R2 切除：肉眼判断切缘为阳性。

（5）术后 ERAS 临床路径

1）术前 1 天：半流饮食，禁食、禁水 6 h。

2）手术当天（POD0）：补液，抗生素针，制酸剂针×3 d，镇痛针剂（NSAIDS 或联用阿片类似物针剂）×5 d，止吐×3 d，血糖监测 Q6H×3 d（糖尿病除外，进食后改测空腹及餐后 2 h 血糖），年龄≥70 岁，记 24 h 出入量×3 d 和测 CVP q12h×3 d，抑酶×3 d（胰漏高风险者）。

3）POD1：血常规，C 反应蛋白，降钙素原，凝血谱，肝肾功能电解质，抗凝（无出血风险者），血管 B 超（血管重建者），拔除导尿管，拔除胃管（胃肠吻合术），流质，口服缓泻剂，更换切口敷料，活动目标（下地活动）。

4）POD2：半流饮食（无胃肠吻合者），流质持续 2 d（胃肠吻合者，视患者情况而定），口服缓泻剂，活动目标（床边行走、下床累计坐 1 h）。

5）POD3：乳糜定性、引流液甘油三酯测定，引流液淀粉酶检测，活动目标（搀扶行走）。

6）POD4：血常规，C 反应蛋白，降钙素原，凝血谱，肝肾功能电解质，肿瘤标志物，半流饮食（胃肠吻合术），序贯口服镇痛（COX2 抑制剂）。

（6）术后常见并发症的诊断及处理

1）术后出血

术后出血在手术后 24 h 以内为急性出血，超过 24 h 为延时出血。主要包括腹腔出血和消化道出血。胰腺术后出血规范化管理流程见图 7-3-3。

2）胰瘘（见表 7-3-3）

胰瘘是胰腺导管上皮与其他上皮表面的异常通道，内有源自胰腺的、富含酶类的液体。诊断标准：术后≥3 d 任意量的引流液中，淀粉酶浓度高于正常血清淀粉酶浓度上限的 3 倍以上，同时必须有相应临床表现。

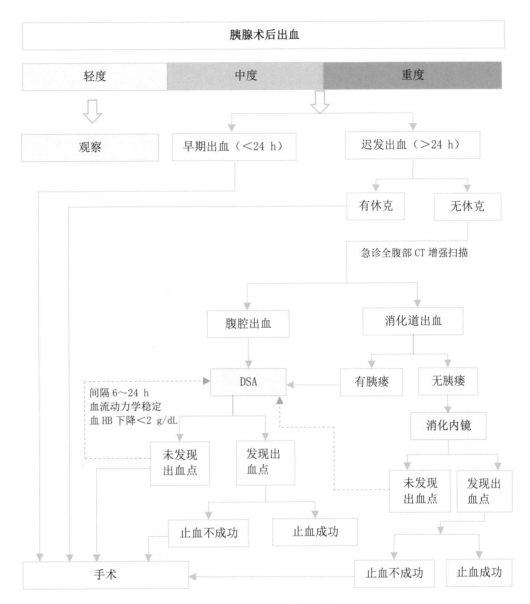

图 7-3-3　胰腺术后出血规范化管理流程

表 7-3-3　胰瘘的分级

临床表现及处理	生化漏	B 级瘘	C 级瘘
术后第 3 天或以后引流液淀粉酶达正常上限的 3 倍以上	有	有	有
腹腔引流管留置时间超过 3 周	无	有	有
因胰瘘而改变了临床治疗方案	无	有	有
胰瘘需经皮或内镜下穿刺引流	无	有	有
胰瘘相关出血需血管造影介入止血	无	有	有
感染	无	有	有
再次手术	无	无	有
胰瘘相关的器官功能衰竭	无	无	有
胰瘘相关的死亡	无	无	有

3）胰腺术后胃排空延迟（胃瘫）（见表7-3-4～表7-3-5）

胰腺术后胃排空延迟的治疗主要是充分胃肠减压，加强营养心理治疗或心理暗示治疗；应用胃肠道动力药物；治疗基础疾患和营养代谢的紊乱；可试行胃镜检查，反复快速向胃内充气排出，可2～3 d重复治疗。

表 7-3-4　胰腺术后胃排空延迟定义

分级	胃管留置时间	不能耐受经口固体饮食时间	呕吐或者胃胀	促胃动力药使用
A	4～7 d 或者术后第 3 天重插	术后第 7 天	有/无	有/无
B	8～14 d 或者术后第 7 天重插	术后第 14 天	有	有
C	超过 14 d 或者术后第 14 天重插	术后第 21 天	有	有

表 7-3-5　胰腺术后胃排空延迟分级

DGE	A 级	B 级	C 级
临床表现	良好	通常良好/轻微不适	Ⅲ级并发症/差/严重不适（由于并发症和操作导致总体风险）
合并症	无	可能有（胰瘘，腹腔脓肿）	可能有（胰瘘，腹腔脓肿）
特殊治疗	可能有（促胃动力药）	有（促胃动力药，重插胃管可能）	有（促胃动力药，留置胃管）
营养支持（肠内或者肠外）	可能有（恢复固体饮食延迟）	有（部分肠外营养）	有（全肠外营养或者经鼻肠管肠内营养，时间超过术后3周）
诊断评估	无	可能需要（内镜，上腹部胃肠造影，CT）	需要（内镜，上腹部胃肠造影，CT）
介入治疗	无	无	可能有（例如脓肿引流、因并发症再手术，因 DGE 再手术）
住院时间延长	可能有	有	有
辅助治疗潜在延迟	无	无	有

4）乳糜瘘（见表7-3-6）

乳糜瘘是术后第3天从引流管、引流管口或伤口流出的乳白色液体，其中甘油三酯含量≥110 mg/dL或≥1.2 mmol/L。

表 7-3-6　乳糜瘘的分级

分级	A	B	C
治疗效果	无需或仅需经口饮食控制*	鼻肠内营养饮食控制*和（或）全肠外营养，需经皮穿刺引流，外科引流管持续引流或药物治疗（生长抑素）	其他侵入性住院治疗†，入住 ICU，和（或）导致死亡‡
带管出院或再入院†	无	可能有	可能有
住院时间延迟‡	无	有	有

注：*无脂肪饮食含或不含中链甘油三酯；†放射介入治疗（不包括经皮穿刺引流）或再手术；‡与乳糜瘘直接相关。

7.3.3.6　非外科治疗

（1）化疗（见表7-3-7）

胰腺癌术后辅助化疗在防止或延缓肿瘤复发方面效果确切，根治术后患者如无禁忌证均应行辅助化疗。术后可据患者体能状况选择辅助化疗方案，体能状态好者首选联合方案。辅助化疗宜尽早开始。

对于术后体能状态恢复较好的患者，辅助化疗起始时间尽可能控制在术后 8 周内；对于体能状态较差的患者，起始时间也不宜超过术后 12 周。一般建议化疗 6～8 个周期，总疗程 24 周。

不可切除的晚期胰腺癌患者应据体能状态积极进行系统治疗，首选联合治疗方案。建议对所有局部进展期或转移性胰腺癌患者进行基因检测，包括但不限于 *BRCA1/2*、*NTRK1/2/3*、*PALB2*、*ATM/ATR*、*RAS* 等，有助于指导选择最佳药物治疗方案并参与新药的临床研究。

目前国内外指南多提倡针对病理诊断明确且合并高危因素的可切除胰腺癌患者开展新辅助治疗。已知高危因素包括 CA199 显著增高、瘤体较大、区域淋巴结肿大疑似转移、体重显著降低和伴有明显疼痛等。新辅助化疗后序贯根治性手术的胰腺癌患者，建议经 MDT 讨论评估后继续开展辅助化疗，治疗方案参考新辅助化疗的效果或临床研究结论。

表 7-3-7　胰腺癌常用化疗方案

分期			化疗方案	
晚期	一线	1.GS	吉西他滨 1000 mg/m² 静滴 30 min，d1、d8； 替吉奥，40～60 mg/m² 口服 bid，d1—d14； 每 3 周重复	PS 0～1
		2.GEM	吉西他滨 1000 mg/m² 静滴 30 min，d1、d8、d15； 每 4 周重复	PS 2
		3.nab-PGAG	白蛋白紫杉醇 125 mg/m² 静滴 15 min，d1、d8、d15； 吉西他滨 1000 mg/m² 静滴 30 min，d1、d8、d15； 每 4 周重复	
		4.FOLFIRINOX	伊立替康 150 mg/m² 静滴，d1； 奥沙利铂 65 mg/m² 静滴，d1； LV 400 mg/m² 静推，d1； 5-FU 400 mg/m² 静推，d1； 然后 2400 mg/m² 静脉持续输注 46 h； 每 2 周重复	PS 0
		5.GEMOX	吉西他滨 1000 mg/m² 静滴 100 min，d1； 奥沙利铂 100 mg/m² 静滴 2 h，d2； 每 2 周重复	PS 0～1
		6.GEMCap	吉西他滨 1000 mg/m² 静滴 30 min，d1、d8； 卡培他滨 1000 mg/m² bid，d1—d14； 每 3 周重复	PS 0～2
		7.GEM+Eriotinb	吉西他滨 1000 mg/m² 静滴 30 min； 每周×7 周，休 1 周，然后每周×3 周，休 1 周； 厄洛替尼 100 mg/m² 口服 bid	PS 0～2
		8.AG	白蛋白结合型紫杉醇 125 mg/m² 静滴，d1、d8； 吉西他滨 1000 mg/m² 静滴 30 min，d1、d8； 每 3 周重复	
	二线	1.mFOLFOX 6	同上	
		2.CapE	卡培他滨 1000 mg/m² 口服 bid，d1—d14； 厄洛替尼 150 mg/m² 口服 bid； 每 3 周重复	
		3.S-1	替吉奥 40～60 mg/m² 口服 bid，d1—d28； 每 6 周重复	
		4.FOLFIRI	伊立替康 180 mg/m² 静滴 2 h，d1； LV 400 mg/m² 静滴 2 h，d1； 5-FU 400 mg/m² 静推 2 h，d1； 然后 2400 mg/m²，46 h 静脉持续输注； 每 2 周重复	

续表

分期			化疗方案	
早期	辅助	1. GEM	吉西他滨 1000 mg/m² 静滴 30 min，d1、d8、d15； 每 4 周重复，共 6 周	
		2. S-1	替吉奥 40～60 mg/m² 口服 bid，d1—d14； 每 3 周重复，共 6 个月	
		3. GEMCap	吉西他滨 1000 mg/m² 静滴 30 min，d1、d8； 卡培他滨 1000 mg/m² bid，d1—d14； 每 3 周重复，共 8 周	
		4. mFOLFIRINOX	伊立替康 180 mg/m² 静滴，d1（第 1 周）； 伊立替康 150 mg/m² 静滴，d1（第 2—12 周）； 奥沙利铂 65 mg/m² 静滴，d1； LV 400 mg/m² 静滴 2 h，d1； 5-FU 400 mg/m² 静推，d1； 然后 2400 mg/m²，静脉持续输注 46 h； 每 2 周重复，共 12 周	

（2）放疗

1）放疗适应证

放疗主要用于可切除或交界可切除胰腺癌的新辅助放疗或新辅助放化疗，局部进展期胰腺癌的根治性放疗或放化疗或转化治疗，具有高危因素的术后辅助放化疗，术后局部或后腹膜淋巴结复发且无远处转移的挽救性放疗或放化疗，交界可切除和局部进展期胰腺癌的术中放疗，以及转移性胰腺癌的减症姑息放疗。

2）放疗剂量分割及危及器官

胰腺癌放疗的剂量分割可根据具体病灶的位置、大小及与毗邻器官的相关性采用常规分割的同步放化疗或低分割（SBRT/HYPO）的单纯放疗。同步放化疗一般采用 5-氟尿嘧啶为基础或吉西他滨为基础的化疗。常规剂量分割可考虑：1.8～2.0 Gy/次，也可考虑 2.4 Gy/次。胰腺癌放疗的常见危及器官（OAR）有：胃、十二指肠、空回肠、结肠、肝、肾、脊髓等。

3）放疗定位与呼吸管理

所有胰腺癌放疗患者采用 CT 定位、体膜固定及呼吸管理。我们常用呼吸管理有：EEBH-RPM（呼气末屏气-实时呼吸监控）、呼吸门控、腹部加压杆等技术。

4）放疗疗效评价

疗效评价参照 WHO 实体瘤疗效评价标准或 RECIST 疗效评价标准。

（2）靶向治疗

建议对所有局部进展期或转移性胰腺癌患者进行基因检测，包括但不限于 *BRCA1/2*、*NTRK1/2/3*、*PALB2*、*ATM/ATR*、*RAS* 等，有助于指导选择最佳药物治疗方案并参与新药的临床研究。

1）*BRCA1/2* 突变对 DNA 损伤治疗高敏感，包括 PARP 抑制剂和铂类等。临床试验证实，*BRCA* 突变患者应用铂类化疗方案中位生存时间从 17.8 个月提高到 31.0 个月，无 *BRCA2* 突变的胰腺癌患者获益不明显。

2）HER2 扩增对赫赛汀等治疗敏感。

3）*RAS-MARK* 通路激活对 TKI 类药物敏感。

4）*ATM* 突变对放疗敏感。

（3）免疫治疗

基础研究表明，胰腺癌肿瘤组织内效应 T 细胞缺乏、胰腺癌免疫原性不强、*Kras* 等癌基因的激活，导致肿瘤、免疫抑制细胞大量浸润，结缔组织显著增生，血运缺乏，这些特性为胰腺癌的免疫治疗带来挑战，同时也带来机遇。

程序性死亡受体 1（PD-1）及其配体 PD-L1 介导免疫抑制信号，抑制 T 细胞的功能与增生，阻断其通路可逆转免疫抑制状态，但上市的 6 种免疫抑制剂在胰腺癌中单独使用效果不佳。

化疗联合免疫检查点抑制剂、疫苗联合免疫检查点抑制剂、SBRT 联合免疫检查点抑制剂，以及嵌合抗原受体 T 细胞治疗（CAR-T）等为胰腺癌患者带来了希望，目前临床及小规模临床试验取得不错效果，但仍需进一步大样本 RCT 研究。

7.3.4　随　访

7.3.4.1　需要定期监测胰腺的人群

（1）所有患家族性黏膜皮肤色素沉着胃肠道息肉病（Peutz-Jeghers syndrome）的患者（携带 *LKB1/STK11* 基因突变者）；

（2）所有携带 *CDKN2A* 基因突变者；

（3）携带 *BRCA2*、*BRCA1*、*PALB2*、*ATM*、*MLH1*、*MSH2* 或 *MSH6* 基因突变者，并且其至少有一名一级亲属为胰腺癌；

（4）有至少一名一级亲属为胰腺癌，其中，这些亲属各自的一级亲属中也有胰腺癌患者。

7.3.4.2　启动筛查程序的时机

若有明确的胰腺癌家族史（没有已知的基因突变），推荐 50 或 55 岁开始筛查，或比家族中患胰腺癌的、最年轻的亲属小 10 岁开始筛查。

基因突变携带者：携带 *CDKN2A* 基因突变或 Peutz-Jegher 综合征患者，在 40 岁开始筛查；携带 *BRCA2*、*ATM*、*PALB2*、*BRCA1*、*MLH1/MSH2* 基因突变者，在 45 或 50 岁开始筛查，或比家族中患胰腺癌的、最年轻的亲属小 10 岁开始筛查。

7.3.4.3　筛查和监测方法

（1）常规检查方式，如MRI/MRCP+EUS+快速血糖监测±HbA1c；

（2）随诊监测方式，可选择MRI/MRCP或EUS及常规快速血糖监测±HbA1c。

若出现癌变的迹象：若在影像学中发现不良结果，可行CA199检查。

EUS-FNA 仅适用于以下情况：影像学检查中，发现胰腺中存在固体成分≥5 mm；不良的囊性病变；无症状的主胰管狭窄，无论是否有肿物存在。

CT 仅适用于：影像学检查中，发现胰腺中出现固体成分（无论体积大小）；非肿物因素引起的原因不明的无症状的主胰管狭窄。

监测间期：①12个月：如果未发现胰腺影像学及功能的异常，或仅有无关紧要的异常表现（如良性囊性病变等）；②3或6个月：出现了异常表现，但不需要立即手术治疗（如轻度主胰管扩张、非肿瘤因素引起狭窄等）。

手术：若具备手术指征，应在专业的医疗机构行肿瘤切除术。

监测的目标是发现并治疗潜在或可能出现的病理改变：①局限于胰腺的Ⅰ期胰腺癌，术后病理切缘为阴性；②高级别增生的癌前病变，如胰腺腺管内上皮内瘤变（PanIN）或胰腺导管内乳头状黏液瘤（IPMN）。

参考文献

Imaoka H, Sasaki M, Hashimoto Y, et al. Impact of endoscopic ultrasound-guided tissue acquisition on decision-making in precision medicine for pancreatic cancer: Beyond diagnosis[J]. Diagnostics (Basel), 2021, 11. PMID:34209310.

O'Reilly D, Fou L, Hasler E, et al. Diagnosis and management of pancreatic cancer in adults: A summary of guidelines from the UK National Institute for Health and Care Excellence[J]. Pancreatology, 2018, 18:962-970. PMID:30292643.

Tempero M A, Malafa M P, Al-Hawary M, et al. Pancreatic Adenocarcinoma, Version 2.2021, NCCN Clinical Practice Guidelines in Oncology[J]. J Natl Compr Canc Netw, 2021, 19:439-457. PMID:33845462.

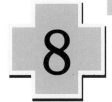

8 泌尿、男性生殖系统肿瘤

8.1 肾 癌

肾癌（kidney cancer）是起源于肾实质泌尿小管上皮系统的恶性肿瘤，其病因尚不明确，与遗传、吸烟、肥胖和高血压等因素有关。大部分肾癌是散发性的非遗传性肾癌，遗传性肾癌占 2%～4%。大多数肾癌患者是健康查体时发现的局限性肾癌。越来越多的外科医生倾向于保留肾单位的手术方式。近年来，分子靶向治疗和免疫治疗显著提高了晚期肾癌患者的生存率。

8.1.1 流行病学

世界范围内，肾癌发病率居恶性肿瘤的第 14 位，年新发病例数 431288 例；肾癌死亡率居恶性肿瘤的第 15 位，年死亡病例数 179368 例。在我国，肾癌发病率居恶性肿瘤的第 17 位，年新发病例数 73587 例；肾癌死亡率居恶性肿瘤的第 14 位，年死亡病例数 43196 例（数据来源：GLOBOCAN2020，https://gco.iarc.fr/today/）。

8.1.2 诊 断

8.1.2.1 症状、体征

早期肾癌多无临床症状，晚期肾癌可出现腰痛、血尿、腹部肿块的"肾癌三联征"（占 6%～10%）。有症状的肾癌患者中，10%～40%出现副瘤综合征，包括贫血、高血压、发热、肝功能异常、高钙血症、红细胞增多症等；约 30%表现转移灶症状，包括骨骼疼痛、骨折、严重贫血、咳嗽、咯血等。

体格检查对肾癌的诊断价值有限。在出现腹部包块、腹壁静脉怒张、平卧位不消失的精索静脉曲张和双下肢水肿时，应考虑肾癌的可能并进一步检查。

8.1.2.2 检验

包括血常规（血红蛋白、全血细胞计数）、肝功能（碱性磷酸酶、乳酸脱氢酶）、肾功能（肌酐、肾小球滤过率、尿素氮）、凝血功能、电解质。

8.1.2.3 检查

肾癌分期诊断的检查参见表 8-1-1。

表 8-1-1 肾癌分期诊断的检查

目的	Ⅰ级推荐	Ⅱ级推荐	Ⅲ级推荐
定性诊断	手术标本的病理诊断（1A类）[a]	穿刺活检（2A类）[b,c]	
分期诊断（局限性肾癌）[d]	胸部CT/X线（2A类）[e]；腹腔增强CT/MRI（1A类）[f]	头颅CT/MRI（2A类）[g]；骨扫描（2A类）[h]；盆腔CT/MRI（2A类）[i]	PET-CT（2A类）；肾超声造影（2A类）[j]
分期诊断（局部进展/转移性肾癌）	胸部CT（1A类）；腹盆腔增强CT/MRI（1A类）[f]；头颅CT/MRI（1A类）[g]；骨扫描（1A类）	PET-CT（2A类）	

注：a.临床上影像检查诊断为肾癌，且适合手术治疗的患者。

b.临床上影像检查诊断为肾癌，且适合手术（包括根治性肾切除术和保留肾单位手术）治疗的患者，不建议肾肿瘤穿刺活检。对不能手术治疗的晚期肾癌患者，全身治疗前行肾肿瘤或转移灶穿刺活检，有助于病理诊断分型和提供后续进一步检测的组织来源，为制订个体化治疗方案提供依据。选择消融治疗前，应先行肾肿瘤穿刺活检病理检查。

c.肾肿瘤穿刺活检应尽量考虑用粗针穿刺，不建议细针穿刺。

d.局限性肾癌是指肿瘤局限于肾脏被膜内，包括临床分期为T1和T2的肿瘤。

e.术前胸部常规影像学检查，优先考虑行胸部CT检查。

f.应使用静脉注射和口服对比增强剂。如有增强CT的禁忌证，胸部可以平扫，腹盆腔检查考虑腹/盆腔增强MRI。

g.有头痛或相应神经系统症状患者。

h.核素骨显像检查指征：①有相应骨症状；②碱性磷酸酶增高；③临床分期≥Ⅲ期的患者。

i.MRI有助于复杂性肾囊性病变的鉴别诊断，分析局部晚期肿瘤侵及范围，和周围血管、脏器的联系，以及有无静脉瘤栓。

j.肾超声造影检查有助于鉴别肾肿瘤良恶性，特别是用于复杂性肾囊肿患者的鉴别诊断。

8.1.2.4 病理诊断

肾癌的组织病理学分类（根据2022年WHO肾脏肿瘤病理组织学分类）及肾细胞癌WHO/ISUP核分级标准见表8-1-2～表8-1-3。肾细胞癌常见病理类型为透明细胞肾细胞癌、乳头状肾细胞癌、嫌色细胞肾细胞癌。根据2022年世界卫生组织（WHO）肿瘤分类，肾细胞癌还包括其他十几种病理亚型（见表8-1-2）。

表 8-1-2 肾癌的组织病理学分类

分 类
透明细胞肾细胞癌
低度恶性潜能多房囊性肾细胞肿瘤
乳头状肾细胞癌
遗传性平滑肌瘤病和肾细胞癌综合征相关性肾细胞癌
嫌色细胞肾细胞癌
集合管癌
肾髓质癌
MiTF 家族易位性肾细胞癌
琥珀酸脱氢酶缺陷相关的肾细胞癌
黏液性管状和梭形细胞癌
管状囊性肾细胞癌
获得性囊性肾病相关性肾细胞癌
透明细胞乳头状肾细胞肿瘤
肾细胞癌，未特指
乳头状腺瘤
嗜酸细胞瘤

表 8-1-3　肾细胞癌 WHO/ISUP 核分级标准

WHO/ISUP分级	核的形态
1	显微镜下放大400倍时，未见核仁或者核仁不明显，核仁嗜碱性
2	显微镜下放大400倍时，核仁明显（conspicuous）而且嗜酸性，放大100倍时可见（visible），但是不突出（not prominent）
3	显微镜下放大100倍时核仁明显（conspicuous）而且嗜酸性
4	核极度多形性，或者肿瘤性多核巨细胞，或者伴有横纹肌样分化，或者肉瘤样分化

注：肾细胞癌 WHO/ISUP 核分级标准仅应用于透明细胞肾细胞癌和乳头状肾细胞癌，分为四级（1～4 级），级别越高，预后越差，如伴有肉瘤样变和横纹肌样分化，分级为 4 级（最高级）。

8.1.2.5　分期

根据 AJCC 第 8 版分期，见表 8-1-4～表 8-1-5。根据 Mayo Clinic 瘤栓五级分类法，肾癌合并静脉瘤栓分级见表 8-1-6。

表 8-1-4　TNM 分期

分期		标准
原发肿瘤（T）		
Tx		原发肿瘤无法评估
T0		无原发肿瘤的证据
T1		肿瘤局限于肾脏，最大径≤7 cm
	T1a	肿瘤最大径≤4 cm
	T1b	4 cm＜肿瘤最大径≤7 cm
T2		肿瘤局限于肾脏，最大径＞7 cm
	T2a	7 cm＜肿瘤最大径≤10 cm
	T2b	肿瘤局限于肾脏，最大径＞10 cm
T3		肿瘤侵及大静脉或肾周围组织，但未累及同侧肾上腺，也未超过肾周
	T3a	肿瘤侵及肾静脉或肾静脉分支的肾段静脉（含肌层静脉），或者侵及肾盂、肾盏系统，或侵犯肾周脂肪和（或）肾窦脂肪（肾盂旁脂肪），但是未超过肾周筋膜
	T3b	肿瘤瘤栓累及膈肌下的下腔静脉
	T3c	肿瘤瘤栓累及膈肌上的下腔静脉或侵犯下腔静脉壁
T4		肿瘤侵透肾周筋膜，包括肿瘤直接侵及同侧肾上腺
区域淋巴结（N）		
Nx		区域淋巴结无法评估
N0		没有区域淋巴结转移
N1		区域淋巴结转移
远处转移（M）		
M0		无远处转移
M1		有远处转移

表 8-1-5　临床分期

分期	肿瘤情况		
Ⅰ期	T1	N0	M0
Ⅱ期	T2	N0	M0
Ⅲ期	T1/2	N1	M0
	T3	N0 或 N1	M0
Ⅳ期	T4	任何 N	M0
	任何 T	任何 N	M1

表 8-1-6　肾癌合并静脉瘤栓分级（根据 Mayo Clinic 瘤栓五级分类法）

分级	标准及内容
0	瘤栓局限在肾静脉内
Ⅰ	瘤栓侵入下腔静脉内，瘤栓顶端距肾静脉开口处≤2 cm
Ⅱ	瘤栓侵入肝静脉水平以下的下腔静脉内，瘤栓顶端距肾静脉开口处>2 cm
Ⅲ	瘤栓生长达肝内下腔静脉水平，膈肌以下
Ⅳ	瘤栓侵入膈肌以上的下腔静脉内

8.1.3　治　疗

8.1.3.1　治疗原则

根据疾病的分期选择不同的治疗策略：早期以手术为主，晚期以全身治疗为主，进行多学科综合制订治疗计划。

8.1.3.2　分期治疗

（1）局限性肾癌的治疗（见表 8-1-7）

局限性肾癌是指肿瘤局限于肾脏被膜内，包括临床分期为 T1 和 T2 的肿瘤。随着影像学技术的广泛应用及健康体检的普及，检查出的局限性肾癌在肾癌患者中所占比例已经超过 50%。对于局限性肾癌患者而言，外科手术仍然是首选。

表 8-1-7　局限性肾癌的治疗

患者状态	分期	Ⅰ级推荐	Ⅱ级推荐	Ⅲ级推荐
耐受手术	T1a	保留肾单位手术（2A 类）；不推荐区域淋巴结清扫（1A 类）	肾根治性切除术（2A 类）	
	T1b/T2	肾根治性切除术（2A 类）；不推荐区域淋巴结清扫（1A 类）	保留肾单位手术（2A 类）	
不耐受手术	T1a 且位于肾周边		密切观察（2A 类）；消融治疗（2A 类）	局部栓塞；立体定向放疗
	T1b/T2			消融治疗（2B 类）；局部栓塞；立体定向放疗

（2）局部进展性肾癌的治疗（见表 8-1-8）

局部进展性肾癌指的是 2017 年 AJCC 肾癌临床分期Ⅲ期病变。对于局部进展性肾癌患者而言，外科手术仍然是首选的、可能使肾癌患者获得治愈的治疗方式；尚不能明确区域或扩大淋巴结清扫是否有生存获益；合并静脉癌栓者行癌栓取出术能取得生存获益。

表 8-1-8　局部进展性肾癌的治疗

临床分期	优选方案	淋巴结清扫	术后辅助治疗
cT3aNx	肾根治性切除术（2A）	可疑存在区域淋巴结转移的患者，可考虑行区域淋巴结清扫（3）	术后辅助细胞因子治疗、放疗、化疗、分子靶向药物均不能改善 OS（1B）
cT3bNx，cT3cNx	肾根治性切除术+下腔静脉癌栓取出术（2B）		
cT4Nx	肾根治性切除术（2B）；累及同侧肾上腺需相应切除		
cT3-4Nx 不耐受手术患者	系统性药物治疗（1A）[详见"晚期/转移性肾细胞癌的治疗"部分局部消融（2B）]；临床试验		

注：1A，1B，2A，2B，3 代表证据级别；根据 2017 版 AJCC 肾癌临床分期。

（3）晚期/转移性肾细胞癌的治疗（见表 8-1-9）

晚期/转移性肾细胞癌（T4N0-1M0/T1-4N0-1M1，临床分期Ⅳ期）以全身药物治疗为主，辅以原发灶或转移灶的姑息手术或放疗。此期患者治疗需全面考虑原发灶及转移灶的情况、预后因素及患者体能状况评分，以选择合适的综合治疗方案。

表 8-1-9　晚期/转移性肾癌治疗原则

患者分层	Ⅰ类推荐	Ⅱ类推荐
耐受手术	系统性药物治疗（1A类）；减瘤手术+术后系统性药物治疗（2A类）	系统性药物治疗后行减瘤手术（2A类）
不耐受手术	系统系药物治疗（1A类）	

1）转移性肾细胞癌减瘤性肾切除术

晚期肾癌即刻减瘤术宜选择人群：体能状况良好、MSKCC 或 IMDC 预后为中危、原发病灶可完全切除患者。对于体能状况差、MSKCC 或 IMDC 预后为高危、肿瘤负荷大和（或）伴肉瘤样分化的患者，不建议行即刻减瘤性肾切除术。不耐受手术的患者，若伴随严重血尿或腰部疼痛等临床症状，可考虑行局部栓塞以缓解症状。

2）肾癌转移灶的局部治疗

①肾癌合并肺转移

肺是肾癌最常见转移部位，单发肺转移灶或转移灶位于一叶肺，手术切除可能有助于延长患者生存期。肺转移灶可行分次立体定向放射治疗（SBRT）。支气管动脉栓塞术可用于姑息性治疗肺转移灶，防治疼痛、咯血、胸痛等转移灶相关并发症。

②肾癌合并骨转移

肾癌合并骨转移应采用以靶向药物为主，手术、放疗、骨靶向药物（特指二磷酸盐及 RANKL 抑制剂）等相结合的综合治疗。

对孤立或承重骨转移灶，可考虑手术方法切除；对于承重骨转移伴有骨折风险的患者，可采用预防性内固定术等方法以避免骨相关事件的发生。对于已出现病理性骨折或脊髓的压迫症状，符合下列3个条件的患者推荐首选手术治疗：①预计患者存活期＞3个月；②体能状态良好；③术后能改善患者的生活质量，为进一步全身治疗和护理创造条件。

③肾癌合并脑转移

肾癌合并脑转移多采用放疗（见"肾癌的放射治疗"部分）。

④肾癌合并肝转移

肾癌肝转移患者预后较差，首先考虑全身抗肿瘤药物治疗。如全身治疗无效，可考虑联合肝脏转移灶的局部治疗，如手术切除、肝动脉栓塞灌注化疗、消融治疗等，这些治疗可作为综合治疗的一部分，以加强肝转移灶的局部控制。

3）肾癌术后复发/转移的治疗（见表 8-1-10）

①手术切除宜选择人群：一般情况良好、MSKCC预后或IMDC预后为低-中危患者，病理为透明细胞癌，原发灶手术至出现远处转移时间2年以上，转移灶可完全手术切除。

②对于寡转移或局部复发的晚期肾癌，可考虑同时或分期行寡转移灶的手术切除、立体定向放疗、消融等局部治疗。

③寡转移是指转移灶数目有限且能通过手术等局部治疗手段达到根治性切除。

表 8-1-10　肾癌术后复发/转移的治疗原则

患者分层	转移灶类型	I 类推荐	II 类推荐
耐受手术	寡转移灶/局部复发	手术切除（2A类）； 系统系药物治疗（1A类）	局部消融（2A类）； 立体定向放疗（2B类）
	伴多发转移灶	系统系药物治疗（1A类）	
不耐受手术	寡转移灶	系统系药物治疗（1A类）	局部消融（2A类）； 立体定向放疗（2B类）
	伴多发转移灶	系统系药物治疗（1A类）	

4）晚期/转移性肾细胞癌的全身治疗

晚期/转移性肾细胞癌的全身治疗包括化疗、靶向治疗、免疫治疗等（见 8-1-11～8-1-16）。化疗对转移性肾细胞癌的治疗效果有限，多与免疫药物联合进行试验性治疗。放疗主要用于骨、脑转移、局部瘤床复发、区域或远处淋巴结转移患者，可达到缓解疼痛、改善生存质量的目的，但应当在有效的全身治疗基础上进行（见"肾癌的放射治疗"部分）。

表 8-1-11　转移性或不可切除性透明细胞型肾细胞癌的一线治疗策略

分层	I 级推荐	II 级推荐	III 级推荐
低危	舒尼替尼（1A类）	密切监测（2B类）	
	培唑帕尼（1A类）	阿昔替尼（2A类）	阿维鲁单抗+阿昔替尼（2A类）
	索拉非尼（2A类）	阿替利珠单抗+贝伐单抗（1A类）	纳武利尤单抗＋卡博替尼（1A类）
	帕博利珠单抗+仑伐替尼（1A类）	帕博利珠单抗+阿昔替尼（1A类）	
中危	舒尼替尼（1A类）	阿昔替尼（2A类）	安罗替尼
	培唑帕尼（1A类）	卡博替尼（2A类）	阿维鲁单抗+阿昔替尼（1A）

续表

分层	Ⅰ级推荐	Ⅱ级推荐	Ⅲ级推荐
中危	索拉非尼（2A类）		纳武利尤单抗+卡博替尼（1B）
	帕博利珠单抗+仑伐替尼（1A类）		
	帕博利珠单抗+阿昔替尼（1A类）		
	纳武利尤单抗+伊匹木单抗（1A类）		
	阿替利珠单抗+贝伐单抗（1A类）		
高危	帕博利珠单抗+阿昔替尼（1A类）	卡博替尼（2A类）	安罗替尼
	纳武利尤单抗+伊匹木单抗（1A类）		阿维鲁单抗+阿昔替尼（1A）
	帕博利珠单抗+仑伐替尼（1A类）		纳武利尤单抗+卡博替尼（1B）
	舒尼替尼（1A类）		
	培唑帕尼（1A类）		
	索拉非尼（2A类）		
	阿替利珠单抗+贝伐单抗（1A类）		

表 8-1-12　转移性或不可切除性透明细胞型肾细胞癌的二线治疗策略

治疗分层	Ⅰ级推荐	Ⅱ级推荐	Ⅲ级推荐
TKI失败	阿昔替尼（1A类）； 纳武利尤单抗（1A类）； 仑伐替尼+依维莫司（2A类）； 依维莫司（1B类）	舒尼替尼（2A类）； 培唑帕尼（2A类）； 索拉非尼（2A类）； 帕博利珠单抗（2B类）； 帕博利珠单抗+阿昔替尼（2B类）； 卡博替尼（1A类）； 伏罗尼布+依维莫司（1A类）； 纳武利尤单抗+伊匹木单抗（1A类）	阿维鲁单抗+阿昔替尼（3类）； 卡瑞利珠单抗+法米替尼（3类）
免疫联合治疗失败	临床研究	卡博替尼（2A类）； 舒尼替尼（2B类）； 培唑帕尼（2B类）； 仑伐替尼+依维莫司（2B类）； 仑伐替尼+帕博利珠单抗（2B）	索拉非尼； 依维莫司； 伏罗尼布+依维莫司

表 8-1-13　转移性或不可切除性透明细胞型肾细胞癌的三线治疗策略

治疗分层	Ⅰ级推荐	Ⅱ级推荐	Ⅲ级推荐
既往一、二线均为TKI失败	临床研究	卡博替尼（2A类）； 纳武利尤单抗（2A类）； 帕博利珠单抗（2B类）； 帕博利珠单抗+阿昔替尼（2B类）； 仑伐替尼+帕博利珠单抗（2B类）； 纳武利尤单抗+伊匹木单抗	既往未接受过的TKI制剂； 依维莫司（2B类）
既往靶向与免疫治疗失败	临床研究	既往未接受过的TKI制剂（2B类）	依维莫司

表 8-1-14　转移性或不可切除性非透明细胞型肾细胞癌的治疗策略

病理类型	Ⅰ级推荐	Ⅱ级推荐	Ⅲ级推荐
乳头状肾细胞癌等	临床研究	舒尼替尼（2A类）； 卡博替尼（2A类）； 依维莫司（2A类）； 帕博利珠单抗（2A类）； 仑伐替尼+依维莫司（2A类）； 纳武利尤单抗； 阿替利珠单抗+贝伐单抗（肉瘤样癌，PD-L1≥1）	培唑帕尼； 阿昔替尼； 索拉非尼； 贝伐珠单抗+依维莫司； 帕博利珠单抗+阿昔替尼； 贝伐珠单抗+厄洛替尼； 帕博利珠单抗+仑伐替尼； 纳武利尤单抗+卡博替尼

续表

病理类型	I级推荐	II级推荐	III级推荐
集合管癌/髓样癌	临床研究	吉西他滨+顺铂（2B类）； 索拉非尼+吉西他滨+顺铂（2B类）	帕博利珠单抗+阿昔替尼； 舒尼替尼； 培唑帕尼； 索拉非尼阿昔替尼； 卡博替尼

表 8-1-15　靶向药物常见不良反应的处理原则

常见药物相关不良反应	处理建议			
	I级	II级	III级	IV级
高血压	不需处理，监测血压	单药降压治疗	暂停服药，一种或多种降压药物联合，直至该不良事件降至≤1级或恢复至基线水平，随后减量重新开始治疗	需紧急处理，停用靶向治疗
手足皮肤反应	对症处理	暂停服药，对症处理，直至不良事件降至1级以下或恢复至基线水平，随后减量重新开始治疗	暂停服药，对症处理，直至该不良事件降至≤1级或恢复至基线水平，随后减量重新开始治疗，或终止治疗	
甲状腺功能减退	不需处理	甲状腺素片替代治疗	暂停治疗，对症处理，直至该不良事件降至≤1级或恢复至基线水平，随后减量重新开始治疗	
黏膜炎/口腔炎	对症处理（漱口水、止痛药及支持疗法），不需要调整剂量及停药	对症处理（漱口水、止痛药及支持疗法），不需要调整剂量及停药	暂停服药，对症处理，直至该不良事件降至≤1级或恢复至基线水平，随后减量重新开始治疗，或终止治疗	终止治疗，对症处理
间质性肺炎	对症处理，可继续靶向药物治疗，严密监测	暂停治疗，给予皮质类固醇，对症处理，直至不良事件降低1级以下或恢复至基线水平。根据呼吸专科意见，是否需要终止治疗	终止治疗，给予皮质类固醇，对症处理。必要时经验性抗感染治疗，请呼吸科或感染科会诊，不再考虑恢复治疗	终止治疗，给予皮质类固醇，对症处理。酌情通气治疗，经验性抗感染治疗。请呼吸科或感染科会诊。不再考虑恢复治疗
蛋白尿	密切监测	密切监测，必要时予以暂停药物	暂停服药，对症处理，直至不良事件降低至1级以下或恢复至基线水平，随后减量重新开始治疗	–

表 8-1-16　免疫治疗相关不良反应的处理原则

CTCAE 分级	门诊/住院	糖皮质激素	免疫抑制剂	免疫治疗
1	门诊	不推荐	不推荐	继续
2	门诊	外用/口服泼尼松，0.5～1.0 mg/（kg·d）	不推荐	暂停（皮肤反应和内分泌毒性可以继续用药）
3	住院	口服/静脉，甲泼尼龙1～2 mg/（kg·d），3 d后症状好转，减量至1 mg/（kg·d），然后逐步减量，用药时间大于4周	激素治疗3～5 d后无缓解，建议咨询专业内科医师	停药，能否再次使用需充分考虑获益/风险比
4	住院/ICU	静脉，甲泼尼龙1～2 mg/（kg·d），3 d后如症状好转，减量至1 mg/（kg·d），然后逐步减量，用药时间大于4周	激素治疗3～5 d后无缓解，建议咨询专业内科医师	永久停药

5）肾癌的放射治疗

传统观念认为肾癌对常规剂量放射不敏感，射线导致肾癌细胞死亡率低，故不推荐术后对瘤床区域行常规放疗。SBRT突破传统放射抗性，具有适形、小野、大剂量，可分割1～5次，疗程短，生物效应高，疗效不依赖于传统敏感性等特性。

2020 年，CSCO 肾癌指南首次将 SBRT 写入指南，建议对于不耐受手术的局限性肾癌患者，如 T1a 且位于肾周边，或 T1b/T2 患者，可考虑行 SBRT 放疗（Ⅲ级推荐）；同样，2021 年，NCCN 将 SBRT 推荐用于无法耐受手术的Ⅰ期肾癌患者（2B 类推荐）和Ⅱ期及Ⅲ期肾癌患者（3 类推荐）。

临床上，放疗主要应用于骨转移、脑转移、局部瘤床复发、区域或远处淋巴结转移患者，可达到缓解疼痛、改善生存质量的目的，但应当在有效的全身治疗基础上进行。SBRT 在肾癌转移性癌的应用情况如下：

①肾癌肺转移灶的放疗：肺是肾癌最常见的转移部位，单发肺转移灶或转移灶位于一叶肺的治疗仍以手术切除为主。此外，肺转移灶可行分次 SBRT，患者可能获得生存获益，局部肿瘤控制率可达 98%，严重不良反应发生概率在 5% 以内。

②肾癌骨转移灶的放疗：肾癌骨转移瘤对常规放疗不敏感，推荐影像引导下放射治疗（image-guided radiotherapy，IGRT）和立体定向放射治疗（SBRT）或者手术联合 IGRT 和 SBRT 的治疗模式。

③肾癌脑转移灶的放疗：对于肾癌脑转移灶，放疗的效果优于手术治疗。对体能状态良好、单纯脑转移的患者（脑转移灶≤3 个，脑转移瘤最大径≤3 cm）首选立体定向放疗（γ刀、X刀等）或脑外科手术联合放疗；对多发脑转移患者（脑转移灶>3 个，脑转移瘤最大直径>3 cm），可考虑行全颅放疗（whole brain radiotherapy，WBRT）。单独使用 SRS 和使用 SRS+WBRT 治疗的患者两年 OS 和颅内控制效果相当，但这两种治疗都优于单独使用 WBRT。

8.1.4　随访

肾癌的随访原则见表8-1-17。

表 8-1-17　肾癌的随访原则

目的	Ⅰ级推荐		Ⅱ级推荐	
	随访内容	频次	随访内容	频次
肾部分切除术（T1-T2期）	病史； 体格检查； 实验室检查（包括血生化和尿常规）； 腹部CT或MRI（至少腹部B超），胸部CT或胸部X线片	开始前2年每6个月1次，然后每年1次，至术后5年	骨扫描 头颅CT或MRI盆腔CT或MRI全身PET-CT°	同Ⅰ级推荐或更频
根治性肾切除术（T3-T4期）	病史； 体格检查； 实验室检查（包括血生化和尿常规）； 腹部CT或MRI（至少腹部B超），胸部CT	开始前2年每3个月1次，然后每6个月1次，至术后5年	骨扫描； 头颅CT或MRI； 盆腔CT或MRI； 全身PET-CT	同Ⅰ级推荐或更频
消融治疗（T1a期）	病史； 体格检查； 实验室检查（包括血生化和尿常规）； 腹部CT或MRI，肺部平扫CT	开始前2年每3个月1次，然后每6个月1次，5年后每年1次	骨扫描； 头颅CT或MRI盆腔CT或MRI全身PET-CT°	同Ⅰ级推荐或更频
密切监测（T1a期）	病史； 体格检查； 实验室检查（包括血生化和尿常规）； 腹部CT或MRI，胸部CT	开始前2年每3个月1次，然后每6个月1次，5年后每年1次	骨扫描； 头颅CT或MRI盆腔CT或MRI全身PET-CT°	同Ⅰ级推荐或更频

续表

目的	Ⅰ级推荐		Ⅱ级推荐	
	随访内容	频次	随访内容	频次
全身系统治疗（Ⅳ期）	病史询问+体格检查； 实验室检查（包括血常规、血生化、尿常规、甲状腺功能）； 可测量病灶部位CT或MRI； 头颅增强CT或MRI（脑转移患者）； 骨扫描（骨转移患者）； 心脏超声[d]	系统治疗前对所有可测量病灶进行影像学检查，以后每6～12周进行复查评价疗效	其他部位CT或MRI； 全身PET-CT[c]	同Ⅰ级推荐或更频

参考文献

黄健. 中国泌尿外科和男科疾病诊断治疗指南. 第一版. 北京:科学出版社，2019.

中国临床肿瘤学会指南工作委员会组织. 中国临床肿瘤学会（CSCO）肾癌诊疗指南2020. 第一版. 北京:人民卫生出版社，2020.

8.2 阴茎癌

阴茎癌（penile cancer）是阴茎最常见的恶性肿瘤，多数为鳞状细胞癌，常见于50～70岁男性患者。阴茎癌的发病率在各地因国家、民族、宗教信仰及卫生习惯的不同，存在明显的差异。

8.2.1 流行病学

阴茎癌发病率在欧洲为每年（0.1～0.9）/10万，但在经济欠发达国家的发病率则高达19/10万。我国的阴茎癌发病率也逐渐与欧美国家水平接近，中国国家癌症中心全国肿瘤防治研究办公室最新公布的发病率为每年0.61/10万。

8.2.2 诊断

8.2.2.1 症状、体征

肿瘤最初长在龟头者最多，冠状沟、包皮内板者次之，阴茎干、包皮系带者最少，早期常无任何症状或仅有轻微的不适(如瘙痒、热灼或隐痛)。一般早期病变不易被发现。若包皮能上翻或切开包皮，可见到红斑、丘疹、小结节、小溃疡或疣状新生物。伴包皮龟头炎时，可出现明显红肿热痛症状。病灶可发展成为典型的菜花状肿瘤、蕈状溃疡、不规则的硬结节、多发乳头状肿物。

当病变广泛侵犯阴茎海绵体、尿道及邻近结构时，可出现排尿困难、尿潴留或尿瘘。晚期常有如消瘦、贫血、食欲不振、乏力、恶液质等全身转移症状。肿瘤坏死合并感染及腹股沟大血管受到癌侵蚀发生急性大出血是最常见的死因。腹股沟转移的淋巴结可能成为难治性坏死感染的部位。

8.2.2.2　检验

大部分阴茎癌的病理类型是鳞癌，因此，鳞状上皮细胞癌抗原（SCC）的检查可用于诊断和监测疾病。

8.2.2.3　检查

（1）原发肿瘤

1）病史问诊：明确患者风险因素，如龟头炎、慢性炎症、阴茎创伤、包皮过长、硬化性苔藓、卫生状况差、性传播疾病等。

2）体格检查：观察病灶特征，如大小、部位、病灶数目、形态学（乳头型、结节型、溃疡型或扁平型）、与其他结构关系[黏膜下层、尿道海绵体，和（或）阴茎海绵体、尿道]；触诊双侧腹股沟淋巴结。

3）组织活检：在采取初始治疗之前，需要对原发肿瘤及可触及的淋巴结进行活检，有利于明确肿瘤浸润深度、有无侵犯血管、组织学分级等信息。

4）超声检查：超声在评估原发肿瘤方面有一定价值，能够判断有无阴茎海绵体侵犯，但常低估肿瘤的浸润深度。

5）MRI 检查：在肿瘤侵犯阴茎海绵体时，MRI 检查可以判别浸润深度，有助于肿瘤分期。

（2）腹股沟淋巴结

1）可触及淋巴结：在体格检查时，触诊双侧腹股沟，检查是否有明显可触及的肿大淋巴结，并记录每一侧的数目及淋巴结活动情况。若发生明显肿大淋巴结，则提示可能发生淋巴结转移。

2）不可触及淋巴结：若未发现可触及的肿大淋巴结，那么"微转移"的发生概率为 25%。可借助超声检查、CT 及 PET-CT 进一步检查是否存在可疑的淋巴结转移。

（3）远处转移

当患者出现腹股沟淋巴结组织活检阳性时，需进行全身评估来确定是否发生远处转移。

1）CT 检查：CT 可用来评估阴茎癌患者是否有远处器官转移。阴茎癌最常见的转移部位为肺、肝、骨，因此胸部平片及 CT 也需要同时进行。

2）PET-CT 检查：明确肿瘤远处转移的可选方案，^{18}F-FDG PET-CT 可发现 0.5 cm 以上的转移淋巴结。

8.2.2.4　鉴别诊断

（1）阴茎梅毒

阴茎头部以及包皮处无痛性溃疡，与阴茎癌早期表现相似。但患者常有冶游史，梅毒螺旋体抗体检测 TPPA、TP-ELISA 试验阳性，溃疡分泌物可以查到梅毒螺旋体。

（2）阴茎结核

病变大多位于阴茎头、系带以及尿道外口处。早期为结核结节，逐渐发展成为溃疡，部分可形成瘘管。溃疡底部有典型干酪样坏死组织。若病变累及阴茎海绵体并发生纤维瘢痕，可使阴茎弯曲。分泌物涂片、培养，检出结核杆菌；或局部活组织检查为结核病变。

（3）阴茎阿米巴病

阴茎头部溃疡，表面出血，有分泌物，常误认作阴茎癌早期，但经溃疡渗出物及局部活组织检查，可以发现阿米巴原虫及阿米巴包囊。

（4）软性下疳

本病病原体为杜克雷链杆菌，经不洁性交感染。常发生于阴茎头或会阴部，开始为小红色丘疹，继而变为脓疱，扩大、破溃，形成卵圆形或圆形溃疡，深浅不一，有轻度触痛，严重者发生阴茎坏死。腹股沟淋巴结可肿大、疼痛、化脓、溃破。分泌物直接涂片或培养，可检出杜克雷菌。

（5）阴茎乳头状瘤

本病是阴茎较为常见的良性肿瘤，易误为阴茎癌，通过活检可作出鉴别。

（6）阴茎尖锐湿疣

阴茎冠状沟处病毒感染后引起上皮细胞增生的瘤样病变，可形成溃疡，易与阴茎癌早期相混淆，通过活检可作出鉴别。

8.2.2.5 诊断路线图

阴茎癌诊断流程见图 8-2-1。

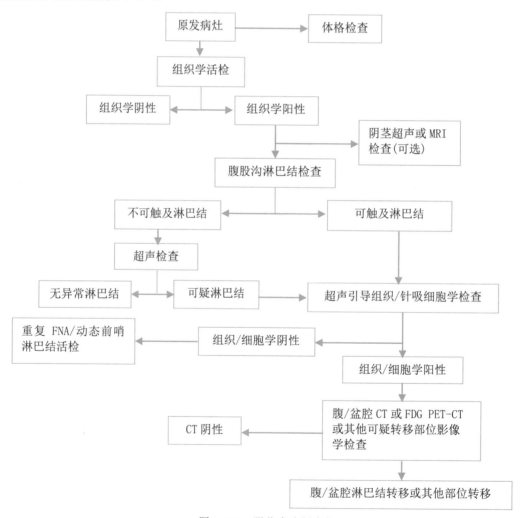

图 8-2-1 阴茎癌诊断流程

8.2.2.6 分类、分级

阴茎癌多发生于阴茎头、冠状沟和包皮内板，从肿瘤形态上可分为原位癌、乳头状癌和浸润癌三种。从细胞组织类型上，阴茎恶性肿瘤多数为鳞状细胞癌，占 95%，其他如基底细胞癌、腺癌、恶性黑色素瘤、肉瘤等相对少见。阴茎转移癌罕见，但膀胱、前列腺、肾脏、直肠等部位的肿瘤偶尔会转移到阴茎。阴茎鳞状细胞癌分级系统包括 2016 年 WHO 新提出的分类系统（见表 8-2-1）和 Maiche 两种（见表 8-2-2）。AJCC 第 8 版阴茎癌 TNM 分期见表 8-2-3。

表 8-2-1   2016 年 WHO 的分类系统

特征	1 级	2 级	3 级	肉瘤样
细胞异质性	轻微的	中等的	原始形态	肉瘤样
角化作用	丰富的	不突出	可能存在	缺乏
细胞间桥	显著的	偶然的	少的	缺乏
分裂能力	稀有	增多	丰富	丰富
肿瘤边缘	推动/好	浸润性/定义不清晰	浸润性/定义不清晰	浸润性/定义不清晰

表 8-2-2   Maiche 分级

Maiche 分级	描述
角化程度	0 分：无角化珠，角化细胞<25%； 1 分：无角化珠，角化细胞 25%～50%； 2 分：不完整的角化珠或角化细胞占 50%～75%； 3 分：角化珠形成或角化细胞>75%
核分裂象（每高倍视野）	0 分：≥10 个核分裂象； 1 分：6～9 个核分裂象； 2 分：3～5 个核分裂象； 3 分：0～2 个核分裂象
细胞非典型增生	0 分：所有细胞非典型增生； 1 分：多数非典型细胞/每高倍视野； 2 分：中等量非典型细胞/每高倍视野； 3 分：少数非典型细胞/每高倍视野
炎细胞渗出	0 分：无炎症细胞出现； 1 分：炎症细胞（淋巴细胞）出现

表 8-2-3   阴茎癌 TNM 分期（根据 AJCC 第 8 版分期）

原发肿瘤（T）	
Tx	原发肿瘤不能评估
T0	未发现原发肿瘤
Tis	原位癌
Ta	非侵袭性局部鳞状细胞癌
T1	阴茎头：肿瘤侵犯固有层 包皮：肿瘤侵犯真皮、固有层或内膜 阴茎体：无论肿瘤位置，肿瘤浸润表皮和海绵体之间的结缔组织；无论有无淋巴血管浸润或周围神经浸润或肿瘤是否为高级别
T1a	无淋巴血管或周围神经侵犯，肿瘤非低分化
T1b	伴有淋巴管血管和（或）周围神经侵犯，或肿瘤低分化（3 级或肉瘤样）
T2	肿瘤侵犯尿道海绵体（阴茎头或阴茎体腹侧），有或无尿道侵犯
T3	肿瘤侵犯阴茎海绵体（包括白膜），有或无尿道浸润
T4	肿瘤侵犯其他相邻组织结构（如阴囊、前列腺、耻骨等）

续表

区域淋巴结（N）	
临床淋巴结分期（cN）	
cNx	局部淋巴结不能评估
cN0	无可触及或可见的、增大的腹股沟淋巴结
cN1	可触及活动的单侧腹股沟淋巴结
cN2	可触及活动的、多个单侧腹股沟淋巴结或双侧腹股沟淋巴结
cN3	固定的腹股沟淋巴结肿块或盆腔淋巴结病变，单侧或双侧
病理淋巴结分期（pN）	
pNx	淋巴结转移不能确定
pNo	无淋巴结转移
pN1	≤2 个腹股沟淋巴结转移，无淋巴结包膜外侵犯
pN2	≥3 个单侧腹股沟淋巴结转移或双侧腹股沟淋巴结转移
pN3	ENE 或者盆腔淋巴结转移
远处转移（M）	
Mx	不能评估远处转移
M0	无远处转移
M1	有远处转移

8.2.3 治 疗

8.2.3.1 治疗原则

阴茎癌治疗前应进行准确的肿瘤分期和分级，明确肿瘤浸润范围和所属淋巴结是否转移，然后针对原发灶、区域淋巴结及转移性疾病灶，选择适宜的治疗方法。

（1）治疗选择

1）原发病灶的治疗

①保留阴茎的治疗

保留阴茎的治疗方法包括包皮环切术、局部病变切除、激光治疗、放疗等。原发灶为局限于包皮的早期小肿瘤，以及深部没有浸润、无淋巴结转移的 T1 期以前的肿瘤，可选择保留阴茎的治疗。

②阴茎部分切除术

分化差的 T1 期肿瘤、T2 期肿瘤，推荐阴茎部分切除术。切缘距肿瘤 1 cm 以上（G1、G2 级肿瘤切缘距肿瘤 1 cm，G3 级肿瘤切缘距肿瘤 1.5 cm）。阴茎部分切除可采用莫氏显微外科切除技术。

③阴茎全切除术

T2 期以上的阴茎癌推荐阴茎全切除术和会阴尿道造口术。T2 期阴茎癌行部分切除术后，如阴茎残端不能完成站立排尿功能，应行阴茎全切除和会阴尿道重建。当阴囊受累及时（T4 期），阴茎全切术和阴囊、睾丸切除术同时进行。

2）淋巴结的处理（见图 8-2-2）

区域淋巴结有无转移、转移的程度、能否根治切除是影响生存率的决定因素。欧洲的大型队列报道，中度风险（T1G2）cN0 肿瘤的淋巴结转移风险为 9%，而高风险（T1G3 或＞T1）cN0 肿瘤的风险高达 23%。pN0、pN1、pN2 和 pN3 疾病的 5 年 CSS（癌症特异性生存率）分别为 85%～100%、79%～89%、

17%～60%和0～17%。核磁共振检查、动态前哨淋巴结活检技术等可提高对淋巴结转移的检出率。

cN0 定义为体检和 CT/MRI 未发现可疑转移淋巴结。这类患者中 20%存在淋巴结病理微转移。切除原发灶后经过 4～6 周抗生素治疗，腹股沟区未触及肿大淋巴结的患者可采取的治疗方式为：pT1a 肿瘤转移风险低（11%），可选择定期监测；T1b 期及以上或阴茎癌 G3 级及以上，推荐前哨淋巴结活检或根治性淋巴结清扫。

可触及（cN+）腹股沟淋巴结存在转移性疾病的概率为80%，因此，对cN+患者推荐腹股沟淋巴结清扫。根治性腹股沟淋巴结清扫的范围为：以外环上缘与髂前上棘的连线为上界，以髂前上棘与其下20 cm处的连线为外界，以耻骨结节及其下15 cm处的股内侧为内界，内界和外界下缘的连线作为下界。经腹股沟淋巴结清扫提示pN2/3的患者，推荐进行转移侧的盆腔淋巴结清扫。淋巴结清扫术常见的手术并发症包括淋巴瘘、下肢及阴囊水肿、皮瓣坏死、伤口感染等。

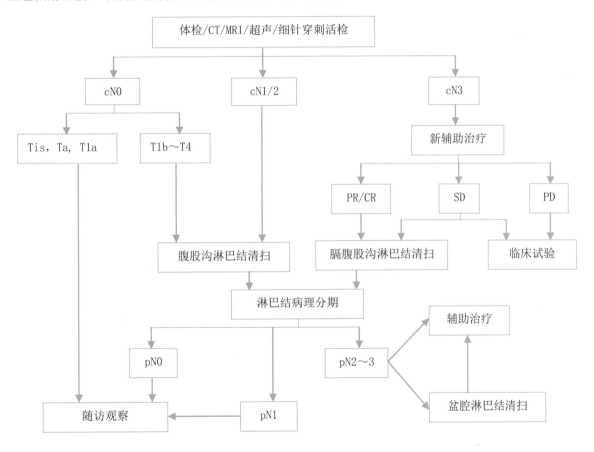

图 8-2-2　阴茎癌淋巴结处理流程

3）远处转移灶的手术

阴茎癌多经淋巴系统侵袭，远处转移至肺、肝、骨、脑等部位，转移至纵隔并不常见，发生率为1%～10%。对远处转移灶通常采用系统治疗，主要方法为基于铂类的全身化疗。不推荐远处转移灶的减瘤手术。

4）阴茎癌化疗

①辅助化疗

目前针对阴茎癌的辅助化疗方案多强调联合用药，常用的药物有：顺铂、5-氟尿嘧啶、长春新碱、甲氨喋呤、博来霉素、平阳霉素、卡培他滨、卡铂、紫杉醇；常用的化疗方案有 TIP 和 TPF。推荐对 pN2-3 的患者行 3～4 个周期的化疗。既往对 pN1 级患者不推荐行辅助化疗，但现有研究推荐行辅助化疗。有研究表明，伴有单个表浅腹股沟淋巴结转移的患者，无论是否进行辅助化疗，均未发现复发。推荐针对不可切除的或复发淋巴结转移患者，在根治性切除术后行辅助化疗。

②伴有腹股沟淋巴结转移的新辅助化疗

对 cN3 患者推荐术前行 TIP 或 TPF 方案的新辅助化疗。

常用的化疗方案：

TIP 方案：紫杉醇 175 mg/m^2，d1；异环磷酰胺，1200 mg/（m^2·d），d1—d3：顺铂 25 mg/（m^2·d），d1—d3。每 3～4 周，重复上述方案。

TPF 方案：多西他赛 75 mg/m^2，d1；顺铂 60 mg/m^2，d1；5-氟尿嘧啶 750 mg/（m^2·d），d1—d4。每 3～4 周，重复上述方案。

5）阴茎癌放射治疗

阴茎癌的放射治疗是保存器官和功能的重要治疗方式。对于病灶较小且局限于龟头的年轻男性尤为重要。

根据 NCCN 指南推荐，对于分期为 T1-2N0、肿瘤直径＜4 cm 的患者，可在包皮环切后行单纯近距离放疗（2B 类推荐）、外放疗（2B 类推荐）或外放疗联合化疗（3 类推荐）。对于分期 T1-2N0、肿瘤直径≥4 cm 的患者，可在包皮环切后行外放疗联合化疗（3 类推荐）；对于部分可以密切谨慎随访的患者也可以考虑单纯近距离放疗（2B 类推荐）。对于分期 T3-4 或 N+且手术不可切除的患者，可考虑外放疗联合化疗（3 类推荐）。对于阴茎切除术后切缘阳性的患者，如无大体肿瘤残留，建议术后外放疗；如有大体肿瘤残留则建议参考分期 T3-4 或 N+的患者处理；如未行淋巴结清扫或淋巴结清扫不充分，建议双侧腹股沟淋巴结及盆腔淋巴结行外放疗。对于腹股沟淋巴结和（或）盆腔淋巴结阳性的患者，建议行腹股沟淋巴结及盆腔淋巴结的辅助放化疗（2B 类推荐），并可同步推量大体淋巴结及淋巴结包膜外侵区域；如原发病灶切缘阳性，原发灶也需放疗。

临床实践中，大多数患者为阴茎癌术后放疗患者。阴茎癌术后辅助放疗流程包括：

①病情评估。评估是否有术后放疗指征，需要评估阴茎部分切除术后原发灶瘤床区域是否有肿瘤残留，考虑是否需要固定阴茎残端以及是否需要在局部应用组织补偿物等，同时也需要评估双侧腹股沟是否可触及淋巴结。根据淋巴结的范围、肿瘤是否侵犯皮肤表面及皮肤受侵的情况，考虑是否在腹股沟区域应用组织补偿物。

②制订定位模式。如只需要照射盆腔淋巴结引流区与腹股沟淋巴结引流区，则选择仰卧位，盆腔膜固定；如阴茎切缘阳性，需要照射瘤床区，此时需要根据体外残端长度来评估是否需要固定残端。如体外残端长度较长，可以参考一些机构采用特殊设计的盒子，以使整个阴茎残端达到均匀的剂量分布。通常使用一个中心有圆形开口的塑料盒子，能将阴茎插入，盒子与阴茎之间的空间应用组织等效材料填充，然后对这个盒子采用平行对穿的 X 线进行照射。另一个方法是患者处于俯卧位，然后阴茎浸入装满水的容器内，给予箱式照射技术照射。如体外残端长度较短，可以仰卧位，瘤床区覆盖组织补偿物。此外，如腹股沟淋巴结侵犯腹股沟皮肤，腹股沟区域皮肤也需要覆盖组织补偿物。

③定位 CT 扫描。定位 CT 扫描需包含下腹部、盆腔及腹股沟淋巴结引流区，故建议扫描范围从肋下至股骨中段。扫描层厚建议 5 mm。有盆腔淋巴结或腹股沟淋巴结肿大的患者，为了更好地勾画肿大淋巴结，可以采用增强 CT 扫描。

④靶区勾画。照射范围包含：A.盆腔淋巴结引流区（双侧髂内、髂外、闭孔及骶前淋巴结引流区）及双侧腹股沟淋巴结引流区；B.阴茎术后残端，如切缘阳性则需要包含阴茎癌术后瘤床区。

⑤计划设计。术后辅助放疗采用外放疗技术及单次 1.8 Gy 或 2.0 Gy 的常规分割模式。可采用调强放射治疗，对阳性淋巴结区或淋巴结包膜外侵区域行同步推量。

照射剂量：A.盆腔淋巴结引流区及腹股沟淋巴结引流区：45.0～50.4 Gy；B.阴茎癌切缘阳性患者，瘤床区：45～60 Gy；C.阳性淋巴结区或淋巴结包膜外侵区域：推量至 65～70 Gy。

危及器官剂量限制：阴茎：$D_{70\%}<70$ Gy，$D_{90\%}<50$ Gy；膀胱：$V_{50}<5\%$，$V_{40}<35\%$，$V_{35}<50\%$；直肠：$V_{30}<50\%$，$V_{40}<40\%$；股骨头：$V_{30}<50\%$，$V_{40}<35\%$，$V_{50}<5\%$。

⑥实施放疗。在实施放疗过程中，需积极评估放疗相关副反应，如皮肤急性反应、尿道狭窄、双下肢水肿等情况，并对症处理。

8.2.4　随　访

随访的目的在于发现局部和区域淋巴结转移并及时干预，同时也是评估治疗效果和预测近期、远期并发症的唯一手段。

（1）随访手段

1）阴茎术区及腹股沟淋巴结触诊；2）CT 扫描、胸部 X 线是鉴别是否有盆腔淋巴结和远处转移的常用手段；3）PET-CT 是分期较高的患者的有效随访方法。

（2）随访时机（见表 8-2-4）

表 8-2-4　随访时机

病情程度	治疗方法	随访时间		检查方法		推荐等级
		治疗后 1～2 年	治疗后 3～5 年	必要	可选	
肿瘤原发灶	保留阴茎治疗	每 3 个月	每 6 个月	定期就医或自我检查。阴茎上皮内瘤变局部或激光治疗后需重复活检		强烈推荐
	阴茎部分/全部切除术	每 3 个月	每年	定期就医或自我检查	根据排尿情况，确定是否推荐需要行尿道扩张术	推荐
区域淋巴结	无肿大淋巴结	每 3 个月	每 6 个月	定期就医或自我检查	随访中如发现淋巴结肿大可行细胞学或病理活检	推荐
	LND（pN0）	每 3 个月	每年	定期就医或自我检查或超声针吸细胞活检		强烈推荐
	LND（pN+）	每 3 个月	每 6 个月	定期就医或自我检查或超声针吸细胞活检，CT/MRI	骨扫描（有相关症状时）	强烈推荐

参考文献

黄健. 中国泌尿外科和男科疾病诊断治疗指南：2019 版[M]. 北京:科学出版社, 2020.

Hakenberg O W, et al. EAU Guidelines on Penile Cancer 2020. European Association of Urology Guidelines 2020 Edition.

NCCN Clinical Practice Guidelines in Oncology: Penile Cancer (Version 2.2019). National Comprehensive Cancer Network, 2019.5.

8.3 睾丸肿瘤

睾丸肿瘤（testicular cancer）占所有男性肿瘤的 1%，泌尿系肿瘤的 5%。睾丸肿瘤在西方国家的发病率为（3～10）/10 万。近年来，睾丸肿瘤的发病率不断增加，且在发达国家更为显著，2019 年美国新发睾丸肿瘤 9560 例，死亡 410 例。我国睾丸肿瘤发病率为 1/10 万左右，占男性所有恶性肿瘤的 1%～2%，占泌尿生殖系肿瘤的 3%～9%。睾丸肿瘤的发生率与种族相关，斯堪的纳维亚地区发病率最高，而非洲及亚洲国家的发病率最低。20 世纪后期，睾丸肿瘤的发病率明显上升，尤其是欧洲裔后代。1973—1977 年和 2003—2007 年两个阶段，丹麦的发病率由 7/10 万增长到 10.1/10 万，挪威由 4.5/10 万增长到 10.5/10 万，而同期，中国香港由 1.3/10 万增长到 1.5/10 万。

8.3.1 流行病学与病因学

睾丸肿瘤病理分型多样，绝大部分为生殖细胞肿瘤（占 90%～95%），其中 1%～2% 呈现双侧睾丸受累。精原细胞瘤高发年龄为 31～40 岁，而非精原细胞瘤高发年龄相对更年轻（21～30 岁）。

睾丸肿瘤的发病原因尚不明确，而环境因素对睾丸肿瘤的发生具有重要作用。目前已经确定的高危因素包括睾丸发育不全综合征（如隐睾症、尿道下裂、少弱精症等）、遗传因素（一代直系亲属中有睾丸肿瘤病史、对侧肿瘤病史或原位生殖细胞肿瘤）。青春期前进行外科干预（如隐睾下降固定）似乎能减少睾丸肿瘤的发生风险。最新的研究还提示身高和睾丸肿瘤的发生存在关联。

目前已知基因改变与睾丸肿瘤的发生相关。12 号染色体短臂的变异与多种类型的生殖细胞肿瘤相关。在不同类型的睾丸肿瘤中，均能发现 KIT 及 RAS 基因家族的变异。约 66%睾丸肿瘤病例中存在 *P53* 基因突变。近来研究还证明了 *PTEN* 基因与生殖细胞肿瘤发生的相关性。生殖细胞肿瘤在 miRNA 特性上与胚胎干细胞类似。有资料显示，针对胚胎 miR-371～miR-373 及 miR-367 的检测有助于诊断。

睾丸肿瘤治愈率的提高依赖于早期诊断、正确的临床和病理分期、早期手术结合放化疗的综合治疗，以及严格的随访和挽救性治疗。近年来数据显示，精原细胞瘤（包含各分期）治愈率超过 90%，而早期生殖细胞肿瘤的治愈率接近 100%。

8.3.2　诊　断

8.3.2.1　症状、体征

睾丸肿瘤多见于中青年男性，一般表现为患侧阴囊无痛质硬肿块，也有20%~27%患者合并阴囊坠胀或疼痛，11%患者出现腹肋部和背部疼痛，10%患者出现远处转移的相关表现（如颈部包块，咳嗽或呼吸困难等呼吸系统症状，食欲缺乏、恶心、呕吐和消化道出血等胃肠功能异常，腰背部疼痛和骨痛，外周神经系统异常以及单侧或双侧下肢水肿），1%的生殖细胞肿瘤或性索/性腺肿瘤患者出现男性女乳。

有些睾丸肿瘤患者为偶然发现，但也有约10%的患者因与睾丸附睾炎的症状类似而被延误诊断。因此，对于可疑病例需进行彩超检查。体格检查方面除了双侧阴囊外，还应进行全身情况检查，以便发现可能存在的远处转移病灶。

8.3.2.2　检验

（1）常规血液学检查

包括血常规、肝肾功能、凝血功能、术前四项。

（2）血清肿瘤标志物检查

1）必查指标：甲胎蛋白（AFP）、人绒毛膜促性腺激素（HCG）和乳酸脱氢酶（LDH）。

2）选查指标：胎盘碱性磷酸酶（PALP）、OCT3/4、SALL4、Glpican3、CD30、CD117、GATA3等。

8.3.2.3　检查

（1）超声

超声检查是睾丸肿瘤的首选检查手段，不仅可以明确睾丸肿瘤的具体部位、浸润深度、肿块血供等特征，还可以了解对侧睾丸的情况，敏感性几乎可以达到100%。对于睾丸内不能触及肿块而存在明显的腹部后或脏器结节、血AFP/HCG水平高、因不育前来就诊的年轻患者，也应该进行彩超检查。对于高危者，如睾丸萎缩（体积<12 mL）或者睾丸内质地不均匀等，也推荐采用彩超进行随访。

（2）胸部X片

胸部X片是睾丸肿瘤患者的常规检查之一，可以发现直径1 cm以上的肺部转移病灶。

（3）CT

腹部及盆腔CT被认为是腹膜后淋巴结转移病灶的最佳检查方法。对于存在肺部转移病灶的患者，胸部CT检查能更准确地定位肺部结节的数目和位置。

（4）MRI

正常睾丸组织的MRI影像在T_1和T_2加权上表现为均质信号，而肿瘤组织在T_2加权上为低信号。MRI在诊断的敏感性（100%）和特异性（95%~100%）方面要优于超声检查，但其对于腹膜后淋巴结转移的检测总体上并不优于CT且费用昂贵。

（5）PET

建议在精原细胞瘤化疗后6~8周行[18]F-FDG PET-CT/PET-MR检查，以评估残留的肿瘤活性；对于精原细胞瘤的原发病灶定位及治疗前评估不作为常规推荐，对腹膜后淋巴结转移的评估推荐PET-CT/PET-MR；对于睾丸淋巴瘤，推荐PET-CT/PET-MR作为基线评估及治疗疗效评价。

（6）推荐用于分级的检查（见表8-3-1）

表 8-3-1　用于睾丸肿瘤的分级检查推荐

检测	推荐	强度
血清肿瘤指标	AFP、HCG、LDH	强
腹部盆腔 CT	所有患者	强
胸部 CT	所有患者	强
睾丸双侧 B 超	所有患者	强
骨扫描/MRI	有相应症状时	强
脑扫描（CT/MRI）	有相应症状及患者有多发肺部转移和（或）高β-HCG 值时	强
生育能力检查	总睾酮值	弱
	促黄体生成素	弱
	卵泡刺激素	弱
	精液分析	弱

注：在进行治疗前，需与睾丸肿瘤患者讨论是否进行精子冷冻储存。

（7）睾丸穿刺活检

经阴囊睾丸穿刺活检会增加局部复发的概率，且与根治性睾丸切除术相比，无转移生存率及总体生存率无显著差异。因此，该检查在睾丸肿瘤和随访过程中的作用一直未被大家所认可，但在评估睾丸发育和生育功能方面存在一定价值。另外，怀疑对侧睾丸存在原位癌时，推荐行对侧睾丸穿刺活检予以明确。对于睾丸体积＜12 mL、儿时患隐睾或存在生精功能障碍者，推荐进行睾丸穿刺活检。

8.3.2.4　病理诊断

（1）睾丸肿瘤的分类（根据2016版WHO睾丸肿瘤分类，见表8-3-2）

表 8-3-2　2016 年 WHO 睾丸肿瘤分类系统

来源于原位生殖细胞新生物的生殖细胞肿瘤
非侵袭性生殖细胞肿瘤
原位生殖细胞瘤（GCNIS）
特殊类型生精小管内生殖细胞瘤变
单一组织类型肿瘤
精原细胞瘤
含合胞体滋养层细胞的精原细胞瘤
非精原细胞瘤
胚胎癌
青春期后型卵黄囊瘤
滋养细胞肿瘤
绒毛膜癌
非绒毛膜癌性滋养细胞肿瘤
胎盘部位滋养细胞肿瘤
上皮样滋养细胞肿瘤
囊性滋养细胞肿瘤
青春期后型畸胎瘤
含体细胞型恶性成分的畸胎瘤

混合组织类型非精原细胞肿瘤
混合性生殖细胞肿瘤
未定型生殖细胞肿瘤
退化型生殖细胞肿瘤
与原位生殖细胞新生物无关的生殖细胞肿瘤
精原细胞瘤
青春期前型畸胎瘤
皮样囊肿
表皮样囊肿
分化良好的神经内分泌肿瘤（单胚层畸胎瘤）
青春期前型畸胎及卵黄囊混合瘤
青春期前型卵黄囊瘤
性索-间质肿瘤
单一组织类型肿瘤
Leydig 细胞瘤
恶性 Leydig 细胞瘤
支持细胞瘤
恶性支持细胞瘤
大细胞钙化型支持细胞瘤
小管内大细胞玻璃样变性支持细胞瘤
颗粒细胞瘤
幼年型颗粒细胞瘤
纤维瘤组肿瘤
混合性及未分类性索-间质肿瘤
混合性性索-间质肿瘤
未分类性索-间质肿瘤
由生殖细胞和性索-间质成分构成的肿瘤
性腺母细胞瘤
混杂细胞成分睾丸肿瘤
卵巢上皮型肿瘤
浆液囊腺瘤
浆液交界性恶性肿瘤
浆液性囊腺癌
黏液性囊腺瘤
黏液交界性瘤
黏液性囊腺癌
子宫内膜样腺癌
透明细胞腺癌
Brenner 瘤
幼年性黄色肉芽肿
血管瘤

续表

血液淋巴性睾丸肿瘤
弥漫大 B 细胞淋巴瘤
滤泡性淋巴瘤
鼻型结外 NK/T 细胞淋巴瘤
浆细胞瘤
髓系肉瘤
窦组织细胞增生症
集合管和睾丸网肿瘤
腺瘤
腺癌

（2）睾丸肿瘤的TNM分期（见表8-3-3）

表 8-3-3　睾丸肿瘤的 TNM 分期（根据 AJCC 第 8 版分期）

PT 原发肿瘤	
pTx	原发肿瘤无法进行评估（未行睾丸切除则用 Tx）
pT0	无原发肿瘤的证据（如睾丸内组织学上的瘢痕）
pTis	曲细精管内细胞肿瘤（原位癌）
pT1	肿瘤局限于睾丸和附睾，不伴有血管/淋巴管浸润，可以浸润睾丸白膜但无鞘膜侵犯
pT2	肿瘤局限于睾丸和附睾，伴有血管/淋巴管浸润，或者肿瘤通过睾丸白膜侵犯鞘膜
pT3	肿瘤侵犯精索，有或无血管/淋巴管浸润
pT4	肿瘤侵犯阴囊，有或无血管/淋巴管浸润
N 区域淋巴结临床评估	
Nx	区域淋巴结转移情况无法评估
N0	无区域淋巴结转移
N1	单个淋巴结转移，最大径≤2 cm；或多发淋巴结转移，任何一个淋巴结最大径不超过 2 cm
N2	单个淋巴结转移，2 cm＜最大径≤5 cm；或 5 个以上淋巴结转移，最大径＜5 cm；或存在淋巴结外扩散的证据
N3	转移淋巴结最大径＞5 cm
PN 区域淋巴结病理评估	
pNx	区域淋巴结转移情况无法评估
pN0	无区域淋巴结转移
pN1	单个转移淋巴结最大径≤2 cm；或转移淋巴结数≤5 个，且任一淋巴结最大径≤2 cm
pN2	单个淋巴结转移，2 cm＜最大径≤5 cm；或 5 个以上淋巴结转移，最大径≤5 cm；或存在淋巴结外扩散的证据
pN3	转移淋巴结最大径＞5 cm
M 远处转移	
Mx	远处转移情况无法评估
M0	无远处转移
M1	远处转移
M1a	区域外的淋巴结转移或肺转移

续表

M1b	其他部位远处转移
血清肿瘤标志物	
Sx	无法评估标志物（无法检测到或未检测）
S0	标志物水平在正常范围
S1	AFP<1000 ng/mL，HCG<5000 U/L，LDH<正常值上限1.5倍
S2	AFP 1000～10000 ng/mL，或HCG 5000～50000 U/L，或LDH正常值上限的1.5～10倍
S3	AFP>10000 ng/mL，或HCG>50000 U/L，或LDH>正常值上限的10倍

（3）睾丸肿瘤的预后分级系统（根据AJCC第8版分期）（见表8-3-4）

表 8-3-4   睾丸肿瘤预后分级

分期	T	N	M	血清指标
0 期	pTis	N0	M0	S0
Ⅰ 期	pT1-T4	N0	M0	Sx
ⅠA 期	pT1	N0	M0	S0
ⅠB 期	pT2-pT4	N0	M0	S0
ⅠS 期	任何 pT/Tx	N0	M0	S1-S3
Ⅱ 期	任何 pT/Tx	N1-N3	M0	Sx
ⅡA 期	任何 pT/Tx	N1	M0	S0
	任何 pT/Tx	N1	M0	S1
ⅡB 期	任何 pT/Tx	N2	M0	S0
	任何 pT/Tx	N2	M0	S1
ⅡC 期	任何 pT/Tx	N3	M0	S0
	任何 pT/Tx	N3	M0	S1
Ⅲ 期	任何 pT/Tx	任何 N	M1a	Sx
ⅢA 期	任何 pT/Tx	任何 N	M1a	S0
	任何 pT/Tx	任何 N	M1a	S1
ⅢB 期	任何 pT/Tx	N1-N3	M0	S2
	任何 pT/Tx	任何 N	M1a	S2
ⅢC 期	任何 pT/Tx	N1-N3	M0	S3
	任何 pT/Tx	任何 N	M1a	S3
	任何 pT/Tx	任何 N	M1b	任何 S

　　ⅠA 期：原发性肿瘤（局限于睾丸和附睾），显微镜下无证据表明有血管/淋巴管侵犯，体检及影像学无转移迹象。睾丸根治术后血清肿瘤学指标位于正常范围。

　　ⅠB 期：比原发性肿瘤局部侵犯范围更大，但无转移迹象。

　　ⅠS 期：睾丸切除术后血清肿瘤学指标持续升高，提示亚临床转移，或对侧睾丸中可能有肿瘤细胞存在。

8.3.3　治　疗

8.3.3.1　治疗原则

不同类型、不同分期的睾丸肿瘤的治疗策略不同。在对原发肿瘤进行根治性睾丸切除术的同时，需根据分类、分期选择相应的辅助治疗。对于存在亚临床转移的睾丸肿瘤患者行辅助治疗前，应和患者充分沟通，告知可能的获益和损害，按照个体化原则进行治疗。

8.3.3.2　治疗路线图

精原细胞瘤（SGCT）与非精原细胞瘤（NSGCT）根治性睾丸切除术后治疗路线分别见图 8-3-1 和图 8-3-2。

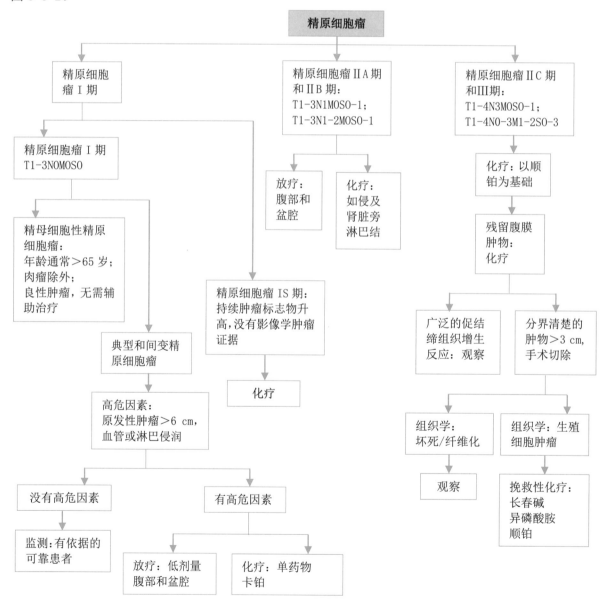

图8-3-1　精原细胞瘤（SGCT）根治性睾丸切除术后治疗路线图

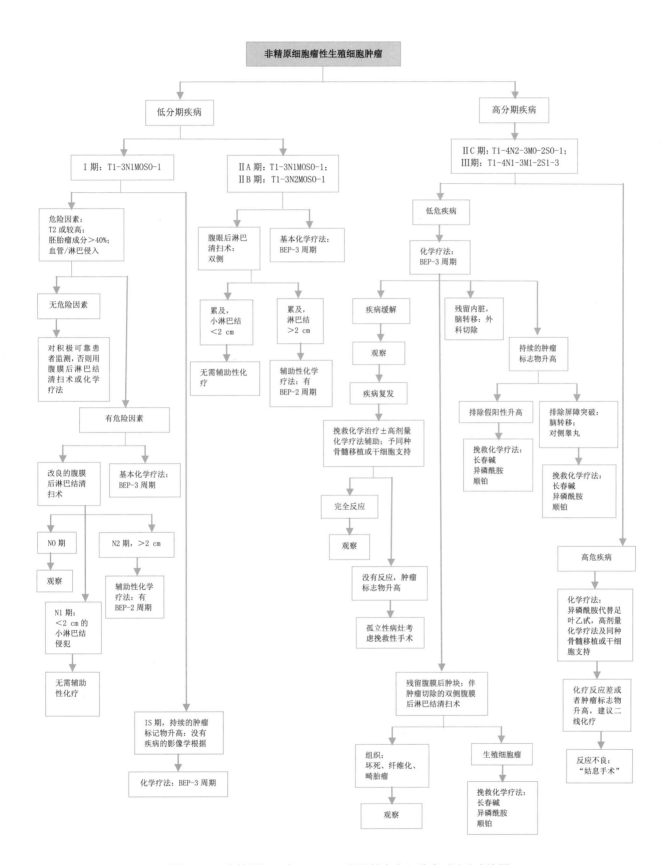

图 8-3-2　非精原细胞瘤（NSGCT）根治性睾丸切除术后治疗路线图

8.3.3.3　基于分期的睾丸肿瘤治疗选择

基于分期精原细胞瘤和非精原细胞瘤的治疗见表 8-3-5、表 8-3-6 及图 8-3-3～图 8-3-6。

表 8-3-5　Ⅰ期精原细胞瘤的治疗策略

临床分期		危险分层	优选方案	其他方案	某些情况下应用
Ⅰ期	pTis	GCNIS	根治性睾丸切除	密切观察	孤立睾丸时局部放疗
	pT1	低危患者（肿瘤直径<4 cm 且无睾丸网侵犯）	根治性睾丸切除+监测	70%监测复发者可选择单纯放疗	挽救性放疗后复发者可选择化疗
	pT2-4	高危患者（肿瘤直径>4 cm 且/或睾丸网侵犯）	根治性睾丸切除+放疗（20～24 Gy）	根治性睾丸切除+化疗（卡铂）	

表 8-3-6　ⅡC/Ⅲ期睾丸生殖细胞肿瘤的治疗策略

临床分期	预后分层	标准方案	其他方案	监测
ⅡC/Ⅲ期	预后良好	3×BEP；4×EP（博来霉素禁用患者）	1. 粒细胞<1000/mm³ 且发热，或血小板<100000/m³ 时，考虑暂缓化疗；2. 化疗时出现感染,可在后续疗程中预防性应用 G-CSF 等造血生长因子	1.CT（-）肿标（-）→随访；2.CT 可疑（+）→PET（1）PET（-）→随访（2）PET（+）→活检/挽救性化疗/放疗
	预后中等	4×BEP；4×VIP（博来霉素禁用患者）	前瞻性研究：BEP vs BEP+紫杉醇（EORTC GU 组）	
	预后差	4×BEP	4×PEI	肿标下降缓慢，提示预后不佳

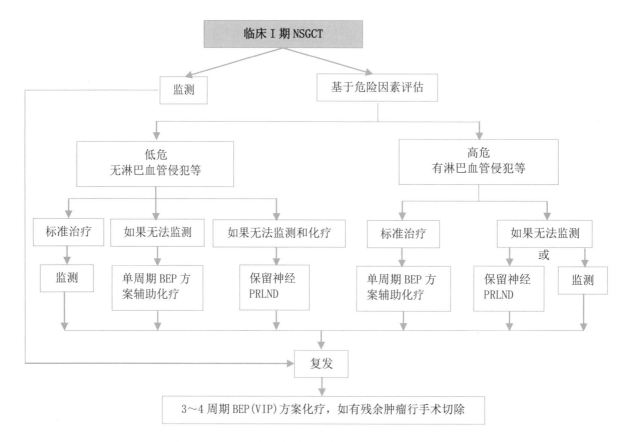

图 8-3-3　临床Ⅰ期非精原细胞瘤（NSGCT）的治疗路线图

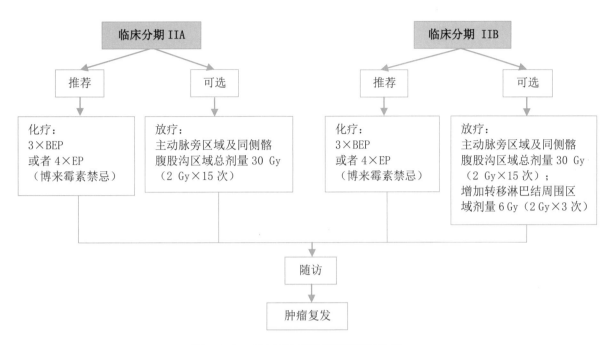

图 8-3-4　ⅡA/ⅡB 期精原细胞瘤的治疗

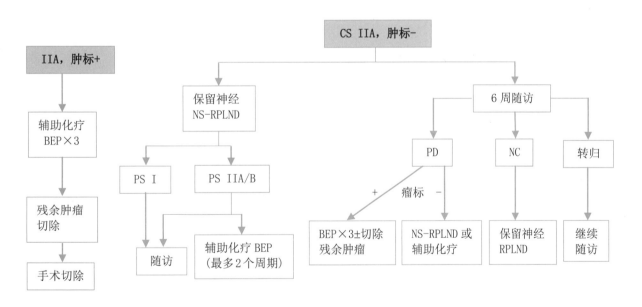

图 8-3-5　ⅡA/ⅡB 期非精原细胞瘤的治疗

8.3.4　随　访

基于分期精原细胞瘤和非精原细胞瘤的随访方案见表8-3-7～表8-3-15。

表 8-3-7　临床 I 期精原细胞瘤：监测

项目	1 年	2 年	3 年	4 年	5 年
体检	3～6 个月	6～12 个月	6～12 个月	每年	每年
肿瘤标志物*	3～6 个月	6～12 个月	6～12 个月	每年	每年
胸部 X 线	根据临床需要，有症状者行胸部 CT 增强				
腹部／盆腔 CT/MRI	3、6、12 个月	6～12 个月	6～12 个月	12～24 个月	12～24 个月

*可选择检查。

表 8-3-8　临床 I 期精原细胞瘤：辅助治疗后（放疗或化疗）

项目	1 年	2 年	3 年	4 年	5 年
体检	6～12 个月	6～12 个月	每年	每年	每年
肿瘤标志物*	6～12 个月	6～12 个月	每年	每年	每年
胸部 X 线	根据临床需要，有症状者行胸部 CT 增强				
腹部／盆腔 CT/MRI	每年	每年	每年	－	－

*可选择检查。

表 8-3-9　临床 II A 和非大块 II B 期精原细胞瘤：放疗或化疗后无肿瘤残留

项目	1 年	2 年	3 年	4 年	5 年
体检	每 3 个月	每 6 个月	每 6 个月	每 6 个月	每 6 个月
肿瘤标志物*	每 3 个月	每 6 个月	每 6 个月	每 6 个月	每 6 个月
胸部 X 线	每 6 个月	每 6 个月			
腹部／盆腔 CT/MRI	第 3 个月，第 6—12 个月	每年	每年	根据临床需要	

*可选择检查。

表 8-3-10　大块临床 II B、II C、III 期精原细胞瘤：化疗后

项目	1 年	2 年	3 年	4 年	5 年
体检	每 2 个月	每 3 个月	每 6 个月	每 6 个月	每年
肿瘤标志物	每 2 个月	每 3 个月	每 6 个月	每 6 个月	每年
胸部 X 线*	每 2 个月	每 3 个月	每年	每年	每年
腹部／盆腔 CT/MRI	每 4 个月	每 6 个月	每年	根据临床需要	

*有胸部症状者需做胸部 CT 增强。

表 8-3-11　临床 I 期 NSGCT（无危险因素）：积极监测

项目	1 年	2 年	3 年	4 年	5 年
体检	每 2 个月	每 3 个月	每 4～6 个月	每 6 个月	每年
肿瘤标志物	每 2 个月	每 3 个月	每 4～6 个月	每 6 个月	每年
胸部 X 线*	第 4 个月，第 12 个月	每年	每年	每年	每年
腹部／盆腔 CT/MRI	每 4～6 个月	每 6～12 个月	根据临床需要		

*有胸部症状者需做胸部 CT 增强。

表 8-3-12　临床 Ⅰ A/B 期 NSGCT：1 周期 BEP 辅助化疗或 RPLND

项目	1 年	2 年	3 年	4 年	5 年
体检	每 3 个月	每 3 个月	每 6 个月	每 6 个月	每年
肿瘤标志物	每 3 个月	每 3 个月	每 6 个月	每 6 个月	每年
胸部 X 线*	每 6～12 个月	每年	-	-	-
腹部／盆腔 CT/MRI	每年	每年	-	-	-

*有胸部症状需做胸部 CT 增强。

表 8-3-13　临床 Ⅱ～Ⅲ 期 NSGCT：化疗后完全缓解 ±RPLND

项目	1 年	2 年	3 年	4 年	5 年
体检	每 2 个月	每 3 个月	每 6 个月	每 6 个月	每 6 个月
肿瘤标志物	每 2 个月	每 3 个月	每 6 个月	每 6 个月	每 6 个月
胸部 X 线*	每 6 个月	每 6～12 个月	每年	-	-
腹部／盆腔 CT/MRI#	每 6 个月	每 6 个月	每年	每年	-

*有胸部症状需做胸部 CT 增强；#RPLND 为 N0 的术后第 3—4 个月行 1 次影像学检查，然后根据临床需要检查。

表 8-3-14　病理 Ⅱ A/B 期 NSGCT：RPLND 后辅助化疗

项目	1 年	2 年	3 年	4 年	5 年
体检	每 6 个月	每 6 个月	每年	每年	每年
肿瘤标志物	每 6 个月	每 6 个月	每年	每年	每年
胸部 X 线*	每 6 个月	每年	每年	每年	每年
腹部／盆腔 CT/MRI	每 6 个月	根据需要			

*有胸部症状需做胸部 CT 增强。

表 8-3-15　病理 Ⅱ A/B 期 NSGCT：RPLND 后无辅助化疗

项目	1 年	2 年	3 年	4 年	5 年
体检	每 2 个月	每 3 个月	每 4 个月	每 6 个月	每年
肿瘤标志物	每 2 个月	每 3 个月	每 4 个月	每 6 个月	每年
胸部 X 线*	每 2～4 个月	每 3～6 个月	每年	每年	每年
腹部／盆腔 CT/MRI	第 3～4 个月	每年根据临床需要			

*有胸部症状需做胸部 CT 增强。

注：以下几种情况容易被误认为肿瘤复发或进展，要仔细鉴别，防止过度治疗：

①博来霉素化疗导致的肺部结节（X 线胸片或 CT 发现），通常位于胸膜下，但血清肿瘤标志物是正常的。

②良性畸胎瘤：化疗中或化疗后，畸胎瘤变大，类似肿瘤进展或复发，但血清肿瘤标志物正常。

③血清β-HCG 假性升高：全身化疗出现的性腺功能减退患者可出现血清β-HCG 假阳性升高，应用睾酮可以解决。

8.4　尿路上皮癌

尿路上皮癌（urothelial carcinoma，UC）是起源于尿路上皮的一种多源性恶性肿瘤，包括肾盂癌、输尿管癌、膀胱癌以及尿道癌，是泌尿系统最常见的肿瘤之一。此外，作为国内十大常见癌种之一，尿路上皮癌易复发、易进展且治疗手段有限，严重威胁患者的生存时间和生活质量。其预后与发生部位、临床分期、病理分级、组织类型、生物学行为以及治疗措施等密切相关。结合尿路上皮癌的国内外最新推荐指南，这里主要介绍膀胱尿路上皮癌（bladder urothelial carcinoma，BC）和上尿路尿路上皮癌（upper tract urothelial carcinoma，UTUC）的规范化诊疗措施。

8.4.1　流行病学

8.4.1.1　膀胱癌流行病学

世界范围内，膀胱癌发病率居恶性肿瘤的第 10 位，年新发病例数 573278 例；膀胱癌死亡率居恶性肿瘤的第 13 位，年死亡病例数 212536 例。在我国，膀胱癌发病率居恶性肿瘤的第 13 位，年新发病例数 85694 例；膀胱癌死亡率居恶性肿瘤的第 15 位，年死亡病例数 39393 例（数据来源：GLOBOCAN2020，https://gco.iarc.fr/today/）。

8.4.1.2　上尿路尿路上皮癌流行病学

UTUC 在全球的发病率与 BC 相比较低，约占全部尿路上皮癌的 5%～10%。但从 2018 年对全国 32 家医疗中心住院患者的初步调查结果来看，UTUC 占尿路上皮癌的比例为 9.3%～29.9%，平均 17.9%，明显高于全球平均水平。

8.4.2　诊　断

8.4.2.1　症状、体征

（1）膀胱癌症状、体征

80%～90%的患者多以间歇性、无痛性全程肉眼血尿为首发症状。血尿程度可由淡红色至深褐色不等，多为洗肉水色，可伴有血凝块。有些也可表现为初始血尿或终末血尿，前者常提示膀胱颈部病变，后者提示病变位于膀胱三角区、膀胱颈部或后尿道。少数患者仅表现为镜下血尿。

膀胱癌患者亦有以尿频、尿急和尿痛（即膀胱刺激征）为首发症状。其他症状还包括：输尿管梗阻导致的腰部疼痛，膀胱出口梗阻导致的尿潴留，营养不良或静脉、淋巴管堵塞导致的下肢水肿，巨大肿瘤导致的盆腔包块。晚期患者可表现为体重减轻、肾功能不全、腹痛或骨痛。

膀胱癌患者一般无临床体征，体检触及盆腔包块是局部进展性肿瘤的证据，因此查体对早期患者（如 Ta、T1 期等）的诊断价值有限。

（2）上尿路尿路上皮癌症状、体征

主要包括肉眼或镜下血尿（70%～80%）、腰痛（20%～40%），部分晚期患者会出现全身症状如食欲缺乏、体重减轻、盗汗、咳嗽和骨痛，以及呕吐、水肿、高血压等肾功能不全表现。

上尿路尿路上皮癌患者一般无临床体征，极少数患者会触及腰腹部肿块。

8.4.2.2　检验

（1）膀胱癌检验

包括：尿液细胞学检查；尿液荧光原位杂交技术（FISH 技术）；尿液肿瘤标志物：NMP22、BTA。

（2）上尿路尿路上皮癌检验

包括：尿液细胞学检查；尿液荧光原位杂交技术（FISH 技术）；尿液肿瘤标志物：NMP22、BTA。

8.4.2.3　检查

（1）膀胱癌检查

1）膀胱镜检查+活检

通过膀胱镜检查可以明确膀胱肿瘤的数目、大小、形态（菜花状、乳头状或广基）、部位以及周围膀胱黏膜的异常情况，同时可以对肿瘤和可疑病变进行活检以明确病理诊断。膀胱癌的膀胱镜下评估以普通白光内镜为基础，充分结合图像增强内镜检查技术，如荧光膀胱镜、窄带光成像（NBI）等。

2）诊断性经尿道膀胱肿瘤电切术

如果影像学检查发现膀胱内有肿瘤样病变，可以省略膀胱镜检查，直接行诊断性经尿道膀胱肿瘤电切术，这样可以达到两个目的：一是切除肿瘤；二是明确肿瘤的病理诊断和分级、分期，为进一步治疗以及判断预后提供依据。

3）影像学检查的分期（见表 8-4-1）

表 8-4-1　临床影像诊断分期推荐

目的	Ⅱ级推荐	Ⅱ级推荐
影像分期： 非肌层浸润性膀胱癌 NMIBC（Tis、Ta、T1）	腹、盆腔增强 CT 及 CTU（1A）	盆腔 MRI+MRU
	胸部平片	腹、盆腔 CT 平扫+逆行肾盂造影
		腹、盆腔超声检查
影像分期： 肌层浸润性膀胱癌 MIBC（T2、T3、T4）	腹、盆腔增强 CT 及 CTU（1A）	腹、盆腔 CT 平扫+逆行肾盂造影
	腹、盆腔 MRI+MRU（2A）	腹、盆腔超声检查
	胸部 CT（1A）	PET-CT
	（必要时）头颅 CT/MRI（1A）	
	（必要时）头颅 CT/MRI（1A）	
影像分期：不能手术或者晚期患者	腹、盆腔增强 CT（1A）	腹、盆腔 CT 平扫
	腹、盆腔增强 MRI（2A）	腹、盆腔超声检查
	胸部 CT（1A）	PET-CT
	头颅 CT/MRI（1A）	
	骨扫描（1A）	

注：1A、2A 代表证据级别。

（2）上尿路尿路上皮癌检查

1）膀胱镜检查

在实施手术前，所有 UTUC 患者须进行尿道膀胱镜检查，以排除膀胱肿瘤或前列腺部尿道肿瘤。

2）输尿管镜检查

输尿管镜检查可以明确肿瘤形态、大小，同时可进行组织活检，是术前明确诊断和病理的重要手段。但是行输尿管镜检查需要权衡肿瘤播撒风险。

3）利尿肾动态显像

肾动态显像（包括肾血流灌注显像和肾实质功能动态显像）的最大意义是可以分别估测双侧肾小球滤过率，对于预估准备拟行根治手术患者术后肾功能有较大意义。

4）影像学检查的诊断价值及分期价值（见表 8-4-2）

表 8-4-2　影像学检查的诊断价值及分期价值

目的	Ⅰ级推荐	Ⅱ级推荐	Ⅲ级推荐
影像学分期（T1-4N0-2M0-1）	腹盆腔增强 CT+CTU（2A）	腹盆腔增强 MRI+MRU	腹盆腔 CT 平扫+逆行肾盂造影
	胸部 CT（1A）	PET-CT	腹盆腔 MRI 平扫
	（必要时）骨扫描（1A）		静脉肾盂造影 IVP
	（必要时）头颅 CT/MR（1A）		
诊断	腹盆腔增强 CT+CTU（2A）	腹盆腔增强 MRI+MRU（2A）	腹盆腔 CT 平扫+逆行肾盂造影
			腹盆腔 MRI 平扫
			静脉肾盂造影 IVP
			腹盆腔部超声检查

注：1A、2A 代表证据级别。

8.4.2.4　病理诊断及分级

（1）分级系统（见表 8-4-3～表 8-4-4）

表 8-4-3　WHO 1973 分级系统

尿路上皮癌 1 级	分化良好
尿路上皮癌 2 级	中等分化
尿路上皮癌 3 级	分化不良

表 8-4-4　WHO 2004/2016 分级系统

低度恶性潜能乳头状尿路上皮肿瘤（PUNLMP）	
乳头状尿路上皮癌	低级别
乳头状尿路上皮癌	高级别

（2）分子分型

2019 年膀胱癌分子分型：肌层浸润性膀胱癌被分为管腔乳头型、管腔非特异型、管腔不稳定型、基底富集型、基底/鳞状细胞型、神经内分泌型。

MDA 三分法：膀胱癌被分为基底样细胞型、管腔样细胞型和 P53 样型。

UNC 二分法：膀胱癌被分为管腔样细胞型和基底样细胞型。

8.4.2.5　膀胱尿路上皮癌分期

根据 AJCC 第 8 版膀胱癌分期见表 8-4-5～表 8-4-8。

表 8-4-5　膀胱癌 TNM 分期（根据 AJCC 第 8 版分期）

T（原发肿瘤）	
Tx	原发肿瘤无法评估
T0	无原发肿瘤证据
Ta	非浸润性乳头状癌
Tis	原位癌
T1	肿瘤侵犯上皮下结缔组织
T2	肿瘤侵犯肌层
T2a	肿瘤侵犯浅肌层
T2b	肿瘤侵犯深肌层
T3	肿瘤侵犯膀胱周围组织
T3a	显微镜下发现肿瘤侵犯膀胱周围组织
T3b	肉眼可见肿瘤侵犯膀胱周围组织

T4	肿瘤侵犯以下任一器官或组织：前列腺、精囊、子宫、阴道、盆壁、腹壁
T4a	肿瘤侵犯前列腺、精囊、子宫或阴道
T4b	肿瘤侵犯盆壁或腹壁
N（区域淋巴结）	
Nx	区域淋巴结无法评估
N0	无区域淋巴结转移
N1	真骨盆区单个淋巴结转移（髂内、闭孔、髂外、骶前）
N2	真骨盆区多个淋巴结转移（髂内、闭孔、髂外、骶前）
N3	髂总淋巴结转移
M（远处转移）	
M0	无远处转移
M1a	区域淋巴结以外的淋巴结转移
M1b	其他远处转移

表 8-4-6　膀胱癌分期（根据 AJCC 第 8 版分期）

	N0	N1	N2	N3
Ta	0a	–	–	–
Tis	0is	–	–	–
T1	I	IIIA	IIIB	IIIB
T2a	II	IIIA	IIIB	IIIB
T2b	II	IIIA	IIIB	IIIB
T3a	IIIA	IIIA	IIIB	IIIB
T3b	IIIA	IIIA	IIIB	IIIB
T4a	IIIA	IIIA	IIIB	IIIB
T4b	IVA	IIIC	IIIC	IIIC
M1a	IVA	IVA	IVA	IVA
M1b	IVB	IVB	IVB	IVB

表 8-4-7　上尿路尿路上皮癌 TNM 分期（根据 AJCC 第 8 版分期）

T（原发肿瘤）	
TX	原发肿瘤无法评估
T0	无原发肿瘤证据
Ta	非浸润性乳头状癌
Tis	原位癌
T1	肿瘤侵犯上皮下结缔组织
T2	肿瘤侵犯肌层
T3	（肾盂）肿瘤侵犯超出肌层，侵入肾盂周围脂肪或肾实质（输尿管）； 肿瘤侵犯超出肌层，侵入输尿管周围脂肪
T4	肿瘤侵入邻近器官或通过肾脏进入肾周脂肪
N（区域淋巴结）	
NX	区域淋巴结无法评估
N0	无区域淋巴结转移

续表

N1	单个淋巴结转移，最大径≤2 cm
N2	单个淋巴结转移，直径＞2 cm，或多个淋巴结转移
M（远处转移）	
M0	无远处转移
M1	远处转移

表 8-4-8　　上尿路尿路上皮癌分期（根据 AJCC 第 8 版分期）

	N0	N1	N2	N3
Ta	0a	–	–	–
Tis	0is	–	–	–
T1	I	IV	IV	IV
T2	II	IV	IV	IV
T3	II	IV	IV	IV
T4	III	IV	IV	IV
M1	IV	IV	IV	IV

8.4.3　治　疗

8.4.3.1　治疗原则

根据疾病的分期选择不同的治疗策略：早期以手术为主，晚期以全身治疗为主，进行多学科讨论并制订综合治疗计划（见表 8-4-9）。

表 8-4-9　尿路上皮癌的 MDT 诊疗模式

内容	I 级推荐	II 级推荐	III 级推荐
MDT 学科构成	泌尿外科；肿瘤内科；放射治疗科；医学影像科；病理科；核医学科	骨肿瘤科；疼痛科；系统治疗不良反应管理的相关科室（包括心血管科、呼吸科、消化科、内分泌科、皮肤科、免疫科等）	营养科；检验科；遗传学专家；其他外科（包括普通外科、介入科等）
MDT 成员要求	高年资主治医师及以上	副主任医师及以上	—
MDT 讨论内容	需要新辅助化疗的肌层浸润性尿路上皮癌患者；具有膀胱根治性切除指征，但采用保留膀胱策略的患者；因医学原因无法耐受手术的病灶可切除的患者	需要术后辅助放化疗的患者；上尿路尿路上皮癌保留肾脏的治疗策略；需要放疗、多种系统性抗肿瘤治疗结合的转移性患者；转移性肿瘤局部出现严重症状的患者	主管医师认为需要 MDT 的患者（例如诊治有困难或存在争议）；推荐进入临床研究的患者
MDT 日常活动	固定学科、固定专家、固定时间（建议每 1~2 周 1 次）、固定场所	根据具体情况设置	—

8.4.3.2　治疗路线图

膀胱尿路上皮癌治疗流程见图 8-4-1。

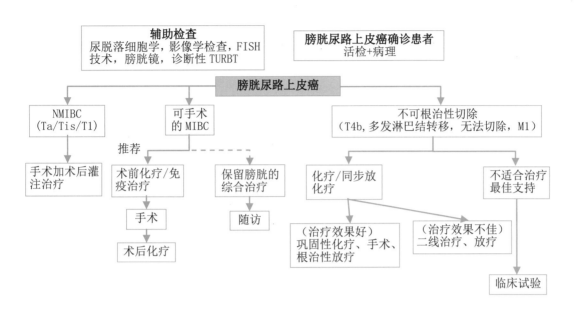

图 8-4-1　膀胱尿路上皮癌治疗流程图

8.4.3.3　膀胱尿路上皮癌治疗

（1）非肌层浸润性膀胱尿路上皮癌（见表 8-4-10～表 8-4-12；图 8-4-2）

表 8-4-10　非肌层浸润性膀胱尿路上皮癌治疗

分期	分层	Ⅰ级推荐	Ⅱ级推荐	Ⅲ级推荐
0a 期	TaG1/LG	TURBT ·分块切除（2B） ·整块切除（1B）	—	既往 TaG1/LG 肿瘤，复查发现小的乳头样复发，可门诊膀胱镜下行电灼或激光气化治疗（3 类）
0is 期	Tis	TURBT ·分块切除（2B） ·整块切除（1B） 切除标本应有逼尿肌组织（1B）	应考虑术中行选择性活检、随机活检或者前列腺部尿道活检（3B）	采用新的膀胱肿瘤可视化诊疗技术：荧光膀胱镜（1A）；窄谱光成像膀胱镜（3B）
Ⅰ期	T1, LG	TURBT ·分块切除（2B） ·整块切除（1B） 切除标本应有逼尿肌组织（1B）	二次电切（1B）	采用新的膀胱肿瘤可视化诊疗技术：荧光膀胱镜（1A）；窄谱光成像膀胱镜（3B）； TURBT 术后配合同步化放疗（3 类）
Ⅰ期	T1, HG	TURBT ·分块切除（2B） ·整块切除（1B） 切除标本应有逼尿肌组织（1B）	应考虑术中行选择性活检、随机活检或者前列腺部尿道活检（3B）； 应考虑术中行选择性活检、随机活检或者前列腺部尿道活检（3B）； 二次电切（1B）	采用新的膀胱肿瘤可视化诊疗技术：荧光膀胱镜（1A）；窄谱光成像膀胱镜（3B）

注：根据 NCCN 尿路上皮癌诊疗指南（2021 版第三版）。

表 8-4-11　非肌层浸润性膀胱癌危险度分组

危险度分组	描述
低危 NMIBC	原发、单发、TaG1（低恶性潜能乳头状尿路上皮肿瘤，低级别尿路上皮癌）、肿瘤直径＜3 cm、没有 CIS（注：必须同时具备以上条件才是低危非肌层浸润性膀胱癌）
中危 NMIBC	所有不包含在低危和高危分类中的 NMIBC
高危 NMIBC	符合以下任何一项： 1.T1 期肿瘤； 2.G3（或高级别尿路上皮癌）； 3.CIS； 4.同时满足：多发、复发和直径＞3 cm 的 TaG1G2（或低级别尿路上皮癌）
极高危 NMIBC	当符合以下任何一项时，认为是极高危 NMIBC 亚组： 1.T1G3（高级别尿路上皮癌）并发膀胱 CIS； 2.多发、大的、复发的 T1G3（高级别尿路上皮癌）； 3.T1G3（高级别尿路上皮癌）并发前列腺部尿道 CIS； 4.尿路上皮癌伴不良组织学变异亚型； 5.BCG 治疗失败的 NMIBC

注：根据 CSCO 尿路上皮癌诊疗指南（2020 版）。

表 8-4-12　非肌层浸润性膀胱癌术后辅助治疗

NMIBC 危险分层	Ⅰ级推荐	Ⅱ级推荐	Ⅲ级推荐
低危组	SI[a] 1.表柔比星； 2.吡柔比星； 3.吉西他滨； 4.丝裂霉素； 5.羟基喜树碱	—	—
中危组	1.SI+全剂量 BCG 灌注[b]；1 年（优先）； 2.SI+膀胱灌注化疗[c]	SI+化疗、BCG 联合灌注	SI+BCG 减量灌注 1 年（BCG 不可及或短缺时）
高危组	SI+全剂量 BCG 灌注 3 年	1.SI+化疗、BCG 联合灌注； 2.SI+膀胱灌注化疗	1.根治性膀胱切除术 SI+BCG 减量灌注 3 年（BCG 不可及或短缺时）； 2.帕博利珠单抗（BCG 难治性膀胱癌，并且患者拒绝或者不耐受膀胱全切可选）

注：根据 CSCO 尿路上皮癌诊疗指南（2020 版）。

a.SI：即刻单次膀胱灌注化疗。术后 24 h 内进行。术中发生膀胱穿孔或术后明显血尿的患者禁忌化疗。每年复发次数＞1 次或 EORTC 复发分数≥5 分的患者不能获益。

b.术后 2～4 周内开始，先采用 6～8 周（每周 1 次）的灌注诱导免疫应答，再进行 BCG 维持灌注治疗。维持灌注方案可采用术后第 3、第 6 个月分别进行维持 3 周的灌注治疗（每周 1 次），之后每半年重复 1 次（每周 1 次，共 3 周）。

c.膀胱诱导灌注化疗（术后 4～8 周，每周 1 次）+膀胱维持灌注化疗（每个月 1 次，维持 6～12 个月）。

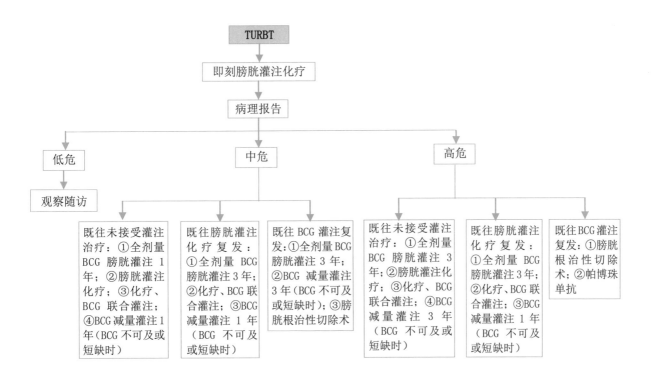

图 8-4-2　非肌层浸润性膀胱尿路上皮癌癌术后辅助治疗

（2）肌层浸润性膀胱尿路上皮癌（见表 8-4-13～表 8-4-14）

表 8-4-13　肌层浸润性膀胱尿路上皮癌的治疗

分期	患者状态	Ⅰ级推荐	Ⅱ级推荐	Ⅲ级推荐
T2-T4a，NO-Nx，MO	可耐受膀胱癌根治手术	新辅助化疗+膀胱癌根治术（1A）	新辅助化疗+膀胱部分切除术（2A）；最大程度 TURBT+放化疗三联保留膀胱治疗（2A）	单纯膀胱切除术
	不能耐受膀胱癌根治手术		膀胱部分切除术（2A）；无法耐受化疗则单纯放疗（2A）	TURBT（3）
T4b，NO-Nx，MO-M1		同步放化疗（1A）；系统性药物治疗（1A）		姑息性膀胱切除术+尿流改道（3）；姑息性放疗（2B）

注：根据 NCCN 尿路上皮癌诊疗指南（2021 版第三版）；1A、2A、2B、3 代表证据级别。

表 8-4-14　肌层浸润性膀胱尿路上皮癌的术后辅助治疗

分期	Ⅰ级推荐	Ⅱ级推荐	Ⅲ级推荐
T1，G3，NO-Nx，MO（经尿道膀胱肿瘤切除术后）	-	-	辅助性放化疗（3）
T2-4a，NO-Nx，MO（经尿道膀胱肿瘤切除术后）	辅助性放化疗（1A）	辅助性放化疗（1A）	-
T4b，NO-Nx，MO（标准膀胱癌根治术后）	-	-	辅助性放疗（2B）
Tx，NO-Nx，MO，R1/R2（标准膀胱癌根治术后）	-	-	辅助性放疗（2B）

注：根据 NCCN 尿路上皮癌诊疗指南（2021 版第三版）；1A、2B、3 为证据级别。

（3）晚期膀胱尿路上皮癌（见表 8-4-15～表 8-4-19）

表 8-4-15　转移性膀胱尿路上皮癌的一线治疗策略

分层	Ⅰ级推荐	Ⅱ级推荐	Ⅲ级推荐
可耐受顺铂	吉西他滨+顺铂（1A）； DD-MVAC（G-CSF 支持）（1A）	吉西他滨+紫杉醇+顺铂（2A）	
不可耐受顺铂	吉西他滨+卡铂（1B）	吉西他滨+紫杉醇（2A）； 吉西他滨（2A）	帕博利珠单抗（Keytruda）（2A）； 阿替利珠单抗（Tecentriq）（2A）

注：根据 EAU 尿路上皮癌诊疗指南（2021 版）；备注：1A、1B、2A 代表证据级别。

表 8-4-16　转移性膀胱尿路上皮癌的一线化疗后维持治疗策略

适合人群	Ⅰ级推荐	Ⅱ级推荐	Ⅲ级推荐
一线化疗 4～6 个周期后获得疾病稳定或客观有效	临床研究	阿维鲁单抗（1A）	帕博利珠单抗（2A）

注：根据 EAU 尿路上皮癌诊疗指南（2021 版）；1A、2A 代表证据级别。

表 8-4-17 转移性膀胱尿路上皮癌的二线治疗策略

分层	Ⅰ级推荐	Ⅱ级推荐	Ⅲ级推荐
免疫治疗（优先考虑）	临床研究	替雷利珠单抗（2A）； 特瑞普利单抗（2A）； 帕博利珠单抗（1A）	阿替利珠单抗（2A）； 纳武利尤单抗（2A）； 度伐利尤单抗（2A）； 阿维鲁单抗（2A）
化疗	临床研究	多西他赛（2A）； 紫杉醇（2A）； 白蛋白紫杉醇（2A）	长春氟宁（1A）； 培美曲塞（2B）； 吉西他滨+紫杉醇（2B）
靶向治疗	临床研究	临床研究	厄达替尼（Erdafitinib）（2A）

注：根据 EAU 尿路上皮癌诊疗指南（2021 版）；1A、2A、2B 代表证据级别。

表 8-4-18 转移性膀胱尿路上皮癌的三线治疗策略

分层	Ⅰ级推荐	Ⅱ级推荐	Ⅲ级推荐
既往铂类化疗及免疫治疗失败后	临床研究	临床研究	厄达替尼（2A）； 恩诺单抗（2A）
既往未接受过免疫治疗	临床研究	替雷利珠单抗（2A）； 特瑞普利单抗（2A）； 帕博利珠单抗（1A）	阿替利珠单抗（2A）； 纳武利尤单抗（2A）； 度伐利尤单抗（2A）； 阿维鲁单抗（2A）

注：根据 EAU 尿路上皮癌诊疗指南（2021 版）；1A、2A 代表证据级别。

表 8-4-19　膀胱尿路上皮癌的姑息性放疗

适应证	放疗方案
有血尿、排尿困难、膀胱刺激征； 高龄或身体虚弱或合并症或病期晚不能耐受根治性治疗	总剂量 60～66 Gy，1.8～2.0 Gy/次；55 Gy/20 次，35 Gy/10 次或 21 Gy/3 次 同步接受化疗

注：根据 EAU 尿路上皮癌诊疗指南（2021 版）。

8.4.3.4 上尿路尿路上皮癌治疗

（1）非转移性上尿路尿路上皮癌的治疗（见表 8-4-20～表 8-4-22）

表 8-4-20　非转移性上尿路尿路上皮癌的危险分层

上尿路尿路上皮癌危险分层	
低危 [a]	高危 [b]
单发肿瘤； 肿瘤直径＜2 cm； 脱落细胞学或者输尿管镜检低级别肿瘤； CTU 显示为非浸润性肿瘤	肾脏积水； 肿瘤直径＞2 cm； 尿脱落细胞学或者输尿管镜检高级别肿瘤； 多发肿瘤； 既往有高级别膀胱癌行根治性膀胱切除术病史； 活检病理有其他组织成分 [c]

注：根据 CSCO 尿路上皮癌诊疗指南（2020 版）。

a. 需要满足下列所有条件；

b. 仅需满足下列任意 1 个条件；

c. 其他组织成分包括：鳞状细胞癌、腺癌、微乳头状癌、肉瘤样癌、淋巴上皮瘤等。

表 8-4-21　非转移性上尿路尿路上皮癌的治疗

类型	肿瘤位置	危险分层	Ⅰ级推荐	Ⅱ级推荐	Ⅲ级推荐
肾盂癌	肾盏	低危	根治性肾输尿管切除术 [a]； 术后单次膀胱灌注化疗 [b]（2A）	输尿管镜手术（3 类）[c]； 经皮肾镜手术（3 类）[d]	
		高危	根治性肾输尿管切除术（2A）[e]； 术后单次膀胱灌注化疗（2A）[b]		新辅助化疗 [f]； 局部放疗 [g]
	肾盂	低危	根治性肾输尿管切除术 [a]； 术后单次膀胱灌注化疗（2A）[b]	输尿管镜手术（3 类）[c]； 经皮肾镜手术（3 类）[d]	
		高危	根治性肾输尿管切除术（2A）[e]； 术后单次膀胱灌注化疗（2A）[b]		新辅助化疗 [f]； 局部放疗 [g]
输尿管癌	中上段输尿管	低危	根治性肾输尿管切除术 [a]； 术后单次膀胱灌注化疗（2A）[b]	输尿管镜手术（3 类）[c]； 输尿管节段切除吻合术（3 类）[h]； 输尿管全长切除+肾造瘘术（3 类）[h]	
		高危	根治性肾输尿管切除术（2A）[e]； 术后单次膀胱灌注化疗（2A）[b]	肾功能不全者（3 类）[i]； 输尿管节段切除吻合术（3 类）； 输尿管全长切除+肾造瘘术（3 类）	新辅助化疗 [f]； 局部放疗 [g]
	下段输尿管	低危	根治性肾输尿管切除术 [a]； 术后单次膀胱灌注化疗（2A）[b]	输尿管镜手术（3 类）[c]； 输尿管下段切除十输尿管膀胱再植术（3 类）[h]	
		高危	根治性肾输尿管切除术（2A）[e]； 术后单次膀胱灌注化疗（2A）[b]	肾功能不全者（3 类）[i]； 输尿管下段切除十输尿管膀胱再植术（3 类）	新辅助化疗 [f]； 局部放疗 [g]

注：根据 CSCO 尿路上皮癌诊疗指南（2020 版）；2A、3 类代表证据级别。

　a. 针对低危上尿路尿路上皮癌，虽然已有 3 类证据提示内镜治疗可获得与根治性手术（RNU）类似的生存数据，但鉴于证据等级、术后同侧输尿管高复发风险、挽救性 RNU 的比例以及国内技术条件和不同中心技术水平的差异，RNU 仍推荐为低风险 UTUC 的首选治疗。

　b. 术后膀胱灌注应避免用于输尿管壁内段处理不可靠、存在漏尿风险的患者。UTUC 术后膀胱肿瘤复发风险为 20%～47%。有多项 RCT 研究证实，术后单次膀胱内灌注化疗药物，可降低术后膀胱内肿瘤复发风险。

　c. 对于已经存在肾功能不全等需要保留肾功能的低危患者，可以优先推荐使用输尿管软镜处理肿瘤；对于其他低危患者，需与患者充分沟通后谨慎选择。

　d. 对于肾下盏内低危 UTUC，若输尿管软镜难以处理，则可推荐行经皮肾镜手术。经皮肾镜手术可能会有肿瘤种植转移的风险。

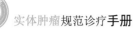

续表

e.可以通过开放性手术、腹腔镜手术或机器人手术等途径开展，手术方式对于肿瘤控制效果无明显差异。对于临床考虑 T2 期及以上或者 N+患者，推荐行区域淋巴结清扫术；而对于 T3/T4 或淋巴结明显肿大者，推荐行开放式根治性肾输尿管切除术和淋巴结清扫。肾盂肿瘤应考虑清扫同侧肾门、主动脉旁或腔静脉旁淋巴结。

f.目前正在进行一些随机对照试验，目的是评估接受根治性肾输尿管切除术前新辅助化疗的作用。尽管一级证据尚不可用，但在高危患者中，与单纯根治性肾输尿管切除术相比，多模式治疗可显著降低手术分期，最终提高生存率。最近的一项研究表明，术前新辅助治疗的获益人群主要是针对局部晚期的上尿路尿路上皮癌患者。

g.仅限于无法耐受手术患者。由于 UTUC 所处部位毗邻复杂，限制了放疗剂量的提高，无法达到根治尿路上皮癌所需放疗剂量，单纯的局部放疗或同步放化疗难以控制肿瘤，临床应用较少。

h.内镜下不能完全切除的输尿管下段低危肿瘤，或需要保留肾功能而行保留肾脏手术的高危肿瘤，可推荐行输尿管节段切除再吻合或者输尿管末段切除输尿管膀胱再植术。

i.对于高危 UTUC 患者，若存在严重肾功能不全或孤立肾，可以考虑行保留肾脏手术。

表 8-4-22 术后辅助治疗

病理分期	Ⅰ级推荐	Ⅱ级推荐	Ⅲ级推荐
Ⅰ期（pT1N0M0）	随访观察（2A）	-	-
Ⅱ～Ⅳ期（pT2-4N+M0）	吉西他滨+铂类（1A）	-	-

注：根据 CSCO 尿路上皮癌诊疗指南（2020 版）；1A、2A 代表证据级别。

（2）转移性上尿路尿路上皮癌的治疗（见表 8-4-23～表 8-4-26）

表 8-4-23 转移性上尿路尿路上皮癌的一线治疗策略

分层	Ⅰ级推荐	Ⅱ级推荐	Ⅲ级推荐
可耐受顺铂	吉西他滨+顺铂（1A） DD-MVAC（G-CSF 支持）（1A）	吉西他滨+紫杉醇+顺铂（2A）	-
不可耐受顺铂	吉西他滨+卡铂（1B）	吉西他滨+紫杉醇（2A） 吉西他滨（2A）	帕博利珠单抗（1A） 阿替利珠单抗（2A）
靶向治疗	临床研究	临床研究	厄达替尼（2A）

注：根据 NCCN 尿路上皮癌诊疗指南（2021 版第三版）；1A、1B、2A 代表证据级别。

表 8-4-24 转移性上尿路尿路上皮癌的一线化疗后的维持治疗策略

适合人群	Ⅰ级推荐	Ⅱ级推荐	Ⅲ级推荐
一线化疗 4～6 周期后获得疾病稳定或客观有效	临床研究	阿维鲁单抗（1A）	帕博利珠单抗（2A）

注：根据 NCCN 尿路上皮癌诊疗指南（2021 版第三版）；1A、2A 代表证据级别。

表 8-4-25 转移性上尿路尿路上皮癌的二线治疗策略

分层	Ⅰ级推荐	Ⅱ级推荐	Ⅲ级推荐
免疫治疗 [a]	临床研究	替雷利珠单抗（2A）[b]； 特瑞普利单抗（2A）[c]； 帕博利珠单抗（1A）[d]	阿替利珠单抗（2A）[d]； 纳武利尤单抗（2A）[d]； 度伐利尤单抗（2A）[d]； 阿维鲁单抗（2A）[d]
化疗	临床研究	多西他赛（2A）； 紫杉醇（2A）； 白蛋白紫杉醇（2A）	长春氟宁（1A）； 培美曲塞（2A）； 吉西他滨+紫杉醇（2B）
靶向治疗	临床研究	临床研究	厄达替尼（2A）

注：根据 NCCN 尿路上皮癌诊疗指南（2021 版第三版）；1A、2A、2B 代表证据级别。

a.上尿路尿路上皮癌的二线治疗优先考虑免疫治疗。

b.仅适用于 PD-L1 高表达的局部晚期或转移性尿路上皮癌患者。

c.厄达替尼尚未在国内批准上市，仅适用于合并 *FGFR2/3* 基因变异的晚期尿路上皮癌。

d.特瑞普利单抗、帕博利珠单抗、阿替利珠单抗、纳武利尤单抗、度伐利尤单抗、阿维鲁单抗在国内尚未获得晚期尿路上皮癌的治疗适应证。

表 8-4-26　转移性上尿路尿路上皮癌的三线治疗策略

分层	Ⅰ级推荐	Ⅱ级推荐	Ⅲ级推荐
既往铂类化疗及免疫治疗失败后	临床研究	临床研究	厄达替尼（2A）[a] 恩弗妥单抗（2A）[b]
既往未接受过免疫治疗	临床研究	替雷利珠单抗（2A）[c] 特瑞普利单抗（2A）[d] 帕博利珠单抗（1A）[e]	阿替利珠单抗（2A）[d] 纳武利尤单抗（2A）[d] 度伐利尤单抗（2A）[d] 阿维鲁单抗（2A）[d]

注：根据 NCCN 尿路上皮癌诊疗指南（2021 版第三版）；1A、2A 代表证据级别。

a. 厄达替尼尚未在国内批准上市，仅适用于合并 FGFR2/3 基因变异的晚期尿路上皮癌。

b. 恩弗妥单抗尚未在国内批准上市，用于铂类化疗和 PD-1 或 PD-L1 抑制剂免疫治疗失败后的治疗。

c. 仅适用于 PD-L1 高表达的局部晚期或转移性尿路上皮癌患者。

d. 特瑞普利单抗、帕博利珠单抗、阿替利珠单抗、纳武利尤单抗、度伐利尤单抗、阿维鲁单抗在国内尚未获得晚期尿路上皮癌的治疗适应证。

（3）上尿路尿路上皮癌的放疗（见表 8-4-27～表 8-4-28）

表 8-4-27　上尿路尿路上皮癌辅助性放疗[*]

手术	分期和分级	Ⅰ级推荐	Ⅱ级推荐	Ⅲ级推荐
根治性肾输尿管膀胱切除术后	T3-4/N+	–	–	辅助性放疗（2B）

注：根据 EAU 尿路上皮癌诊疗指南（2021 版）；2B 代表证据级别。

[*]对于上尿路尿路上皮癌的术后辅助放疗仍有争议。病例对照研究结果显示，对于 pT3-4/N+患者，行根治术后放疗可提高局部控制率，改善生存。放疗靶区需包括肿瘤床及盆腔淋巴结引流区，建议处方剂量为 45.0～50.4 Gy（如为 R1/R2 切除且无法再次行根治性手术，则根据正常组织耐受量适当给予瘤床区加量至 54～60 Gy）。

表 8-4-28　上尿路尿路上皮癌姑息性放疗

适应证	放疗方案
高龄或身体虚弱或合并症或病期晚不能耐受手术治疗；有临床症状的转移或复发灶	总剂量 60～66 Gy，1.8～2.0 Gy/次； 部分立体定向消融推量放射治疗（P-SABR）[b]； 同步化疗[c]

注：根据 EAU 尿路上皮癌诊疗指南（2021 版）。

8.4.4　随 访

膀胱尿路上皮癌及上尿路尿路上皮癌的随访原则分别见表8-4-29～表8-4-30。

表 8-4-29　膀胱尿路上皮癌随访原则

目的	Ⅰ级推荐[a]		Ⅱ级推荐[a]	
	随访内容	频次	随访内容	频次
非肌层浸润性膀胱尿路上皮癌膀胱切除术后	①病史； ②体格检查； ③实验室检查（血、尿常规，血电解质，肝肾功能，维生素 B2）； ④影像学检查（CTU 或 MRU，腹部/盆腔 CT 或 MRI）	开始前 1 年每 3 个月 1 次，然后每年 1 次至术后 5 年	腹部 B 超[d]； 静脉尿路造影； 逆行肾盂造影； 输尿管镜检查； 头颅 CT 或 MRI； 胸部 X 线或 CT 骨扫描；	依据临床需要

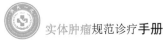

续表

目的	Ⅰ级推荐[a]		Ⅱ级推荐[a]	
	随访内容	频次	随访内容	频次
	⑤尿细胞学检查（尿脱落细胞[b]、尿道冲洗细胞[c]）	开始前 2 年每 6 个月 1 次，然后依据临床需要	全身 PET-CT	
肌层浸润性膀胱尿路上皮癌膀胱切除术后	①病史；②体格检查；③实验室检查（血尿常规，血电解质，肝肾功能，维生素 B12）；④影像学检查（CTU 或 MRU，胸部 X 线或 CT，腹部/盆腔 CT 或 MRI）	开始前 2 年每 3 个月 1 次，然后每年 1 次至术后 5 年	腹部 B 超[d]；静脉尿路造影；逆行肾盂造影；输尿管镜检查；头颅 CT 或 MRI；骨扫描；全身 PET-CT	依据临床需要
	⑤尿细胞学检查（尿脱落细胞[b]、尿道冲洗细胞[c]）	开始前 2 年每 6 个月 1 次，然后依据临床需要		
保留膀胱治疗	①病史；②体格检查；③膀胱镜检查	开始前 2 年每 3 个月 1 次，然后每 6 个月 1 次至术后 5 年，然后每年 1 次至术后 10 年	腹部 B 超；静脉尿路造影需要；逆行肾盂造影；输尿管镜检查；骨扫描；头颅 CT 或 MR；全身 PET-CT[e]	依据临床需要
	④实验室检查（血尿常规，血电解质，肝、肾功能，维生素 B12）	开始前 1 年每 3 个月 1 次，然后每年 1 次至术后 10 年		
	⑤影像学检查（CTU 或 MRU，胸部 X 线或 CT，腹部/盆腔 CT 或 MRI）	开始前 2 年每 6 个月 1 次，然后每年 1 次至术后 5 年		
	⑥尿细胞学检查（尿脱落细胞[b]）	开始前 2 年每 6 个月 1 次，然后依据临床需要		

注：根据 CSCO 尿路上皮癌诊疗指南（2020 版）、EAU 尿路上皮癌诊疗指南（2021 版）、NCCN 尿路上皮癌诊疗指南（2021 版第三版）。

a.随访的主要目的是及时发现肿瘤的复发或进展，并进行干预处理，以提高患者的生存率及改善生活质量。在该指导方案的基础上，须对具体随访方案进行个体化调整，进而确定最佳的随访方案。

b.如果是膀胱原位癌，在膀胱镜检查时进行细胞学检查。

c.高危患者行尿道冲洗细胞学检查。高危包括尿道切缘阳性、多灶性原位癌、尿道前列腺部受侵犯。

d.术后 5 年以上，患者每年需复查腹部 B 超，了解是否有肾积水。

e.PET-CT 检查仅推荐用于临床怀疑复发或转移，不推荐用于非肌层浸润性膀胱尿路上皮癌保留膀胱治疗的随访。

表 8-4-30　上尿路尿路上皮癌随访原则

目的	Ⅰ级推荐[a]		Ⅱ级推荐[a]	
	随访内容	频次	随访内容	频次
根治性肾盂输尿管切除术后（低风险上尿路尿路上皮癌[b]）	①病史；②体格检查；③实验室检查（尿脱落细胞，血、尿常规，肝肾功能）；④影像学检查（CTU 或 MRU，肺部 CT 平扫）；⑤膀胱镜检查	开始前 1 年第 3、9 个月各 1 次，然后每年 1 次至术后 5 年	肺部 CT 平扫；头颅 CT 或 MRI[d]；盆腔 CT 或 MRI[d]；骨扫描；全身 PET-CT[d]	依据临床需要

续表

目的	Ⅰ级推荐[a]		Ⅱ级推荐[a]	
	随访内容	频次	随访内容	频次
根治性肾盂输尿管切除术后（高风险上尿路尿路上皮癌[c]）	①病史； ②体格检查； ③实验室检查（尿脱落细胞，血、尿常规，肝肾功能）； ④膀胱镜检查	开始前2年每3个月1次，然后每6个月1次，至术后5年，然后每年1次	头颅CT或MRI[d]； 盆腔CT或MRI[d]； 骨扫描； 全身PET-CT[d]	依据临床需要
	⑤影像学检查（CTU或MRU，肺部CT平扫）	开始前2年每6个月1次，然后每年1次		
保留肾脏手术后（低风险上尿路尿路上皮癌[b]）	①病史； ②体格检查； ③实验室检查（尿脱落细胞，血、尿常规，肝肾功能）； ④影像学检查（CTU或MRU）	开始前1年第3、6个月各1次，然后每6个月1次，至术后2年，以后每年1次，至术后5年	泌尿系造影； 肺部CT平扫； 头颅CT或MRI[d]； 盆腔CT或MRI[d]； 骨扫描； 全身PET-CT[d]	依据临床需要
	⑤输尿管镜检查	术后每3个月1次		
保留肾脏手术后（高风险上尿路尿路上皮癌[b]）	①病史； ②体格检查； ③实验室检查（尿脱落细胞，血、尿常规，肝肾功能）； ④膀胱镜检查； ⑤影像学检查（CTU或MRU，肺部CT平扫）	开始前1年第3、6个月各1次，然后每6个月1次，至术后2年。以后每年1次，至术后5年	泌尿系造影； 肺部CT平扫； 头颅CT或MRI[d]； 盆腔CT或MRI[d]； 骨扫描； 全身PET-CT[d]	依据临床需要
	⑥输尿管镜检查	术后第3、6个月各1次		

注：根据 CSCO 尿路上皮癌诊疗指南（2020版）、EAU 尿路上皮癌诊疗指南（2021版）、NCCN 尿路上皮癌诊疗指南（2021版第三版）。

a. 随访的主要目的是及时发现肿瘤的复发或进展，并进行干预处理，以提高患者的生存率及改善生活质量。在该指导方案的基础上，须对具体随访方案进行个体化调整，进而确定最佳的随访方案。

b. 低风险上尿路尿路上皮癌：①单病灶；②肿瘤直径<2 cm；③细胞学检查低级别肿瘤；④输尿管镜穿刺活检低级别肿瘤；⑤CTU 检查肿瘤无浸润性生长。需满足所有条件。

c. 高风险上尿路尿路上皮癌：①肾盂积水；②肿瘤直径≥2 cm；③细胞学检查高级别肿瘤；④输尿管镜穿刺活检高级别肿瘤；⑤多病灶；⑥膀胱肿瘤根治术病史；⑦组织学异型性。满足任一条件即可。

d. 头颅CT 或 MRI 检查推荐于脑转移的患者；盆腔CT 或 MRI 检查推荐于盆腔转移的患者；PET-CT 检查仅推荐用于怀疑复发或转移的患者。

8.5　前列腺癌

前列腺癌（prostate cancer，PCa）是起源于前列腺上皮的恶性肿瘤，是男性泌尿生殖系统中最常见的恶性肿瘤。前列腺癌早期易被忽视，一旦达到晚期，病情则比较严重。其治疗及预后与前列腺癌的病理分期、组织类型以及患者全身状况相关。

8.5.1　流行病学

世界范围内，前列腺癌发病率居恶性肿瘤的第4位，年新发病例数1414259例；前列腺癌死亡率居恶性肿瘤的第 8 位，年死亡病例数 375304 例。在我国，前列腺癌发病率居恶性肿瘤的第 9 位，年新发病例数 115426 例；前列腺癌死亡率居恶性肿瘤的第 12 位，年死亡病例数 51094 例（数据来源：GLOBOCAN2020，https://gco.iarc.fr/today/）。

8.5.2　诊　断

8.5.2.1　症状、体征

早期前列腺癌通常没有典型症状，当肿瘤阻塞尿道或侵犯膀胱颈时会产生下尿路症状，严重者可能出现急性尿潴留、血尿、尿失禁等。骨转移时可引起骨骼疼痛、病理性骨折、贫血、脊髓压迫等症状。肿瘤压迫髂静脉或盆腔淋巴结转移，可引起双下肢水肿。

8.5.2.2　检验

（1）血 PSA 检查及其衍生指标（PSAD/PSAV 等）；

（2）血肿瘤标志物、血常规、肝功能、肾功能、凝血功能、尿常规等。

8.5.2.3　检查

（1）经直肠前列腺超声

前列腺癌典型的 TRUS 表现为位于外周带的低回声结节，超声可以初步判断肿瘤的体积大小，但对前列腺癌诊断特异性较低。

（2）MRI

MRI 检查可以显示前列腺包膜的完整性、肿瘤是否侵犯前列腺周围组织及器官，也可以显示盆腔淋巴结受侵犯的情况及骨转移病灶，在临床分期上有较重要的作用。相比其他影像学检查，多参数核磁共振（mpMRI）在前列腺癌的诊断中具有更高的诊断效能。基于 3.0T 多参数核磁共振的前列腺影像报告和数据评分系统（PI-RADS），适用于前列腺癌的定位、诊断和危险分组（见表 8-5-1）。

表 8-5-1　PI-RADS 评分与前列腺癌相关性

评分	前列腺癌可能性	穿刺阳性率
1	非常低（极不可能出现）	-
2	低（不太可能出现）	-
3	中等（可疑存在）	20%
4	高（可能存在）	50%
5	非常高（极有可能出现）	80%

（3）全身核素骨显像检查（ECT）

前列腺癌最常见的远处转移部位是骨骼，锝（^{99}mTC）MDP 放射性核素骨显像是评价前列腺癌骨转移最常用的方法，可比常规 X 线片提前 3～6 个月发现骨转移灶，敏感性较高但特异性较差。

（4）PET-CT 或 PET-MR

术前分期、治疗后生化复发及治疗效果评价均推荐 PSMA PET-CT/PET-MR 检查，诊断准确率较传统影像提高 27%；在 PSMA PET-CT 基础上，PSMA PET-MR 可评估前列腺癌的包膜侵犯、血管神经束累及、精囊腺侵犯等，从而作为前列腺癌术前的分期一站式评估手段。

（5）CT

CT 对早期前列腺癌诊断的敏感性低于 MRI，使用 CT 对前列腺癌患者进行检查的目的主要是协助临床医师进行肿瘤的临床分期，了解前列腺邻近组织和器官有无肿瘤侵犯及盆腔内有无肿大淋巴结。

8.5.2.4　前列腺穿刺活检及病理诊断

前列腺穿刺活检是诊断前列腺癌最可靠的手段。由于前列腺穿刺可导致出血，可能影响影像学检查评价临床分期，因此前列腺穿刺活检应在 MRI 检查之后进行。

（1）适应证、禁忌证及穿刺方法

1）前列腺穿刺适应证

①初次穿刺

A. 直肠指检发现前列腺可疑结节，任何 PSA 值；B. TRUS 或 MRI 发现可疑病灶，任何 PSA 值；C. PSA＞10 ng/mL，任何 f/t PSA 和 PSAD 值；D. PSA 4～10 ng/mL，异常 f/t PSA 值和（或）PSAD 值（如 f/t PSA、PSAD 值、影像学正常，应严密随访）。

②重复穿刺

第一次前列腺穿刺结果为阴性，但 DRE、复查 PSA 或其他衍生物水平提示可疑前列腺癌时，可考虑再次行前列腺穿刺。

A. 第一次穿刺病理发现不典型小腺泡增生（ASAP）或高级别上皮内瘤变（HGPIN），尤其是多针穿刺结果如上时；B. 复查 PSA＞10 ng/mL；C. 复查 PSA 4～10 ng/mL，f/t PSA 或 PSAD 值异常，或直肠指检或影像学异常；D. 复查 PSA 4～10 ng/mL，复查 f/t PSA、PSAD、直肠指检、影像学均正常，则严密随访，每 3 个月复查 PSA。如 PSA 连续 2 次＞10 ng/mL 或每年 PSAV＞0.75/mL，应重复穿刺。重复穿刺的时机：2 次穿刺间隔时间尚不确定，推荐 3 个月或更长时间。重复穿刺前除常规检查外，建议 mpMRI 检查，并进行基于 mpMRI 的靶向穿刺，能够提高穿刺阳性率，尤其是高危前列腺癌的检出率。

2）前列腺穿刺活检禁忌证

包括：处于急性感染期、发热期；有高血压危象；处于心脏功能不全失代偿期；有严重出血倾向的疾病；高血压、糖尿病等合并症控制不良；合并严重的内、外痔，肛周或直肠病变者不宜经直肠途径穿刺。

3）穿刺方法

一般采用超声引导下经直肠穿刺活检（TRBx）或超声引导下经会阴穿刺活检（TPBx），两者检出率和并发症的发生率相当，但对于已知严重痔疮、抗生素耐药或其他可能增加直肠出血或感染风险的患者，TPBx 可能是一种更安全的选择。一般建议穿刺 10～12 针或以上。根据患者 PSA 值、DRE、MRI 或 TRUS 结果，在常规的 10～12 针系统穿刺基础上，对可疑病灶进行靶向穿刺可进一步提高检出率。

（2）前列腺癌病理学分类

2016 年最新版的《WHO 泌尿系统及男性生殖器官肿瘤分类》将前列腺原发的上皮源性恶性肿瘤分为以下多种组织学类型（Gleason 评分仅适用于：腺泡腺癌和导管腺癌）：

- 腺泡腺癌；
- 导管内癌；
- 导管腺癌；
- 尿路上皮癌；

- 腺鳞癌；
- 鳞状细胞癌；
- 基底细胞癌；
- 神经内分泌肿瘤。

（3）前列腺癌的病理评分系统

Gleason 分级是目前应用最广泛的组织学评价前列腺腺癌的分级系统。Gleason 评分是肿瘤主要成分和次要成分（＞5%）的 Gleason 分级总和。除了 Gleason 评分，主要和次要的分级也应报告，例如：3（主要成分）+4（次要成分）=7 分。为了更好地评估患者的预后，ISUP 2014 专家共识会议还提出了一套以预后区别为基础的新的分级系统。该系统根据 Gleason 评分和疾病危险度的不同将前列腺癌分为 5 个具有明显预后区别的组别，分级分组越高，患者的预后越差（见表 8-5-2～表 8-5-3）。

表 8-5-2　前列腺腺癌 Gleason 分级标准

分级	组织学特征
1 级	单个的分化良好的腺体密集排列，形成界限清楚的结节
2 级	单个的分化良好的腺体较疏松排列，形成界限较清楚的结节（可伴微小浸润）
3 级	分散、独立的分化良好的腺体
4 级	分化不良、融合的或筛状（包括肾小球样结构）的腺体
5 级	缺乏腺性分化（片状、条索状、线状、实性、单个细胞）和（或）坏死（乳头/筛状/实性伴坏死）

表 8-5-3　ISUP 前列腺腺癌的分级分组

分级分组	Gleason 评分
1	≤3+3=6 分
2	3+4=7 分
3	4+3=7 分
4	4+4=8 分；3+5=8 分；5+3=8 分
5	5+4=9 分；4+5=9 分；5+5=10 分

（4）前列腺癌病理诊断常用免疫组化标记

前列腺癌病理诊断中，常用的免疫组化标记多为针对基底细胞的标志物（P63、CK5/6、P40、34βE12），如果基底细胞消失，提示为前列腺癌。除此之外，P504S（AMACR）常在前列腺癌细胞中表达，如果其表达阳性，常提示为前列腺癌。

（5）前列腺癌的基因检测

不同病情和治疗阶段的前列腺癌患者的基因突变特征各异，基于前列腺癌临床实践以及药物研发现状，推荐基于制订治疗决策和提供遗传咨询为目的的基因突变检测（见表 8-5-4～表 8-5-5）。

表 8-5-4   基因检测制订治疗决策

	I 级推荐	II 级推荐	III 级推荐
患者类型	转移性去势抵抗前列腺癌（mCRPC）		
基因类型	*BRCA2*、*BRCA1*、*ATM*、*PALB2*、*FANCL*、*RAD51B*、*RAD51C*、*RAD51D*、*BRIP1*、*BRAD1*、*CHEK1*、*CHEK2*、*CDK12*、*RAD54L*[a]	其他 DNA 修复基因（*ATR*、*NBN*、*MRE11A*、*FANCA*、*MSH2*、*MSH6*、*GEN1*、*RAD51*、*FAM175A*、*EPCAM*、*PPP2R2*、*AHDAC2*）[b]	*AR-V7*
检测类型	胚系+体系[d]	胚系+体系	循环肿瘤细胞[e]

注：a. III期临床研究 PROfound 证实，具有同源重组修复基因突变的患者，能够从奥拉帕利单药治疗中获益。PROfound 研究中纳入的基因突变类型包括 *ATM*、*BRCA1*、*BRCA2*、*BARD1*、*BRIP1*、*CDK12*、*CHEK1*、*CHEK2*、*FANCL*、*PALB2*、*RAD51B*、*RAD51C*、*RAD51D*、*RAD54L*。

b. 导致DNA修复缺陷的相关基因的胚系变异和体系变异均是铂类药物和PARP抑制剂的增敏性潜在生物标志物。

c. 对于既往接受一线醋酸阿比特龙或恩扎卢胺治疗并进展的mCRPC患者，在准备进行二线治疗前行CTC上AR-V7的检测，可帮助指导后续治疗方案的选择。接受二线以及以上治疗的AR-V7阳性mCRPC患者可从紫杉类化疗中获益。

d. "胚系"指仅需对受试者血液（白细胞）等样本进行受检范围的基因变异检测；"胚系+体系"是指需要对肿瘤样本（组织或ctDNA）进行检测，同时可能还需对血液样本（白细胞）进行胚系基因变异验证。

e. 循环肿瘤细胞（circulating tumor cell, CTC）是指自发或因诊疗操作由原发灶或转移灶脱落进入外周血循环的肿瘤细胞。90%的癌症相关死亡都是由远端转移引起的，而肿瘤细胞向外周血扩散（血行转移）是疾病进展的重要环节，是发生远处转移的前提。目前，通过美国 FDA 和中国 NMPA 批准获得III类医疗器械进口注册证的 CTC 检测产品有 CellSearch 和 CellCollector。

表 8-5-5   基因检测提供遗传咨询

	I 级推荐	II 级推荐	III 级推荐
患者类型	高危、极高危、局部晚期、转移性前列腺癌伴家族史[a] 导管内癌、导管腺癌[b]	—	—
检测的基因类型	*BRCA2*、*BRCA1*、*ATM*、*PALB2*、*CHEK2*、*MLH1*、*MSH2*、*MSH6*、*PMS2*	其他 DNA 修复通路基因（*CDK12*、*RAD51C*、*RAD51D*、*BRIP1*、*ATR*、*NBN*、*MRE11A*、*FAM175A*、*EPCAM*、*HOXB13*）	—
检测类型	胚系	胚系	—

注：a. 该处家族史是指在同系家属中具有多名包括胆管癌、乳腺癌、胰腺癌、前列腺癌、卵巢癌、结直肠癌、子宫内膜癌、胃癌、肾癌、黑色素瘤、小肠癌以及尿路上皮癌患者，特别是其确诊年龄≤50 岁；已知家族成员携带上述基因致病突变。尽管东西方人群前列腺癌风险差距较大，但在中国患者中可观察到与西方患者相似的胚系 DNA 修复基因突变频率。

b. 相关证据提示，前列腺导管内癌和导管腺癌与遗传突变风险的升高相关。

8.5.2.5   分期

（1）TNM 分期（见表 8-5-6）

表 8-5-6   前列腺癌 TNM 分期（根据 AJCC 第 8 版分期）

原发肿瘤（T）	
临床	**病理（pT）[*]**
Tx，原发肿瘤不能评价	pT$_2$，局限于前列腺
T$_0$，无原发肿瘤证据	pT$_3$，突破前列腺包膜[**]
T$_1$，不可扪及和影像学难以发现的临床隐匿肿瘤	pT$_{3a}$，突破前列腺包膜（单侧或双侧）或镜下侵犯膀胱颈

续表

T_{1a}，偶发肿瘤，体积≤所切除组织体积的 5%	pT_{3b}，侵犯精囊
T_{1b}，偶发肿瘤，体积>所切除组织体积的 5%	pT_4，肿瘤固定或侵犯除精囊外的其他临近组织结构，如尿道外括约肌、直肠、膀胱、肛提肌和（或）盆壁
T_{1c}，不可扪及，仅穿刺活检发现的肿瘤（如由于 PSA 升高）	
T_2，肿瘤可触及，仅局限于前列腺内	
T_{2a} 肿瘤限于单叶的 1/2（≤1/2）	
T_{2b} 肿瘤超过单叶的 1/2 但限于该单叶	
T_{2c} 肿瘤侵犯两叶	
T_3 肿瘤突破前列腺包膜**	
T_{3a} 肿瘤侵犯包膜外（单侧或双侧）	
T_{3b} 肿瘤侵犯精囊	
T_4 肿瘤固定或侵犯除精囊外的其他临近组织结构，如膀胱颈、尿道外括约肌、直肠、肛提肌和（或）盆壁	
区域淋巴结（N）*	
Nx 区域淋巴结不能评价	
N_0 无区域淋巴结转移	
N_1 区域淋巴结转移	
远处转移（M）**	
M_0 无远处转移	
M_1 远处转移	
M_{1a} 有区域淋巴结以外的淋巴结转移	
M_{1b} 骨转移	
M_{1c} 其他脏器转移，伴或不伴骨转移	

注：*：没有病理 T_1 分期；**：侵犯前列腺尖部或前列腺包膜但未突破包膜的定为 T_2，非 T_3；***：不超过 0.2 cm 的转移定为 pN_{1mi}；****：当转移多于一处，为最晚的分期 pM1c。

（2）临床分期（见表 8-5-7）

表 8-5-7　前列腺癌预后分期*（根据 AJCC 第 8 版分期）

分期	T	N	M	PSA （ng/mL）	G
Ⅰ期	cT_{1a-c}	N_0	M_0	PSA<10	1
	cT_{2a}	N_0	M_0	PSA<10	1
	pT_2	N_0	M_0	PSA<10	1
Ⅱ期 A	cT_{1a-c}	N_0	M_0	10 ≤ PSA<20	1
	cT_{2a}	N_0	M_0	10 ≤ PSA<20	1
	pT_2	N_0	M_0	10≤ PSA<20	1
	cT_{2b}	N_0	M_0	PSA<20	1
	cT_{2c}	N_0	M_0	PSA<20	1
Ⅱ期 B	T_{1-2}	N_0	M_0	PSA<20	2
Ⅱ期 C	T_{1-2}	N_0	M_0	PSA<20	3
Ⅲ期 A	T_{1-2}	N_0	M_0	PSA≥20	1～4
Ⅲ期 B	T_{3-4}	N_0	M_0	任何 PSA	1～4
Ⅲ期 C	任何 T	N_0	M_0	任何 PSA	5
Ⅳ期 A	任何 T	N_1	M_0	任何 PSA	任何
Ⅳ期 B	任何 T	任何 N	M_1	任何 PSA	任何

*若临床上 PSA 或病理分级无法获得，可仅通过 TNM 分期。

（3）病理分级（见表8-5-8）

表8-5-8　前列腺癌病理分级*

级别组	Gleason 评分	Gleason 评分构成
1	≤6	≤3+3
2	7	3+4
3	7	4+3
4	8	4+4，3+5，5+3
5	9 或 10	4+5，5+4，5+5

*该分类仅适用于腺癌和鳞癌，不适用于肉瘤或尿路上皮癌。黏液腺癌、印戒细胞癌、导管癌、神经内分泌癌包括小细胞癌常被用于描述前列腺腺癌的病理特征。病理类型必须经组织学确诊。

（4）预后风险分组（见表8-5-9）

表8-5-9　前列腺癌预后风险分组

分组	T	N	M	PSA	分组
Ⅰ	cT1a-c	N0	M0	PSA<10	1
	cT2a	N0	M0	PSA<10	1
	pT2	N0	M0	PSA<10	1
ⅡA	cT1a-c	N0	M0	10≤PSA<20	1
	cT2a	N0	M0	10≤PSA<20	1
	pT2	N0	M0	10≤PSA<20	1
	cT2b	N0	M0	PSA<20	1
	cT2c	N0	M0	PSA<20	1
ⅡB	T1-2	N0	M0	PSA<20	2
ⅡC	T1-2	N0	M0	PSA<20	3
	T1-2	N0	M0	PSA<20	4
ⅢA	T1-2	N0	M0	PSA≥20	1~4
ⅢB	T3-4	N0	M0	任何 PSA	1~4
ⅢC	任何 T	N0	M0	任何 PSA	5
ⅣA	任何 T	N1	M0	任何 PSA	任何
ⅣB	任何 T	任何 N	M1	任何 PSA	任何

8.5.3　治　疗

8.5.3.1　治疗原则

前列腺癌是一类异质性很强的恶性肿瘤，不同个体间肿瘤生物特性及预后差异较大。因此，根据临床及病理参数对不同的前列腺癌患者进行合理的危险度分层至关重要，同时结合患者的预期寿命、健康状态及主观意愿一起进行临床决策，进而制订个体化的治疗及随访方案。

8.5.3.2　治疗路线图

根据前列腺癌处于低危局限性、中危局限性、高危局限性以及局部进展期对不同的前列腺癌患者进行分层治疗（见图 8-5-1～图 8-5-4）。

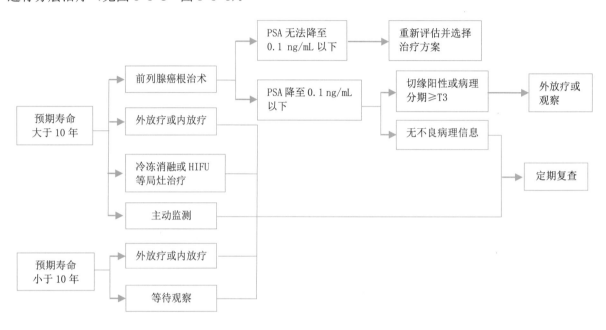

图 8-5-1　低危局限性前列腺癌的治疗策略

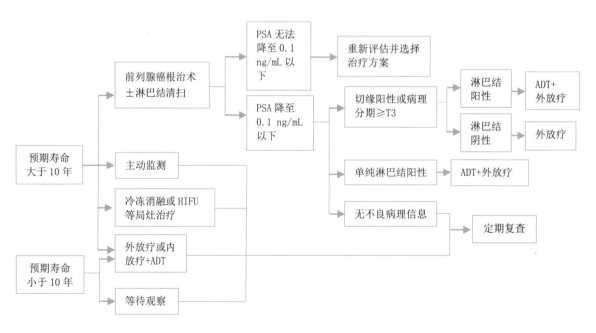

图 8-5-2　中危局限性前列腺癌的治疗策略

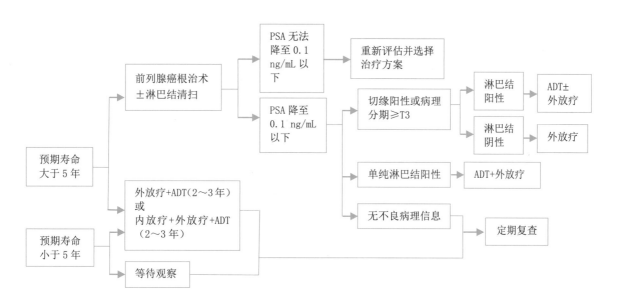

图 8-5-3　高危局限性前列腺癌的治疗策略

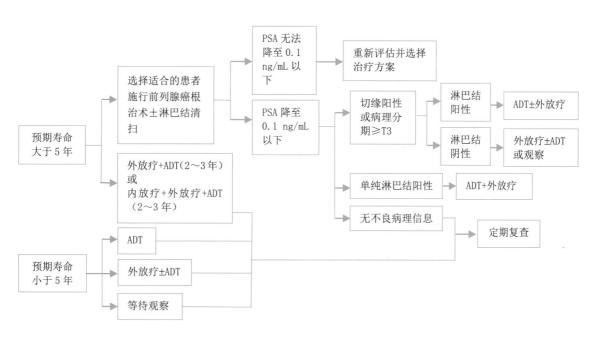

图 8-5-4　局部进展期前列腺癌的治疗策略

8.5.3.3　基于前列腺癌分期的治疗选择

（1）局限性前列腺癌

1）极低危局限性前列腺癌

定义：同时具备以下特征：T1c；级别1；PSA<10 ng/mL；阳性针数不超过1/3系统穿刺针数（不包含靶向穿刺的结果），最大单针肿瘤占比<50%；PSAD（即 PSA 密度）<0.15 ng/(mL·cm³)。治疗方案见表 8-5-10。

表 8-5-10 极低危局限性前列腺癌治疗方案

可选方案	Ⅰ级推荐	Ⅱ级推荐	Ⅲ级推荐
初始治疗	主动监测[a]（1A 类证据）	前列腺癌根治术+淋巴结清扫（1B 类证据）	针对前列腺的其他局部治疗[e]（3 类证据）
	前列腺癌根治术[b]（1A 类证据）	观察等待[d]（1B 类证据）	
	EBRT 或粒子植入放疗[c]（1A 类证据）	—	—

注：a.2019 年 EAU 出版的 DETECTIVE 共识中，在对 1 级患者进行主动监测时，对于是否需要包含阳性针数/总针数及最大阳性针数百分比这两项参数，并未达成一致意见。共识认为，符合以下条件的 1 级患者，可以进入/继续主动监测：符合临床分期 T1c 或 T2a，PSA<10 ng/mL 且 PSAD<0.15 ng/（mL·cm³）。对于符合极低危前列腺癌的患者，NCCN 指南和 DETECTIVE 共识均提到，在初次穿刺（非 mp-MRI 引导的系统穿刺）后，应使用 mp-MRI 和（或）分子肿瘤标志物确认患者成为主动监测的候选人，再次进行确认穿刺后，才进入主动监测流程。

　　b.前列腺癌根治术可以是开放、腹腔镜或机器人辅助，如预期生存>10年的患者，对发生包膜外侵犯风险较低的患者可行神经保留的手术。

　　c.外放射治疗(external beam radiotherapy，EBRT)推荐74~80 Gy（2 Gy/次）的调强放疗；低分割方案（68 Gy/20次，4周）或70 Gy/28次，6周）可作为备选方案；对既往没有进行过TURP、IPSS评分较好且前列腺体积<50 mL的患者，可进行低剂量近距离放疗。

　　d.仅针对预期寿命小于10年的患者。

　　e.前列腺的其他局部治疗包括冷冻治疗、高能聚焦超声（HIFU）治疗、不可逆电穿孔、光动力、质子刀等。

2）低危局限性前列腺癌

定义：同时具备以下特征：T1c；级别 1；PSA<10 ng/mL。治疗方案见表 8-5-11。

表 8-5-11 低危局限性前列腺癌治疗方案

可选方案	Ⅰ级推荐	Ⅱ级推荐	Ⅲ 级推荐
初始治疗	主动监测[a]（1A 类证据）	前列腺癌根治术+淋巴结清扫（1B 类证据）	针对前列腺的其他局部治疗[e]（3 类证据）
	前列腺癌根治术[b]（1A 类证据）	观察等待[d]（1A 类证据）	
	EBRT 或粒子植入放疗[c]（1A 类证据）		
	EBRT（根治术后病理有不良预后特征[f]且无淋巴结转移）（1A 类证据）		
辅助治疗	ADT（有淋巴结转移）（1A 类证据）	—	—
	观察随访（根治术后，无不良预后特征且无淋巴结转移（1A 类证据）		

注：a.主动监测包括：每 6 个月测 PSA；每 12 个月查 DRE；每年进行定期穿刺；每年进行 mp-MRI 检查，尤其对于病灶为 mp-MRI 可见的患者。仅限预期寿命大于 10 年的患者。

　　b.前列腺癌根治术可以是开放、腹腔镜或机器人辅助，如预期生存>10年的患者，对发生包膜外侵犯风险较低、性功能良好、有保留需求的患者可行神经保留的手术。

　　c.外放射治疗(external beam radiotherapy，EBRT)推荐74~80 Gy（2 Gy/次）的调强放疗；低分割方案（68 Gy/20次，4周）或70 Gy/28次，6周）可作为备选方案；对既往没有进行过TURP、IPSS评分较好且前列腺体积<50 mL的患者，可进行低剂量近距离放疗。

　　d.仅针对预期寿命小于10年的患者。

　　e.前列腺的其他局部治疗包括冷冻治疗、高能聚焦超声（HIFU）治疗等。

　　f.临床/病理不良预后特征包括切缘阳性、精囊侵犯、包膜外侵犯，或术后PSA下降不到不可检测水平。

3）中危局限性前列腺癌的治疗

定义：具备至少一个中危风险因素（IRF）：T2b-T2c；级别 2 或 3；PSA 为 10~20 ng/mL。治疗方案见表 8-5-12。

表 8-5-12　中危局限性前列腺癌治疗方案

可选方案	Ⅰ级推荐	Ⅱ级推荐	Ⅲ级推荐
初始治疗	前列腺癌根治术 ª+盆腔淋巴结清扫 ᵇ（1A 类证据）	EBRT 不伴同期 ADT（2B 类证据）	
	EBRT+同期 4~6 个月 ADT（1A 类证据）	EBRT 联合近距离放疗，不伴同期 ADTᶜ（1B 类证据）	
		近距离放疗 ᵈ 或针对前列腺的其他局部治疗 ᵉ（2B 类证据）	
		主动监测 ᶠ（1B 类证据）	
		观察等待 ᵍ（1B 类证据）	
辅助治疗	EBRT（RP 术后，无淋巴结转移，但病理有不良预后特征 ʰ（1A 类证据）	随访（RP 术后，无淋巴结转移，但病理有不良预后特征（1B 类证据）	
	ADT（RP 术后有淋巴结转移（1A 类证据）	EBRT（RP 术后有淋巴结转移）（1B 类证据）	
	随访（RP 术后无不良预后特征且无淋巴结转移）（1A 类证据）		
	放疗联合短程 ADT 4~6 个月（1A 类证据）		

注：a. 前列腺癌根治术可以是开放、腹腔镜或机器人辅助，如预期生存＞10 年的患者，对发生包膜外侵犯风险较低的患者可行神经保留的手术。

b. 可根据淋巴结转移风险选择清扫手术范围。预测阳性淋巴结＞5%时应行扩大盆腔淋巴结清扫，预测淋巴结转移风险＜2%可不清扫。

c. 在预后不良的中危人群中，可采取EBRT联合近距离放疗（不伴同期ADT）的治疗方案。

d. 对既往没有进行过TURP、IPSS评分较好且前列腺体积＜50 mL的患者，可进行低剂量近距离放疗，碘-125 145 Gy，钯-103 125 Gy、铯 115 Gy。

e. 冷冻治疗、高聚焦超声治疗、不可逆电穿孔、光动力、质子刀等。

f. 主动监测包括每6个月测PSA；每12个月查DRE；只针对高选择的患者（GS 4占比＜10%），且患者能接受疾病转移潜在风险有所上升，预期寿命小于10年。

g. 仅针对预期寿命小于10年的患者。

h. 临床/病理不良预后特征包括切缘阳性、精囊侵犯、包膜外侵犯，或术后PSA下降＜0.1 ng/mL。

4）高危和极高危局限性前列腺癌的治疗

定义：高危：不具备极高危特征并且具备至少 1 个高危特征：T3a；或级别 4 或 5；或 PSA＞20 ng/mL。极高危：至少具备以下 1 个特征：T3b-T4；主要 Gleason 评分 5 分；超过 4 处穿刺核心级别 4 或 5。治疗方案见表 8-5-13。

表 8-5-13　高危和极高危局限性前列腺癌治疗方案

可选方案	Ⅰ级推荐	Ⅱ级推荐	Ⅲ级推荐
初始治疗	EBRT±近距离放疗+ADT（1~3）年 ª（1A 类证据）；前列腺癌根治术+盆腔淋巴结清扫 ᵇ（1A 类证据）	EBRT+ADT（1.5~3.0 年）±多西他赛 ᶜ（极高危）（2A 类证据）；姑息性 ADT 治疗 ᵈ（LHRH 激动剂，预期寿命≤5 年且无症状）（2A 类证据）	观察（预期寿命≤5 年且无症状）（2A 类证据）

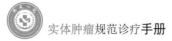

续表

可选方案	Ⅰ级推荐	Ⅱ级推荐	Ⅲ级推荐
辅助治疗	ADT±EBRT（淋巴结转移）（1A 证据）	EBRT±ADT（不良病理特征 [e]+无淋巴结转移）（1B 类证据）；观察随访 [f]（不良病理特征+无淋巴结转移）（1B 类证据）	

注：a.外放射治疗联合近距离照射治疗及 1～3 年的雄激素剥夺治疗（LHRH 激动剂单用或 LHRH 激动剂+第一代抗雄激素药，如氟他胺、比卡鲁胺）普遍用于高危前列腺癌患者。

b.对于前列腺肿瘤未固定于盆壁，且年龄较轻、身体状况较好的高危前列腺癌患者，可考虑行前列腺癌根治术+盆腔淋巴结清除术。

c.合适的患者可以考虑在外放射治疗完成后行6个周期的多西他赛联合类固醇化疗，同时继续ADT治疗。

d.姑息性ADT治疗（去势手术或LHRH激动剂单用）或外放射治疗可以用于预期寿命≤5年的高危/极高危前列腺癌患者，但5年内有可能发生肾积水或肿瘤转移。如果评估相关治疗的风险大于获益，这部分患者也可以考虑观察随访，进行临床和生物学监测。

e.不良病理特征包括切缘阳性、精囊腺侵犯或突破前列腺包膜。

f.初始治疗后头5年每3个月查一次PSA，5年以后每年查一次PSA。直肠指检每年查一次，如果PSA不可测，也可省略。

（2）局部进展期前列腺癌的治疗

定义：区域淋巴结转移（任何 T，N1，M0）。治疗方案见表 8-5-14。

表 8-5-14　局部进展期前列腺癌治疗方案

可选方案	Ⅰ级推荐	Ⅱ级推荐	Ⅲ级推荐
初始治疗	前列腺根治术+盆腔淋巴结清扫 [a]（2A 类证据）；ADT（2～3 年）+放疗 [b]（2A 类证据）；ADT（2A 类证据）	EBRT+ADT（2～3 年）±多西他赛（2A 类证据）；EBRT+ADT+阿比特龙（2A 证据）	观察（预期寿命≤5 年且无症状）（2A 类证据）
辅助治疗	ADT [c]（1B 类证据）；ADT+外放射治疗 [d]（2A 类证据）		

注：a.尚未明确前列腺根治术相比外放射治疗联合 ADT 在局部晚期前列腺癌患者的抗肿瘤等效性，目前一项前瞻性Ⅲ期 RCT 试验（SPCG-15）对比前列腺根治术（±辅助或挽救性外放疗）与一线外放疗联合 ADT 在 T3 局部晚期前列腺癌的临床试验正在招募中。如手术中见可疑淋巴结阳性（术前评估 cN0），则手术应继续进行，以确保生存获益。目前支持手术对于 cN+患者可获益的证据有限。

b.局部晚期前列腺癌中，RCT研究证实长期ADT联合放疗相比单独放疗可显著延长患者总生存期。在临床或病理明确淋巴结阳性病例中，单独放疗效果较差。

c.对于初始治疗选择了根治性手术的区域淋巴结转移患者，EORTC 30891研究比较了局部晚期前列腺癌患者单独使用ADT的有效性。然而，在无疾病生存期或无症状生存期未观察到差异，提示生存获益存疑。对于在局部晚期T3-T4 M0、不适宜手术或前列腺根治术的患者，立即使用ADT对于PSA＞50 ng/mL、PSA-DT＜12个月或伴临床症状的患者可能获益。

d.一项回顾性多中心队列研究结果显示，对前列腺根治术后pN1的前列腺癌患者，采用放疗联合辅助治疗（无论PSA水平，手术后6个月内）连续ADT进行治疗，似乎对前列腺根治术后pN1的前列腺癌患者进行最大局部控制是有益的。该获益可能与pN1患者的肿瘤特征高度相关。目前暂缺单独外放射辅助治疗（不联合ADT）的数据。

（3）前列腺癌根治术后复发的治疗（见表 8-5-15）

表 8-5-15　前列腺癌根治术后复发治疗方案

	分层	Ⅰ级推荐	Ⅱ级推荐	Ⅲ级推荐
适合局部治疗	生化复发 [a]/局部复发；远处转移	挽救性放疗 [b]（1A 类证据）；挽救性放射治疗联合内分泌治疗 [c]（1A 类证据）	ADT 治疗 [d]（2A 类证据）；观察随访 [e]（2A 类证据）；全身治疗（1B 类证据）[g]；转移灶放疗 [h]（2A 类证据）	挽救性淋巴结清扫 [f]（3 类证据）

续表

	分层	Ⅰ级推荐	Ⅱ级推荐	Ⅲ级推荐
不适合局部治疗	后继治疗	经过挽救治疗的患者出现疾病进展，其后续治疗具体参见转移性激素敏感性前列腺癌的诊疗；经过治疗后睾酮始终处于去势水平的患者出现疾病进展，后续治疗具体参见转移性去势抵抗性前列腺癌的诊疗		

注：a.根治术后生化复发定义：一般将前列腺癌根治术后，在影像学检查阴性的前提下，连续两次 PSA≥0.2 ng/mL 定义为生化复发的标准。

b.前列腺癌根治术后生化复发，早期行放射治疗可给予患者治愈机会，在PSA上升至0.5 ng/mL以前，通过挽救性放疗可以使60%患者PSA再次下降至检测水平以下，可降低80% 5年内进展风险。对PSA从检测不到的范围开始上升的患者提供挽救性放疗（SRT）。一旦做出SRT的决定，应尽快给予至少66 Gy的剂量。主要的不良反应为放射性膀胱炎、尿失禁和放射性肠炎，2级不良反应发生率为4.7%～16.6%，3级不良反应发生率为0.6%～1.7%，随着剂量增加而增加。

c.根据RTOG 9601临床研究，在SRT基础上加用2年比卡鲁胺（150 mg qd）抗雄治疗可以延长疾病特异生存和总生存。根据GETUG-AFU 16临床试验结果，在SRT基础上加用6个月GnRH类似物可以显著延长患者10年生化无进展生存、无转移生存率。根据McGill 0913研究，SRT联合2年LHRH激动剂可使患者有较好的5年PFS获益。是否需联合内分泌治疗、具体药物及用药时间仍无定论，但总体而言，高危的患者获益更多。

d.对于存在放疗禁忌、前列腺术后尿控无法恢复或不愿意接受放疗患者，也可单独使用ADT治疗。早期单用ADT治疗用于疾病进展风险较高的人群，对于PSA-DT>12个月的生化复发/局部复发患者，不推荐ADT治疗。

e.对于低危患者，预期寿命小于10年或拒绝接受挽救性治疗的患者，可观察随访。

f.目前对于前列腺癌根治术后局部淋巴结转移，行挽救性淋巴结清扫术的研究主要是回顾性的。据报道，肿瘤无法复发生存和10年疾病特异生存可达70%。

g.详见转移性前列腺癌治疗。

h.对于承重骨或存在症状的骨转移病灶，可行姑息性放疗，单次8 Gy可有效缓解症状；对于寡转移患者，可以临床试验的形式对转移灶行SBRT治疗。

（4）前列腺癌根治性放疗术后复发的治疗（见表 8-5-16）

表 8-5-16　前列腺癌根治性放疗术后复发治疗方案

	分层	Ⅰ级推荐	Ⅱ级推荐	Ⅲ级推荐
适合局部治疗	TRUS 穿刺活检阳性，无远处转移证据； TRUS 穿刺活检阴性，无远处转移证据	观察随访ᵃ（1A类证据）； 观察随访（1A类证据）	挽救性前列腺切除+盆腔淋巴结清扫术ᵇ（2A类证据）； ADT治疗ᵍ（2A类证据）	冷冻治疗ᶜ（3类证据）； 近距离放疗ᵈ（3类证据）； 高能聚焦超声ᵉ（3类证据）
	有远处转移证据	全身治疗ᶠ（1A类证据）		
不适合局部治疗			ADT治疗（1A类证据）； 观察随访（1A类证据）	

注：a.对于低危患者，直到出现有明显的转移性疾病之前，都可以进行观察。而预期寿命不足 10 年或不愿接受挽救治疗的患者也可以进行观察。

b.相比其他治疗手段，挽救性前列腺切除是其中历史最悠久、最有可能达到局部控制的手段。然而，施行挽救性前列腺切除时必须要考虑到其并发症发生率较高，如尿失禁发生率为21%～90%，几乎所有患者都出现了勃起功能障碍，因此对患者的选择应慎重。该治疗适用于合并症少、预期寿命>10年、复发后PSA<10 ng/mL、活检病理ISUP分级≤2/3、无淋巴结或远处转移、最初临床分期T1或T2期的患者，并且应在有经验的医疗机构开展。

c.前列腺冷冻治疗适用于合并症少、预期寿命>10年、复发后PSA<10 ng/mL、活检病理ISUP分级≤2/3、无淋巴结或远处转移、最初临床分期T1或T2期、PSA-DT>16个月的患者。国内研究表明，根治性放疗后复发的患者采取冷冻治疗，第1、第3、第5年的无生化复发生存率分别为95.3%、72.4%和46.5%，直肠尿道瘘、尿潴留和尿失禁的发生率分别为3.3%、6.6%和5.5%。

d.尽管放疗后局部复发后不宜再行外照射放疗，对于某些符合条件的患者（局限性前列腺癌，组织学证实局部复发的），高剂量率（HDR）或低剂量率（LDR）近距离放疗仍不失为一种有效的治疗手段，其毒性反应也在可接受范围内。然而目前已发表的研究相对较少，因而这种治疗也应在有经验的医疗机构进行。

e.目前高强度聚焦超声治疗的大部分研究数据都来自单个医疗机构，且中位随访时间尚短，结局评价也不够标准化。重要并发症的发生率与其他挽救性治疗大致相同。

f.详见转移性前列腺癌的治疗章节。

g.对于PSA-DT>12个月的生化复发/局部复发患者，不推荐ADT治疗。

（5）转移性激素敏感性前列腺癌的治疗

定义：发现转移时尚未行内分泌治疗的晚期前列腺癌。出现≥4个骨转移灶（其中≥1个骨转移位于盆腔或脊柱以外）或出现内脏转移，不含以上因素则定义为低瘤负荷。

低瘤及高瘤负荷转移性激素敏感性前列腺癌的治疗选择分别见表8-5-17及表8-5-18。

表8-5-17　低瘤负荷转移性激素敏感性前列腺癌的治疗选择

Ⅰ级推荐	Ⅱ级推荐	Ⅲ级推荐
单纯ADT治疗[a]（1A类证据）	ADT+多西他赛±泼尼松[g]（1B类证据）	间歇性ADT
ADT+比卡鲁胺[b]（2A类证据）；ADT+醋酸阿比特龙+泼尼松[c]（1A类证据）	ADT+氟他胺[b]（2A类证据）	
ADT+EBRT[d]（1A类证据）	原发灶手术切除或者近距离放疗[h]（2A类证据）	
ADT+恩扎卢胺[e]（1A类证据）		
ADT+阿帕他胺[f]（1A类证据）		

表8-5-18　高瘤负荷转移性激素敏感性前列腺癌的治疗选择

Ⅰ级推荐	Ⅱ级推荐	Ⅲ级推荐
ADT+醋酸阿比特龙+泼尼松[c]（1A类证据）；ADT+多西他赛±泼尼松[g]（1A类证据）；ADT+恩扎卢胺[e]（1A类证据）；ADT+阿帕他胺[f]（1A类证据）	ADT+比卡鲁胺[b]（2A类证据）；原发灶手术切除或者近距离放疗[h]（2A类证据）	ADT+氟他胺[b]（2A类证据）

注：a.单纯ADT治疗包括药物去势和手术去势，药物去势包括LHRH激动剂和拮抗剂。如果患者存在承重骨转移，应在第一次应用LHRH激动剂前使用一代抗雄激素药物≥7 d，或与LHRH激动剂同时使用，以避免或者降低睾酮"闪烁"效应。常用LHRH激动剂包括戈舍瑞林、亮丙瑞林、曲普瑞林。

b.一代抗雄激素药物包括比卡鲁胺和氟他胺。纳入1286名患者的大型随机对照临床研究发现，接受单纯手术去势的患者与接受手术去势联合氟他胺治疗的患者相比无明显生存差异。然而，后续的一些回顾性分析及小型随机对照临床研究提示，在手术去势基础上联合一代抗雄激素药物仍可带来较小的生存获益（获益率＜5%）。在一项针对进展期前列腺癌的随机、对照、双盲临床试验中，与氟他胺相比，比卡鲁胺有更长的开始治疗至治疗失败时间，因此有更高推荐级别。中国人群回顾性研究表明，去势联合一代抗雄激素药物较单纯去势可显著延长晚期前列腺癌患者的无进展生存时间，降低8.1%的死亡率。其中转移性患者有更加显著的无进展生存（较单纯去势延长近10个月）和总生存获益（51.5个月 vs 45.3个月）。注意事项：不推荐M1期患者行单独抗雄激素治疗。

c.在LATITUDE研究中，与对照组相比，醋酸阿比特龙组3年总生存率提高38%，死亡风险降低34%，中位总生存时间延长16.8个月（53.3个月 vs 36.5个月）。在STAMPEDE研究中，与对照组相比，醋酸阿比特龙组3年总生存率提高37%。进一步对M1期和M0期患者进行亚组分析，发现M1期患者有生存获益，而M0期患者生存获益不显著。

d.低瘤负荷的转移性前列腺癌，推荐在ADT治疗基础上，新增局部放疗。对于高瘤负荷的患者不推荐此方案。

e.ARCHES和ENZAMET研究提示，新型抗雄药物恩扎卢胺联合ADT治疗mHSPC可有效延长总生存时间。在ARCHES研究中，与对照组相比，恩扎卢胺联合ADT治疗可明显改善mHSPC患者的rPFS（未达到 vs 19.0个月）。在ENZAMET研究中，恩扎卢胺组和对照组的3年总生存率分别是80%和72%（HR=0.67，P=0.002）

f.TITAN研究显示，阿帕他胺联合ADT可有效延长mHSPC患者的总生存时间，2年总生存率为82.4%，而对照组为73.5%（HR=0.67，P=0.005）。

g.CHAARTED和STAMPEDE研究均提示多西他赛联合ADT可有效延长mHSPC的总生存时间。在CHAARTED研究中，多西他赛联合ADT组（未联用泼尼松）和单用ADT组的总生存时间分别是57.6个月和47.2个月（HR=0.72，P=0.0018）。其中，在高瘤负荷亚组中，多西他赛联合ADT组和单用ADT组的总生存时间分别是51.2个月和34.4个月（HR=0.63，P＜0.001）；在低瘤负荷亚组中，多西他赛联合ADT组的总生存时间是63.5个月，而单用ADT组未达到。在STAMPEDE研究中，M1期患者联用多西他赛（联用泼尼松）有15个月的总生存获益，而M0期患者联用多西他赛化疗无总生存获益。推荐高瘤负荷的mHSPC可考虑此方案。

h.部分队列研究及回顾性研究提示，初诊转移性前列腺癌患者可能从原发灶手术或者近距离放疗中获益，同时国内研究也证实寡转移前列腺癌根治性手术的有效性与安全性，但是目前对目标患者尚缺乏很好的分层。因此，仍建议以临床试验的形式开展此类治疗。

（6）去势抵抗性前列腺癌的治疗

1）非转移性去势抵抗性前列腺癌的治疗（见表 8-5-19）

表 8-5-19　非转移性去势抵抗性前列腺癌[a]的治疗

分层	Ⅰ级推荐	Ⅱ级推荐	Ⅲ级推荐
PSADT≤10 个月[b]	阿帕他胺[c]（1A 类证据）； 达罗他胺[d]（1A 类证据）	其他二线内分泌治疗（2A 类证据）[f]； 观察随访（2A 类证据）	—
PSADT＞10 个月	恩扎卢胺[e]（1A 类证据）； 观察（1B 类证据）	其他二线内分泌治疗（2A 类证据）	—

注：a.满足以下条件即可被诊断为非转移性去势抵抗性前列腺癌（nmCRPC）：①血清睾酮维持在去势水平以下，即血清睾酮水平＜50 ng/dL 或 1.7 nmol/L；②PSA 进展：PSA＞2 ng/mL，间隔 1 周，连续 3 次较基础升高＞50%；③传统影像学检查包括 CT、MRI 及骨扫描未发现远处转移。

b.PSADT（PSA 倍增时间）是指 PSA 水平倍增所需的时间。已经证实 PSADT 是 nmCRPC 预后独立预测因子，权威指南将"PSADT≤10 个月"定义为高危转移风险。较其他 nmCRPC 患者，高危转移风险 nmCRPC 患者转移发生更快，死亡风险更高。

c.SPARTAN 研究显示，对于具有高危转移风险的 nmCRPC 患者，接受 ADT+阿帕他胺治疗较安慰剂组可显著延长无转移生存期（40.5 个月 vs 16.2 个月）。2020 年 ASCO 会议中，SPARTAN 研究终期分析证实其在 nmCRPC 具有显著的总生存时间获益（73.9 个月 vs 59.0 个月）。

d.ARAMIS 研究显示，达罗他胺+ADT 治疗显著延长 nmCRPC 患者的无转移生存期（40.4 个月 vs 18.4 个月）。达罗他胺组总生存期显著优于安慰剂组，降低患者死亡风险 31%（中位总生存期尚未达到，HR=0.69）。此外，达罗他胺也可显著改善 nmCRPC 患者的 PFS（36.8 个月 vs 14.8 个月）和至 PSA 进展时间（33.2 个月 vs 7.3 个月）。

e.PROSPER 研究显示，恩扎卢胺+ADT 治疗较安慰剂组显著延长了无转移生存期（36.6 个月 vs 14.7 个月），恩扎卢胺+ADT 将转移或死亡风险显著降低了 71%。此外，包括疼痛进展时间、首次抗肿瘤治疗时间、PSA 发展时间以及生活质量评估等都显示出了恩扎卢胺对 nmCRPC 患者的治疗优势。

f.其他二线内分泌治疗是指一代抗雄药物（比卡鲁胺、氟他胺）、酮康唑、尼鲁米特、糖皮质激素等。

2）转移性去势抵抗性前列腺癌的治疗

转移性去势抵抗性前列腺癌的治疗较为棘手，其治疗原则及治疗选择分别见表 8-5-20 及表 8-5-21。

表 8-5-20　转移性去势抵抗性前列腺癌[a]的治疗原则

治疗原则
多学科团队共同诊治转移性去势抵抗性前列腺癌[b]
需要根据患者体力状态、症状、疾病严重程度、病理特征和患者意愿选择药物治疗方案，同时要考虑既往药物对激素敏感性转移性前列腺癌的治疗效果[c]持续维持去势治疗[d]
在系统性治疗的基础上考虑支持治疗[e]
定期进行疾病监测及疗效评估[f]
基因检测[g]

注：a.满足以下条件即可被诊断为非转移性去势抵抗性前列腺癌（mCRPC）：①睾酮去势水平：血清睾酮水平＜50 ng/dL 或 1.7 nmol/L；②血清 PSA 进展：PSA＞2 ng/mL 且 PSA 相隔 1 周连续 3 次上升，有 2 次大于最低值 50% 或出现影像学进展：出现明确的新发病灶；骨扫描提示≥2 处新发骨病灶；CT 或 MR 提示软组织病灶进展。

b.多学科团队成员须包括泌尿外科、肿瘤内科、放射治疗科、影像诊断科、核医学科、病理科医师。

c.研究表明，前列腺导管内癌是 mCRPC 患者不良预后的预测因素。通过对 131 名中国 mCRPC 患者回顾性研究发现，47.3% 的 mCRPC 患者存在前列腺导管内癌（IDC-P），IDC-P 患者一线选择使用阿比特龙优于多西他赛。

d.诊断为去势抵抗性前列腺癌（mCRPC）后，仍需要监测睾酮水平，病情平稳时可每个月监测 1 次或与 PSA 检测同步进行。转移性去势抵抗前列腺癌常发生于高龄男性且患者身体虚弱，支持治疗包括疼痛管理、营养支持、心理安慰以及预防骨相关事件。

e.基线检查应包括病史、体格检查和辅助检查（PSA、睾酮、血常规、肝肾功能、碱性磷酸酶、骨扫描、胸部与腹部及盆腔 CT 等）。即使患者没有临床症状，也需要每 2～3 个月行血液检查，至少每 6 个月行骨扫描和 CT 检查。疗效评估需要结合 PSA、影像学检查结果和临床症状，出现至少 2 项进展才考虑停止当前治疗。

f.基因检测必须包含肿瘤细胞 dMMR MSI-H、胚系或者体系同源重组基因（*BRCA1*、*BRCA2*、*ATM*、*PALB2*、*FANCA* 等）突变的检测。

表 8-5-21　转移性去势抵抗性前列腺癌的治疗选择

全身系统性治疗	分级	Ⅰ级推荐	Ⅱ级推荐	Ⅲ级推荐
一线治疗		阿比特龙[e](1A 类证据)； 多西他赛[b](1A 类证据)； 恩扎卢胺[c](1A 类证据)； 镭-223[d](有症状的骨转移患者) (1A 类证据)	Sipuleucel-T[e](1B 类)	其他二线内分泌治疗 (3 类证据)
二线治疗	一线阿比特龙/ 恩扎卢胺治疗失 败后	多西他赛(1A 类证据)； 奥拉帕利[f](1A 类证据)； 镭-223(有症状的骨转移患者) (1A 类证据)	Sipuleucel-T(1B 类)； 恩扎卢胺/阿比特龙(2A 类证 据)； 卡巴他赛[g](1A 类证据)	帕博利珠单抗[h](3 类 证据)
	一线化疗失败后	阿比特龙(1A 类证据)； 恩扎卢胺(1A 类证据)； 奥拉帕利(1B 类证据)； 卡巴他赛(1A 类证据)； 镭-223(有症状的骨转移患者) (1A 类证据)	—	帕博利珠单抗(3 类证 据)
三线治疗		奥拉帕利(1A 类证据)； 卡巴他赛(1A 类证据)	—	—

注：a.醋酸阿比特龙：COU-AA-302Ⅲ期临床试验结果一线使用醋酸阿比特龙对比安慰剂。总生存期（34.7 个月 vs 30.3 个月，HR=0.81，P=0.0033，中位随访时间 49.2 个月）和影像学无进展期（16.5 个月 vs 8.2 个月，HR=0.52，P<0.0001，中位随访时间 27.1 个月）均显著延长。3002 研究证实，既往未接受过化疗的亚洲 mCRPC 患者使用醋酸阿比特龙治疗，相比安慰剂组，虽然中位随访时间仅 3.9 个月，醋酸阿比特龙组降低 PSA 进展风险 58%、PSA 应答率更高（50%vs 21%）。3002 研究结果与 302 研究一致，支持在该患者人群中使用醋酸阿比特龙方案。

b.TAX327研究证实了多西他赛联合泼尼松对比米托蒽醌联合泼尼松治疗能够显著提高中位生存期2.0～2.9个月。与米托蒽醌+泼尼松治疗相比，多西他赛+泼尼松显著改善了中位总生存时间（17.5个月vs 15.6个月）、中位无疾病进展时间（6.3个月vs 3.2个月）和PSA缓解率（45% vs 32%，P=0.01）。在中国进行的一项多中心、单臂、前瞻性、观察性研究纳入了403例mCRPC患者接受多西他赛+泼尼松治疗。在总患者人群中，接受多西他赛治疗中位总生存时间为22.4个月（95%CI 20.4～25.8），PSA反应率为70.9%。

c.恩扎卢胺的Ⅲ期临床试验（PREVAIL）提示，一线治疗去势抵抗转移性前列腺癌恩扎卢胺和安慰剂对比，总生存时间显著延长。

d.镭-223是目前唯一可改善伴多发骨转移的mCRPC患者生存获益的核素治疗方案。ALSYMPCAI临床研究结果提示，治疗组相较于安慰剂组可显著改善mCRPC骨转移患者的总生存时间（14.9个月vs，11.3个月），并能显著推迟症状性骨骼事件的发生时间（15.6个月vs 9.8个月）。镭-223的耐受性良好，不会增加后续化疗的血液学毒性。

e.Sipuleucel-T主要应用于无症状或轻微症状的去势抵抗转移性前列腺癌患者，常见副反应有头痛、发热、寒战等流感样症状。

f.一项评估奥拉帕利对比恩扎鲁胺或醋酸阿比特龙在既往使用新型激素类药物治疗失败且携带同源重组修复基因突变（HRRm）的mCRPC患者中疗效和安全性的随机、开放标签、Ⅲ期研究（PROfound研究）显示，在携带*BRCA1/2*和*ATM*基因突变（队列A）的患者中，奥拉帕利显著降低患者影像学进展和死亡风险66%，中位影像学无进展生存期（rPFS）为7.4个月，优于恩扎卢胺或醋酸阿比特龙组的3.6个月；携带HRR相关基因突变（队列A+B）的总人群中，奥拉帕利显著降低患者影像学进展和死亡风险51%，中位rPFS为5.82个月，优于恩扎卢胺或醋酸阿比特龙组的3.52个月。同时，奥拉帕利显著延长携带*BRCA1*和*ATM*基因突变（队列A）患者总生存，19.1个月对比新型内分泌治疗药物14.7个月。

g.卡巴他赛对多西他赛耐药的肿瘤具有抗肿瘤活性。TROPIC研究显示，卡巴他赛（25 mg/m²）+泼尼松组的总生存期较米托蒽醌+泼尼松组显著改善（中位OS：15.1个月vs 12.7个月，P<0.0001）。PROSELICA研究证实，在多西他赛治疗后接受卡巴他赛化疗的患者中，卡巴他赛剂量20 mg/m²不劣于25 mg/m²，且耐受性更好。因此，卡巴他赛推荐用于多西他赛失败后的二线用药，需要联合激素治疗。卡巴他赛最显著的毒性作用及副反应为血液学毒性，推荐由有经验的肿瘤内科医师管理。

h.帕博利珠单抗：一项针对149名癌症患者的治疗，涉及5项临床试验的治疗方案纳入了MSI-H或MMR缺陷（dMMR）的实体瘤患者，其中2名患者为mCRPC患者，其中1例达到了部分缓解，1例疾病稳定超过9个月。

8.5.4　随　访

随访推荐及选择参见表 8-5-22。

表 8-5-22　随访推荐及选择

目的	Ⅰ级推荐		Ⅱ级推荐		Ⅲ级推荐	
	随访内容	频次	随访内容	频次	随访内容	频次
治愈性治疗后的随访	病史询问+体格检查； 血清 PSA[b]； DRE[c]	在治疗后，前 2 年内应该至少每 3 个月进行 1 次，2 年后至少每半年随访 1 次，5 年后至少每年随访 1 次	骨扫描、腹部盆腔 CT 或 MRI； PET-CT[d]	至少每年 1 次	CTC 检测[e]	定期
内分泌治疗后的随访	血清 PSA； 肌酐、血红蛋白、肝功能[f]； 血清睾酮水平[g]； 骨扫描； 代谢并发症监测[h]	至少 3~6 个月[i]	腹部、盆腔 CT 或 MRI； PET-CT	至少每年 1 次	CTC 检测[j]	定期

注：a. 随访的目的在于评估患者短期和长期的肿瘤结局，提高治疗依从性，以及开始进一步的治疗。除此之外，随访的目的还在于监测治疗不良反应和并发症，关注患者功能结局及进行心理支持。

b. 监测血清PSA水平的变化是前列腺癌随访的基本内容。PSA复发往往早于临床复发。根治性手术后，6周内应检测不到PSA水平。

c. DRE被用于判断是否存在前列腺癌局部复发，在治愈性治疗后如果前列腺区有新出现的结节时，应该怀疑局部复发。

d. 该检查的目的是发现前列腺癌的转移灶，对于没有症状和生化复发证据的患者，不推荐作为常规的随访手段。

e. CTC作为一种快速、简便、非侵入性的检测方法，可以早于影像学发现肿瘤微转移或体内存在残留病灶，早期预测复发转移高风险的前列腺癌患者。定期随访监测CTC，可实时反映患者体内的肿瘤负荷水平，帮助医师监控病程。

f. 在进展肿瘤中监测肌酐有助于及时发现是否出现上尿路梗阻。血红蛋白、肝功能监测也可以显示疾病进展和内分泌治疗的毒性。

g. 推荐睾酮水平20 ng/dL可以作为判断前列腺癌治疗预后及生存获益的观察点。长效LHRH激动剂也能维持较好的睾酮去势水平，比如亮丙瑞林。

h. 雄激素剥夺治疗可使代谢相关疾病的发生率升高，这成为前列腺癌最主要的致死原因，甚至超过了前列腺癌特异性死亡率。

i. 推荐在内分泌治疗开始后第3个月和第6个月进行初步随访评估。对于M0期患者中治疗反应良好者，如症状改善，心理状况良好，治疗依从性好，PSA<4 ng/mL时，可每6个月随访1次。对于M1期患者中治疗反应良好者，如症状改善，心理状况良好，治疗依从性好，PSA<4 ng/mL时，可每3~6个月随访1次。

j. 大样本研究证实，mCRPC患者治疗期间，对CTC数目进行动态监测（治疗前、治疗13周后），可以实时评估治疗效果及预测预后。治疗13周后CTC降为0可作为疗效评价的指标，能够有效地预测患者的总生存。

参考文献

CSCO 前列腺癌诊疗指南. 2021 版. 北京, 2021.

中国泌尿外科和男科疾病诊断治疗指南. 2019 版. 北京, 2019.

Ahmed H U, et al. Diagnostic accuracy of multi-parametric MRI and TRUS biopsy in prostate cancer (PROMIS): A paired validating confirmatory study[J]. The Lancet, 2017, 389(10071):815-822.

Cornford P, van den Bergh R, Briers E, et al. EAU-EANM-ESTRO-ESUR-SIOG Guidelines on Prostate Cancer. Part Ⅱ-2020 Update: Treatment of Relapsing and Metastatic Prostate Cancer[J]. European Urology, 2021, 79:263-282.

Mottet N, van den Bergh R, Briers E, et al. EAU-EANM-ESTRO-ESUR-SIOG Guidelines on Prostate Cancer-2020 Update. Part 1: Screening, Diagnosis, and Local Treatment with Curative Intent[J]. European Urology, 2021, 79: 243-262.

附录：前列腺癌的 MDT 诊疗模式

内容	I 级推荐	II 级推荐	III级推荐
MDT 学科组成	泌尿外科；肿瘤内科；放射治疗科；放射诊断科；病理科；核医学科	超声诊断科；分子诊断科；遗传咨询科；疼痛科；骨科	营养科；介入科；普通内科；其他外科
MDT 成员要求	本学科从事泌尿生殖肿瘤诊治的高年资主治医师及以上	副主任医师以上资格，在本单位开设泌尿生殖肿瘤专家门诊或以上级别	
MDT 讨论内容	需要多学科参与诊治的患者；合并症和（或）并发症多的患者；病情复杂、疑难的患者；参加临床试验的患者	尚未确诊，但可能有获益于早期诊断程序的患者；确诊并考虑进行治疗计划的患者；初始治疗后随访中，但需要讨论进一步医疗方案的患者；治疗中或治疗后的随访病例	医师和（或）患者认为有必要进行 MDT 讨论的病例
MDT 日常活动	固定学科/固定专家；固定时间（建议每1～4周1次，最好不超过 4 周）；固定场所；固定设备（会诊室、投影仪等）	按需举行；互联网平台或基于智能手机的应用软件	

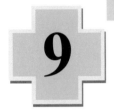

9 妇科肿瘤

9.1 子宫颈癌

子宫颈癌（uterine cervix cancer，UCC）在全球范围而言是最常见的女性恶性肿瘤之一，是发展中国家女性癌症死亡的主要原因。在西方发达国家，由于 HPV 疫苗的使用和子宫颈癌筛查的普及，子宫颈癌发病率缓慢下降。

9.1.1 流行病学

世界范围内，子宫颈癌发病率居恶性肿瘤的第 7 位，年新发病例数 604127 例；子宫颈癌死亡率居恶性肿瘤的第 7 位，年死亡病例数 342831 例。在我国，子宫颈癌发病率居恶性肿瘤的第 11 位，年新发病例数 109741 例；子宫颈癌死亡率居恶性肿瘤的第 11 位，年死亡病例数 59060 例（数据来源：GLOBOCAN2020，https://gco.iarc.fr/today/）。

9.1.2 诊 断

9.1.2.1 症状、体征

（1）症状

早期子宫颈癌无明显症状和体征，患者因宫颈外观正常，容易漏诊或误诊。

阴道流血：接触性出血，即性生活或妇科检查后阴道流血。

阴道排液：多为白色或血性，稀薄如水样或米泔状，有腥臭。

晚期症状：根据癌灶累及范围出现不同继发性症状，如尿频尿急、便秘等；癌肿压迫输尿管引起输尿管梗阻，肾积水，尿毒症；晚期出现贫血、恶病质等全身衰竭症状。

（2）体征

早期浸润癌无明显病灶，随病情发展可出现不同体征。外生型者宫颈可见息肉状、菜花状赘生物；内生型者宫颈肥大，质硬，颈管膨大；晚期形成溃疡或空洞；阴道壁可受累，宫旁组织受累时三合诊查扪及宫旁组织增厚、结节状、质硬，或形成冰冻骨盆。

9.1.2.2 检验

包括血常规、尿常规、大便常规、肝肾脂糖电解质、凝血功能、术前四项、妇科肿瘤标志物（SCCA、CA125 等）、高危型 HPV 分型。

9.1.2.3 检查

（1）子宫颈活检：可获取病理。早期病例诊断采用"三阶梯"程序；如肉眼可见病灶，可直接在癌灶取材进行病理检查；镜下浸润必要时行子宫颈锥切，以明确组织病理学诊断及病变范围。

（2）妇科检查（三合诊）仍然是临床分期的主要依据。

（3）胸部 CT、全腹平扫+增强 CT、宫颈平扫+增强+弥散 MRI。建议 IB1 期以上有条件者行 PET-CT 检查。

（4）分期为 IIB 期以上或有相关的临床症状或必要时，行膀胱镜、肠镜检查。

9.1.2.4 病理诊断

（1）子宫颈癌的组织病理学分类（根据2020版WHO 妇科肿瘤分类）（见表 9-1-1）。

表 9-1-1   子宫颈癌组织学类型

组织学类型	ICD-O 编码
鳞状上皮肿瘤	
低级别鳞状上皮内病变	8077/0
宫颈上皮内瘤变，1级	8077/0
高级别鳞状上皮内病变	8077/2
宫颈上皮内瘤变，2级	8077/2
宫颈上皮内瘤变，3级	8077/2
鳞状细胞癌，HPV相关	8085/3
鳞状细胞癌，非HPV相关	8086/3
鳞状细胞癌，非特指性	8070/3
腺体肿瘤及前驱病变	
原位腺癌，非特指性	8140/2
原位腺癌，HPV相关	8483/2
原位腺癌，非HPV相关	8484/2
腺癌，非特指性	8140/3
腺癌，HPV相关	8483/3
腺癌，非HPV相关	8482/3
胃型腺癌，非HPV相关	8310/3
明细胞型腺癌，非HPV相关	9110/3
中肾管型腺癌，非HPV相关	8484/3
非特指性内膜样腺癌，非特指性	8380/3
癌肉瘤，非特指性	8980/3
腺鳞癌	8560/3
黏液表皮样癌	8430/3
腺样基底细胞癌	8089/3
未分化癌，非特指性	8020/3
混合性上皮-间叶肿瘤 腺肉瘤	8933/3

（2）与子宫颈癌治疗相关的分子标志物（根据2021 CGCS子宫颈癌诊断与治疗指南）（见表9-1-2）

表 9-1-2　子宫颈癌治疗相关的分子标志物与常见检测方法

分子标志物	临床意义	常见检测方法
PD1/PDL1	筛选适宜于PD-1/PD-L1抑制剂治疗的宫颈癌患者	免疫组化
MSI	1.筛选适宜于PD-1/PD-L1抑制剂治疗的宫颈癌患者； 2.辅助评估宫颈癌患者是否需要术前化疗； 3.筛查Lynch综合征	免疫组化，PCR，二代测序
NTRK	筛选适宜于TRK抑制剂治疗的宫颈癌患者	免疫组化，原位杂交，DNA/RNA测序
HER2	筛选适宜于HER2靶向治疗的宫颈癌患者	免疫组化，原位杂交

9.1.2.5　子宫颈癌分期

根据 2018 年国际妇产科联盟（FIGO）手术分期，影像学检查和手术病理评估均纳入分期（见表 9-1-3）。

表 9-1-3　子宫颈癌临床分期（根据FIGO 2018 年分期）

分期	描述
Ⅰ 期	癌症仅局限于子宫颈（扩散至子宫体者不予考虑）
Ⅰ A	显微镜下诊断的浸润癌，最大浸润深度≤5.0 mm [a]
Ⅰ A1	间质浸润深度≤3.0 mm
Ⅰ A2	3.0 mm＜间质浸润深度≤5.0 mm
Ⅰ B	最大浸润深度＞5.0 mm 的浸润癌；病变局限在子宫颈，病变大小为肿瘤最大直径 [b]
Ⅰ B1	间质浸润深度＞5.0 mm 而最大径线≤2.0 cm 的浸润癌
Ⅰ B2	2.0 cm＜最大径线≤4.0 cm 的浸润癌
Ⅰ B3	最大径线＞4.0 cm 的浸润癌
Ⅱ期	子宫颈癌侵犯至子宫外，但未扩散到阴道下 1/3 或骨盆壁
Ⅱ A	累及阴道上 2/3，无子宫旁浸润
Ⅱ A1	浸润癌最大径线≤4.0 cm
Ⅱ A2	浸润癌最大径线＞4.0 cm
Ⅱ B	子宫旁浸润，但未达骨盆壁
Ⅲ期	癌症累及阴道下 1/3 和（或）扩散到骨盆壁和（或）导致肾积水或无功能肾（或）累及盆腔和（或）腹主动脉旁淋巴结
ⅢA	癌症累及阴道下 1/3，未扩散到骨盆壁
ⅢB	扩散到骨盆壁和（或）肾积水或无功能肾（明确排除其他原因所致）
ⅢC	盆腔和（或）腹主动脉旁淋巴结受累（包括微小转移）[c]，不论肿瘤的大小与范围（采用 r 与 p 标注）[d]
ⅢC1	只有盆腔淋巴结转移
ⅢC2	腹主动脉旁淋巴结转移癌症已扩散超出真骨盆或已累及膀胱或直肠黏膜（活检证实）。出现泡状水肿不足以诊断为Ⅳ期
Ⅳ期	
ⅣA	扩散至邻近的器官
ⅣB	转移至远处器官

注：a.所有的分期，都可以利用影像学和病理学检查结果来辅助临床所见，从而判定肿瘤的大小与浸润深度。病理学检查结果优于影像学与临床判别。

b.脉管受累不改变分期。不再考虑病灶的横向范围。

c.孤立的肿瘤细胞不改变分期，但需要记录下来。

d.r 与 p 的加入是为了标注诊断ⅢC 期的依据来源。例如：假如影像提示盆腔淋巴结转移，则分期为ⅢC1r 期；当病理学检查确诊后，就成为ⅢC1p 期。影像学的检查手段、病理学诊断技术都应该记录下来。

9.1.3　治 疗

9.1.3.1　治疗原则

子宫颈癌治疗方法主要有手术治疗和放疗，而化疗广泛应用于与手术、放疗配合的综合治疗和晚期复发性子宫颈癌的治疗。放疗适用于各期子宫颈癌。对于年轻、≤ⅡA2 期，无手术禁忌者手术治疗；≥ⅡB 期及部分ⅠB3 和ⅡA2 期患者，需转诊放疗科放化疗。靶向治疗、免疫治疗及其联合治疗可用于复发或转移子宫颈癌的全身系统性治疗。

9.1.3.2　治疗路线图

子宫颈癌治疗路线见图 9-1-1。

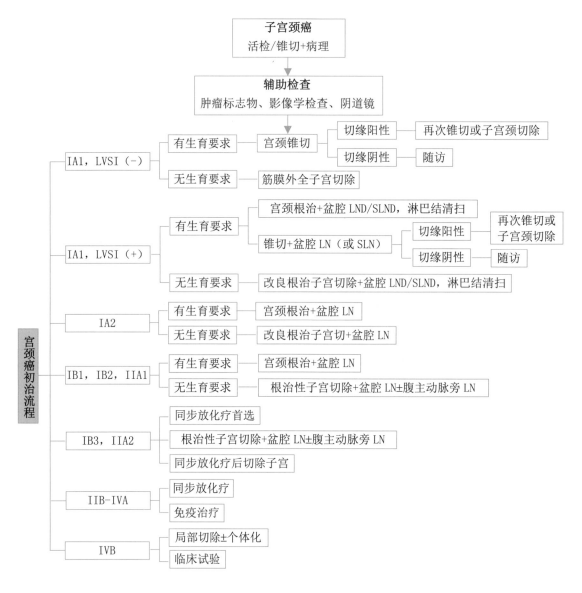

图 9-1-1　子宫颈癌治疗路线

9.1.3.3 基于分期的治疗选择

（1）ⅠA1 期

1）有生育要求者：ⅠA1 期无脉管浸润（LVSI），建议行子宫颈锥切术。如果切缘阴性（锥切切缘至少有 3 mm 的阴性距离，边缘没有浸润癌或高度鳞状上皮内病变），术后随访观察。如果切缘阳性，推荐再次锥切或子宫颈切除术。ⅠA1 期伴 LVSI 阳性，首先行宫颈根治性切除+盆腔淋巴结切除，可考虑前哨淋巴显影（SLN）；次选子宫颈锥切+盆腔淋巴结切除（或 SLN）。如果切缘阴性，术后随访观察；如果切缘阳性，推荐再次锥切或子宫颈切除术。

2）无生育要求者：ⅠA1 期无 LVSI，不能手术者可选择观察，可行手术者选择筋膜外子宫切除术（A 型）。ⅠA1 期伴 LVSI 阳性，可行改良根治性子宫切除术（B 型）+盆腔淋巴结切除（或 SLN），不能手术者可选择盆腔外照射治疗（盆腔 EBRT）+近距离治疗。

Querleu-Morrow（QM）分型见表 9-1-4。

表 9-1-4　Querleu-Morrow（QM）分型

QM分型	术式
A型	有限的根治性子宫切除术，在输尿管和子宫颈之间切断侧方子宫旁组织，腹侧和背侧子宫旁组织贴近子宫切除，约切除5 mm，切除阴道＜10 mm。适用于：①病灶＜20 mm、盆腔淋巴结阴性、无深肌层侵犯、无脉管受侵的低危ⅠB1期子宫颈癌；②个别放化疗结束后的晚期子宫颈癌
B型	改良式根治性子宫切除术：在输尿管隧道处切断侧方子宫旁组织，不切除下腹下神经，在子宫直肠反折腹膜处切除背侧子宫旁组织，切除部分腹侧子宫旁组织。在子宫颈或肿瘤下方10 mm处切除阴道，也称B1型手术；B2型手术是B1+子宫颈旁淋巴结切除
C型	经典的根治性子宫切除术，于髂内血管内侧切除侧方子宫旁组织；近直肠水平切断骶韧带、近膀胱水平切断膀胱子宫颈韧带和膀胱阴道韧带，完全游离输尿管，根据阴道受侵的范围调整阴道切除的长度。适用于深肌层受侵的ⅠB1期、ⅠB2～ⅡA期或偏早的ⅡB期子宫颈癌
C1	保留神经的根治性子宫切除术，分离出背侧的自主神经后切除背侧子宫旁组织；暴露下腹下神经丛，在切除侧方子宫旁组织时仅切除盆丛的子宫支；膀胱阴道韧带内的盆丛的膀胱支予以保留，故只切除腹侧子宫旁组织的内侧，暴露输尿管下方的下腹神经，保留膀胱支
C2	不保留自主神经的根治性子宫切除术，在直肠侧方切断下腹下神经丛、骶内脏神经；分离出尿管后，近膀胱壁处切除腹侧子宫旁组织（膀胱阴道韧带），不保留下腹神经丛里的膀胱支；切除侧方子宫旁组织时沿着髂内血管的内侧至盆壁。在骶骨水平切除背侧子宫旁组织。该型仅适用于因解剖原因不能保留盆腔自主神经者
D型	侧盆扩大切除术：D1型近盆壁切除所有的子宫旁组织，包括下腹、闭孔血管，适用于ⅡB期子宫颈癌；D2型即盆腔脏器廓清术（LEER术），范围包括D1+临近的筋膜/肌肉组织，适用于侧方复发的肿瘤

（2）ⅠA2 期

1）有生育要求者：根治性子宫颈切除+盆腔淋巴结切除术。

2）无生育要求者：改良根治性子宫切除术（B 型）+盆腔淋巴结切除，年龄小于 45 岁可切除输卵管、保留双侧卵巢。

3）有手术禁忌、无生育要求者，可选择根治性放疗，盆腔 EBRT+近距离治疗。

（3）ⅠB1、ⅠB2 及ⅡA1 期

1）有生育要求者：ⅠB1 和选择性ⅠB2 期，可考虑根治性子宫颈切除术（C 型）+盆腔淋巴切除±腹主动脉旁淋巴切除（或 SLN）。保留生育能力手术原则选择肿瘤直径≤2 cm，小细胞神经内分泌组织癌和胃型腺癌不支持保留生育功能。

2）无生育要求者：根治性子宫切除术（C 型）+盆腔淋巴结切除（1 类证据）±腹主动脉旁淋巴切除（2B 类证据）（或 SLN），年龄小于 45 岁可切除输卵管、保留双侧卵巢。根治性子宫切除的标准术式是开腹手术（1 类证据）。

3）有手术禁忌、无生育要求者，可选择根治性放疗，盆腔 EBRT+近距离治疗±含铂方案的同步化疗。

（4）ⅠB3 和ⅡA2 期（见图9-1-2）

1）盆腔 EBRT+含铂方案的同步化疗+近距离治疗（1 类证据）。

2）根治性子宫切除术（C 型）+盆腔淋巴结切除±腹主动脉旁淋巴结取样（2B 类证据）。不推荐术前新辅助化疗。如术后病理提示高危因素（淋巴结转移、宫旁或手术切缘受累），首选同步放化疗。

3）盆腔 EBRT+含顺铂方案的同步化疗＋近距离治疗+选择性子宫切除术（3 类证据）。

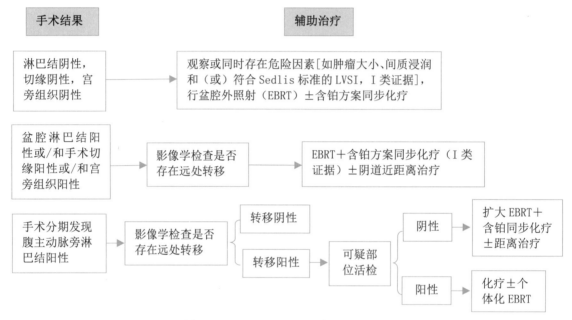

图 9-1-2   ⅠB3 和ⅡA2 期辅助治疗

（5）ⅡB～ⅣA 期

含铂的同步放化疗，可选择周化疗或 3 周化疗。若局部病灶持续存在或局部复发，考虑全身治疗（化疗、靶向治疗、免疫治疗）、姑息性支持治疗、子宫切除术或盆腔廓清术。

免疫治疗可用于晚期或复发的子宫颈癌，鼓励参加相关的临床试验。

（6）ⅠB3、ⅡA2～ⅣA 期（见表9-1-4）

部分ⅠB3 期和ⅡA2 期由于病灶巨大，ⅡB 期以上因骨盆壁或远处转移，不适合手术，首选同步放化疗。治疗前需对淋巴结状态进行评估，可选择手术分期或影像学评估分期。

（7）ⅣB 期

寡转移病灶，可考虑局部切除±个体化放疗，或局部消融治疗±个体化放疗，或个体化放疗±全身系统治疗，也可考虑综合治疗。

全身广泛转移者，可考虑全身性治疗及最佳支持治疗，参加临床试验。

表 9-1-4　ⅠB3、ⅡA2～ⅣA 期治疗

额外检查	淋巴转移	分层	初始治疗	其他情况
影像学检查（CT/MRI/PET-CT）	淋巴结阴性		盆腔 EBRT±含铂同步化疗＋近距离治疗（1类证据）	
	淋巴结阳性（FIGO2018 ⅢCr期）	盆腔淋巴结阳性；腹主动脉旁淋巴结阴性	盆腔EBRT+含铂同步化疗＋近距离治疗（1类证据）±腹主动脉旁淋巴结EBRT或手术分期主动脉旁淋巴结	术后腹主动脉：阴性：盆腔EBRT+含铂同步化疗＋近距离治疗；阳性：延伸野EBRT+含铂同步化疗＋近距离治疗
		盆腔淋巴结阳性；腹主动脉旁淋巴结阳性	延伸野EBRT+含铂同步化疗＋近距离治疗	
		根据临床指证活检证实远处转移	化疗±个体化放疗	
手术分期（2B类证据）：主动脉旁淋巴结切除±盆腔淋巴结切除	淋巴结阴性		盆腔 EBRT±含铂同步化疗＋近距离治疗（1类证据）	
	淋巴结阳性	盆腔淋巴结阳性；腹主动脉旁淋巴结阴性（FIGO2018 ⅢC1p期）	盆腔EBRT+含铂同步化疗＋近距离治疗（1类证据）	
		盆腔淋巴结阳性；腹主动脉旁淋巴结阳性（FIGO2018 ⅢC2p期）	影像学检查远处无转移	延伸野EBRT+含铂同步化疗＋近距离治疗
			影像学检查远处有转移，可疑处活检	阴性：延伸野EBRT+含铂同步化疗＋近距离治疗；阳性：全身治疗±个体化放疗

9.1.3.4　术后辅助治疗

初治子宫颈癌术后辅助治疗取决于手术发现及病理分期。

（1）高危因素包括：淋巴结阳性、切缘阳性和宫旁浸润。具备任何高危因素均推荐术后补充盆腔EBRT+含铂同步化疗（1类证据）±近距离放疗。

（2）中危因素包括：肿瘤大小、间质浸润和淋巴脉管间隙阳性，鳞癌患者根据 NCCN 指南提出的Sedlis 标准（1类证据）（见表 9-1-5）补充盆腔 EBRT±含铂同步化疗（同期化疗 2B 类证据）。

（3）腺癌或腺鳞癌患者术后是否补充治疗参考"四因素模式"，如肿瘤≥3 cm、浸润子宫颈外 1/3、间质脉管间隙见癌栓、腺癌/腺鳞癌，存在上述 2 个以上，补充盆腔 EBRT±含铂同步化疗。

（4）阴道切缘阳性或切缘阴性但切缘≤5 mm，加阴道后装放疗。

表 9-1-5　Sedlis 标准

脉管	间质浸润	肿瘤大小（cm）
+	外1/3	任何大小
+	中1/3	≥2
+	内1/3	≥5
−	中或外1/3	≥4

9.1.3.5　子宫颈癌的化疗方案

子宫颈癌化疗（见表 9-1-6）以顺铂为基础的联合化疗或单药用顺铂化疗为主。目前主要适用于同步放化疗、新辅助化疗和姑息化疗。新辅助化疗主要用于ⅠB3或ⅡA2期局部晚期患者术前化疗，一般2～3 个疗程，原则上不推荐使用。

表 9-1-6　子宫颈癌化疗治疗方案

	同步放疗	复发或转移宫颈癌		
		一线联合化疗	一线单药化疗	二线化疗
首先方案	顺铂	顺铂/紫杉醇/贝伐珠单抗（首选）；卡铂/紫杉醇（紫杉醇脂质体）/贝伐珠单抗	顺铂	帕博利珠单抗（PD-L1阳性或MSI-H/dMMR）
其他推荐方案	卡铂(患者不能耐受顺铂)；顺铂/紫杉醇（个体化选择）	顺铂/紫杉醇（紫杉醇脂质体）；卡铂/紫杉醇（紫杉醇脂质体）；拓扑替康/紫杉醇/贝伐珠单抗	卡铂；紫杉醇（紫杉醇脂质体）	贝伐珠单抗；白蛋白结合型紫杉醇；紫杉醇脂质体；多西他赛；氟尿嘧啶；吉西他滨；异环磷酰胺；伊立替康

9.1.3.6　子宫颈癌的放疗

各期子宫颈癌都适合放疗，放疗包括远距离体外照射和近距离放疗。总时间控制在7～8周内。各期子宫颈癌放疗详见"9.1.3.3　基于分期的治疗选择"。

9.1.3.7　子宫颈癌复发的治疗

对复发性子宫颈癌进行治疗前，尽量行复发病灶活检以明确复发或 PET-CT 证实复发。

（1）局部复发治疗（见表 9-1-7）

表 9-1-7　子宫颈癌复发治疗

既往史	分层	治疗方案
放疗史复发灶位于既往放疗野外	手术	手术后+个体化EBRT±全身治疗±近距离放疗
	无法手术者	EBRT±同步化疗和（或）近距离放疗
	初治后短期复发	化疗，鼓励临床试验
	治疗后复发	化疗、靶向治疗、免疫治疗、支持治疗、鼓励临床试验
有放疗史复发灶位于既往放疗野内	中心性复发	盆腔廓清术±术中放疗（3类证据）；子宫切除术或近距离放疗（复发病灶直接<2 cm）
	非中心复发	个体化 EBRT±全身治疗；切除肿瘤±术中放疗（3类证据）；全身治疗；PD-1或PD-L1单抗；支持治疗；临床试验
	无法手术者	化疗、免疫治疗
	治疗后复发	化疗、支持治疗、靶向治疗、免疫治疗、鼓励临床试验

（2）远处转移复发治疗（见表9-1-8）

表 9-1-8　子宫颈癌远处转移复发治疗

分类	治疗方案
多病灶或无法切除者	化疗； 免疫治疗（PD-1/PD-L1单抗）； 放疗
病灶可切除	病灶切除±放疗化疗； 免疫治疗（PD-1/PD-L1单抗）； 临床试验

9.1.3.8　特殊情况子宫颈癌

（1）意外发现子宫颈癌（见图9-1-3）

因良性疾病进行单纯子宫切除术后，病理检查意外发现子宫颈癌，由于手术范围不足，大部分需后续治疗。

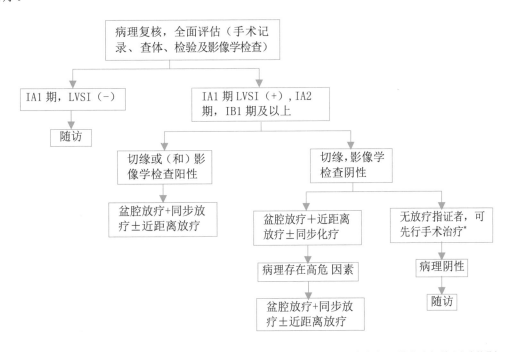

*根治性子宫旁切除+阴道上段切除+盆腔淋巴结切除±腹主动脉旁淋巴切除术，如术后放疗概率大，不推荐手术+放疗方式的叠加，建议选择盆腔放疗+同步化疗。

图 9-1-3　意外发现子宫颈癌治疗

（2）妊娠期子宫颈癌的多学科治疗（见表9-1-9）

总体原则：治疗方案应与产科医生、患者及亲属充分沟通，综合考虑子宫颈癌的恶性程度、孕周及胎儿发育情况决定。

国际妇科肿瘤协会（IGCS）和欧洲妇科肿瘤协会（ESCO）2014 年专家共识认为，在不保留胎儿和生育功能时，处理方式同非妊娠期子宫颈癌。

表 9-1-9　妊娠期子宫颈癌的多学科治疗

生育要求	孕周	分期	治疗方案
有生育要求	妊娠早期(孕20周前)	ⅠA1	严密监测，每8周行阴道镜±宫颈活检，直至妊娠结束后治疗
		ⅠA1 以上	终止妊娠，接受治疗
	妊娠中期（孕20～28周）	≤ⅠB1	严密监测，可延迟治疗
		≥ⅠB2	新辅助化疗可以维持至孕34周，再手术或放疗
		≥ⅡB	终止妊娠，接受治疗
	妊娠晚期	≤ⅡA2	继续妊娠34周，胎肺成熟后剖宫产+广泛子宫切除+淋巴切除术
		≥ⅡB	继续妊娠34周，胎肺成熟后剖宫产，产后同步放化疗
无生育要求		≤ⅡA2	手术
		≥ⅡB	终止妊娠后同步放化疗

9.1.3.9　宫颈小细胞神经内分泌肿瘤（NECC）

该类肿瘤侵袭性强，易发生早期转移，预后差，对化疗相对敏感。NECC 特点如下：

（1）初治评估需行头颅 MRI 以排除脑转移。

（2）不推荐保留生育功能。

（3）ⅠB3/ⅡA2 期不推荐直接手术治疗。

（4）NECC 对化疗相对敏感，局部晚期可新辅助化疗。

（5）无论首选手术还是首选放疗，治疗后均推荐补充全身系统性治疗，化疗首选顺铂+依托泊苷，不耐受顺铂者用卡铂替代。

（6）放宽术后补充放疗的指证。

9.1.4　随　访

子宫颈癌随访方案见表 9-1-10。

表 9-1-10　子宫颈癌随访方案

分类	随访方案
随访间隔	治疗结束2年，每3～6个月1次；治疗结束3～5年，每6～12个月1次，5年后每年1次
随访内容	临床病史； 全身体格检查+妇科检查； 实验室检查：SCCA（鳞癌），CA125（其他病理类型）； 子宫颈/阴道残端细胞学和HPV； 必要时阴道镜检查+活检； 有临床指证行影像学检查：如胸部CT、盆腔MRI、超声、全身浅表淋巴结检查）； 对患者进行宣教，包括：复发可能出现症状、定期自我检查、生活方式、肥胖、运动、性健康、戒烟等
症状恶化及新发症状	随时随访

参考文献

中国抗癌协会妇科肿瘤专业委员会. 子宫颈癌诊断与治疗指南(2021年版)[J]. 中国癌症杂志, 2021, 31
　　(06):474-489. DOI:10.19401/j.cnki.1007-3639.2021.06.06.

周晖, 刘昀昀, 罗铭, 林仲秋. 《2021 NCCN 子宫颈癌临床实践指南（第 1 版）》解读[J]. 中国实用
　　妇科与产科杂志, 2020, 36（11）:71-77.

Bhatla N, Aoki D, Sharma D N, et al. Cancer of the cervix uteri[J]. Int. J. Gynaecol. Obstet,
　　2018, 143:22-36.

9.2　卵巢癌

卵巢癌（ovarian tumor）发病率位于女性生殖系统恶性肿瘤第 3 位，病死率居妇科恶性肿瘤之首。由于发病隐匿，且目前尚缺乏有效的筛查及早期诊断措施，绝大多数患者在确诊时已存在局部或远处播散，5 年生存率约为 46%。合适的评估、诊断和治疗对卵巢癌的管理至关重要。妇科肿瘤学、病理科及放射科医师共同协作对卵巢癌进行综合治疗，能帮助改善预后。

9.2.1　流行病学

世界范围内，卵巢癌发病率居恶性肿瘤的第 18 位，年新发病例数 313959 例；卵巢癌死亡率居恶性肿瘤的第 14 位，年死亡病例数 207252 例。在我国，卵巢癌发病率居恶性肿瘤的第 19 位，年新发病例数 55342 例；卵巢癌死亡率居恶性肿瘤的第 16 位，年死亡病例数 37519 例（数据来源：GLOBOCAN2020，https://gco.iarc.fr/today/）。

9.2.2　诊　断

包括病史采集（强调家族遗传史的询问）、全面的体格检查（包括妇科检查、直肠指检、三合诊检查），以及辅助检查和实验室检查。

9.2.2.1　症状、体征

早期症状不明显，往往是非特异性症状。晚期时主要因肿块增大或盆腹腔积液而出现相应症状，表现为下腹不适、腹胀、消化不良、易饱感等，部分患者表现为短期内腹围迅速增大，伴有乏力、消瘦等症状，也可因肿块压迫出现大小便次数增多的症状。出现胸腔积液者可有气短、难以平卧等表现。当肿瘤内出血或坏死感染可出现发热，或因肿瘤扭转、肿瘤破裂等出现急腹症的症状。

9.2.2.2　检验

肿瘤标志物的检测：①上皮性肿瘤：CA125、HE4、CA15-3、CA199、CEA等；②生殖细胞来源肿瘤：AFP、β-hCG、SCCA、NSE；③性索间质来源肿瘤：雌二醇（E2）、孕酮、黄体生成素（LH）、卵泡刺激素（FSH）、CA125。

基于CA125和HE4检测的卵巢癌风险预测值（risk of ovarian malignancy algorithm，ROMA）对鉴别盆腔肿物的良恶性有帮助。

9.2.2.3　检查

（1）超声：简便、易行、可重复。初筛时首选，需要肿块穿刺时可在超声阴道下进行。

（2）CT：能够准确显示盆腔内各脏器解剖结构和比邻关系，用于肿块定位、定性和治疗后随诊监测。

（3）MRI：比B超和CT有更高的肿块检出率。

（4）PET-CT：对于晚期卵巢癌患者的肿瘤可切除性评价很有价值。

（5）胸部X线/CT检查：若有胸腔积液，需穿刺抽取积液做细胞学检查。

（6）乳腺B超、MRI和（或）钼靶检查：对有乳腺癌/卵巢癌家族史，或高度怀疑HBOC综合征，或已知携带乳腺癌/卵巢癌相关基因胚系致病突变时，应考虑检查。

（7）根据情况可选择的检查：胃肠钡餐、钡灌肠、静脉肾盂造影。酌情进行腹腔镜、膀胱镜等检查。

（8）胃肠镜：排除胃肠道原发肿瘤，如盆腔肿物为实性或双侧，或存在明显胃肠道症状，或胃肠道相关肿瘤指标异常升高时。

（9）腹水、胸水找脱落细胞（补充：血清CA125/CEA值大于25，临床排除胃肠道转移性肿瘤）。

（10）肿物穿刺或腹腔镜探查，取活组织进行病理学检查（囊性肿瘤不宜穿刺）。

9.2.2.4　病理诊断

（1）卵巢恶性及交界性肿瘤的组织病理学分类（参照2020版WHO 妇科肿瘤分类）（见表9-2-1）

表 9-2-1　卵巢恶性及交界性肿瘤组织病理学分类

组织学类型	ICD-O 编码
浆液性肿瘤	
浆液性交界性肿瘤	8442/1
浆液性交界性肿瘤，微乳头亚型	8460/2
低级别浆液性非浸润性癌	8460/2
低级别浆液性癌	8460/3
高级别浆液性癌	8461/3
黏液性肿瘤	
黏液性交界性肿瘤	8472/1
黏液腺癌	8480/3
子宫内膜样肿瘤	
子宫内膜样交界性肿瘤	8380/1
子宫内膜样腺癌	8380/3
浆黏液性癌	8474/3
透明细胞肿瘤	
透明细胞交界性肿瘤	8313/1
透明细胞腺癌	8310/3
浆黏液性肿瘤	
浆黏液性交界性肿瘤	8474/1

组织学类型	ICD-O 编码
Brenner肿瘤	
交界性Brenner瘤	9000/1
恶性Brenner瘤	9000/3
其他癌	
中肾管样腺癌	9111/3
未分化癌	8020/3
去分化癌	8020/3
癌肉瘤	8980/3
混合细胞腺癌	8323/3
性索-间质肿瘤	
单纯间质肿瘤	
富于细胞性纤维瘤	8810/1
纤维肉瘤	8810/3
恶性类固醇细胞瘤	8670/3
纯性索肿瘤	
成人型颗粒细胞瘤	8620/3
幼年型颗粒细胞瘤	8622/1
Sertoli 细胞瘤	8640/1
环状小管性索瘤	8623/1
混合性索-间质肿瘤	
Sertoli-Leydig细胞瘤，非特殊类型	8631/1
高分化 Sertoli-Leydig细胞瘤	8631/0
中分化 Sertoli-Leydig细胞瘤	8631/1
低分化 Sertoli-Leydig细胞瘤	8631/3
网状型 Sertoli-Leydig细胞瘤	8633/1
性索肿瘤，非特殊类型	8590/1
两性母细胞瘤	8632/1
生殖细胞肿瘤	
未成熟畸胎瘤	9080/3
无性细胞瘤	9060/3
卵黄囊瘤	9071/3
绒毛膜癌	9100/3
混合生殖细胞肿瘤	9085/3
单胚层畸胎瘤和源自皮样囊肿的体细胞型肿瘤	
卵巢甲状腺肿，恶性	9090/3
卵巢类癌	9091/1
畸胎瘤伴恶性转化	9084/3
生殖细胞-性索间质肿瘤	
性腺母细胞瘤	9073/1
分割性性腺母细胞瘤	
未分化性腺组织	
混合生殖细胞-性索间质肿瘤	8594/1
间叶肿瘤	
低级别子宫内膜样间质肉瘤	8931/3
高级别子宫内膜样间质肉瘤	8930/3
平滑肌肉瘤	8890/3
恶性潜能未定的平滑肌肿瘤	8897/1
混合上皮和间质肿瘤	
腺肉瘤	8933/3

（2）与卵巢恶性肿瘤治疗相关的分子标志物（见表9-2-2）

表 9-2-2　卵巢恶性肿瘤治疗相关的分子标志物及检测方法

分子标志物	临床意义	常见检测方法
BRCA1/2胚系突变检测	筛选遗传性卵巢癌患者及家系	二代测序
STK11胚系突变检测	卵巢环小管性索瘤患者筛选遗传性黑斑息肉综合征（Peutz-Jeghers syndrome）及家系	PCR，二代测序
PD-1/PD-L1	筛选适宜于PD-1/PD-L1抑制剂治疗的卵巢恶性肿瘤患者	免疫组化
MSI	1. 筛选适宜于PD-1/PD-L1抑制剂治疗的卵巢恶性肿瘤患者； 2. 辅助评估卵巢恶性肿瘤患者是否需要术前化疗； 3. 筛查Lynch综合征	免疫组化，PCR，二代测序
NTRK	筛选适宜于TRK抑制剂治疗的卵巢恶性肿瘤患者	免疫组化，原位杂交，DNA/RNA测序
HER2	筛选适宜于HER2靶向治疗的卵巢恶性肿瘤患者	免疫组化，原位杂交

（3）常规分类（见表9-2-3）

表 9-2-3　卵巢肿瘤常规分类

分类	良恶性	分类	良恶性
浆液性肿瘤		**透明细胞肿瘤**	
浆液性囊腺瘤，非特指	良性	透明细胞囊腺瘤	良性
浆液性表面乳头状瘤	良性	透明细胞腺纤维瘤	良性
浆液性腺纤维瘤，非特指	良性	透明细胞交界性肿瘤	交界性
浆液性囊腺纤维瘤，非特指	良性	透明细胞癌，非特指	恶性
浆液性交界性肿瘤，非特指	交界性	**Brenner 肿瘤**	
浆液性交界性肿瘤，微乳头亚型	原位癌	Brenner 瘤，非特指	良性
非侵袭性低级别浆液癌	原位癌	交界性 Brenner 瘤	
低级别浆液性腺癌	恶性	恶性 Brenner 瘤	
高级别浆液性腺癌	恶性	**其他类型癌**	
黏液性肿瘤		中肾样腺癌	恶性
黏液性囊腺瘤，非特指	良性	未分化癌，非特指	恶性
黏液性腺纤维瘤，非特指	良性	去分化癌	恶性
黏液性交界性肿瘤	交界性	癌肉瘤，非特指	恶性
黏液性腺癌	恶性	混合细胞腺癌	恶性
子宫内膜样肿瘤		**间叶源性肿瘤**	
子宫内膜样囊腺瘤，非特指	良性	低级别内膜间质肉瘤	恶性
子宫内膜样腺纤维瘤，非特指	良性	高级别内膜间质肉瘤	恶性
子宫内膜样交界性肿瘤	交界性	平滑肌瘤，非特指	良性
子宫内膜样腺癌，非特指	恶性	平滑肌肉瘤，非特指	恶性
浆-黏液性癌	恶性	恶性潜能未定的平滑肌肿瘤	交界性

续表

分类	良恶性	分类	良恶性
黏液瘤，非特指	良性	胚胎癌，非特指	恶性
混合性上皮性/间叶源性肿瘤		绒癌，非特指	恶性
腺肉瘤		混合性生殖细胞肿瘤	恶性
性索间质肿瘤		（1）单胚层畸胎瘤和起源于皮样囊肿的体细胞型肿瘤	
（1）单纯间质肿瘤		良性卵巢甲状腺肿，非特指	良性
纤维瘤，非特指	良性	恶性卵巢甲状腺肿	恶性
富细胞性纤维瘤	交界性	甲状腺肿类癌	交界性
卵泡膜细胞瘤，非特指	良性	畸胎瘤伴恶性转化	恶性
黄素化卵泡膜细胞瘤	良性	囊性畸胎瘤，非特指	良性
硬化性间质瘤	良性	（2）生殖细胞-性索间质肿瘤	
微囊性间质瘤	良性	性母细胞瘤	交界性
印戒细胞间质瘤	良性	分割性性腺母细胞瘤	
卵巢 Leydig 细胞瘤，非特指	良性	未分化性腺组织	
类固醇细胞瘤，非特指	良性	混合性生殖细胞-性索-间质肿瘤，非特指	交界性
恶性类固醇细胞瘤	恶性	**杂类肿瘤**	
纤维肉瘤，非特指	恶性	卵巢网腺瘤	良性
（2）单纯性索肿瘤		卵巢网腺癌	恶性
成年型颗粒细胞瘤	恶性	Wolffian 肿瘤	交界性
幼年型颗粒细胞瘤	交界性	实性假乳头状肿瘤	交界性
Sertoli 细胞瘤，非特指	交界性	小细胞癌，高钙血症型	恶性
环状小管性索间质瘤	交界性	小细胞癌，大细胞亚型	恶性
（3）混合性性索间质肿瘤		Wilms 肿瘤	恶性
Sertoli-Leydig 细胞瘤，非特指	交界性	**肿瘤样病变**	
高分化型	良性	卵泡囊肿	良性
中分化型	交界性	黄体囊肿	良性
低分化型	恶性	巨大孤立性黄素化卵泡囊肿	良性
网状型	交界性	高反应性黄素化	良性
性索肿瘤，非特指	交界性	妊娠黄体瘤	良性
男性母细胞瘤	交界性	间质增生	良性
生殖细胞肿瘤		间质泡膜增生症	良性
良性畸胎瘤	良性	纤维瘤病	良性
未成熟畸胎瘤，非特指	恶性	重度水肿	良性
无性细胞瘤	恶性	Leydig 细胞增生	良性
卵黄囊瘤，非特指	恶性	**卵巢转移性肿瘤**	

注：根据 2020 年 WHO 卵巢肿瘤组织病理学分类。

（4）分子分型

高级别浆液性卵巢癌占卵巢癌的 75%，特点是频繁的 DNA 获得和丢失，这使得该癌症染色体不稳定并具有获得性化学抗性（CCNE1 扩增）的潜力。基因组分析表明，几乎有一半的高级别浆液性卵巢癌有同源重组缺陷（HRD），它是高级别浆液性卵巢癌中铂敏感性的关键决定因素，可作为 PARPi 治疗的潜在预测生物标志物。高级别浆液性卵巢癌可分为四种不同的预后亚型（C1-间充质、C2-免疫、C4-分化和 C5-增殖）和潜在的 7 个拷贝数特征。

（5）基因易感性

TP53 基因种系致病性变异携带者在儿童期或成年早期发生多种原发癌的风险增加（包括卵巢癌）。

丝氨酸/苏氨酸激酶 11 基因（serine/threonine kinase 11，*STK11*，*LKB1*）致病性变异会引起 21% 患者罹患卵巢癌。

PTEN 基因种系致病性变异未显示显著升高卵巢癌的风险，但对于有卵巢癌家族史的携带者，建议监测。

CDH1 基因种系突变未显示显著升高卵巢癌的风险，但对于有卵巢癌家族史的携带者，建议监测。

错配修复（mismatch repair，MMR）基因致病性变异相关（MSH2、MLH1、MSH6、PMS2）及上皮细胞黏附分子（epithelial cell adhesion molecule，EPCAM）基因致病性变异可引发 Lynch 综合征，导致卵巢癌终生风险为 11%～24%。

此外，携带 BRCA 相互作用蛋白 1（BRCA-interacting protein 1，BRIP1）、*RAD51* 旁系同源基因 C（RAD51 paralog C，*RAD51C*）或 *RAD51* 旁系同源基因 D（RAD51 paralog D，*RAD51D*）突变的女性，发生卵巢癌的终生风险为中度，建议监测。

9.2.2.5 分期

根据 FIGO 手术病理学分期（2014 年）（见表 9-2-4）。

表 9-2-4　卵巢癌-输卵管癌-原发性腹膜癌 FIGO 分期

分期	标准
I	肿瘤局限于卵巢或输卵管
I A	肿瘤局限于一侧卵巢（包膜完整）或输卵管，卵巢和输卵管表面无肿瘤；腹水或腹腔冲洗液未找到癌细胞
I B	肿瘤局限于双侧卵巢（包膜完整）或输卵管，卵巢和输卵管表面无肿瘤；腹水或腹腔冲洗液未找到癌细胞
I C	肿瘤局限于一侧或双侧卵巢或输卵管，并伴有如下任何一项：
I C1	术中肿瘤包膜破裂
I C2	术前肿瘤包膜已破裂或卵巢、输卵管表面有肿瘤
I C3	腹水或腹腔冲洗液中找到癌细胞
II	肿瘤累及一侧或双侧卵巢或输卵管伴盆腔扩散（在骨盆入口平面以下）或原发性腹膜癌
II A	肿瘤扩散至或种植到子宫和（或）输卵管和（或）卵巢
II B	肿瘤扩散至其他盆腔内组织
III	肿瘤累及单侧或双侧卵巢、输卵管或原发性腹膜癌，伴有细胞学或组织学证实的盆腔外腹膜转移，或腹膜后淋巴结转移
IIIA	腹膜后淋巴结转移，伴或不伴有显微镜下盆腔外腹膜病灶转移
IIIA1	仅有腹膜后淋巴结阳性（细胞学或组织学证实）
IIIA1（i）	淋巴结转移灶最大径≤10 mm（注意是肿瘤径线而非淋巴结径线）
IIIA1（ii）	淋巴结转移灶最大径>10 mm（注意是肿瘤径线而非淋巴结径线）
IIIA2	显微镜下盆腔外腹膜受累，伴或不伴腹膜后阳性淋巴结
IIIB	肉眼可见盆腔外腹膜转移，病灶最大径≤2 cm，伴或不伴腹膜后淋巴结转移
IIIC	肉眼可见盆腔外腹膜转移，病灶最大径>2 cm，伴或不伴腹膜后淋巴结转移

续表

分期	标准
IV	超出腹腔外的远处转移
IVA	胸腔积液细胞学检查发现癌细胞
IVB	腹腔外器官转移（包括腹股沟淋巴结转移或腹腔外淋巴结转移）；肠管全层侵犯

9.2.3　治　疗

9.2.3.1　治疗原则

以手术为主，辅助化疗，强调综合治疗。经全面术前评估，由外科医生（肝胆科、肛肠科、泌尿科）、影像科医生、病理科医生组成妇科肿瘤多学科会诊团队进行讨论，共同制订治疗方案。

9.2.3.2　治疗路线图

卵巢恶性肿瘤治疗路线见图9-2-1。

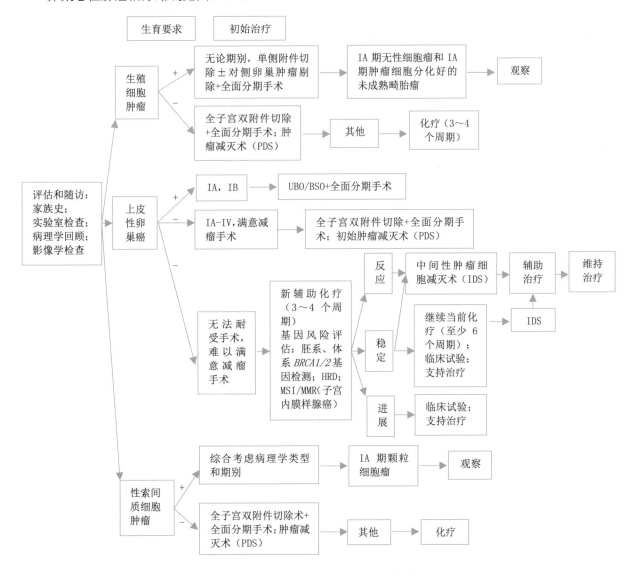

图 9-2-1　卵巢恶性肿瘤治疗路线图

9.2.3.3　手术治疗

（1）初次全面分期手术（见表9-2-5）

适用于早期卵巢癌患者。腹腔镜手术仅适用于肿瘤体积小、可以完整装入取物袋中取出的病例。

表9-2-5　全面分期手术内容

全面手术分期内容
术前肠道准备
足够长的腹部纵行切口
抽取腹水或盆、腹腔冲洗液进行脱落细胞学检查
尽可能完整地取出卵巢肿瘤，避免包膜破裂，并送术中快速冷冻切片病理学检查
全子宫双附件切除术，高位断扎骨盆漏斗韧带
全面探查及评估所有腹膜、肠表面、横隔、肝脾表面，对黏连或可疑之处进行活检，以及腹膜随机取样活检，包括子宫直肠窝、膀胱浆膜面、盆腔侧腹膜、两侧结肠旁沟、横隔面（也可使用细胞刮片行膈下细胞学取样）
沿横结肠切除大网膜
腹主动脉旁淋巴结切除水平至少达肠系膜下动脉血管水平，最好达肾血管水平，包括下腔静脉和腹主动脉周围，以及动静脉之间的淋巴结
两侧盆腔淋巴结切除应包括髂总血管前外侧、髂内外血管表面及闭孔神经上方的淋巴结
若为黏液性肿瘤，应切除阑尾
术后详细记录病变范围和大小、术式、残留病灶部位及大小、卵巢肿瘤是否自发破裂或术中破裂

（2）再次全面分期手术（见图9-2-2）

如首次手术时未能行全面分期手术，术后尚未行化疗，应考虑再次手术，完成全面探查和分期的手术。

手术原则：如首次手术时已完整切除肿瘤，无明显肿瘤残留，可考虑经腹腔镜行再次分期手术。

（3）保留生育功能的全面分期手术指征

1）生殖细胞肿瘤：无论期别早晚均可实施保留生育功能手术。单侧卵巢受累者，推荐单侧卵巢-输卵管切除术，不建议对外观正常的卵巢进行活检。部分双侧卵巢受累者可通过保留部分正常卵巢组织来实现。

2）性索间质恶性肿瘤：综合考虑病理学类型和期别。Ⅰ期以内可选择保留生育功能的单纯卵巢-输卵管切除术。

3）上皮性卵巢癌患者：高分化的ⅠA期或ⅠC期；子宫和对侧卵巢外观正常；有随诊条件。完成生育后视情况可能需再次手术切除子宫及对侧附件。

（4）肿瘤细胞减灭术

1）初始肿瘤细胞减灭术（primary debulking surgery, PDS），适用于临床拟诊断为中晚期（部分Ⅱ期、Ⅲ期和Ⅳ期）的卵巢恶性肿瘤患者（见表9-2-6）。

2）中间性肿瘤细胞减灭术（interval debulking surgery, IDS），适用于新辅助化疗（neoadjuvant chemotherapy, NACT）后肿瘤缩小，达到完全缓解（complete response, CR）或部分缓解（partial response，PR）或稳定（stable disease，SD），且经评估有可能满意减灭的晚期病例。

　　手术原则及内容：IDS 手术原则及内容除了参照 PDS 外，对初始化疗前可能存在转移的淋巴结，亦可考虑切除。

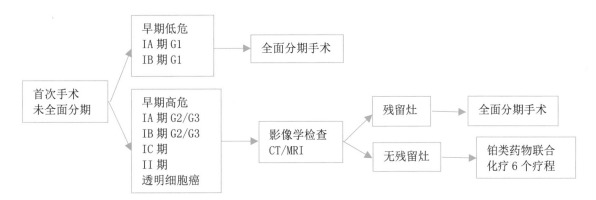

图 9-2-2　卵巢恶性肿瘤再次全面分期手术

表 9-2-6　初始肿瘤细胞减灭术

初始肿瘤细胞减灭术的内容
术前充分肠道准备
足够长的腹部纵行切口
抽取腹水或盆、腹腔冲洗液进行脱落细胞学检查
术中送快速冷冻切片病理学检查
全面探查盆、腹腔，特别注意横隔、双侧结肠旁沟
切除所有受累的网膜
腹、盆腔转移灶切除
全子宫和双附件切除（卵巢动静脉高位断扎），必要时游离输尿管
根据术中探查情况，切除受累的肠管、阑尾、部分膀胱或输尿管、脾脏（或）和远端胰体尾、部分膈肌、胆囊、部分肝脏、部分胃等脏器
尽可能剥离切除受累的腹膜，包括膈肌表面的肿瘤
以下情况应考虑行腹膜后（腹主动脉旁和盆腔）淋巴结切除：①临床拟诊 II 期及以下的病例，以准确分期；②腹膜后淋巴结明显增大者，以缩减肿瘤
尽最大努力切除所有病灶，使残留病灶最大径不超过 1 cm，争取达到无肉眼可见残留病灶
术后详细记录病灶形态和范围、手术方式和名称、残留病灶部位及大小等

9.2.3.4　NACT

经过妇科肿瘤 MDT 团队评估后，认定 PDS 无法达到 R0 切除的晚期卵巢癌患者，行 NACT 后再施行 IDS，其疗效不劣于 PDS。

　　指征、方案和疗程：

　　（1）适用于III/IV期患者，不适用于早期病例。

　　（2）取得病理学诊断结果，有条件时优先选择获取组织病理学诊断结果。

　　（3）经体检和影像学检查评估，或手术探查（包括腹腔镜探查）评估，难以达到满意减瘤效果。

（4）围手术期高危患者，如高龄、有内科合并症或无法耐受 PDS 者。

（5）经 3～4 个疗程 NACT 后，应考虑 IDS。

（6）NACT 的方案与术后辅助化疗的一线方案相同，但严格要求采用静脉化疗。

（7）NACT 时需慎用贝伐珠单抗。在 IDS 前应停用贝伐珠单抗至少 6 周。

9.2.3.5 术后辅助化疗

（1）上皮性卵巢癌和卵巢性索间质恶性肿瘤化疗指征和疗程

1）ⅠA 和ⅠB 期，G1 分化，全面分期手术后，无需辅助化疗。

2）ⅠA 和ⅠB 期，G2 分化，可观察或酌情给予化疗 3～6 个疗程。

3）其他Ⅰ期，全面分期手术后，化疗 3～6 个疗程。

4）Ⅱ～Ⅳ期：术后视手术满意度决定化疗疗程数以及是否行再次肿瘤细胞减灭术。接受满意的肿瘤细胞减灭术的患者共化疗 6 个疗程（包括 NACT 的疗程数），或在血清肿瘤标志物正常后至少化疗 2 个疗程。无论 NACT 的疗程数有多少，IDS 术后至少需要化疗 3 个疗程（即总疗程数可能多于 6 个）。

5）对达到满意减灭术的Ⅱ/Ⅲ期患者，可给予静脉联合腹腔灌注化疗。

6）ⅠA 期颗粒细胞瘤可不需化疗，ⅠC 期幼年型颗粒细胞瘤和ⅠC2 期成年型颗粒细胞瘤需行术后化疗。

7）紫杉醇联合卡铂仍是上皮性卵巢癌一线化疗的标准方案和首选方案。

8）其他可以替代的一线化疗方案：多西他赛联合卡铂和多柔比星脂质体联合卡铂，主要优点是神经毒性低，脱发较轻，可用于不能耐受紫杉醇毒性的患者。剂量密集型紫杉醇周疗联合卡铂 3 周给药，可改善晚期卵巢癌患者的总生存和无进展生存，缺点是贫血和生活质量略有下降。对于高龄、体力状况评分差的患者，小剂量紫杉醇周疗和卡铂周疗也是一种选择。

（2）恶性生殖细胞肿瘤化疗指征和疗程

1）对ⅠA 期无性细胞瘤和ⅠA 期肿瘤细胞分化好的未成熟畸胎瘤，在全面分期手术后，可随访观察，不需化疗。

2）其他临床期别者在分期手术或满意的肿瘤细胞减灭术后，都应接受 3～4 个疗程化疗，或在血清肿瘤标志物检测正常后再化疗 2 个疗程。

3）首选 BEP 方案。Ⅰ期推荐 3 个周期，Ⅱ期及以上推荐 4 个周期。无性细胞肿瘤可选择 EP 方案。

（3）交界性肿瘤的化疗指征和疗程

1）所有期别的交界性卵巢肿瘤患者，在进行满意的减灭术后，如果转移灶也是交界性肿瘤，术后可以不进行辅助化疗。

2）腹、盆腔播散病灶的病理学检查结果为浸润性种植时，术后应进行化疗。

3）化疗方案参见"上皮性卵巢癌"。

（4）一线化疗方案

1）上皮性卵巢癌（高级别浆液性癌、子宫内膜样癌 2/3 级、透明细胞癌、癌肉瘤）一线化疗方案（见表 9-2-7）。

2）恶性生殖细胞肿瘤和性索间质肿瘤一线化疗方案（见表 9-2-8）。

3）少见卵巢恶性肿瘤的一线化疗方案（见表 9-2-9）。

表 9-2-7　上皮性卵巢癌一线化疗方案

分期	首选方案	备选方案	特殊情况可选
I	卡铂+紫杉醇	卡铂+多柔比星脂质体；卡铂+多西他赛	卡铂单药（年龄>70 岁或存在内科合并症）
II-IV	卡铂+紫杉醇；卡铂+紫杉醇+贝伐珠单抗	卡铂（周疗）+紫杉醇（周疗）；卡铂+多西他赛；卡铂+多柔比星脂质体；卡铂+紫杉醇（周疗）	顺铂/紫杉醇静脉/腹腔化疗（满意减瘤的 II-III 期）

表 9-2-8　恶性生殖细胞肿瘤和性索间质肿瘤一线化疗方案

病理学类型	首选方案	备选方案	特殊情况可选
恶性生殖细胞肿瘤	BEP 方案（博来霉素+依托泊苷+顺铂）		卡铂+依托泊苷（适用于 I B-III 期无性细胞瘤术后患者且亟须降低化疗毒性的部分患者）
恶性性索间质肿瘤	TC 方案（卡铂+紫杉醇）	EP 方案（顺铂+依托泊苷）	BEP 方案

表 9-2-9　少见卵巢恶性肿瘤的一线化疗方案

病理学类型	首选方案	其他可选方案	特殊情况可选
黏液性肿瘤	5-氟尿嘧啶+四氢叶酸+奥沙利铂±贝伐珠单抗*；卡培他滨+奥沙利铂±贝伐珠单抗；其余同上皮性卵巢癌的静脉化疗方案	同上皮性卵巢癌的静脉化疗方案	同上皮性卵巢癌的静脉化疗方案
低级别浆液性癌/高分化子宫内膜样癌（G1）	芳香化酶抑制剂（阿那曲唑、来曲唑、依西美坦）；其余同上皮性卵巢癌的各种腹腔及静脉化疗方案	亮丙瑞林、他莫昔芬；其余同上皮性卵巢癌的各种腹腔及静脉化疗方案	同上皮性卵巢癌的静脉化疗方案

9.2.3.6　初治卵巢癌的靶向药物与维持治疗

对于 FIGO II 期及以上的高级别浆液性/高级别子宫内膜样卵巢癌或携带有 BRCA 突变的其他病理学类型卵巢癌患者，在初始治疗结束且获得临床缓解后，建议维持治疗。

（1）贝伐珠单抗

卵巢癌一线化疗的同时加入贝伐珠单抗，并且在完成化疗后继续用贝伐珠单抗维持治疗，可以使晚期患者 PFS 延长 2~4 个月。

目前仅在不存在 HRD 的患者中，推荐贝伐珠单抗单药维持治疗。

（2）PARP抑制剂

奥拉帕利单药维持治疗仅限于 BRCA 突变的患者，而尼拉帕利单药维持治疗则不受分子标志物的限制（可用于 BRCA 突变或野生型的患者）。一线化疗过程中联合使用贝伐珠单抗，且存在 BRCA 突变或 HRD 的患者中，维持治疗首选奥拉帕利联合贝伐珠单抗。

9.2.3.7　复发上皮性卵巢癌

对复发的上皮性卵巢癌，首先根据 PFI 或无治疗间期对患者进行分型，从而采取相应的治疗措施。

对铂类敏感型复发，首选以铂类为基础的联合化疗或联合贝伐珠单抗，再予以 PARP 抑制剂或贝伐珠单抗维持治疗。对铂耐药型或难治型复发，则首选非铂类单药化疗或联合抗血管生成靶向药物的联合化疗。复发上皮性卵巢癌治疗路线见图 9-2-3。铂类敏感复发上皮性卵巢癌二线化疗方案见表 9-2-10，铂耐药复发上皮性卵巢癌二线化疗方案见表 9-2-11。

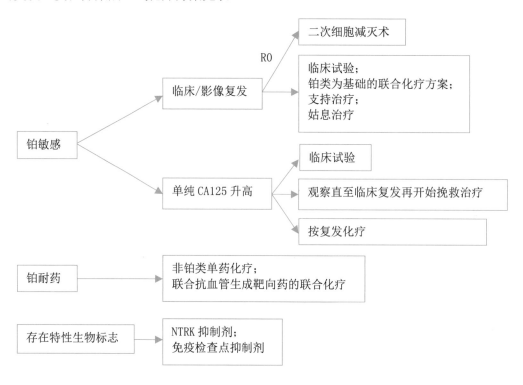

图 9-2-3 复发上皮性卵巢癌治疗路线

表 9-2-10 铂类敏感复发上皮性卵巢癌二线化疗方案

类别	化疗方案	靶向治疗	内分泌治疗
首选方案			
	卡铂+吉西他滨±贝伐珠单抗	贝伐珠单抗	
	卡铂+多柔比星脂质体±贝伐珠单抗	奥拉帕利[a]	
	卡铂+紫杉醇±贝伐珠单抗	尼拉帕利[b]	
	顺铂+吉西他滨	Rucapari[b,c]	
		氟唑帕利[a]	
		帕米帕利[a]	
备选方案			
	卡铂+多西他赛	尼拉帕利+贝伐珠单抗	芳香化酶抑制剂（来曲唑、阿那曲唑、依西美坦）
	卡铂+紫杉醇（周疗）	培唑帕尼	醋酸亮丙瑞林
	卡铂		醋酸甲地孕酮
	顺铂		他莫昔芬
	环磷酰胺		
	多柔比星		

续表

类别	化疗方案	靶向治疗	内分泌治疗
	异环磷酰胺		
	伊立替康		
	马法兰		
	奥沙利铂		
	紫杉醇		
	白蛋白结合型紫杉醇		
	培美曲赛		
	长春瑞滨		
特定患者其他可选方案			
黏液性肿瘤	5-氟尿嘧啶+四氢叶酸+奥沙利铂±贝伐珠单抗		
	卡培他滨+奥沙利铂±贝伐珠单抗		
透明细胞癌	顺铂+伊立替康		
低级别浆液性癌		曲美替尼	氟维司群

注：对溶剂型紫杉醇溶媒（聚氧乙烯蓖麻油）过敏的患者，铂类药物联合方案中，可以选择白蛋白结合型紫杉醇进行替代。紫杉醇脂质体在国内获批用于复发性卵巢癌的治疗，在上表所列含紫杉醇的方案中，紫杉醇脂质体可替代使用。a.适用于 2 线及以上化疗且携带有 BRCA 胚系突变的晚期卵巢癌患者。b.适用于 3 线及以上化疗失败且存在 HRD 缺陷的患者，符合以下之一：① BRCA 胚系/体系突变；② 存在 HRD 并且距前次含铂化疗＞6 个月。c.适用于 2 线及以上化疗且携带有 BRCA 胚系/体系突变的晚期卵巢癌患者。

表 9-2-11　铂耐药复发上皮性卵巢癌二线化疗方案

类别	化疗方案	靶向治疗	内分泌治疗
首选方案			
	环磷酰胺（口服）+贝伐珠单抗	贝伐珠单抗	
	多西他赛	奥拉帕利 [a]	
	依托泊苷（口服）	尼拉帕利 [b]	
	吉西他滨	Rucaparib [c]	
	多柔比星脂质体±贝伐珠单抗	帕米帕利 [a]	
	紫杉醇周疗±贝伐珠单抗		
	拓扑替康±贝伐珠单抗		
备选方案			
	卡培他滨	培唑帕尼	芳香化酶抑制剂（来曲唑、阿那曲唑、依西美坦）
	环磷酰胺		醋酸亮丙瑞林
	多柔比星		醋酸甲地孕酮
	异环磷酰胺		他莫昔芬
	伊立替康		
	马法兰		
	奥沙利铂		
	紫杉醇		
	白蛋白结合型紫杉醇		
	培美曲赛		
	长春瑞滨		
	索拉菲尼+拓扑替康		

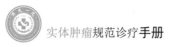

续表

类别	化疗方案	靶向治疗	内分泌治疗
特定患者其他可选方案			
低级别浆液性癌		曲美替尼	氟维司群

注：对溶剂型紫杉醇溶媒（聚氧乙烯蓖麻油）过敏的患者，铂类联合方案中，可以选择白蛋白结合型紫杉醇进行替代。紫杉醇脂质体在国内获批用于复发性卵巢癌的治疗，在上表所列含紫杉醇的方案中，紫杉醇脂质体可替代使用。a：适用于2线及以上化疗且携带有BRCA胚系突变的晚期卵巢癌患者。b：适用于3线及以上化疗且携带有BRCA胚系/体系突变的晚期卵巢癌患者。c：适用于2线及以上化疗且携带有BRCA胚系/体系突变的晚期卵巢癌患者。

9.2.3.8　分期治疗

（1）根据分期的治疗方案选择（见表9-2-12）

表9-2-12　根据分期的治疗方案

上皮性卵巢癌						
临床分期	**分层1**	**DT**	**治疗**	**分层2**		
I	I A	有生育要求	+	单侧附件切除术（USO）+全面分期手术	G1、G2	观察
		无生育要求	−	全子宫双附件切除术+全面分期手术	G2、G3	化疗
	I B	有生育要求	+	双侧附件切除术（BSO）+全面分期手术	G1、G2	观察
		无生育要求	−	全子宫双附件切除术+全面分期手术	G2、G3	化疗
	I C	有生育要求	+	USO/BSO+全面分期手术+化疗		
		无生育要求	−	全子宫双附件切除术+全面分期手术+化疗		
II		适宜手术	−	初始肿瘤细胞减灭术（PDS）+化疗		
		不可手术	+	新辅助化疗（NACT）+IDS+临床试验+支持治疗+辅助治疗+维持治疗		
III、IV		适宜手术	+	PDS+化疗		
		不可手术	+	NACT+IDS+临床试验+支持治疗+辅助治疗+维持治疗		
生殖细胞肿瘤						
临床分期	**分层1**	**DT**	**治疗**	**分层2**		
I	I A	有生育要求	+	USO+全面分期手术	无性细胞瘤/分化好的未成熟畸胎瘤	观察
		无生育要求	−	全子宫双附件切除术+全面分期手术	其余	均需化疗
	I B	有生育要求	+	USO+对侧卵巢肿瘤剔除+全面分期手术+化疗		
		无生育要求	−	全子宫双附件切除术+全面分期手术+化疗		
	I C	有生育要求	+	USO±对侧卵巢肿瘤剔除+全面分期手术+化疗		
		无生育要求	−	全子宫双附件切除术+全面分期手术+化疗		
II、III、IV		有生育要求	+	USO±对侧卵巢肿瘤剔除+全面分期手术+化疗		
		无生育要求	±	PDS+化疗；NACT+IDS+临床试验+支持治疗+辅助治疗+维持治疗		

续表

性索间质细胞肿瘤　不推荐淋巴结切除					
临床分期		分层1	DT	分层2	治疗	

临床分期		分层1	DT	分层2	治疗	
I	I A	有生育要求	+	颗粒细胞瘤	术前刮宫+USO+全面分期手术	
				支持间质细胞瘤	USO+全面分期手术	
		无生育要求	−	颗粒细胞瘤	术前刮宫+全子宫双附件切除+全面分期手术	
				支持间质细胞瘤	全子宫双附件切除+全面分期手术	±化疗
	I B	有生育要求	+	颗粒细胞瘤	术前刮宫+BSO+全面分期手术	
				支持间质细胞瘤	BSO+全面分期手术	化疗
		无生育要求	−	颗粒细胞瘤	全子宫双附件切除+全面分期手术	
				支持间质细胞瘤	全子宫双附件切除+全面分期手术	化疗
	I C1	有生育要求	+	颗粒细胞瘤	术前刮宫+BSO+全面分期手术	
				支持间质细胞瘤	BSO+全面分期手术	化疗
		无生育要求	−		全子宫双附件切除+全面分期手术	
	I C2、I C3	有生育要求	+	颗粒细胞瘤	术前刮宫+BSO+全面分期手术	化疗
				支持间质细胞瘤	BSO+全面分期手术	化疗
		无生育要求	−		全面分期手术	化疗
II、III、IV		有生育要求	+	支持间质细胞瘤	保留生育功能手术	化疗
		无生育要求	±		分期手术；PDS；IDS	化疗

（2）上皮性卵巢癌初始化疗/辅助治疗（见图9-2-4）

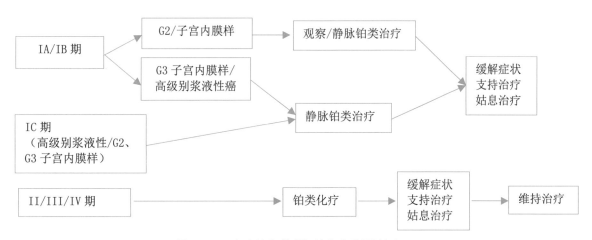

图 9-2-4　上皮性卵巢癌初始化疗/辅助治疗

（3）上皮性卵巢癌 II/III/IV 期初始治疗后（见图9-2-5）

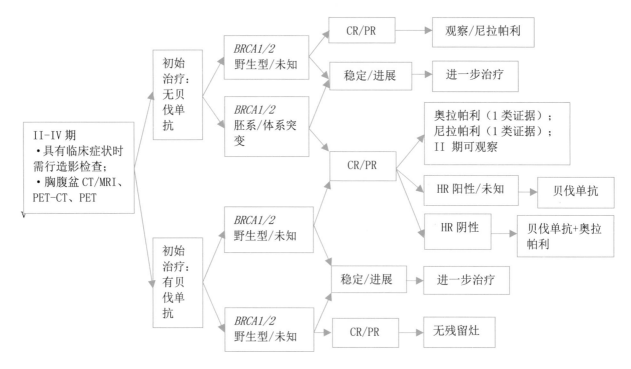

图 9-2-5 上皮性卵巢癌Ⅱ/Ⅲ/Ⅳ期初始治疗

（4）持续性或复发性上皮性卵巢癌治疗（见图 9-2-6）

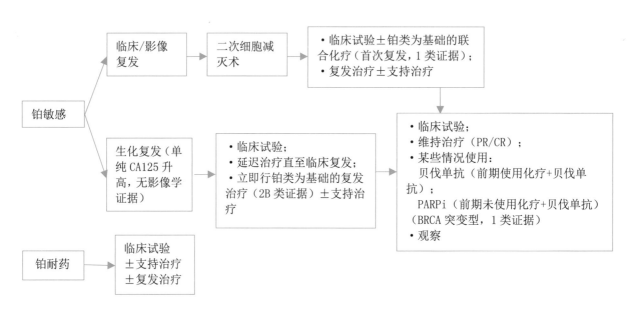

图 9-2-6 持续性或复发性上皮性卵巢癌治疗

（5）性索间质肿瘤（见图 9-2-7）

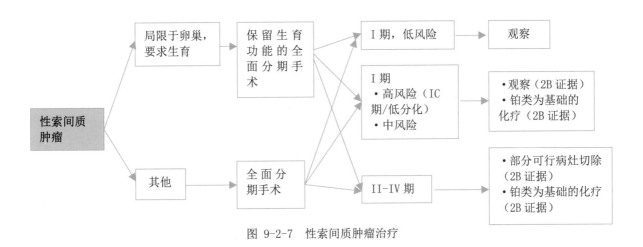

图 9-2-7　性索间质肿瘤治疗

（6）恶性生殖细胞肿瘤（见图 9-2-8）

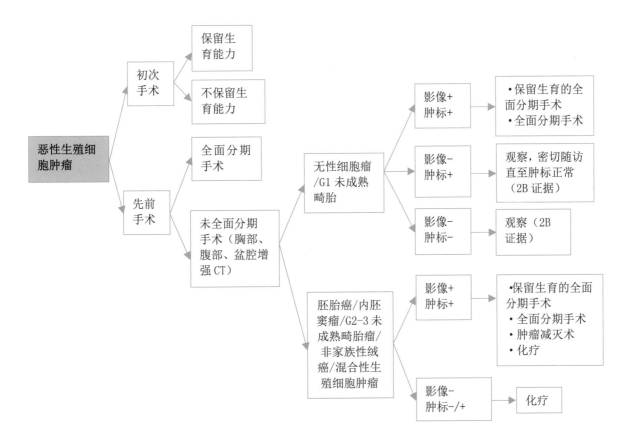

图 9-2-8　恶性生殖细胞肿瘤治疗

9.2.4　随　访

随访间隔：①第1—2年，每2~4个月1次。②第3—5年，每4~6个月1次。③5年后，每6~12个月1次。

随访内容包括：①询问症状，并进行体检；②CA125或其他初诊时升高的肿瘤标志物；③根据临床需要，完善胸部、腹部及盆腔CT或MRI或PET-CT检查；④根据临床需要，进行血常规及生化检查；⑤遗传风险评估与遗传咨询（如既往未开展）。

参考文献

中国抗癌协会妇科肿瘤专业委员会.卵巢恶性肿瘤诊断与治疗指南（2021年版）[J].中国癌症杂志，
　　2021，31（6）:490-500. DOI:10.19401/j.cnki.1007-3639.2021.06.07.
National Comprehensive Cancer Network (NCCN). Clinical Practice Guidelines inOncology.
　　Ovariancancer, Version 1.2021. https://www.nccn.org.

9.3　妊娠滋养细胞疾病

妊娠滋养细胞疾病（gestational trophoblastic disease，GTD）是一组源于胎盘滋养细胞的疾病，根据组织学将其分为葡萄胎（hydatidiform mole，HM）、侵蚀性葡萄胎（invasive mole，IM）、绒毛膜癌（choriocarcinoma，CCA）、胎盘部位滋养细胞肿瘤（placental site trophoblastic tumor，PSTT）、上皮滋养细胞肿瘤（epithelial trophoblastic tumor，ETT）及混合型滋养细胞肿瘤。其中IM、CCA、PSTT、ETT及混合型滋养细胞肿瘤又统称为妊娠滋养细胞肿瘤（gestational trophoblastic neoplasia，GTN）。

9.3.1　流行病学

流行病学调查显示，GTD多见于15岁以下的少女及45岁以上的中年妇女，不同国家的GTD发病率不同。据报道，葡萄胎在中国及亚洲某些地区发病率为2/1000次妊娠，而在欧洲和北美发病率约为1/1500次妊娠。重复性葡萄胎的发生率为0.5%~12.5%。一般认为，一次葡萄胎之后，重复葡萄胎的风险为1%，而两次葡萄胎之后，再次妊娠出现葡萄胎的风险可达20%。完全性葡萄胎恶变率约为20%，当存在血β-hCG$>1\times10^6$ U/L、子宫体积明显大于停经月份或并发黄素化囊肿（尤其是直径>6 cm）等高危因素时，恶变率可高达40%~50%。年龄超过40岁的葡萄胎患者，恶变率可达37%，而超过50岁时，可高达56%。重复性葡萄胎患者，恶变机会也增加3~4倍。绒毛膜癌的发病率低，由于在临床上与侵蚀性葡萄胎较难区分，故难以估算其准确发生率，约为（1~9）/40000次妊娠。胎盘部位滋养细胞肿瘤和上皮样滋养细胞肿瘤比绒毛膜癌更为罕见，其发生率占所有妊娠滋养细胞肿瘤的2%~3%。在过去 30 年中，葡萄胎和绒毛膜癌的发病率在所有人群中都有所下降，主要原因可能与经济发展、饮食结构改善以及生育率下降相关。

9.3.2　诊　断

9.3.2.1　葡萄胎诊断

（1）症状、体征

60%的葡萄胎妊娠存在异常子宫出血。其他临床表现包括妊娠剧吐、甲亢、早发型子痫前期和因卵巢黄素化囊肿引起的腹胀。葡萄胎临床检查常伴/不伴阴道血迹，子宫异常增大、质软。

（2）检查、检验

血常规、尿常规、血生化检查、甲状腺功能、血型，包括超声检查及血清β-hCG 水平测定。超声检查推荐经阴道彩色多普勒超声检查，有助于鉴别葡萄胎、多胎妊娠或胎儿畸形。完全性葡萄胎的超声特征包括孕 5~7 周的息肉样肿块，孕 8 周后绒毛组织增厚囊性变及缺乏可识别的孕囊；部分性葡萄胎表现为胎盘增大，回声杂乱。应用这些标准，完全性葡萄胎和部分性葡萄胎诊断的灵敏度分别为 95%和 20%。当超声检查无法确诊时，可行 MRI 及 CT 等影像学检查。

9.3.2.2　滋养细胞肿瘤

（1）症状、体征

侵袭性葡萄胎：阴道流血为本病最常见的症状。葡萄胎清宫后持续异常子宫出血时，应高度警惕侵蚀性葡萄胎的可能。子宫病灶增大明显时，可出现下腹疼痛及腹部包块。若病灶突破子宫浆膜层，可引起腹痛加重，甚至发生内出血性休克。

绒毛膜癌：常见症状为葡萄胎排空、流产或足月产后出现异常子宫出血。发生远处转移后出现的与转移部位相关的症状，如阴道转移瘤破裂可发生阴道大出血；若发生肺转移，可出现咯血、胸痛及憋气等症状；若发生脑转移，可表现为头痛、呕吐、抽搐、偏瘫甚至昏迷等。长期阴道流血者可发生严重贫血，甚至恶病质。

PSTT：PSTT 高发于育龄妇女，多表现为异常子宫出血。子宫均匀性或不规则增大，少数发生子宫外转移的患者可出现相应转移部位症状或体征。PSTT 中含有很少的合体滋养细胞，而β-hCG 主要由合体滋养细胞产生，因而这类肿瘤的血β-hCG 水平多数正常或轻度升高。血清中人胎盘泌乳素（human placental lactogen，hPL）水平一般为轻度升高或正常。影像学检查均缺乏特异性，超声、MRI、CT 等检查可用于辅助诊断。

ETT：本病可以继发于各种妊娠，最多见于足月妊娠后，临床表现缺乏特异性，约 70%出现异常子宫出血，血β-hCG 水平轻中度升高。

（2）检验

包括血常规、肝肾功能、凝血功能、血 hCG、甲状腺功能等。

（3）检查

经阴道彩色多普勒超声、胸片、肺部 CT 检查，若肺部病灶较大或出现远处转移症状时，行全腹 CT、盆腔 MRI 及脑部增强 MRI，评估病变转移范围。在仅有β-hCG 升高而诊断不清的患者中可以考虑 PET-CT。

9.3.2.3　病理诊断

（1）妊娠滋养细胞疾病的组织病理学分类（根据 2020 版 WHO 妇科肿瘤分类）（见表 9-3-1）

表 9-3-1　妊娠滋养细胞疾病的组织病理学分类

组织学类型	ICD-O 编码
妊娠滋养细胞肿瘤	
上皮样滋养细胞肿瘤	9105/3
胎盘部位滋养细胞肿瘤	9104/1
绒毛膜癌	9100/3
绒毛膜癌合并其他生殖细胞成分	9101/3
异常（非葡萄胎）绒毛病变	
葡萄胎妊娠	
部分性葡萄胎	9103/0
完全性葡萄胎	9100/0
侵袭性葡萄胎	9100/1
瘤样病变	
超常胎盘部位反应	
胎盘部位结节/斑块	

（2）与妊娠滋养细胞疾病治疗相关的分子标志物（根据2021 CGCS 妊娠滋养细胞疾病诊断与治疗指南）（见表9-3-2）

表 9-3-2　妊娠滋养细胞疾病治疗相关的分子标志物及检测

分子标志物	临床意义	常见检测方法
P57Kip2	完全性和部分性葡萄胎的鉴别诊断	免疫组化

9.3.2.4　葡萄胎的诊断标准

组织学诊断是葡萄胎最重要和最终的诊断依据。葡萄胎每次清宫的刮出物必须全部送组织学检查。完全性葡萄胎组织学特征为绒毛水肿增大，大小不等，多数绒毛可见中央水池；细胞滋养细胞和合体滋养细胞弥漫增生，在绒毛周围呈环状分布；绒毛间质一般无血管，但可见明显的核碎裂。部分性葡萄胎可见正常绒毛与水肿绒毛混合存在；水肿绒毛轮廓不规则，呈扇贝样，某些增大的绒毛可见中央水池；滋养细胞增生通常为局灶性，可见杂乱的增生滋养细胞簇从绒毛表面向外呈放射状排列；部分滋养细胞陷入绒毛间质内形成包涵体；同时可见胚胎发育的证据，如胚胎组织或胎儿、绒毛间质血管内出现有核红细胞等。染色体核型检查和免疫组织化学 P57Kip2 有助于完全性和部分性葡萄胎的鉴别诊断，完全性葡萄胎的染色体核型为二倍体，部分性葡萄胎通常为三倍体。P57Kip2 的基因是一个父系印记母系表达基因，完全性葡萄胎的细胞滋养细胞和绒毛间质细胞呈 P57Kip2 核染色阴性，而部分性葡萄胎则相反，其细胞滋养细胞和绒毛间质细胞呈 P57Kip2 核染色阳性。

（1）葡萄胎后妊娠滋养细胞肿瘤的诊断标准

1）升高的血β-hCG 水平呈平台（±10%)达 4 次（第 1、7、14、21 天），持续 3 周或更长；2）血β-hCG 水平连续上升（＞10%)达 3 次（第 1、7、14 天），持续 2 周或更长；3）组织学诊断为侵蚀性葡萄胎或绒毛膜癌。诊断时需注意排除妊娠物残留和再次妊娠。如果不能除外者，建议再次清宫，必要时可行宫腔镜检查。

（2）非葡萄胎后滋养细胞肿瘤（绒毛膜癌）的诊断标准

1）流产、足月产、异位妊娠终止后 4 周以上，血β-hCG 水平维持在高水平，或曾经一度下降后又上升，已排除妊娠物残留或排除再次妊娠；2）组织学诊断为绒毛膜癌。

（3）PSTT 诊断标准

PSTT 的确诊依赖组织病理学检查，大体上主要为息肉样或内生性肿块，边界欠清，切面黄褐色，可见灶性出血坏死。镜下可见圆形或多角形中间型滋养细胞单个或成束在平滑肌纤维间浸润性生长，但是不破坏平滑肌。免疫组织化学染色 PSTT 弥漫表达种植部位滋养细胞标志物 HPL、CD146 等。

（4）ETT 诊断标准

ETT 的确诊依赖组织病理学检查。大体见实性、褐色或黄色肿块，可见灶性出血、坏死。镜下可见相对单一的上皮样肿瘤细胞呈巢状、条索状或团块状排列，肿瘤内常见地图样坏死。免疫组织化学染色显示 ETT 弥漫表达 P63，仅灶性表达 HPL、CD146。

9.3.2.5　分期

妊娠滋养细胞肿瘤的 FIGO 2000 分期见表 9-3-3，妊娠滋养细胞肿瘤的预后评分系统见表 9-3-4。

表 9-3-3　妊娠滋养细胞肿瘤的 FIGO 2000 分期

期别	描述
Ⅰ 期	肿瘤局限于子宫
Ⅱ 期	肿瘤直接扩散或转移到其他生殖结构（卵巢、输卵管、阴道、阔韧带）
Ⅲ 期	肺转移
Ⅳ 期	其他部位的远处转移

表 9-3-4　妊娠滋养细胞肿瘤的预后评分系统

预后因素	危险评分（分）			
	0	1	2	4
年龄（岁）	<40	≥40	–	–
前次妊娠	葡萄胎	流产	足月产	–
距前次妊娠时间间隔（月）	<4	4～6	7～12	>12
治疗期hCG水平（U/L）	$<10^3$	10^3～10^4	10^4～10^5	$≥10^5$
最大肿瘤径线，包括子宫病灶（cm）	<3	3～5	>5	–
转移部位	肺	脾、肾	胃肠道	脑、肝
转移病灶数目（个）	0	1～4	5～8	>8
既往化疗失败	–	–	单药	两药及以上
总分				

注：每个预后因素的评分相加得出的总分为 FIGO 预后得分，<7 分为低危，≥7 分为高危。

9.3.3 治　疗

9.3.3.1　治疗原则

（1）葡萄胎治疗

原则：临床诊断为葡萄胎时，应进一步进行血β-hCG定量测定和胸片或肺CT检查，后者可以排除转移，同时为随访奠定基础。葡萄胎一经临床诊断，应尽快予以B超引导下清宫术，不推荐药物流产。

（2）术前准备

应详细了解患者一般情况及生命体征；完善术前检查。Rh阴性血型患者应准备抗D免疫球蛋白。合并重度妊娠期高血压疾病或心力衰竭者，应积极对症治疗，待病情平稳后予以清宫。此外，应建立静脉通路，配血并保持静脉通路开放。

（3）手术注意事项

1）充分扩张宫颈，从小号扩宫棒依次扩张至8号以上，避免宫颈管过紧影响操作，进而减少损伤。术前用物理方法或前列腺素促进宫颈成熟不会增加进展为GTN的风险。

2）尽量选用大号吸管，以免葡萄胎组织堵塞吸管而影响操作，如遇葡萄胎组织堵塞吸头，可迅速用卵圆钳钳夹，基本吸净后再用刮匙沿宫壁轻刮2～3周。

3）建议由有经验的医师进行以上操作。如果术中出血多，可给予缩宫素10 U，加至500 mL葡萄糖/葡萄糖氯化钠溶液中静脉滴注。缩宫素应在宫口已扩大、开始吸宫后使用，避免因宫口未开时子宫收缩，滋养细胞经挤压后由静脉系统扩散。

4）由于葡萄胎子宫极软，易发生穿孔，因此建议清宫术在B超引导下进行。目前主张对子宫大小＜妊娠12周者，争取1次清净，若高度怀疑葡萄胎组织残留则必须再次清宫。一项前瞻性Ⅱ期临床试验结果显示，这类患者行2次清宫术后有40%可以避免化疗，且手术并发症发生率低。

5）对于Rh阴性血型患者，在清宫术后可预防性应用抗D免疫球蛋白。

（4）预防性化疗

大多数葡萄胎可经清宫治愈，但仍有部分病例会发展为GTN。完全性葡萄胎恶变率约为20%，当存在某些高危因素时，恶变率明显上升。血β-hCG＞$1×10^6$ U/L、子宫体积明显大于停经月份或并发黄素化囊肿（尤其是直径＞6 cm）时，恶变率可高达40%～50%。随着年龄增加，恶变率也将升高，年龄超过40岁时，恶变率可达37%，而超过50岁时，可高达56%。重复性葡萄胎患者的恶变机会也增加3～4倍。对于有恶变高危因素的葡萄胎患者，如果规律随访困难，可以给予预防性化疗。预防性化疗以单药方案为宜，可选用放线菌素D（actinomycin D，Act-D）、甲氨蝶呤（methotrexate，MTX）。β-hCG恢复正常后，不再需要巩固化疗。

9.3.3.2　治疗路线图

原则：以化疗为主，辅以手术和放疗等其他治疗手段。根据FIGO分期、预后评分、年龄、对生育的要求和经济情况等综合考虑，实施分层或个体化治疗。

妊娠滋养细胞肿瘤治疗线路见图9-3-2，妊娠滋养细胞肿瘤治疗方案见表9-3-5。

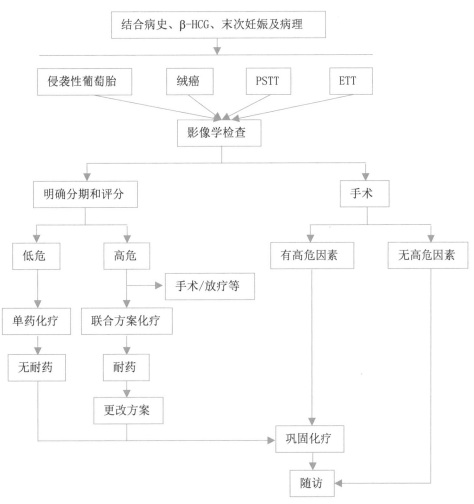

图 9-3-2　妊娠滋养细胞肿瘤治疗线路

表 9-3-5　妊娠滋养细胞肿瘤治疗方案

		首选治疗	辅助治疗		停止化疗指征
侵袭性葡萄胎和绒毛膜癌	低危	单药化疗[a]；首选MTX和Act-D		出现耐药可改为另一种单药或联合化疗[b]	β-hCG正常后巩固2~3个疗程[c]
	高危	联合化疗；首选EMA-CO方案或以5-氟尿嘧啶（5-FU）/氟尿苷（FUDR）为主的联合化疗方案	手术[d]：子宫切除；病灶切除；肺叶切除 放疗		β-hCG正常后巩固化疗3~4个疗程
	高危耐药和复发GTN[e]	FAEV、EMA/EP（EP/EMA）、ICE、TP/TE、BEP等方案	多药耐药可考虑选择大剂量化疗联合自体干细胞移植、靶向治疗及PD-1/PD-L1抗体单独使用或联合化疗；手术[f]	治疗前需要重新进行预后评分	β-hCG正常后巩固化疗3~4个疗程
	极高危[g]	EMA/EP（EP/EMA）等二线方案		标准化疗前先采用低剂量的诱导化疗[h]，待病情缓解转为标准化疗方案	β-hCG正常后巩固化疗3~4个疗程

续表

	首选治疗	辅助治疗		停止化疗指征
PSTT	首选手术； 全子宫切除术； 保留生育功能手术[i]	化疗主要用于高危患者； 子宫切除后的辅助治疗可选的化疗方案包括FAEV、EMA/CO、EMA/EP（EP/EMA）、TP/TE等	是否在手术中行淋巴结活检需要根据术前影像学检查及术中探查结果决定	β-hCG正常后巩固化疗3～4个疗程
ETT	首选手术	化疗不敏感。如果采用化疗，选 FAEV、EMA/EP（EP/EMA）、EMA/CO等联合方案	不常规推荐保留生育功能的手术	β-hCG正常后巩固化疗3～4个疗程

注：a.预后评分0～4分、末次妊娠为葡萄胎、病理学诊断为非绒毛膜癌患者，单药成功率高。对于预后评分5～6分或病理学诊断为绒毛膜癌的低危患者，一线采用单药化疗的失败风险明显增高，可以参照预后评分高危患者的方案选择联合化疗。

b.出现单药耐药，β-hCG呈现平台且<300 U/L，可以更改为另一种单药化疗。β-hCG呈现平台且>300 U/L，或β-hCG升高，或出现新病灶，或对两种单药化疗均反应不佳时，建议改为联合化疗。

c.对于β-hCG正常而影像学异常的患者不建议继续化疗，因为β-hCG是反映肿瘤活性的可靠指标。

d.作为辅助治疗，当发生肿瘤浸润导致致命性出血以及化疗耐药病灶等特定情况下才行手术。①子宫切除术：对于大病灶、耐药病灶或病灶穿孔出血时，应在化疗的基础上进行手术。年轻女性应保留卵巢。对有生育要求的患者，若血β-hCG水平不高、耐药病灶为单个及子宫外转移灶已控制时，可考虑行病灶切除术。②肺叶切除术：对肺孤立的耐药病灶可考虑行肺叶切除术。指征包括全身情况良好、子宫原发病灶已控制、无其他转移灶、肺部转移灶为孤立性结节、β-hCG尽可能接近正常水平。

e.①耐药标准：目前尚无公认的耐药标准。高危患者接受联合化疗后，连续2个疗程后血β-hCG未对数下降或呈平台（下降<10%）甚至上升，或影像学检查提示肿瘤病灶不缩小，甚至增大或出现新的病灶。②复发标准：治疗后血β-hCG连续3次阴性，3个月后出现血β-hCG升高（除外妊娠）或影像学检查发现新病灶。

f.耐药性GTN患者的手术指征为：患者一般情况好，可耐受手术；转移灶为孤立的可切除病灶；无手术切除部位以外的活跃性转移灶；术前血β-hCG应尽可能接近正常水平。

g.极高危GTN指的是预后评分≥13分及伴有肝、脑或广泛转移的高危病例。

h.EP方案（依托泊苷100 mg/m²和顺铂20 mg/m²，2 d，每周1次，共1～3周）或AE方案（Act-D 500 μg和依托泊苷100 mg/m²，1～3 d，疗程间隔2周）。

i.对年轻、渴望生育、低危且病灶局限的患者，可在其充分知情同意的前提下，采用彻底刮宫、子宫病灶切除和（或）联合化疗等方法。病变弥漫者不适用保守性治疗。保守性治疗后若出现持续性子宫病灶和血β-hCG水平异常，则应考虑子宫切除术。年轻妇女若病灶局限于子宫，卵巢外观正常，可保留卵巢。

j.高危因素：①核分裂象>5个或10个HPF；②距前次妊娠时间>2年；③子宫外转移；④深肌层浸润、淋巴脉管间隙浸润（LVSI）、弥漫坏死。此外，FIGO晚期、病程大于4年及出现细胞质透亮的肿瘤细胞是独立的不良预后因素。

9.3.4 随 访

9.3.4.1 葡萄胎随访

葡萄胎排出后，应每周检测血hCG或β-hCG，滴度应呈对数下降，一般在8～12周恢复正常。正常后继续随访血β-hCG 3～4次，之后每个月监测血β-hCG 1次，至少持续6个月。葡萄胎随访期间应采用可靠的方法避孕，避孕方法首选避孕套或口服避孕药。不建议选用宫内节育器，以免穿孔或混淆子宫出血的原因。葡萄胎后如果β-hCG自然降至正常，发生滋养细胞肿瘤的概率不足1%，故葡萄胎后6个月若β-hCG已降至正常者可以妊娠。即使发生随访不足6个月的意外妊娠，只要孕前β-hCG已恢复正常，也无需终止妊娠。1次葡萄胎妊娠后再次葡萄胎妊娠的发生率为0.6%～2.0%，连续发生葡萄胎后再次发生葡萄胎的风险更高，因此，对葡萄胎后的再次妊娠，应在早孕期间行超声和β-hCG动态监测，以明确是否为正常妊娠，分娩后也需随访直至正常。

9.3.4.2 妊娠滋养细胞肿瘤随访

GTN属于少见肿瘤，其治疗方案和随访的指导意见缺乏前瞻性、随机对照临床试验等高级别循证医学证据的支持。妊娠滋养细胞肿瘤随访方案见表9-3-6。

表9-3-6　妊娠滋养细胞肿瘤随访方案

	随访频率	随访内容
侵葡绒毛膜癌	严密随访：第1年每月随访1次，第2—3年每3个月随访1次，以后每年1次共5年	血 β-hCG 为主；影像学检查，包括妇科B超、肺部CT、盆腔MRI　头颅MRI/CT、全腹CT（多发转移患者）
PSTT ETT		随访内容基本同绒毛膜癌，影像学检查更为重要；可考虑PET-CT（治疗完成时开始，每6~12个月1次，持续2~3年）

参考文献

向阳，宋鸿钊. 滋养细胞肿瘤学[M]. 4 版. 北京：人民卫生出版社，2020.

中国抗癌协会妇科肿瘤专业委员会. 妊娠滋养细胞疾病诊断与治疗指南（2021 年版）[J]. 中国癌症杂志，2021，31（6）：520-532. DOI:10.19401/j.cnki.1007-3639.2021.06.10.

Elias K M, Shoni M, Bernstein M, et al. Complete hydatidiform mole in women aged 40 to 49 years[J]. J Reprod Med, 2012, 57 (5/6):254-258.

Lurain J R. Gestational trophoblastic disease I: Epidemiology, pathology, clinical presentation and diagnosis of gestational trophoblastic disease, and management of hydatidiform mole. American Journal of Obstetrics and Gynecology, 2010, 203:531-539.

Wolfberg A J, Berkowitz R S, Goldstein D P, et al. Postevacuation hCG levels and risk of gestational trophoblastic neoplasia in women with complete molar pregnancy[J]. Obstet Gynecol, 2006, 107 (3):743.

9.4　子宫内膜癌

子宫内膜癌（endometrial carcinoma）在中国居女性生殖系统恶性肿瘤的第 2 位，在发达国家居首位。

9.4.1　流行病学

据 2019 年国家癌症中心统计，中国子宫内膜癌发病率为 10.28/10 万，死亡率为 1.9/10 万。据 2020 年 WHO 统计，全球子宫体肿瘤新发 42 万，列全球女性新发肿瘤的第 6 位。

9.4.2　诊　断

9.4.2.1　症状、体征
（1）不规则阴道流血、排液

约 90%的子宫内膜癌患者有不规则阴道流血症状，通常发生在绝经后。有的患者表现为阴道异常排液，可为浆液性或血性分泌物。围绝经期患者可以表现为月经量增多、月经期延长、月经淋漓不尽、月经间期出血等。应注意一些子宫内膜良性病变同样可以引起类似症状，如子宫内膜息肉、子宫内膜增殖症等。

（2）子宫增大及其他晚期表现

因大部分子宫内膜癌诊断时为早期，体检往往没有子宫增大等阳性体征。若肿瘤侵犯子宫颈内口，导致子宫腔积血或积脓，可引起下腹胀痛及痉挛样疼痛。晚期患者因癌组织侵犯周围组织或神经，可引起下腹及腰骶部疼痛。

9.4.2.2　检验

肿瘤标志物检测：对于子宫内膜癌，尚无特异敏感的肿瘤标志物可用于诊断与随访。对于有子宫外病变的患者，CA125 有助于监测临床治疗效果，但炎症或者放射损伤等因素也会引起 CA125 异常升高，而有些患者（如阴道孤立转移）的 CA125 可能并不升高。因此，在缺乏其他临床表现时，CA125 不能准确预测复发。人附睾蛋白 4（human epididymal protein 4，HE4）的检测对子宫内膜癌患者的诊断和预后预测可能有一定的参考价值。

9.4.2.3　检查

（1）子宫内膜活检

结合患者临床表现和辅助检查，高度怀疑子宫内膜病变时，应进行子宫内膜活检以明确诊断。子宫内膜活检方式包括子宫内膜吸取活检、诊断性刮宫或宫腔镜下诊断性刮宫等。子宫内膜活体组织病理学检查是确诊子宫内膜癌的"金标准"。病理学检查报告需要详细描述病理学类型及分化程度等特征，必要时需进行免疫组织化学检查。由于子宫内膜病变多灶性的特点，子宫内膜活检可能存在约 10%的假阴性。如果临床高度怀疑子宫内膜癌，但子宫内膜活检未提示子宫内膜癌时，应考虑再次行诊断性刮宫或宫腔镜检查，以减少漏诊。由于子宫内膜病变病理学诊断存在一定的不符合率，建议施治医院对外院诊断患者的病理切片进行复核。应注意子宫内膜活检并不能判断子宫内膜癌浸润肌层深度，也难以诊断子宫肌层来源的恶性肿瘤。

（2）影像学检查

术前的影像学检查可以了解子宫肌层浸润深度和腹膜后淋巴结状况，帮助制订诊疗方案。①超声检查是子宫内膜癌最常用的检查方法，盆腔超声可以初步了解子宫体大小、子宫内膜厚度、肌层浸润情况、附件有无占位等，经阴道彩超检查的准确性更高。②盆腹腔增强 MRI 或增强 CT，用于评估子宫肿瘤累及范围、盆腹腔淋巴结及其他器官累及情况。首选增强 MRI，其对评估子宫内膜癌灶子宫肌层浸润深度和范围、子宫颈间质受累情况具有较高的特异性。③胸部影像学检查推荐胸部 CT 扫描。④对于有可疑远处转移的患者，推荐全身 PET-CT 检查。

9.4.2.4　病理诊断

2020 年，WHO 对子宫内膜癌病理学类型进行了修订，并整合了子宫内膜癌的分子分型。

（1）子宫内膜癌的组织病理学分类（根据2020 版 WHO 妇科肿瘤分类）（表 9-4-1）

表 9-4-1 子宫内膜癌的组织病理学分类

组织学类型	ICD-O 编码
子宫内膜样腺癌，非特指型 　POLE超突变型内膜样癌 　错配修复缺陷型内膜样癌 　P53突变型内膜样癌 　无特异性分子谱的内膜样癌	8380/3
浆液性癌，非特指型	8441/3
透明细胞癌，非特指型	8310/3
未分化癌，非特指型	8020/3
混合细胞癌	8323/3
中肾腺癌	9110/3
鳞状细胞癌，非特指型	8070/3
黏液性癌，肠型	8144/3
癌肉瘤，非特指型	8980/3

（2）分子分型

TCGA 分型：POLE 超突变型；MSI-H 型（微卫星不稳定型）或错配修复系统缺陷（mismatch repair-deficient，dMMR）型；微卫星稳定（microsatellite stability，MSS）型或无特异性分子谱（no-specific molecular profile，NSMP）型或低拷贝型；p53 突变型或高拷贝型。

（3）与子宫内膜癌治疗相关的分子标志物（根据2021 CGCS 子宫内膜癌诊断与治疗指南）（表9-4-2）

表 9-4-2 子宫内膜癌治疗相关的分子标志物及检测

分子标志物	临床意义	常见检测方法
POLE	子宫内膜癌分子分型	PCR、二代测序
MSI	子宫内膜癌分子分型； 筛选适宜于PD-1/PD-L1抑制剂治疗的子宫内膜癌患者； 筛查Lynch综合征	免疫组化、PCR、二代测序
PD1/PDL1	筛选适宜于PD-1/PD-L1抑制剂治疗的子宫内膜癌患者	免疫组化
TP53	子宫内膜癌分子分型	免疫组化、二代测序
PTEN	PTEN基因胚系突变，筛选Cowden综合征相关子宫内膜癌	二代测序
NTRK	筛选适宜于TRK抑制剂治疗的子宫内膜癌患者	免疫组化、原位杂交、DNA/RNA测序
HER2	筛选适宜于HER2靶向治疗的子宫内膜癌患者	免疫组化，原位杂交

（4）子宫内膜癌主要病理学类型

1）子宫内膜样癌（endometrioid carcinoma），非特指型（not otherwise specified，NOS）：POLE 超突变型内膜样癌（POLE-ultramutated endometrioid carcinoma）、错配修复缺陷型内膜样癌（mismatch repair-deficient endometrioid carcinoma）、p53 突变型内膜样癌（p53-mutated endometrioid carcinoma)、无特异性分子谱的内膜样癌（no-specific molecular profile endome-trioid carcinoma）。

2）浆液性癌非特指型（serous carcinomaNOS）。

3）透明细胞癌非特指型（clear cell carcinoma NOS）。

4）未分化癌非特指型（carcinoma, undifferentiated, NOS）。

5）混合细胞癌（mixed cell carcinoma）。

6）中肾腺癌（mesonephric adenocarcinoma）。

7）鳞状细胞癌非特指型（squamous cell carcinoma NOS）。

8）黏液性癌，肠型（mucinous carcinoma, intestinal type）。

9）癌肉瘤非特指型（carcinoma NOS）。

（5）子宫内膜癌分子分型

2013 年，癌症基因组图谱（The Cancer Genome Atlas, TCGA）根据全基因组测序基因特征（有无 POLE 基因超突变、MMR 缺失、拷贝数变异等）将子宫内膜癌分为 4 种分子类型。此后基于 TCGA 分子分型，不同的组织机构制订了对这 4 种分型的命名和诊断流程，方法大同小异。子宫内膜癌分子分型有助于预测患者预后和指导治疗。其中，POLE 超突变型预后极好，这类患者如果手术分期为Ⅰ～Ⅱ期，术后可考虑随访，不做辅助治疗；MSI-H 型预后中等，对免疫检查点抑制剂的治疗敏感，但目前的证据仅限于晚期和复发病例；MSS 型预后中等，对激素治疗较敏感，年轻患者保育治疗效果较好；p53 突变型预后最差，对化疗可能敏感。

子宫内膜癌分子分型在不依赖肿瘤形态学特征的前提下，通过分子特征进行分类，提升了子宫内膜癌诊断的准确性和可重复性。结合临床病理学特征和分子分型对子宫内膜癌进行风险分层和指导临床诊疗是今后子宫内膜癌诊疗的方向。

9.4.2.5 分期

子宫内膜癌多采用手术病理学分期（表 9-4-3）。目前采用的子宫内膜癌的分期包括 2017 年 AJCC 第 8 版 TNM 分期和国际妇产科联盟（International Federation of Gynecology and Obstetrics, FIGO）的 FIGO 分期（2009 年版）。手术病理学分期需通过全面分期手术，对子宫、输卵管、卵巢及淋巴结等进行病理学评估后进行分期。然而，并非所有子宫内膜癌患者都适合用手术病理学分期，如部分年轻的希望保留生育功能的患者、有严重的内科疾患或手术禁忌证无法接受手术的患者、单纯放疗或需要术前放疗的患者。对这些患者仍采用 1971 年 FIGO 发布的临床分期标准（表 9-4-4）。

表 9-4-3　子宫内膜癌病理学分期

分期	描述
Ⅰ	肿瘤局限于子宫体
ⅠA	肿瘤浸润深度<1/2 肌层
ⅠB	肿瘤浸润深度≥1/2 肌层
Ⅱ	肿瘤侵犯子宫颈间质，但无子宫体外蔓延
Ⅲ	肿瘤局部和（或）区域扩散
ⅢA	肿瘤累及子宫浆膜层和（或）附件

分期	描述
ⅢB	阴道和（或）子宫旁受累
ⅢC	盆腔淋巴结和（或）腹主动脉旁淋巴结转移
ⅢC1	盆腔淋巴结转移
ⅢC2	腹主动脉旁淋巴结转移，伴或不伴盆腔淋巴结转移
Ⅳ	肿瘤侵及膀胱和（或）直肠黏膜，和（或）远处转移
ⅣA	肿瘤侵及膀胱和（或）直肠黏膜
ⅣB	远处转移，包括腹腔内和（或）腹股沟淋巴结转移术前充分肠道准备

注：根据子宫内膜癌 2009 年 FIGO 手术病理学分期。尽管腹水或腹腔冲洗液细胞学检查结果不影响 FIGO 分期，但是细胞学阳性是不良预后因素，因此仍应常规送检，并单独报告。

表 9-4-4　子宫内膜癌临床分期标准

TNM 分期	FIGO 分期	标准
原发肿瘤定义（T）		
Tx		原发肿瘤无法评估
T0		无原发肿瘤证据
T1	Ⅰ	肿瘤局限于宫体，包括子宫颈腺体累及
T1a	ⅠA	肿瘤局限于子宫内膜或浸润子宫肌层小于 1/2
T1b	ⅠB	肿瘤浸润子宫肌层大于等于 1/2
T2	Ⅱ	肿瘤浸润子宫颈间质结缔组织，但未超出子宫。不包括子宫颈腺体累及
T3	Ⅲ	肿瘤累及浆膜、附件、阴道或宫旁
T3a	ⅢA	肿瘤累及浆膜和（或）附件（直接浸润或转移）
T3b	ⅢB	阴道累及（直接浸润或转移），或子宫旁累及
T4	ⅣA	肿瘤浸润膀胱黏膜和（或）肠黏膜大泡性水肿，不足以将肿瘤定义为 T4
区域淋巴结定义（N）		
Nx		区域淋巴结无法评估
N0		无区域淋巴结转移
N0 （i+）		区域淋巴结见孤立肿瘤细胞≤0.2 mm
N1	ⅢC1	盆腔区域淋巴结转移
N1mi	ⅢC1	盆腔区域淋巴结转移（转移灶直径 0.2～2.0 mm）
N1a	ⅢC1	盆腔区域淋巴结转移（转移灶直径＞2.0 mm）
N2	ⅢC2	腹主动脉旁淋巴结转移，伴或不伴盆腔淋巴结转移
N2mi	ⅢC2	腹主动脉旁区域淋巴结转移（转移灶直径 0.2～2.0 mm），伴或不伴盆腔淋巴结转移
N2a	ⅢC2	腹主动脉旁区域淋巴结转移（转移灶直径＞2.0 mm），伴或不伴盆腔淋巴结转移
如仅通过前哨淋巴活检发现有转移，N 前加 sn		
远处转移定义（M）		
M0		无远处转移
M1	ⅣB	远处转移（包括转移至腹股沟淋巴结、腹腔内病灶、肺、肝或骨）（不包括转移至盆腔或腹主动脉旁淋巴结、阴道、子宫浆膜面或附件）

注：根据 2017 年子宫内膜癌 TNM 分期和 FIGO（2009）手术分级。

9.4.3　治疗

9.4.3.1　治疗原则

子宫内膜癌治疗以手术为主，放疗和化疗是常用的辅助治疗方式。制订治疗方案应结合患者的年龄、病理学类型和分子分型、临床（影像）分期、体能状态等综合考虑决策。手术可采用开腹、经阴道、腹腔镜或机器人手术系统等方式。无论采取何种手术方式，均要坚持无瘤原则，子宫切除后应完整取出，禁止采用子宫粉碎术取标本。肿瘤局限于子宫者（临床Ⅰ/Ⅱ期）应行全面分期手术，推荐术中取腹腔冲洗液送细胞病理学检查，并作记录。术中全面探查评估腹膜、膈肌以及腹腔器官，并对可疑处取样活检。对临床Ⅰ/Ⅱ期的子宫内膜癌，前哨淋巴结定位切除是系统性淋巴结清扫的可选择替代方案，但可能更适合于中低危患者（不存在任何高危因素或仅存在以下一个高危因素：深肌层浸润、G2或G3、Ⅰa期非内膜样癌无肌层浸润）。如果一侧盆腔未检出前哨淋巴结，则该侧需行系统性淋巴结切除术。推荐对前哨淋巴结进行病理超分期。对年龄<45岁的低级别子宫内膜样癌、子宫肌层浸润<1/2、术前检查和术中评估无卵巢累及和子宫外转移证据的绝经前患者，可考虑保留卵巢，但应切除双侧输卵管。对有胚系BRCA突变、Lynch综合征或子宫内膜癌家族史的患者，不建议保留卵巢。对有子宫外转移的晚期患者，经MDT评估能完全切除病灶，且手术风险和对术后生活质量的影响可被接受者，可考虑行肿瘤细胞减灭术（包括切除肿大淋巴结）。如果基于影像学检查和手术探查发现有明显子宫外转移病灶，不必为了分期目的进行淋巴结切除。

9.4.3.2　分期治疗

（1）子宫内膜癌初始治疗

1）病灶局限于子宫体

按照手术分期原则进行全面分期手术。基本术式为全子宫切除术+双附件切除术±盆腔和腹主动脉旁淋巴结切除术，术中取腹腔冲洗液送细胞学检查。可选择前哨淋巴结活检结合病理学超分期替代淋巴结系统切除。对诊刮病理学检查结果为子宫内膜浆液性癌、癌肉瘤及未分化癌的患者，应切除大网膜或进行大网膜活检。对先前接受了不完全分期手术的中高危或高危患者，应考虑进行再分期手术。对有手术禁忌证的患者，可选择盆腔外照射放疗±阴道近距离放疗。少数患者可考虑内分泌治疗。

2）子宫颈疑有/已有肿瘤浸润

子宫颈活检、子宫颈管搔刮病理学检查结果为阳性，或盆腔MRI检查显示子宫颈间质受累者，可行全子宫切除或广泛全子宫切除为基础的分期手术。目前无证据显示广泛全子宫切除术较全子宫切除术能改善这些患者的预后。不适合手术者，可先行盆腔外照射放疗+阴道近距离放疗±系统治疗，放疗后必要时可再考虑手术治疗。

3）病变超出子宫

临床体检和影像学检查发现有子宫外病灶的患者，需充分评估是否适合行初始手术治疗。

①病变已超出子宫，但仍局限于腹、盆腔内者，可行肿瘤细胞减灭术，包括全子宫切除+双附件切除术±淋巴结切除（切除肿大的淋巴结）±腹盆腔内肿物切除±大网膜切除等，术后给予系统治疗。也可考虑新辅助化疗后再手术。

②出现远处转移者，则以系统治疗为主，根据系统治疗的效果，再次评估是否可以手术治疗（姑息性子宫+双附件切除）和（或）盆腔放疗。

③局部扩散但不适合手术者，也可先行盆腔外照射±阴道近距离放疗±系统治疗，然后再次评估是否可以手术治疗。

（2）术后辅助治疗

子宫内膜癌患者术后应根据病理学危险因素进行分级，以决定是否需要辅助治疗及其他方法。

预后危险因素定义和分组见表9-4-5。

表 9-4-5 预后危险因素定义和分组

危险分组	分子分型未知	分子分型已知△
低危	ⅠA 期，内膜样癌+低级别*+LVSI 无或局灶	Ⅰ～Ⅱ期，*POLE*mut 内膜样癌，无残留病灶
		ⅠA 期，dMMR/NSMP 内膜样癌+低级别*+LVSI 无或局灶
中危	ⅠB 期，内膜样癌+低级别*+LVSI 无或局灶	ⅠB 期，dMMR/NSMP 内膜样癌+低级别*+LVSI 无或局灶
	ⅠA 期，内膜样癌+高级别*+LVSI 无或局灶	ⅠA 期，dMMR/NSMP 内膜样癌+高级别*+LVSI 无或局灶
	ⅠA 期，非内膜样癌（浆液性癌、透明细胞癌、未分化癌、癌肉瘤、混合型癌）不伴肌层浸润	ⅠA 期，*p53*abn 和（或）非内膜样癌（浆液性癌、透明细胞癌、未分化癌、癌肉瘤、混合细胞癌）不伴肌层浸润
高-中危	Ⅰ期，内膜样癌+弥漫 LVSI，无论级别与浸润深度	Ⅰ期，dMMR/NSMP 内膜样癌+弥漫 LVSI，无论级别或浸润深度
	ⅠB 期，内膜样癌+高级别*，无论 LVSI 状态	ⅠB 期，dMMR/NSMP 内膜样癌高级别*，无论 LVSI 状态
	Ⅱ期	Ⅱ期，dMMR/NSMP 内膜样癌
高危	Ⅲ～ⅣA 期，无残留病灶	Ⅲ～ⅣA 期，dMMR/NSMP 内膜样癌无残留病灶
	Ⅰ～ⅣA 期，非内膜样癌（浆液性癌、透明细胞癌、未分化癌、癌肉瘤、混合细胞癌）伴肌层浸润，无残留灶	Ⅰ～ⅣA 期，*p53*abn 内膜样癌伴肌层浸润，无残留病灶
		Ⅰ～ⅣA 期，dMMR/NSMP 非内膜样癌（浆液性癌、未分化癌、癌肉瘤），伴肌层浸润，无残留灶
晚期转移	Ⅲ～ⅣA 期，伴残留病灶	Ⅲ～ⅣA 期，伴残留病灶，任何分子分型
	ⅣB 期	ⅣB 期，任何分子分型

注：根据 ESGO/ESP 2020 子宫内膜癌指南。△：对Ⅲ-ⅣA 期 *POLE*mut 子宫内膜癌和Ⅰ-ⅣA 期 dMMR 或 NSMP 透明细胞癌伴肌层浸润者，没有充分的数据将这些患者分配到分子分型的预后危险组别中去。建议进行前瞻性登记；*：根据 FIGO 分级两分类，G1 和 G2 定义为低级别，G3 为高级别。

1）低危子宫内膜癌

对低危子宫内膜癌，包括Ⅰ/Ⅱ期 POLE 超突变型和ⅠA 期 dMMR/NSMP 内膜样癌+低级别+无或局灶淋巴脉管间隙浸润（lymphovascular space invasion，LVSI）的患者，不推荐进行辅助治疗。POLE 超突变型的Ⅲ/ⅣA 期患者是否属于低危子宫内膜癌，目前尚无定论，也缺乏不进行辅助治疗的证据，推荐患者参加前瞻性临床试验。

2）中危子宫内膜癌

近距离腔内放疗可以减少中危子宫内膜癌患者的复发风险，对中危患者也可不进行辅助治疗，尤其是 60 岁以下的患者。已知分子分型后，p53abn 内膜样癌局限于内膜层或不伴肌层浸润者，通常不建议辅助治疗。

3）高-中危子宫内膜癌

淋巴结分期为 pN0 的患者，近距离放疗可减少高-中危子宫内膜癌的复发。弥漫 LVSI 和 II 期患者可考虑辅助盆腔外照射，或考虑辅助化疗，特别是高级别和（或）弥漫 LVSI 的情况。患者如果能密切随访，也可以选择不进行辅助治疗。未进行淋巴结分期手术（cN0/pNx）的高-中危患者，推荐术后进行盆腔外照射，尤其是弥漫 LVSI 和（或）II 期患者。除放疗外也可考虑增加辅助化疗，尤其是高级别和（或）弥漫 LVSI 时。对高级别不伴 LVSI 的患者以及 II 期内膜样癌 G1 患者，可选择单纯阴道近距离放疗。

4）高危子宫内膜癌

推荐术后进行盆腔外照射联合化疗。单纯化疗可作为替代方案。癌肉瘤的术后治疗参照高危内膜癌治疗方案，而不是子宫肉瘤方案。

5）晚期子宫内膜癌有术后残留病灶的辅助治疗

接受手术治疗的III/IV期子宫内膜癌患者，如果术后有残留的转移淋巴结病灶、术后切缘阳性（包括阴道切缘阳性、盆侧壁受累）或盆腔内病灶残留者，应经 MDT 讨论，采用化疗±放疗的个体化治疗方法。

（3）要求保留生育功能患者的治疗及监测

1）保留生育功能患者必须同时满足以下条件：①诊断性刮宫病理学检查结果为分化好（G1）的内膜样癌，建议经三级医院的病理学专家评估确认；②增强MRI（首选）或者阴道超声检查发现病变局限于子宫内膜，影像学检查无其他可疑转移病灶；③没有内分泌药物治疗或妊娠的禁忌。④患者有强烈的保留生育愿望，对子宫内膜癌保留生育功能治疗所存在的风险充分知情同意。

2）保留生育功能治疗的方法：①治疗前需要由生殖医学专家进行生育力相关评估，且确认未怀孕。②子宫内膜癌组织需行MMR蛋白或MSI检测。以下情况应进行遗传咨询和进一步胚系基因检测：存在MMR异常或MSI（排除MLH-1启动子甲基化）；MMR表达正常或MSS，或未行MMR筛查，但有子宫内膜癌和（或）结直肠癌家族史者。③采用以孕激素为基础的连续治疗：可口服醋酸甲地孕酮、醋酸甲羟孕酮，或使用左炔诺孕酮子宫内装置。④进行体重管理和生活方式指导。⑤在治疗期间，每3～6个月进行子宫内膜病理学检查评估，可采用诊断性刮宫或宫腔镜下子宫内膜活检，推荐宫腔镜检查评估子宫内膜。⑥治疗6～12个月后，子宫内膜病理学检查评估证实完全缓解者，鼓励妊娠。如暂时无生育要求，应予以孕激素保护子宫内膜。⑦完全缓解患者也应严密随访，每6个月进行1次子宫内膜活检。⑧建议患者完成生育后进行全子宫＋双侧输卵管切除±卵巢切除±分期手术。根据术后的危险因素决定后续治疗。

（4）复发和转移子宫内膜癌的治疗

对复发患者，通常以系统治疗为主，需要综合考虑复发的部位、病灶数量、既往是否接受过放疗、相关分子指标等情况，由 MDT 会诊讨论制订治疗方案。常用的治疗方法包括放疗、手术治疗、化疗、分子靶向药物和激素治疗等。

1）局部复发的治疗

既往未接受过放疗或仅接受近距离放疗：①外照射放疗通常是未接受过放疗患者局部复发的首选治疗方法，必要时可联合阴道近距离放疗和（或）系统治疗。②手术切除复发病灶，切除后可酌情考虑给予术中放疗（intraoperative radiotherapy，IORT），如盆侧壁病灶或包膜外受累的转移淋巴结切除后，可给予针对瘤床的 IORT。

术后治疗：①病变局限在阴道或者阴道旁，术后给予外照射，可联合阴道近距离放疗或系统治疗；②病变局限在盆腔或腹主动脉旁淋巴结，术后给予外照射，并联合系统治疗；③上腹部病灶术后无肉眼可见的残留，给予系统治疗；④上腹部病灶术后有肉眼可见的残留者，应给予系统治疗。必要时酌情给予局部放疗，上腹部的外照射放疗应慎重选择。对既往仅接受过阴道近距离放疗的患者，处理同初治未接受过放疗的患者。

2）放疗野内的复发

对放疗野内孤立可切除的复发病灶，可选择手术切除，联合系统治疗。再程放疗需十分谨慎，应根据复发病灶范围、以前的放射野和距离、以前放疗的时间进行个体化治疗。更多的再程放疗是采用组织间插植近距离放疗或 IORT，特别是对局限在阴道残端或盆侧壁的病灶。对个别经过充分评估的病例，再程外照射放疗、立体定向放疗、质子或重离子治疗也是一种可以考虑的选择，特别是盆侧壁或淋巴结转移病灶。通常都需要联合系统治疗。

3）远处转移

①孤立病灶：对远处复发的孤立病灶可考虑手术切除和（或）外照射，联合系统治疗。如果不适合采用局部治疗，或多次复发，可参照广泛转移的治疗方式。

②广泛转移：对有广泛转移病灶的患者，无论是初治，还是复发，都应以系统治疗，特别是化疗为主。对于无症状的低级别肿瘤或 ER/PR 阳性的患者，可考虑采用激素治疗；对有症状，或 G2、G3，或肿瘤较大的患者，建议化疗，并进行肿瘤相关基因检测，以指导靶向药物治疗。必要时也可考虑给予局部姑息放疗。

（5）子宫内膜癌的系统治疗

1）系统治疗原则

基于目前的研究结果，大部分子宫内膜癌患者不需要接受系统治疗。对于转移性/复发性子宫内膜癌患者，或高危型患者术后的辅助治疗，在能耐受的前提下，联合化疗方案是系统治疗的首选。

激素治疗主要用于广泛转移、雌激素受体（estrogen receptor，ER）/孕激素受体（progesterone receptor，PR）阳性、分化好的子宫内膜样癌患者。

目前，分子靶向药物用于子宫内膜癌治疗的原则是：① 有阳性的生物标志物；② 用于二线及以上的治疗。

2）化疗方案

转移性/复发性子宫内膜癌或高危型患者术后辅助系统治疗方案引自美国国立综合癌症网络（National Comprehensive Cancer Network，NCCN）子宫体肿瘤指南 2021 年第 1 版（2021.V1）（见表 9-4-6）。卡铂联合紫杉醇是治疗晚期、转移性或复发性子宫内膜癌的首选化疗方案。其他常用方案或药物包括：多西他赛联合卡铂、多柔比星联合顺铂、卡铂联合紫杉醇方案加贝伐珠单抗、脂质体多柔比星、白蛋白结合型紫杉醇、拓扑替康等。对病理学类型为癌肉瘤的患者，紫杉醇联合卡铂（TC 方案）也是首选的化疗方案，其他可选择化疗方案包括紫杉醇联合异环磷酰胺或顺铂联合异环磷酰胺。对于一线含铂药物治疗失败后的患者，目前尚未有高级别的证据确定有效的二线标准治疗方案。因此，对于这些患者应强烈鼓励其参加临床试验。

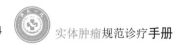

3）激素治疗方案（见表9-4-7）

高效孕酮如醋酸甲羟孕酮、甲地孕酮是子宫内膜癌激素治疗的主要药物，其他药物包括雌激素受体调节剂如他莫昔芬、芳香化酶抑制剂阿那曲唑和来曲唑等。

表9-4-6　转移性/复发性子宫内膜癌或高危型患者术后辅助系统治疗方案

首选方案	其他推荐方案
卡铂+紫杉醇（对癌肉瘤为1类证据）	卡铂+多西他赛（多西他赛可用于有紫杉醇使用禁忌的患者）
卡铂+紫杉醇+曲妥珠单抗（对Ⅲ/Ⅳ期或复发的HER2阳性的浆液性腺癌，曲妥珠单抗可用美国FDA批准的生物类似物替代）	卡铂+紫杉醇+贝伐珠单抗（仅用于晚期和复发患者，贝伐珠单抗可用美国FDA批准的生物类似物替代）； 顺铂+多柔比星+紫杉醇（仅用于晚期和复发患者，因毒性较大，应用不广）； 顺铂+多柔比星（第1天水化、利尿）
	异环磷酰胺+紫杉醇（癌肉瘤）
	顺铂+异环磷酰胺（癌肉瘤）

注：根据NCCN子宫体肿瘤指南2021.V1。

表9-4-7　子宫内膜癌激素治疗方案

首选方案	其他推荐方案
醋酸甲羟孕酮/他莫昔芬（交替）	
醋酸甲地孕酮/他莫昔芬（交替）	维罗莫司/来曲唑（用于子宫内膜样癌患者）
孕激素类单药	
醋酸甲羟孕酮	
甲地孕酮	
左炔诺孕酮宫内装置（适用于部分保留生育功能的患者）	
芳香化酶抑制剂:	
他莫昔芬	
氟维司群	

注：根据NCCN子宫体肿瘤指南2021.V1。

4）生物标志物导向的二线系统治疗

曲妥珠单抗：对于Ⅲ/Ⅳ期和复发的子宫内膜浆液性癌，并且HER2表达阳性的患者，可在卡铂联合紫杉醇方案的基础上加入曲妥珠单抗。

帕博利珠单抗：用于肿瘤突变负荷高（tumor mutation burden-high，TMB-H）或MSI-H/dMMR，前线治疗后进展，或没有满意替代治疗方案、无法切除的转移性子宫内膜癌患者。

纳武单抗：适用于dMMR的复发、转移或高危型子宫内膜癌患者。

仑伐替尼＋帕博利珠单抗：用于晚期或复发性子宫内膜癌，不存在MSI-H或dMMR，没有手术或放疗治愈的可能性，并且在前次系统治疗后进展的患者。

拉罗替尼或恩曲替尼：用于治疗 *NTRK* 基因融合阳性的患者。

9.4.4　随　访

9.4.4.1　随访内容

（1）询问症状：有无阴道出血、血尿、血便、食欲减退、体重减轻、疼痛、咳嗽、呼吸困难、下肢水肿或腹胀等。

（2）体格检查：每次复查时应特别注意进行全身浅表淋巴结检查和妇科检查。

（3）对无症状患者，不推荐常规进行阴道细胞学检查，特别是短期内接受过近距离阴道放疗后的患者。

（4）CA125、HE4 检测。

（5）影像学检查：可选择B超（腹部、盆部）、增强CT（胸部、腹部、盆部）或MRI检查，必要时行全身PET-CT检查。

9.4.4.2　随访周期

大多数复发出现在治疗后 3 年内。因此，在治疗结束后的 2～3 年内，应每 3～6 个月复查 1 次，之后每半年 1 次，5 年后每年 1 次。

参考文献

美国国立综合癌症网络（National Comprehensive Cancer Network，NCCN）. 子宫体肿瘤指南 2021 年第 1 版（2021. V1）.

欧洲妇科肿瘤学会（ESGO），欧洲放射肿瘤学会（ESTRO）和欧洲病理学会（ESP）. 2020 ESGO-ESTRO-ESP 子宫内膜癌患者管理指南.

中国抗癌协会妇科肿瘤专业委员会. 子宫内膜癌诊断与治疗指南（2021 年版）[J]. 中国癌症志, 2021, 31（6）:501-512. DOI:10.19401/j.cnki.1007-3639.2021.06.08.

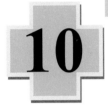

10 骨肿瘤

10.1 骨肉瘤

经典型骨肉瘤是一种起源于间叶组织的恶性肿瘤，以产生骨样组织的恶性梭形细胞为特征，是最常见的骨原发恶性肿瘤，常发生在长管状骨干骺端，最常见的发病部位是股骨远端和胫骨近端。其病史常为1~3个月，早期症状表现为局部疼痛，可发生在肿块出现之前，起初为间断性疼痛，渐转为持续性剧烈疼痛，尤以夜间为甚。其余表现为骨端近关节处肿大，硬度不一，有压痛，局部温度高，静脉曲张，有时可触及搏动，可有病理性骨折。

10.1.1 流行病学

骨肉瘤是最常见的原发性骨恶性肿瘤，每年发病率为3/100万。美国每年诊断的新发病例有750~900例。骨肉瘤在青少年和年轻成人恶性肿瘤中位列第5位。

10.1.2 诊断

10.1.2.1 症状、体征

骨肉瘤的主要症状包括：局部疼痛、局部肿块、病理性骨折；晚期表现为：咯血、呼吸困难（肺转移）、恶病质。早期骨肉瘤并没有明显的局部体征，有可能局部会有叩击痛、深压痛等，进展到后期，局部可出现压痛性的肿块，局部也会出现皮温增高、红肿，局部静脉曲张、关节活动受限等。

10.1.2.2 检验

碱性磷酸酶（ALP）、乳酸脱氢酶（LDH）和骨特异碱性磷酸酶(BALP)是经典型骨肉瘤常见的实验室指标，其变化可提示疾病的发生与发展。

10.1.2.3 检查

对于原发肿瘤来说，推荐X线、CT（平扫+增强）、MRI（平扫+增强）、全身骨扫描检查。对于复发肿瘤，推荐X线、CT（平扫+增强）/MRI（平扫+增强）、B超、全身骨扫描检查。对于转移瘤，推荐CT

（平扫+增强）/MRI（平扫+增强）、全身骨扫描检查。PET-CT（FDG）可作为补充检查对骨肉瘤全身情况进行呈现和评估。对于骨肉瘤分期检查，推荐胸部 CT、区域淋巴结 B 超、全身骨扫描和 PET-CT。总之，所有疑似骨肉瘤的患者标准诊断步骤应包括：体检、原发病灶的影像学检查（X 线、局部增强 CT、局部增强 MRI）、全身骨扫描、胸部 CT；然后进行活检（首选穿刺活检），获得组织学诊断，完成骨肉瘤分期诊断。如条件允许，可应用 PET-CT 对肿瘤进行分期，为化疗后疗效评估。

10.1.2.4　病理诊断

对于疑似骨肉瘤患者推荐穿刺活检或切开活检，不推荐细针活检。若上述活检无法得到满意标本，可行切除活检。

10.1.2.5　分期

Enneking 提出的 SSS 外科分期系统（见表 10-1-1）是目前临床上使用最为广泛的分期系统，此系统根据肿瘤的组织学级别、局部累及范围和有无远处转移对恶性骨肿瘤进行分期。骨肉瘤完全位于骨内的称为间室内（A）肿瘤，而穿透骨皮质的称为间室外（B）肿瘤；通过影像学分期，没有转移证据的患者被归于 M0，有转移者为 M1。SSS 分期的主要特点如下：①肿瘤位于间室内或间室外能体现骨肉瘤特有的生物学行为特征，对于治疗方案的选择和肿瘤切除范围的计划有指导意义；②转移灶通常位于肺、淋巴结或髓内的"跳跃"病灶，预示着预后不良。

表 10-1-1　SSS 外科分期系统

分期	分级	部位	转移
ⅠA	G1	T1	M0
ⅠB	G1	T2	M0
ⅡA	G2	T1	M0
ⅡB	G2	T2	M0
Ⅲ	G1-2	T1-2	M1

10.1.3　治　疗

10.1.3.1　治疗原则

目前骨肉瘤治疗通常采用术前化疗—外科手术—术后化疗的综合治疗模式。

10.1.3.2　术前化疗

采用术前化疗的治疗亦被称为新辅助化疗。术前化疗前需要详细评估患者的一般情况，评估其对治疗的耐受性，综合制订治疗方案。

10.1.3.3　外科治疗

骨肉瘤通常采用以外科治疗为主的综合性治疗。其中，外科治疗边界是手术成功的最关键因素。骨肉瘤外科治疗边界取决于术前是否化疗。若术前行化疗且有效，推荐广泛切除/边缘切除；如无效，则推荐根治/广泛切除。若未行术前化疗，则推荐根治/广泛切除。不同分期骨肉瘤的术前化疗策略见表10-1-2。

表10-1-2　不同分期骨肉瘤的术前化疗策略

分期		Ⅰ级推荐	Ⅱ级推荐	Ⅲ级推荐
ⅡA		化疗2～3个月，限期手术（1A类证据）	不行术前化疗*	
ⅡB	可保肢	化疗2～3个月，限期手术（1A类证据）	化疗联合重组人血管内皮抑制素（2A类证据）	
	不可保肢	化疗2～3个月，限期手术（1A类证据）	化疗联合重组人血管内皮抑制素（2A类证据）；不行术前化疗*	
Ⅲ	可切除	化疗2～3个月，限期手术（1A类证据）	化疗联合重组人血管内皮抑制素*	
	不可切除	姑息性化疗（1A类证据）	化疗联合重组人血管内皮抑制素*	

*因缺乏研究证据，仅为临床医师经验，故未注明证据级别。
注：我国临床实践中对ⅡB期可保肢患者选择术前化疗基本达成共识，但对ⅡA期和没有保肢条件的ⅡB期患者，部分有经验的医师会推荐不行术前化疗，直接手术，原因在于，对于ⅡA期患者，如果术前化疗进展，转变为ⅡB期，反而增加手术难度，潜在增加局部复发率，而对于没有保肢条件的ⅡB期，如果术前化疗进展，肿瘤可能进一步增大，甚至出现破溃，给截肢造成困难。但也有部分有经验的医师会选择先行化疗2～3个月再手术。目前尚无研究证实哪种方案对患者的预后更有益。

　　肢体骨肉瘤的外科治疗方式通常分为截肢和保肢。新辅助化疗的作用主要是提高保肢率，对于ⅡA期骨肉瘤，由于肿瘤位于间室内，因此保肢手术作为Ⅰ级推荐，而截肢手术作为早期的外科治疗方式，仍可以有效安全去除肿瘤，作为Ⅱ级推荐。如果ⅡA期骨肉瘤接受了术前化疗，但在术前化疗中出现进展，转变为ⅡB期，治疗策略应参考ⅡB期骨肉瘤的外科治疗策略。

　　对于ⅡB期肢体骨肉瘤，建议术前新辅助化疗有效作为保肢手术的前提。对于肢体ⅡB期骨肉瘤的外科治疗，若术前化疗有效，血管神经未侵犯，保肢手术作为Ⅰ级推荐，而截肢手术作为Ⅱ级推荐；若血管、神经受侵犯，截肢手术作为Ⅰ级推荐，而保肢手术作为Ⅱ级推荐。若术前化疗无效，截肢手术作为Ⅰ级推荐，而保肢手术作为Ⅱ级推荐。血管如果穿行进入肿瘤，只能行血管置换；如果紧邻肿瘤，可采取血管外膜剥离术。神经切除后，肢体感觉和运动功能会受到影响。若病理骨折前化疗有效，未累及神经、血管，具有安全边界，可以保肢治疗。

　　对于肢体Ⅲ期骨肉瘤，根据术前化疗，若有效，局部手术+转移瘤切除作为Ⅰ级推荐，放疗为Ⅲ级推荐。若局部有效、转移灶进展，局部手术为Ⅰ级推荐，转移灶切除/放疗或二线药物治疗为Ⅲ级推荐。若局部及转移灶均进展，局部姑息手术+转移灶切除/放疗/化疗（二线药物治疗）作为Ⅲ级推荐。

　　对于骨盆骨肉瘤，如果无远处转移，根据术前化疗，若有效且主要血管、神经、髋关节0～1项累及，保肢手术作为Ⅰ级推荐，截肢手术为Ⅲ级推荐；若有效但主要血管、神经、髋关节2～3项累及，截肢手术作为Ⅰ级推荐，保肢/局部放疗为Ⅱ级推荐；若无效，局部姑息治疗/放疗/临床试验为Ⅲ级推荐。如果有远处转移，根据术前化疗，若有效，局部手术+转移瘤切除为Ⅰ级推荐，局部放疗为Ⅲ级推荐；若局部有效而转移瘤进展，局部手术为Ⅱ级推荐，局部放疗+转移灶切除/放疗/化疗（二线药物治疗）/临床试验为Ⅲ级推荐；若局部及转移灶均进展，局部姑息手术+转移灶切除/放疗/化疗（二线药物治疗）/临床试验为Ⅲ级推荐。

10.1.3.4　术后化疗

　　对于骨肉瘤，术后化疗根据已行术前化疗效果，若术前化疗疗效好（肿瘤坏死率≥90%），维持原化疗方案为Ⅰ级推荐；若术前化疗疗效不好（肿瘤坏死率＜90%），调整/维持原化疗方案为Ⅰ级推荐，临床试验为Ⅲ级推荐。若术前未行化疗，一线化疗为Ⅰ级推荐。

10.1.3.5 放射治疗

对于不可切除部位的骨肉瘤，化疗+放疗为Ⅰ级推荐，单纯放疗为Ⅱ级推荐，质子/重离子治疗为Ⅲ级推荐。对于切除后边界不佳或复发的骨肉瘤，术后辅助放疗为Ⅱ级推荐。

10.1.3.6 二线药物治疗

骨肉瘤二线药物治疗方案见表10-1-3 。

表10-1-3 骨肉瘤二线药物治疗方案

治疗方案	Ⅰ级推荐	Ⅱ级推荐	Ⅲ级推荐
骨肉瘤二线药物	临床试验（1A类证据）	吉西他滨±多西他赛 环磷酰胺和依托泊苷 环磷酰胺和托泊替康 大剂量异环磷酰胺和依托泊苷 异环磷酰胺、卡铂和依托泊苷 大剂量甲氨蝶呤、依托泊苷和异环磷酰胺 吉西他滨和西罗莫司 153Sm-EDTMP Ra223 索拉菲尼 索拉菲尼+依维莫司 瑞戈非尼 帕博利珠单抗（MSI-H/dMMR 阳性者）	最佳支持治疗（3类证据）

10.1.4 随 访

对于骨肉瘤患者，推荐在骨科或肿瘤科，在术后1～2年，每3个月随访1次；术后3年，每4个月随访1次；术后4～5年，每6个月随访1次；此后每年随访1次。随访内容包括体格检查、原发肿瘤和胸部影像学检查，若有必要可行全身骨显像和（或）PET-CT 检查。若在随访中复发，需再次评估，决定下一步治疗方案。

参考文献

中国临床肿瘤学会指南工作委员会. 经典型骨肉瘤临床诊疗专家共识[M]. 北京:人民卫生出版社, 2020.

Amin M B, et al. AJCC Cancer Staging Manual. 8th Edition[M]. Springer, 2017.

Biermann J S, Chow W, Reed D R, et al. NCCN Guidelines Insights: Bone Cancer, Version 2. 2017[J]. J Natl Compr Canc Netw, 2017, 15 (2) :155-167.

NCCN Guidelines Insights: Bone Cancer, Version 1. 2021[J]. Journal of the National Comprehensive Cancer Network: JNCCN, 2020, 18 (9) .

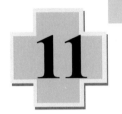

肿瘤放化疗的常见不良反应及处理

11.1 抗肿瘤药物的常见不良反应及处理

11.1.1 骨髓抑制及其处理

11.1.1.1 临床表现

骨髓抑制是化疗最常见的限制性毒性反应。首先为粒细胞下降，血小板降低出现较晚。化疗对红细胞影响较小，通常下降不明显。对于不同类型化疗药，骨髓抑制的程度、出现时间、持续时间以及骨髓功能恢复的时间均有不同。白细胞减少<1.0×10^9/L，特别是粒细胞<0.5×10^9/L 持续 5 d 以上，患者发生严重感染机会大大增加。血小板<50.0×10^9/L，特别是<20.0×10^9/L，则处于出血危险，可发生脑出血、胃肠道及妇女月经期大出血等，需及时处理。骨髓抑制分级标准可参考 WHO 分级标准（见表 11-1-1）及 CTCAE（Common Terminology Criteria for Adverse Events）5.0 版（见表 11-1-2）。

表 11-1-1　WHO 对骨髓抑制进行分级标准

	0度	1度	2度	3度	4度
血红蛋白（g/L）	≥110	95～109	80～94	65～79	<65
白细胞（×10^9/L）	≥4.0	3.0～3.9	2.0～2.9	1.0～1.9	<1.0
中性粒细胞（×10^9/L）	≥2.0	1.5～1.9	1.0～1.4	0.5～0.9	<0.5
血小板（×10^9/L）	≥100	75～99	50～74	25～49	<25

表 11-1-2　CTCAE 标准 5.0 版对骨髓抑制进行分级标准

	1级	2级	3级	4级
血红蛋白（g/L）	<正常值下限～100	<100～80	<80，需输血	危及生命，需紧急治疗
白细胞（×10^9/L）	<4.0～3.0	<3.0～2.0	<2.0～1.0	<1.0
中性粒细胞（×10^9/L）	<2.0～1.5	<1.5～1.0	<1.0～0.5	<0.5
血小板（×10^9/L）	<100～75	<75～50	<50～25	<25

注：5 级为死亡。

11.1.1.2　治疗

通常白细胞<$3.5×10^9$/L、血小板<$80.0×10^9$/L 时，不宜使用骨髓抑制的化疗药物（急性白血病例外）。白细胞<$2.0×10^9$/L 或粒细胞<$1.0×10^9$/L，应给予 G-CSF 或 GM-CSF 治疗。若白细胞<$1.0×10^9$/L，或中性粒细胞<$0.5×10^9$/L，可适当应用抗菌药物预防感染；一旦出现发热应立即做血培养和药敏，并适当考虑予广谱抗生素治疗，同时给予 G-CSF 或 GM-CS 升白治疗。须强调，只能在一个周期的化疗药物用药完全结束的 48 h 后才能应用 G-CSF 或 GM-CSF；如果在化疗开始前或化疗过程中应用 G-CSF 或 GM-CSF，经刺激后增加的白细胞很快会被化疗药物破坏，非但不能减轻化疗药物对骨髓造血功能的抑制，还会加重其对骨髓储备功能的损伤，增加重度骨髓抑制的风险。

血小板<$50.0×10^9$/L，可皮下注射白介素-11（IL-11）或血小板生成素（TPO），并酌情应用止血敏、止血芳酸等预防出血。血小板<$20.0×10^9$/L 属血小板减少出血危象，应予输注血小板及止血药物等治疗。

血红蛋白<100 g/L，可皮下注射促红细胞生成素（EPO），同时注意补充铁剂及营养支持治疗。

11.1.2　消化道反应及其处理

消化道反应包括食欲减退、恶心、呕吐、腹泻、黏膜炎、肝功能损害、便秘等，是化疗药物最常见的不良反应之一。本章节主要介绍恶心/呕吐的处理。

11.1.2.1　恶心/呕吐的分级与分类

分级标准可参考 WHO 分级标准（见表 11-1-3）及 CTCAE 5.0 版（见表 11-1-4）。

表 11-1-3　WHO 对恶心呕吐进行分级标准

	0度	1度	2度	3度	4度
恶心呕吐	无	恶心	暂时性呕吐	呕吐需治疗	难以控制的呕吐

表 11-1-4　CTCAE 标准 5.0 版对恶心呕吐进行分级标准

	1级	2级	3级	4级
恶心	食欲降低，不伴进食习惯改变	经口摄食减少，不伴明显的体重下降、脱水或营养不良	经口摄入能量和水分不足；需要鼻饲，全肠外营养或者住院	—
呕吐	不需干预	门诊静脉补液；需医学干预	需鼻饲，全胃肠外营养或住院治疗	危及生命

注：5 级为死亡。

按发生的规律，可以将恶心/呕吐分为以下 5 类。

（1）急性呕吐：用药后数分钟到数小时内出现，多于用药后 5～6 h 达到最高峰，一般 24 h 内缓解。

（2）迟发性呕吐：用药 24 h 后出现，常见于 DDP、CBP、奥沙利铂、CTX 和 ADM。DDP 引起的迟发性呕吐常于给药后 48～72 h 达最高峰，最长可持续 6～7 d。

（3）预期性呕吐：前一次化疗中出现恶心呕吐的患者，在下一次化疗开始前就出现恶心/呕吐，属条件反射。年轻人的发生率高于老年人，发生率为18%～57%，常以恶心为主。

（4）突破性呕吐：指在给予预防性止吐治疗后仍出现的且需解救治疗的呕吐。

（5）难治性呕吐：指预防性或解救性止吐治疗均失败的呕吐。

11.1.2.2　止吐药物

现有的止吐药物主要通过抑制介导呕吐的神经递质或其受体而达到抑制呕吐的目的。按作用对象的不同，可分为多巴胺受体拮抗剂，如胃复安；5-HT受体拮抗剂；皮质类固醇；苯二氮䓬类；大麻类；抗胆碱能药和抗组胺药，如苯海拉明；NK-1（P物质）受体拮抗剂，如阿瑞匹坦。

（1）5-HT3受体拮抗剂

5-HT3受体拮抗剂是目前应用最多的止吐药，通过阻断5-HT3受体而发挥止吐作用。临床上常用的5-HT3受体拮抗剂种类较多，按其作用特点分为第一代和第二代。第一代5-HT3受体拮抗剂包括昂丹司琼、格拉司琼、托烷司琼、雷莫司琼、阿扎思琼、多拉司琼，第二代为帕洛诺司琼。

（2）皮质类固醇激素

皮质类固醇激素的止吐机制不明，以地塞米松最常用。皮质类固醇是对迟发性呕吐最有效的药物，单用完全控制率在45%左右。推荐用法：地塞米松8 mg，口服，bid。皮质类固醇与5-HT3受体拮抗剂联合应用，可以提高对急性呕吐的控制率，使完全控制率提高5%～20%。推荐用法：化疗前静脉单次，地塞米松剂量12～20 mg。副作用：体液潴留、情绪改变、失眠、胃溃疡、血糖升高等。

（3）阿瑞匹坦

阿瑞匹坦为NK-1（P物质）受体拮抗剂，单独应用止吐效果不明显，但与5-HT3受体拮抗剂和地塞米松联合应用，可以增加对高致吐性化疗药物引起的急性和迟发性呕吐的疗效。用法：化疗前1 h，125 mg，口服。化疗第2、3天各口服80 mg。

11.1.3　皮肤不良反应及处理

抗癌药物引起的皮肤不良反应包括皮疹、手足皮肤反应、皮肤干燥、瘙痒、脱发、色素沉着/减退、毛发脱落、甲沟炎/指甲改变等，其中以手足皮肤反应和痤疮样皮疹最受临床关注。本章节主要介绍手足皮肤反应和痤疮样皮疹。

皮肤反应分级标准可参考WHO分级标准（见表11-1-5）及CTCAE 5.0版（见表11-1-6）。

表 11-1-5　WHO 对皮肤反应进行分级标准

	0度	1度	2度	3度	4度
皮肤	无	红斑	干性脱皮、水疱、瘙痒	湿性脱皮、溃疡	剥脱性皮炎、坏死、需手术

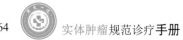

表 11-1-6　CTCAE 标准 5.0 版对皮肤反应进行分级标准

	1级	2级	3级	4级
痤疮样皮疹	丘疹和/或脓疱<10%体表面积，伴或不伴有瘙痒或压痛症状	丘疹和（或）脓疱覆盖10%～30%的体表面积，可能伴有/不伴有瘙痒和压痛；伴心理影响；影响工具性日常生活活动	丘疹和/或脓疱覆盖大于30%体表面积伴有中到重度症状；影响自理性日常生活活动；伴局部二重感染，需要口服抗生素治疗	危及生命；丘疹和/或脓疱遍布全身表面，可能伴有/不伴有瘙痒和压痛；伴广泛的二重感染，需要静脉给予抗生素治疗

注：5级为死亡。

11.1.3.1　手足皮肤反应

手足皮肤反应（hand foot reaction，HFR）以手掌和足底红斑及感觉异常为主要表现，又称掌跖红斑综合征（palmar planter erythrodysesthesia syndrome，PPES）。最常见于化疗药物中的氟尿嘧啶、脂质体多柔比星，还可见于阿糖胞苷、多西紫杉醇、环磷酰胺、去甲长春花碱等。一些新颖的多靶点抗血管生成靶向药物如索拉非尼、舒尼替尼和阿西替尼等，也可引起手足皮肤反应，且发生率较高。

手足皮肤反应初期表现为手掌、足底、指/趾末端的感觉异常、刺痛感、麻木、充血和红斑，可有皮肤的增厚、粗糙，继而出现疼痛、皲裂、脱屑和脱皮，严重患者可以出现水泡、湿性溃疡伴重度疼痛，以至于显著影响日常活动。手足皮肤反应多具有自限性，但再次给药后可反复出现。靶向药物引起的手足皮肤反应表现与化疗药物基本相似，但手掌、足底和指/趾皮肤的增厚和脱皮往往更为显著。

暂停治疗和药物减量是减轻手足皮肤反应的最有效措施，可根据反应的严重程度和发生次数制订相应的策略。大剂量的维生素 B6 对预防和减轻卡培他滨和脂质体阿霉素引起的手足皮肤反应有效。预防性口服维生素 B6 可以降低手足皮肤反应的发生率。支持性预防措施，如穿戴宽松的鞋袜和手套，鞋子加用软垫以减少摩擦。避免反复搓揉手脚，避免暴露于过热和压力高的环境中，外出时避免长时间阳光直射。局部经常涂抹保湿的润滑乳液。其他可用药物包括：COX-2 抑制剂塞来昔布、VitE、尿素霜、中医中药等。

11.1.3.2　痤疮样皮疹

皮肤毒性是 EGFR 抑制剂突出的不良反应。EGFR 抑制剂包括小分子的酪氨酸激酶抑制剂（TKIs）和单克隆抗体，这些药物所致的皮肤毒性反应特点相似，表现为丘疹脓疱型病变（即痤疮样皮疹）、皮肤干燥、脱屑、瘙痒、指甲/甲沟改变、毛发生长异常、毛细血管扩张。EGFR 抑制剂引起的痤疮样皮疹多于治疗后的第 8—10 天开始出现，2 周达到高峰，停药后 8 周内逐渐减轻和消失。皮疹主要分布在皮脂腺丰富的部位，如头皮、颜面部和胸背部。

皮疹的预防和治疗：在接受 EGFR 抑制剂治疗前，应对患者进行全面的有关皮肤不良反应的宣教，加强预防和支持性措施。一旦出现，应按皮疹的严重程度采取不同的治疗措施。轻度皮疹一般只需观察或局部处理，中重度皮疹除了局部处理，必要时全身给药。药物包括局部使用维生素 E 霜、皮炎平、氢化可的松软膏，严重时可口服或静脉使用糖皮质激素及抗生素。

11.1.4　心脏毒性及其处理

引起心脏毒性的抗癌药主要是蒽环类抗癌药，如阿霉素、表阿霉素、吡喃阿霉素、柔红霉素、去甲氧柔红霉素。此外，紫杉醇、多西紫杉醇、丝裂霉素、5-氟尿嘧啶、米托蒽醌、甲氨蝶呤亦可引起心肌损害。近期急性心脏毒性反应主要表现为窦性心动过速、心律失常、传导阻滞、心电图 ST 段下降、T 波低平，停药及对症处理后常是可逆的。迟发的心脏毒性表现为充血性心力衰竭，心脏组织学检查表现为心肌细胞肿胀和变性，心肌纤维溶解、断裂。充血性心力衰竭的发生与阿霉素累及剂量有关，总剂量 $<450 \ mg/m^2$ 时的发生率为 3%，剂量为 $550 \ mg/m^2$ 时的发生率为 7%，而剂量为 $600 \ mg/m^2$ 和 $700 \ mg/m^2$ 时的心衰发生率分别为 15% 和 30%～40%。高龄、儿童，有高血压和心脏病史以及心脏区域接受过放射治疗者，易发生心衰。

心脏毒性分级标准可参考 WHO 分级标准（见表 11-1-7）及 CTCAE 5.0 版（见表 11-1-8）。

表 11-1-7　WHO 对心脏毒性进行分级标准

	0度	1度	2度	3度	4度
心功能	正常	无症状，但有异常心脏征象	短暂心功能不全，无需治疗	有症状，心功能不全，治疗有效	有症状，心功能不全，治疗无效

表 11-1-8　CTCAE 标准 5.0 版对心脏毒性进行分级标准

	1级	2级	3级	4级
心衰	无症状，实验室检查（例如：B型钠尿肽）或心脏影像学检查发现异常	中度活动或劳累时出现症状	静息状态下或最低程度活动或劳累时便出现症状；住院；新发症状	危及生命；需要紧急治疗（例如：连续静脉输液治疗或机械辅助血液循环）

注：5 级为死亡。

化疗前全面评估患者的心脏功能状态，以便决定化疗方案。可采用心电图、左心室射血分数（LVEF）、放射性核素心动扫描术等以发现是否存在心肌损害。目前临床主要推荐控制用药总累积量，阿霉素的累积剂量限制在 450～500 mg/m^2 较安全。与长春新碱、博莱霉素和环磷酰胺合并使用或放疗，应减量至 300～450 mg/m^2，并按照患者是否具有高危因素调整剂量。常用的拮抗化疗药心脏毒性的药物，辅酶 Q_{10}、维生素 E、谷胱甘肽、阿米福汀、1,6-二磷酸果糖及磷酸肌酸钠等可保护心肌。患者发生心律失常、心动过速等症状，可予抗心律失常药物的对症治疗。急性毒性反应常常是可逆的，充血性心力衰竭应用洋地黄、利尿剂等治疗可减轻病情，但往往是不可逆的。

11.2　放射治疗常见不良反应和处理

临床上比较常见的肿瘤放疗的不良反应，主要包括局部的放射性损伤以及患者全身反应。局部性的放射性损伤主要取决于患者照射的部位。全身性反应包括骨髓抑制、食欲减退、乏力等。各部位肿瘤的不良反应表现是不一样的，处理也有所不同。

11.2.1 头颈部肿瘤

11.2.1.1 放疗实施中并发症的处理

（1）急性黏膜反应及处理（见表 11-2-1）

表 11-2-1 RTOG 对放射性黏膜炎进行分级标准

0级	1级	2级	3级	4级
无反应	黏膜充血，可有轻度疼痛，无需镇痛药物	片状黏膜炎或有炎性血清分泌物，或有中毒疼痛，需镇痛药物	融合的黏膜炎或假膜形成，可伴重度疼痛，需麻醉药物	溃疡，出血，坏死

放射性黏膜炎一般在放射治疗后 1~2 周出现（10~20 Gy，黏膜炎 I 级），30~40 Gy 时大部分患者表现为疼痛较前加重（黏膜炎 II 级），进食受限，仅能进软食或半流。放疗 5~6 周（50~60 Gy）时甚至更早些时间，大片假膜形成，口干及咽喉疼痛加剧（黏膜炎 III 级）。

对于急性黏膜炎的处理包括：放疗前的指导很重要（参考放疗前口腔科和营养师的指导）。叮嘱患者按照指导进行。

放疗中主要以预防或延迟口腔黏膜反应的出现，以及减轻黏膜反应的程度为主。

1）营养摄入

放疗中的营养支持是非常重要的。减少甜食及辛辣、坚硬的食物等。多饮水，保持口腔的湿润，必要时需要补充适量的维生素等。当患者出现营养摄入不足时，或是化疗出现明显胃肠道反应的可以给予静脉营养补充。尤其是对于病变范围较大、需要照射的黏膜范围较大的患者，应预防性给予胃或空肠营养管的置入，甚至在治疗前进行胃造瘘，以保证放疗中患者的营养摄入充足。

2）正确的漱口液含漱

可使用如康复新液、碳酸氢钠含漱液等漱口水。

3）黏膜反应出现后的处理

对治疗中的患者应定期进行口腔的检查，早诊早治。如出现疼痛，应及时给予镇痛药物以及局部麻醉药物等。

4）静脉消炎治疗

对于有假膜形成的患者应行细菌培养。出现全身症状者，应根据细菌培养以及药敏结果，给予相应的抗生素治疗，并给予静脉营养治疗等。

（2）急性皮肤反应及处理（见表 11-2-2）

表 11-2-2　RTOG 对急性放射性皮炎的分级标准

0级	1级	2级	3级	4级
无变化	滤泡样暗红色红斑/脱发/干性脱皮/出汗减少	触痛性或鲜色红斑，片状湿性脱皮/中度水肿	皮肤皱褶以外部位的融合的湿性脱皮，凹陷性水肿	溃疡、出血、坏死

急性放射性皮肤反应一般在放疗开始的第 2—3 周出现，主要表现为皮肤干燥、脱毛、色素沉着以及红斑等。在放疗的第 4—5 周可出现干性脱皮，患者伴有较明显的瘙痒。湿性脱皮经常发生在放疗的第 5 周左右，严重者甚至出现水疱和溃疡，并有合并感染的风险。

放疗期间，患者的皮肤护理较好的，则出现放射性皮肤损伤的程度较轻，故应尽量避免衣领等对颈部照射野内皮肤的摩擦，忌搔抓、曝晒等。

对于放射性皮炎的预防，通常采用在放疗开始的时候使用局部皮肤的保护剂。不推荐预防使用皮质类固醇。

通常 Ⅰ 度放射性皮炎无需处理。Ⅱ～Ⅲ度皮肤反应时外用保护剂，Ⅲ度皮肤反应时应密切观察其变化，必要时应停止放疗。

11.2.1.2　放疗结束后注意事项

（1）皮肤及软组织

放疗对软组织的损伤是长期的。放疗结束后 1 个月左右开始出现面颊、颏下、上颈部软组织水肿，无红肿热痛，无功能障碍。水肿可随体位而变化，晨重暮轻，这种情况一般在水肿发生后 10 个月左右开始缓解，1～2 年症状可消失。这主要是颈部淋巴回流不畅造成的，与肿瘤预后没有关系。

（2）口腔卫生

保持良好的口腔卫生，忌烟酒，餐后及时漱口/刷牙，推荐使用含氟牙膏。有条件者可每年洁齿一次。放疗后应尽量避免拔牙，在出现牙齿或齿龈疾患时，应积极去口腔科就诊，就诊前一定要告知牙科医生既往接受放射治疗的病史。

（3）功能锻炼

头颈部肿瘤放疗后的主要功能锻炼即是张口及转颈训练，可以减少头颈部肌肉和软组织纤维化后的僵硬感。

11.2.2　胸部肿瘤

11.2.2.1　全身放疗反应

肿瘤治疗期间须加强营养支持治疗。多数患者无明显的全身反应或反应很轻，无需处理。有个别的患者反应较明显，常表现为乏力、食欲缺乏、恶心欲吐，处理上可给予补液、优化营养支持治疗及必要的心理疏导等。

11.2.2.2　放射性肺损伤

放射性肺损伤（radiation induced lung toxicity，RILT）是指由于一定体积的正常肺组织受到一定剂量电离辐射后所产生的一系列病理生理变化，导致急性渗出性或组织纤维化改变，最终影响到患者的呼吸功能。通常将发生于放疗开始后 3 个月内的肺损伤称为急性放射性肺炎，而将放疗 3 个月后放射性肺损伤称为晚期放射性肺损伤，晚期损伤一般都是放射性肺纤维化，但也有急性渗出性炎症表现者。无症状的、不影响日常生活的 RILT，临床上不需特殊处理；症状性 RILT（symplomatie radiation-induced lung toxicity，SRILT）须引起临床重视。

放射性肺损伤分级标准可参考 RTOG 分级标准（见表 11-2-3）及 CTCAE 5.0 版（见表 11-2-4）。

表 11-2-3　RTOG 对放射性肺损伤的分级标准

	1级	2级	3级	4级
急性反应	轻度干咳或活动时呼吸困难	持续咳嗽需要麻醉性镇咳药/轻度活动时呼吸困难，但无静息时呼吸困难	严重咳嗽，麻醉性镇咳药无效或者静息时吸困难/临床或影像学有急性肺炎证据/需间断性吸氧，有时需激素治疗	严重呼吸功能不全或需持续吸氧或者辅助通气
晚期反应	无症状或有轻微症状（如干咳），轻度影像学改变	中度有症状的肺纤维化或肺炎（剧烈咳嗽），低热，影像学上表现为片影	严重有症状的肺纤维化或肺炎，影像学表现为高密度影	严重呼吸功能不全或需持续吸氧或辅助通气

注：5 级为死亡。

表 11-2-4　CTCAE 5.0 版 对放射性肺损伤的分级标准

	1级	2级	3级	4级
肺炎	无症状；仅为临床或诊断所见；无需治疗	有症状；需要治疗；影响借助于工具的日常生活活动	重度症状；影响自理性日常生活活动；需要吸氧	危及生命的呼吸障碍；需要紧急治疗（如气管切开或插管）
肺纤维化	放射性肺纤维化小于25%的肺体积伴有缺氧	存在肺动脉高压证据；放射性肺纤维化为25%～50%伴有缺氧	重度缺氧；存在右心衰竭证据；放射性肺纤维化为大于50%～75%	危及生命（如血液动力学或肺部并发症），辅助通气插管，放射性肺纤维化大于75%伴重度蜂窝样改变

注：5 级为死亡。

RILT 发病原因明确，有一定的剂量体积效应，是由于一定体积的肺组织接受了一定剂量的电离辐射所引起的，通常因胸部肿瘤如肺癌、食管癌、间皮瘤、淋巴瘤、胸腺瘤以及乳腺癌等接受放射治疗产生的。除了与肺受照射的剂量体积因素有关外，患者的年龄、既往肺功能情况、肺组织受照射的部位、某些化疗药物（如蒽环类）和靶向药物（如吉非替尼等）的应用也会导致放射性肺炎的发生。

放射性肺炎通常发生于放射治疗后 3 个月内，3 个月后放射性纤维化过程逐渐明显，在照射后半年到 1 年时间内纤维化过程逐步稳定。肺癌患者接受放疗后 70%以上会发生轻度的放射性肺损伤，多数无症状或症状轻微，仅有约 20%的患者会出现临床症状。放射性肺炎的临床症状没有特异性，通常表现为咳嗽、气短、发热等。患者多无明显体征，部分患者会出现呼吸音粗糙，肺部体征多无特异性。典型放射性肺炎的胸部 CT 表现为与照射野或接受照射范围相一致的斑片状淡薄密度增高影或条索样改变，并且病变不按肺野或肺段等解剖结构分布。

最新的肿瘤治疗常见不良事件评价标准（CTCAE 5.0）根据损伤的严重程度，将放射性肺炎分级如下：Ⅱ级无症状，仅为临床或诊断所见，无需治疗；Ⅱ级有症状，需要治疗，借助于工具的日常生活活动（如做饭、购物等）受影响；Ⅲ级 RILT 患者有严重症状，日常生活不能自理，需要吸氧；Ⅳ级指危及生命的呼吸功能障碍，需紧急干预如气管切开或置管等；Ⅴ级指引起死亡的放射性肺炎。

明确为放射性肺炎后应该立即应用糖皮质激素类药物治疗，多数患者症状可以很快缓解，但需持续用药并逐步减量，根据病情连续应用 1～3 个月，气短明显者给予吸氧，病情严重者可以考虑应用气管切开正压呼吸治疗。单纯放射性肺炎一般不主张应用抗生素，但由于肺组织渗出增加，气道排痰不畅，且肿瘤患者放化疗后抵抗力较弱，易于合并感染，因此对于渗出症状明显的 RILT，应该预防性应用抗生素，但不宜长期应用，以免"诱发"真菌感染，使病情复杂化。如果没有明确感染征象，一般应用非限制性抗生素，当应用糖皮质激素已经控制了局部炎症渗出后即可停用，通常应用 5～7 d 即可。若临床考虑合并感染，建议行病原学检查，如痰涂片、痰培养或血培养。依照抗生素使用原则，采用针对常见病原菌的抗菌药物；若细菌或真菌培养证实伴有感染，根据药敏结果调整抗生素。对症支持治疗包括止咳、化痰、平喘等，视患者具体情况应用。

11.2.2.3　放射性食管炎

多数患者表现为吞咽疼痛，进食困难的症状较前有加重。合并化疗后副反应较单一放疗明显增加，因此需要及时处理。放射性食管炎多数情况下不需要用镇痛药，特别是局部有溃疡或穿孔前的征象时，可能会因镇痛药物的作用发生穿孔。发生时间多数为 DT 20～40 Gy，主要原因为食管黏膜的充血、水肿、渗出及糜烂。处理：①保证患者的每日入量，包括输液和静脉高营养或鼻饲，必要时可行空肠造瘘；②消除患者误认为病情加重的思想负担，解释原因；③轻者观察，重者则优化补液、营养支持等对症支持治疗。适当少量的激素和抗生素治疗，可获得较好的效果。

11.2.2.4　放射性气管反应

多数表现为刺激性干咳或痰不易咯出，轻者无需处理，或对症治疗（如激素、糜蛋白酶雾化治疗），帮助排痰。

11.2.3　乳腺癌放疗

11.2.3.1　急性放射性皮炎

放疗 3～4 周时，皮肤可出现色素沉着、毛囊扩张、汗毛脱落、红斑、水肿等放射性干性皮肤反应。放疗第 5 周或放疗结束后 1～2 周可出现水疱、溃破等湿性皮肤反应。皮肤皱褶处反应较重。放疗疗程中贴身衣服柔软透气，保持照射野皮肤干燥洁净，忌用胶布、酒精、膏药等。出现湿性皮肤反应时，局部可予抗炎消肿，避免感染，一般 2～3 周可愈合。

11.2.3.2　晚期放疗损伤

（1）患侧上肢淋巴水肿

淋巴水肿与腋窝手术方式和放疗有关。单纯腋窝淋巴结清扫术后，约 10% 的患者会出现同侧上肢水肿；单纯全腋窝放疗，6% 的患者会出现同侧上肢水肿；手术加腋窝放疗会使上肢水肿的发生率增加到 31%；锁骨上区放疗也会增加淋巴水肿的发生率。淋巴水肿早期表现为上肢发紧、发胀发沉，患侧上肢周径增粗；后期可出现明显的胀痛、活动受限，容易并发软组织蜂窝炎。以预防为主，无特效药物。

如用腋窝前哨淋巴结活检术取代清扫术，无明确放疗指征时，尽量避免腋窝或锁骨上区放疗等。出现水肿后，早期应积极处理，如保护患侧上肢皮肤，避免外伤、过热及静脉穿刺等操作，避免上肢过度锻炼，抬高上肢，专业人工按摩，使用弹力袖带等。

（2）臂丛神经损伤

多出现在进行高剂量锁骨上或腋窝淋巴引流区照射后。臂丛神经损伤发生率与照射总剂量和分割方式有关。常规锁骨上区预防照射 50 Gy（2 Gy/次）时，臂丛神经损伤的发生率不到 1%，故临床上患者在预防照射剂量后出现臂丛神经损伤表现时，应首先除外其他原因引起，如肿瘤复发等。臂丛神经的 TD5/5 为 60 Gy，即照射剂量为 60 Gy 时，放疗后 5 年内会有 5%的患者出现臂丛神经损伤。随着总剂量的增高和分次照射剂量的增大，臂丛神经损伤的发生率逐渐增高。合并化疗的患者比未化疗者臂丛神经损伤的发生率高。臂丛神经损伤中位发生时间为放疗后 1～4 年。随着随访时间的延长，臂丛神经损伤发生率仍在逐渐增加，对患者来讲，存在终生风险。临床表现为轻者患侧上肢感觉缺失，疼痛、轻度无力；重者持续感觉异常、剧烈疼痛、上肢瘫痪，肌肉萎缩。此症一旦出现便不可逆，应以预防为主，比如避免相邻野在深部有剂量重叠；锁骨上下淋巴结需要追加剂量时，尽可能进行缩野补量。

11.2.4　盆腔肿瘤

放射治疗损伤和并发症放疗的近期和远期毒副作用主要为直肠和泌尿道毒性，远期并发症包括直肠出血、直肠或肛门狭窄、直肠疼痛、前列腺炎、出血性膀胱炎、尿痛、尿道狭窄、膀胱挛缩等。尿道狭窄主要发生在经尿道前列腺切除的患者，部分患者放疗后出现性功能障碍。

放疗毒性与放疗剂量和放射野大小成正相关，化放疗同步可加重毒性反应，高龄患者和合并糖尿病、严重高血压或严重肾功能不全患者毒性增加。

11.2.4.1　放射性直肠炎

直肠炎分级标准可参考 CTCAE 5.0 版（见表 11-2-5）。

表 11-2-5　CTCAE 5.0 版对直肠炎的分级标准

1级	2级	3级	4级	5级
有症状（例如：直肠不适）	带血或黏液便；需要内科治疗；影响工具性日常生活活动	严重；排便紧迫感或大便失禁；影响自理性日常生活活动	危及生命；需要紧急治疗	死亡

放射性直肠炎分为急性放射性直肠炎（acute radiation proctitis，ARP）和慢性放射性直肠炎（chronic radiation proctitis，CRP），通常以 3 个月为急慢性分界。超过 75%的盆腔放疗患者会发生 ARP，5%～20%的患者会发展为 CRP。

ARP 常在放疗后较短时间内出现，主要症状包括便血、便频、腹泻、黏液粪便、里急后重及肛门疼痛，症状多样且缺乏多样性。急性症状多在 3 个月内恢复，呈现一过性及自愈性的特点。部分患者症状可迁延、反复超过 3 个月，或在放疗结束后 3 个月新发上述症状，发展成为 CRP。处理：消除患者紧张情绪，穿宽松透气裤子；保证充足的营养（包括蛋白质、糖及维生素等）、水分及休息；可使用包括柳氮磺胺吡啶、巴柳氮、美沙拉嗪、奥沙拉嗪等非甾体类抗炎药或类固醇类药物；硫糖铝、康复新液、类固醇激素等保留灌肠；高压氧治疗等。

11.2.4.2 放射性膀胱炎

膀胱炎分级标准可参考CTCAE 5.0版（见表 11-2-6）。

表 11-2-6　CTCAE 5.0 版对膀胱炎的分级标准

1级	2级	3级	4级	5级
显微镜可见的血尿、尿频轻度增加、尿急、排尿困难、夜尿、尿失禁	中度血尿；中度尿频增加、尿急、排尿困难、夜尿、尿失禁；需要导尿管和膀胱冲洗；影响工具性日常生活活动	大量血尿；需要输血、静脉输注药物和住院；需要择期侵入性治疗	危及生命；需要紧急侵入性治疗	死亡

放射持续时间、放射剂量与放射性膀胱炎的发生呈正比关系。一般认为 60 Gy 是膀胱组织的射线耐受剂量。轻度放射性膀胱炎表现为尿频、尿急、尿痛等泌尿系统刺激症状；中度反应表现为反复发作的毛细血管扩张性血尿，甚至溃疡形成；重度放射性膀胱炎如膀胱阴道瘘产生。处理：一般对症支持治疗如加强营养支持、局部或全身止血药物、加用抗生素等。轻度放射性膀胱炎若保守治疗无效，可试用高压氧治疗。也可采用膀胱灌注疗法，药物可选用 4%～5%甲醛溶液；应用 1%明矾水溶液进行 24 h 持续膀胱灌注可获得较好疗效。

11.2.5　中枢神经系统肿瘤

中枢神经系统放疗导致脑损伤过程非常复杂，受照射剂量、体积、分次剂量大小以及血管等因素所影响。另外一些颅内结构如视神经、视交叉、下丘脑和晶体对照射更敏感。脑损伤的发病时间不固定，从治疗后的数周到数月不等，临床表现常与肿瘤进展有交叉。目前脑组织的毒性反应按症状出现时间分为急性、亚急性和晚期毒性。

急性毒性一般从治疗开始，一直持续到治疗完成后 6 周，表现为暂时的神经症状的加重，一般表现为乏力、头痛或嗜睡，主要原因在于暂时的瘤周水肿，通常使用短期的激素及甘露醇可控制。如果激素治疗下症状持续或者反复，肿瘤进展可能大，建议行影像学检查。

亚急性或早期延迟毒性往往发生在治疗后 6 周～6 个月，由于毛细血管渗漏以及少突胶质细胞损伤后脱髓鞘改变。患者出现头痛、嗜睡、乏力以及既往神经系统症状的恶化，一般激素治疗有效，但仍须注意与肿瘤复发以及假性进展相区别。

晚期毒性发生于治疗 6 个月之后，通常无法逆转。最常见的晚期脑损伤是脑坏死，出现高峰一般为治疗后 3 年。脑坏死与肿瘤复发在症状、体征和影像学表现上接近，临床上须仔细鉴别。由于坏死主要跟毛细血管渗漏有关，临床上应用血管内皮生长因子 VEGF 的抗体（贝伐珠单抗等）可取得较好效果。可试行如抗凝药和高压氧治疗。中耳照射容易导致高频听力损失以及前庭损伤，尤其是联用顺铂化疗的患者。眼球照射容易出现视网膜病或白内障。视神经和视交叉的损伤往往表现视力下降、视野改变，剂量超过 54～60 Gy 甚至出现失明。全脑照射后出现脑生理功能和认知功能的损伤，特别是与海马区域相关的记忆、学习和空间信息处理等功能受影响。目前研究海马保护技术可能改善神经认知功能。

参考文献

王绿化, 傅小龙, 陈明, 等. 放射性肺损伤的诊断及治疗[J]. 中华放射肿瘤学杂志, 2015（1）:4-9.

Cancer Therapy Evaluation Program. https://ctep.cancer.gov/.

Cox J D, Stetz J, Pajak T F. Toxicity criteria of the Radiation Therapy Oncology Group （RTOG） and the European Organization for Research and Treatment of Cancer （EORTC） [J]. International Journal of Radiation Oncology-Biology-Physics, 1995, 31（5）:1341-1346.

Curigliano G, Mayer E L, Burstein H J. Cardiac toxicity from systemic cancer therapy: A comprehensive review[J]. Progress in Cardiovascular Diseases, 2010, 53（2）:94-104.

Hesketh P J, Kris M G, Basch E. Antiemetics: American Society of Clinical Oncology Clinical Practice Guideline Update[J]. Journal of Clinical Oncology, 2017, 35（28）:3240-3261.

Jordan K, Jahn F, Aapro M. Recent developments in the prevention of chemotherapy- induced nausea and vomiting （CINV）: A comprehensive review[J]. Annals of Oncology, 2015, 26（6）:1081-1090.

Lorusso D, Di Stefano A, Carone V, et al. Pegylated liposomal doxorubicin-related palmar-plantar erythrodysesthesia （'hand-foot' syndrome） [J]. Annals of Oncology, 2007, 18（7）:1159-1164.

Monje ML, Palmer T. Radiation injury and neurogenesis[J]. Current Opinion in Neurology, 2003, 16（2）:129-134.

Rimner A, Wu A J, Grills I S. What is the impact of hippocampus avoidance - Prophylactic cranial irradiation on neurocognitive preservation? [J]. Journal of Thoracic Oncology, 2021, 16（5））:722-724.

Rodríguez De Dios N, Couñago F, Murcia-Mejía M, et al. Randomized phase III trial of prophylactic cranial irradiation with or without hippocampal avoidance for small-cell lung cancer （PREMER）: A GICOR-GOECP-SEOR study[J]. Journal of Clinical Oncology, 2021, 39（28）:3118-3127.

Zhang R X, Wu X J, Wan D S, et al. Celecoxib can prevent capecitabine-related hand-foot syndrome in stage II and III colorectal cancer patients: Result of a single-center, prospective randomized phase III trial[J]. Annals of Oncology, 2012, 23（5）:1348-1353.

Zhao L, Wang L, Ji W, et al. Elevation of plasma TGF-β_1 during radiation therapy predicts radiation-induced lung toxicity in patients with non-small-cell lung cancer: A combined analysis from Beijing and Michigan[J]. International Journal of Radiation Oncology-Biology-Physics, 2009, 74（5）:1385-1390.

浙大一院于 2013 年 7 月正式成立 MDT 中心，配备专职人员和场地，制订了规范的 MDT 制度和流程。2016 年 3 月，医院自主研发的 MDT 信息化管理软件获全国首个 MDT 相关计算机软件著作权；2020 年 12 月，MDT 管理软件 2.0 优化版本正式上线，信息化支撑大大提升了效率和质量。

MDT 服务模式及工作流程如下。

（1）服务模式

医院采用两种组织模式同时面向门诊及住院患者开展 MDT 服务，在现有资源下最大程度满足患者需求。第一种称为"系统型 MDT"（systematic-MDT，以下简称 SMDT），其特点是由学科主导的、围绕某个系统或器官的疾病诊治，相关学科专家组成固定团队，定时、定点进行病例讨论，团队设有秘书及章程，成员间协作紧密，确保治疗的连续性。该模式主要针对恶性肿瘤或以围绕系统、器官的疾病诊治为主的患者。浙大一院针对门诊患者开展的"学科主导多学科联合门诊"和针对住院患者开展的"学科群 MDT"属于该种组织模式。第二种为"定制型 MDT"（personalized-MDT，以下简称 PMDT），其特点是根据患者的具体病情不同，由工作人员在 MDT 专家库中邀请相应专家在协定的时间和地点进行 MDT，主要针对 SMDT 涵盖不到的其他需 MDT 讨论的病例，如急危重症、疑难复杂、高风险手术及需多学科协作手术的患者等。针对门诊患者现场申请开展的"门诊 MDT"和针对住院患者开展的"住院 MDT"属于该种组织模式。"急诊 MDT"（emergency-MDT，以下简称 EMDT）属于 PMDT 的范畴，要求在申请提交后 2 h 内完成。总体工作协调机制如附图 1 所示。

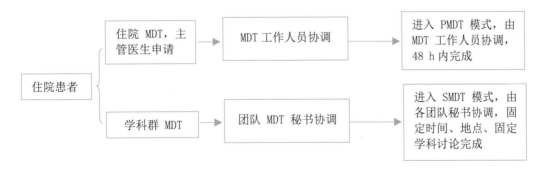

附图 1　MDT 服务模式协调工作机制

（2）工作流程

1）MDT 信息化工作流程如附图 2 所示，图中虚线部分为平台自动触发短信节点。

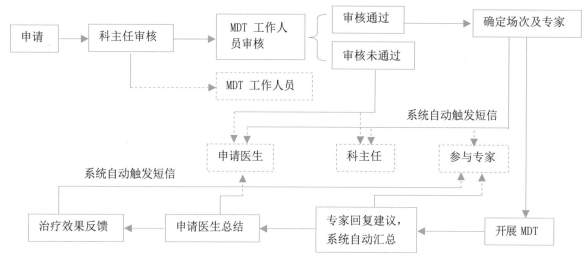

附图 2　MDT 信息化工作流程

2）具体操作流程见附图 3 和 4（医生执行部分）

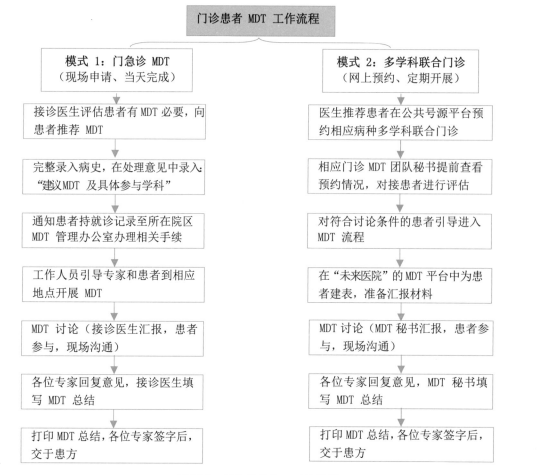

附图 3　门诊患者 MDT 工作流程

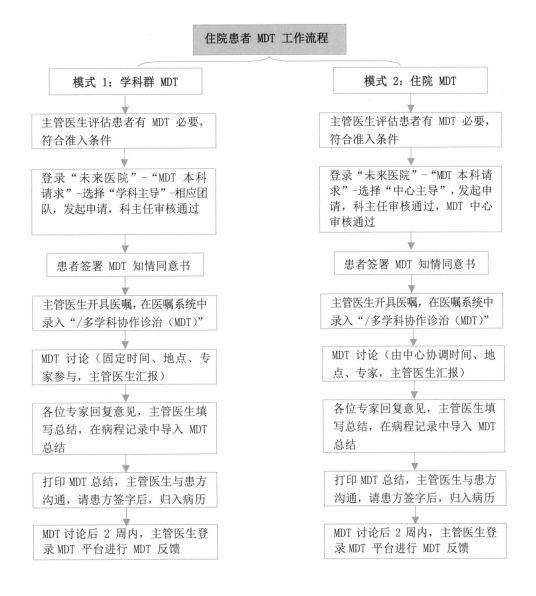

附图 4 住院患者 MDT 工作流程

近三年来，浙大一院大力推进"围绕系统或器官疾病诊治为主"的MDT大学科群建设，发展学科主导的MDT团队，涵盖病种MDT 100余个。医院着力构建由学科主导、基于病种的、从门诊到住院一体化服务的MDT全病程管理体系，覆盖庆春、余杭、之江、城站四大院区，既可现场讨论，又能打破空间限制，即时实现跨院区专家远程联动，实现专家资源在"一院多区"间线上动态流转。截至目前，近50个多学科联合门诊号源对外开放预约，门诊患者可通过号源平台自主预约或通过现场申请来获得MDT服务，患者权益得到最大程度的保障。近三年来，医院MDT年均开展数量近万例次，参与专家人次超15万，患者治愈好转率达73%。